C. Braunschweiger, M. Höpfner

Praxisanleitung Pflege

Lehrbuch für die Weiterbildung

Christian Braunschweiger, Maren Höpfner

Praxisanleitung Pflege

Lehrbuch für die Weiterbildung

2. Auflage

Mit Beiträgen von: Larissa Albrecht, Kempten (Kapitel 12), Carmen Köder (1. Auflage)

ELSEVIER

Elsevier GmbH, Bernhard-Wicki-Str. 5, 80636 München, Deutschland
Wir freuen uns über Ihr Feedback und Ihre Anregungen an kundendienst@elsevier.com

ISBN 978-3-437-25244-0 eISBN 978-3-437-06456-2

Aus Gründen der Barrierefreiheit sind die Bilder in elektronischen Ausgaben dieses Buches mit Alt-Text-Beschreibungen (Alternativ-Text) versehen, die von Elsevier bereitgestellt werden. Mehr Informationen erhalten Sie unter https://www.elsevier.com/about/accessibility.

Bücher und Zeitschriften, die von Elsevier veröffentlicht werden, entsprechen den geltenden Produktsicherheitsanforderungen. Für etwaige Bedenken oder Fragen zur Produktsicherheit wenden Sie sich bitte an unseren autorisierten Vertreter, Elsevier B.V., productsafety@elsevier.com.

Elsevier nimmt eine neutrale Position in Bezug auf territoriale Meinungsverschiedenheiten oder Zuständigkeitsansprüche in seinen veröffentlichten Inhalten ein, einschließlich Landkarten und institutionellen Zugehörigkeiten.

Wichtiger Hinweis: Die medizinischen Wissenschaften unterliegen einem sehr schnellen Wissenszuwachs. Der stetige Wandel von Methoden, Wirkstoffen und Erkenntnissen ist allen an diesem Werk Beteiligten bewusst. Sowohl der Verlag als auch die Autorinnen und Autoren und alle, die an der Entstehung dieses Werkes beteiligt waren, haben große Sorgfalt darauf verwandt, dass die Angaben zu Methoden, Anweisungen, Produkten, Anwendungen oder Konzepten dem aktuellen Wissensstand zum Zeitpunkt der Fertigstellung des Werkes entsprechen.
Der Verlag kann jedoch keine Gewähr für Angaben zu Dosierung und Applikationsformen übernehmen. Es sollte stets eine unabhängige und sorgfältige Überprüfung von Diagnosen und Arzneimitteldosierungen sowie möglicher Kontraindikationen erfolgen. Jede Dosierung oder Applikation liegt in der Verantwortung der Anwenderin oder des Anwenders. Die Elsevier GmbH, die Autorinnen und Autoren und alle, die an der Entstehung des Werkes mitgewirkt haben, können keinerlei Haftung in Bezug auf jegliche Verletzung und/oder Schäden an Personen oder Eigentum, im Rahmen von Produkthaftung, Fahrlässigkeit oder anderweitig übernehmen.

Für die Vollständigkeit und Auswahl der aufgeführten Medikamente übernimmt der Verlag keine Gewähr.
Geschützte Warennamen (Warenzeichen) werden in der Regel besonders kenntlich gemacht (®). Aus dem Fehlen eines solchen Hinweises kann jedoch nicht automatisch geschlossen werden, dass es sich um einen freien Warennamen handelt.

Bibliografische Information der Deutschen Nationalbibliothek
Die Deutsche Nationalbibliothek verzeichnet diese Publikation in der Deutschen Nationalbibliografie; detaillierte bibliografische Daten sind im Internet über https://www.dnb.de abrufbar.

26 27 28 29 30 5 4 3 2 1

In ihren Veröffentlichungen verfolgt die Elsevier GmbH das Ziel, genderneutrale Formulierungen für Personengruppen zu verwenden. Um jedoch den Textfluss nicht zu stören sowie die gestalterische Freiheit nicht einzuschränken, wurden bisweilen Kompromisse eingegangen. Selbstverständlich sind **immer alle Geschlechter** gemeint.

Planung: Regina Pappers; Projektmanagement: Ulrike Schmidt
Redaktion: Ulrike Frühwald, Hamburg
Herstellung: Ute Landwehr-Heldt, Bremen
Satz: Thomson Digital, Noida/Indien
Druck und Bindung: Drukarnia Dimograf Sp. z o. o., Bielsko-Biała/Polen
Umschlaggestaltung: SpieszDesign, Neu-Ulm
Titelfotografie: ©iStock.com/sturti

Aktuelle Informationen finden Sie im Internet unter **www.elsevier.de**

Vorwort

Liebe Leserinnen, liebe Leser,
wir haben dieses Buch für Sie als

- (angehende) Praxisanleiter/in,
- Pflegefachperson, die mit Aufgaben der Berufsbildung betraut ist,
- Instruktor /in an Bildungsinstitutionen (Schweiz),
- lernbegleitende/r (Berufs-)Bildungsverantwortliche/r (Schweiz) oder
- Anfänger/in in der Ausbildungsarbeit im Pflegebereich

geschrieben, um Ihnen einen leicht zu lesenden, aber inhaltlich wertvollen Praxisleitfaden für die gelungene Umsetzung des Theorie-Praxis-Transfers an die Hand zu geben.

Wir möchten Antworten auf die zentrale Frage geben, wie Auszubildende und Studierende so angeleitet werden können, dass ihnen der Transfer von in der Pflegeschule oder im Studium erworbenem Wissen in die Praxis gelingt, und zeigen, wie Praxisanleitungen gestaltet werden müssen, um zielführend und erfolgreich zu sein.

Dazu erläutern wir ausführlich den Prozess der Anleitung und die Grundlagen der Instruktion, befassen uns mit den neurobiologischen und -psychologischen Grundlagen des Lernens, den verschiedenen Lernstilen und Lehrmethoden und geben Tipps für eine detaillierte Vor- und Nachbereitung von Anleitungseinheiten durch Anleitende und Lernende. Ein besonderes Augenmerk legen wir auf die in der Praxis häufig zu kurz kommende Reflexion.

Da die kommunikativen Grundlagen ein wichtiger Bestandteil der Praxisanleitung sind, stellen wir deren Grundsätze vor und gehen auch auf die Lern- sowie die kollegiale Beratung ein. Zudem zeigen wir, wie Sie mit alltäglichen Hindernissen und herausfordernden Situationen konstruktiv umgehen und den Anforderungen von Multikulturalität und Diversität gerecht werden. Zusätzliche Inhalte wie evidenzbasiertes Anleiten, Qualitätssicherung und -entwicklung sowie der Beitrag, den eine qualitativ hochwertige Praxisanleitung zur Professionalisierung der Pflege leisten kann, beleuchten weitere Facetten der praktischen Pflegeausbildung. In der zweiten Auflage befindet sich ein neues Kapitel zum Thema Selbstfürsorge und Gesunderhaltung.

Und schließlich erlaubt die Vorstellung der Ausbildungen in den Pflegeberufen in Deutschland, Österreich und der Schweiz, interessante Vergleiche zu ziehen. Dies gilt auch für die Präsentation der Weiterbildungsmöglichkeiten zum/zur Praxisanleiter/in in diesen drei Ländern, die aber auch dazu inspirieren soll, sich gegebenenfalls mit der Weiterqualifizierung in diesem Bereich zu befassen.

Wir widmen dieses Buch unseren Ehepartnern und Familien und danken ihnen an dieser Stelle für die umfangreiche Unterstützung.

Ihnen, den Leserinnen und Lesern dieses Buches, wünschen wir viel Freude und interessante sowie lehrreiche Momente bei der Beantwortung Ihrer Fragen rund um das Thema der Praxisanleitung.

Zürich und Lohmar, im November 2025
Christian Braunschweiger, Maren Höpfner

Benutzerhinweise

In diesem Buch haben wir uns um genderneutrale Formulierungen bemüht. Um den Textfluss sowie die gestalterische Freiheit nicht zu stören, und aus Gründen der Geschlechterparität nutzen wir in den ungeraden Kapiteln die männliche und in den geraden Kapiteln die weibliche Form. Selbstverständlich sind **immer alle Geschlechter** angesprochen.

PRAXISBEISPIEL

Beispiele, die den jeweiligen Inhalt aus der Praxis beleuchten.

MERKE

Hintergrundwissen sowie grundlegende Informationen, die zum Verständnis wichtig sind.

PRAXISTIPP

Praktische Informationen, die die Arbeit in der Pflege betreffen.

DEFINITION

Kurze und prägnante Erklärungen zentraler Begriffe.

REFLEXION

Zur Festigung des Gelesenen am Ende des Kapitels.

Fehler gefunden?

An unsere Inhalte haben wir sehr hohe Ansprüche. Trotz aller Sorgfalt kann es jedoch passieren, dass sich ein Fehler einschleicht oder fachlich-inhaltliche Aktualisierungen notwendig geworden sind.

Sobald ein relevanter Fehler entdeckt wird, stellen wir eine Korrektur zur Verfügung. Mit diesem QR-Code gelingt der schnelle Zugriff.

https://else4.de/9783437252440

Wir sind dankbar für jeden Hinweis, der uns hilft, dieses Werk zu verbessern. Bitte richten Sie Ihre Anregungen, Lob und Kritik an folgende E-Mail-Adresse: kundendienst@elsevier.com

Autor und Autorinnen

Christian Braunschweiger
ist Diplomierter Pflegefachmann HF, Ausbildner mit eidgenössischem Fachausweis sowie Prüfungsexperte für die Sekundarstufe 2 und die Tertiärstufe in der Schweiz. Aktuell arbeitet er als stellvertretender Leiter Bildung Pflege in einem Alters- und Spitexzentrum in Dübendorf im Kanton Zürich und bietet als Inhaber des Unternehmens EduPerform Schulungen zu verschiedenen Pflegethemen an. www.eduperform.ch

Maren Höpfner
ist Gesundheits- und Krankenpflegerin, Praxisanleiterin, Pflegewissenschaftlerin (B.Sc.) und Lehrerin für Pflege und Gesundheit (M.A.). Für ihren Arbeitgeber, die AGewiS Gummersbach, wirkte sie am Praxisanleiter-Curriculum mit, welches dort auch umgesetzt wird.

Larissa Albrecht
Altenpflegerin, Gerontopsychiatrische Fachkraft und Bachelor of Science für Geriatrische Therapie, Rehabilitation und Pflege, ist aktuell als Ansprechperson für pflegende Angehörige im Büro für Gleichstellung, Familie und Diversity an der Hochschule Kempten sowie als Assistentin der Geschäftsführung und Dozentin der Pflegeconsult Prof. Dr. Veronika Schraut (Memmingen) tätig. Sie ist zudem Lehrbeauftragte an der Hochschule Kempten.

Abkürzungen

AD(H)S	Aufmerksamkeitsdefizitstörung (mit Hyperaktivität)
AGS	Assistent/in Gesundheit und Soziales (Schweiz)
AltPflG	Altenpflegegesetz
B. A.	Bachelor of Arts
Bafög	Bundesausbildungsförderungsgesetz
BAG	Bundesamt für Gesundheit (Schweiz)
BBiG	Berufsbildungsgesetz
BBV	Berufsbildungsverantwortliche/r (Schweiz)
BFH	Berner Fachhochschule
BIBB	Bundesinstitut für Berufsbildung
BMFSFJ	Bundesministerium für Familie, Senioren, Frauen und Jugend
BMG	Bundesministerium für Gesundheit
BMS	Berufsmaturitätsschule (Schweiz)
BP	Eidgenössische Berufsprüfung
B. Sc.	Bachelor of Science
BV	Berufsbildungsverantwortliche/r (Schweiz)
CAS	Cognitive Apprenticeship; Certificate of Advanced Studies (Schweiz)
CE	curriculare Einheit
DAS	Diploma of Advanced Studies (Schweiz)
DBfK	Deutscher Berufsverband für Pflegeberufe
DBR	Deutscher Bildungsrat für Pflegeberufe
DGB	Deutscher Gewerkschaftsbund
DKG	Deutsche Krankenhausgesellschaft
EBA	Eidgenössisches Berufsattest (Schweiz)
EBM	Evidence-Based Medicine
EBN	Evidence-Based Nursing
EDV	elektronische Datenverarbeitung
EFQM	European Foundation for Quality Management
EFZ	Eidgenössisches Fähigkeitszeugnis (Schweiz)
EHB	Eidgenössische Hochschule für Berufsbildung (Schweiz)
FaGe	Fachfrau/Fachmann Gesundheit (Schweiz)
FE	Fremdeinschätzung
FHNW	Fachhochschule Nordwestschweiz
FSJ	Freiwilliges Soziales Jahr
G-BA	Gemeinsamer Bundesausschuss
GesBG	Gesundheitsberufegesetz (Schweiz)
GesReg	Gesundheitsberuferegister (Schweiz)
GFA	Gesundheitszentrum für das Alter (Schweiz)
GFK	Gewaltfreie Kommunikation
GuKG	Gesundheits- und Krankenpflegegesetz (Österreich)
GVWG	Gesetz zur Weiterentwicklung der Gesundheitsversorgung
HBB	hauptberufliche/r Berufsbildende/r (Schweiz)
HF	Höhere Fachschule (Schweiz)
HFP	Eidgenössische Höhere Fachprüfung (Schweiz)
IC	Informed Consent (informierte Einwilligung)
ICN	International Council of Nurses
ILEPA	Instrument zur Leistungseinschätzung in der praktischen Pflegeausbildung
INVOL	Integrationsvorlehre (Schweiz)
KAP	Konzertierte Aktion Pflege
KI	künstliche Intelligenz
KrPflG	Krankenpflegegesetz
KTQ	Kooperation für Transparenz und Qualität im Gesundheitswesen
LTT	Lernbereich Training und Transfer
M. A.	Master of Arts
MAS	Master of Advanced Studies (Schweiz)
MBA	Mittelschul- und Berufsbildungsamt (Schweiz)
MD	Medizinischer Dienst
M. Sc.	Master of Science
NANDA	North American Nursing Diagnosis Association
NDS	Nachdiplomstudium (Schweiz)
NLP	Neurolinguistisches Programmieren
OST	Ostschweizer Fachhochschule
PBL	problembasiertes Lernen
PflAPrV	Pflege-Ausbildungs- und Prüfungsverordnung
PflBG	Pflegeberufegesetz
PflBRefG	Pflegeberufereformgesetz
PflStudSTG	Pflegestudiumstärkungsgesetz
PHD	Doctor of Philosophy (Doktor der Philosophie)
POL	problemorientiertes Lernen
QM-RL	Qualitätsmanagement-Richtlinie
SDM	Shared Decision Making (partizipative Entscheidungsfindung)
SE	Selbsteinschätzung
SGB	Sozialgesetzbuch

SGZ	Schulungszentrum Gesundheit der Stadt Zürich
SMART	spezifisch, messbar, akzeptiert, realistisch, terminierbar
SVEB	Schweizerischer Verband für Weiterbildung
TQM	Total Quality Management
ÜK	überbetrieblicher Kurs (Schweiz)
VR	Virtual Reality (virtuelle Realität)
ZNS	zentrales Nervensystem

Abbildungsnachweis

Der Verweis auf die jeweilige Abbildungsquelle befindet sich bei allen Abbildungen im Werk am Ende des Legendentextes in eckigen Klammern. Alle nicht besonders gekennzeichneten Grafiken und Abbildungen © Elsevier GmbH, München.

G066-002	Behrens J, Langer G. Evidence-based Nursing and Caring. Methoden und Ethik der Pflegepraxis und Versorgungsforschung, 5. Aufl., Hogrefe, 2022
G375	Fiechter V, Meier M. Pflegeplanung, 1988. Thieme RECOM GmbH
G1095	Schieron M, Büker C, Zegelin A. (Hrsg.): Patientenedukation und Familienedukation in der Pflege. Praxishandbuch zur Information, Schulung und Beratung. Hogrefe Verlag, Bern 2021
G1096	Fehm L, Fybrich T. Prüfungsangst. Hogrefe Verlag, Göttingen 2011
J787-266	Colourbox.com/Armando Oliveira
L143	Heike Hübner, Berlin
L231	Stefan Dangl, München
L264	Claudia Flüss, München
M992	Ingrid Völkel, Ulm
M1093	Carmen Köder, Senden
M1650	Christian Braunschweiger, Effretikon (CH)
O1110	Prof. Dr. Angelika Zegelin-Abt, Witten
W1182	Staatssekretariat für Bildung, Forschung und Innovation (SBFI), Bern (CH)
W1183	www.ppm-online.org/pflegestandards/expertenstandards/sturzprophylaxe-so-gelingt-die-einfuehrung
W1369	Jürgensen A, Dauer B. Handreichung für die Pflegeausbildung am Lernort Praxis. Bonn 2021 - Bundesinstitut für Berufsbildung (BIBB)
W1370	Deutsche Kinder- und Jugendstiftung GmbH, Berlin

Inhaltsverzeichnis

KAPITEL

1

Maren Höpfner (1.1–1.2), Christian Braunschweiger (1.3)

Praxisanleitung in der Pflege

Praxisanleitung – was ist das?

Praxisanleitung ist ein wesentlicher Bestandteil einer qualitativ hochwertigen Pflegeausbildung, sowohl was die berufliche Ausbildung an Pflegeschulen als auch das Hochschulstudium angeht. Sie bedient sich verschiedener Methoden der Berufs- und Pflegepädagogik, um professionell, planmäßig und zielbewusst auszubilden.

Dabei ist Praxisanleitung viel mehr, als Auszubildende nach Lernzielkatalogen oder Lehrplänen in bestimmten Pflegehandlungen zu unterweisen. Ihr primäres Ziel ist es, den Lernenden Methoden und Schritte aufzuzeigen, wie sie sich selbst Strukturen und Handlungsabläufe erschließen und somit Handlungskompetenz erlangen können (➤ 1.1.1).

Auch wenn die Praxisanleitung in der Pflege nicht auf die gezielte Einführung von Auszubildenden in die Pflegepraxis begrenzt ist, sondern auch neue Mitarbeitende und – beschränkt auf spezifische pflegerische Handlungen – zu pflegende Menschen und deren Bezugspersonen mit einbezieht, liegt der Fokus in diesem Buch auf der Anleitung von Auszubildenden und Studierenden in den Pflegeberufen.

Praxisanleitung im Rahmen der generalistischen Pflegeausbildung

Die generalistische Ausbildung zum/zur Pflegefachmann/-frau nach dem Pflegeberufegesetz (PflBG) zielt inhaltlich auf die Pflege aller Altersstufen ab. Sie fasst die drei bisherigen Berufszweige Gesundheits- und Krankenpflege, Gesundheits- und Kinderkrankenpflege sowie Altenpflege zusammen, wobei im dritten Ausbildungsjahr der **generalistische Weg** fortgesetzt oder die **Vertiefung in der Gesundheits- und Kinderkrankenpflege oder Altenpflege** (➤ 1.2.1) gewählt werden kann.

Die Berufsqualifikation Gesundheits- und Kinderkrankenpfleger/in oder Altenpfleger/in kann erworben werden, jedoch nur von Auszubildenden, die sich bereits zu Beginn der Ausbildung mit der Wahl des entsprechenden Trägers diese Spezialisierungsoption offenhalten. Die endgültige Entscheidung müssen sie vier bis sechs Monate vor Beginn des dritten Ausbildungsjahrs treffen.

MERKE

Wenn am Ende des Jahres 2025 weniger als 50 % der Auszubildenden von ihrem Wahlrecht gebraucht gemacht haben, sollen Vorschläge zur Anpassung des Gesetzes an den deutschen Bundestag gestellt werden.

Die Rahmenpläne der Fachkommission nach § 53 PflBG geben vor, dass der Kompetenzzuwachs spiralförmig erfolgen soll [1]. Sie regen zudem an, dass das Lernen in simulativen Lernumgebungen erfolgen soll, und fordern zur Stellung von Lern- und Arbeitsaufgaben sowie zur Gestaltung von Lernsituationen, unterteilt nach Ausbildungsabschnitten, auf. So bildet sich der spiralförmige Aufbau nach verschiedenen Prinzipien und verschiedenen Schwerpunkten in den Kompetenzbereichen (➤ 1.2.3).

Damit die Auszubildenden pflegerische Kompetenzen entwickeln und erweitern können, bedarf es der stimmigen Organisation und Absprache zwischen den Pflegeschulen, den Gesundheitseinrichtungen, den Praxisanleitenden und den Auszubildenden, was in der Erstellung eines Ausbildungskonzepts mündet, das die Kooperation der Ausbildungsorte sowie die Verschränkung der theoretischen und praktischen Ausbildungsinhalte und -instrumente gewährleistet (➤ 1.1.3).

Die Praxisanleitung in der Pflege hat die **Aufgabe,** die gesamte praktische Ausbildung und das Lernangebot der praktischen Ausbildungsorte in Abstimmung mit der jeweiligen Pflegeschule zu koordinieren und die praktische Ausbildung handlungsorientiert zu konzipieren. Die **Praxisanleitenden** unterweisen die Auszubildenden in der Praxis, geben ihr Wissen weiter und planen zusammen mit ihnen weitere Lernschritte. Sie übernehmen das **Mentoring** in der pflegerischen Ausbildung, d. h., sie verstehen sich als zuverlässige und verbindliche Ansprechpersonen für die Auszubildenden und sind für deren Einarbeitung und weitere Entwicklung verantwortlich.

Die Lernenden werden zudem im Rahmen der **Praxisbegleitung** durch die Lehrenden der Pflegeschulen in den Praxiseinrichtungen betreut, die durch regelmäßige Besuche ihren Lernprozess in der Praxis beurteilen und bewerten. Auch hier findet ein enger Austausch mit den Praxisanleitenden statt, die zudem den Gesundheitseinrichtungen beratend zur Verfügung stehen.

Mithilfe der generalistischen Pflegeausbildung soll in Deutschland die Zahl der qualifizierten Pflegefachpersonen erhöht werden, was auch den Bedarf an Praxisanleitenden steigen lässt. Sie werden mehr denn je gebraucht, um die Qualität in der Pflege zu erhöhen oder gar zu sichern. Zusammenfassend bedeutet das, dass der Bedarf an **qualifizierten Pflegefachpersonen,** die sich um Ausbildung kümmern, durch die Gesetzesänderung deutlich gestiegen ist. Die Betriebe sind daher verpflichtet, eine Vielzahl an Praxisanleitenden nachzuqualifizieren oder neu auszubilden.

1.1 Grundlagen der Praxisanleitung

Praxisanleitende in der Pflege konzipieren und koordinieren die praktische Ausbildung und das Lernangebot der Gesundheitseinrichtungen in Abstimmung mit der jeweiligen Pflegeschule und begleiten und beraten Auszubildende. Dabei gehen sie anhand des Ausbildungskonzepts vor und führen Auszubildende in der Pflege schrittweise an die einzelnen Tätigkeiten vor Ort heran, indem sie den Theorie-Praxis-Transfer (➤ 4.5) unterstützen. Dies geschieht u. a. mittels:

- Geplanter Anleitungen mit didaktischer Vorbereitung und Zielsetzung
- Demonstration und Erklärung
- Erwerb und Ausprobieren praktischer Fähigkeiten, auch in Teilschritten
- Überprüfen des Erlernten und Festlegen des Kompetenzerwerbs
- Trainieren des Erlernten durch wiederholtes Üben in Begleitung der Anleitenden
- Leistungsüberprüfungen
- Reflexion und Beratung

Nicht nur speziell ausgebildete Praxisanleitende, sondern auch alle anderen Pflegefachpersonen, die mit Auszubildenden in der Praxis zusammenarbeiten, handeln nach diesen Grundlagen.

1.1.1 Ziele der Praxisanleitung

Der Kompetenzerwerb steht im Mittelpunkt der theoretischen und praktischen Ausbildung. Ziel der Praxisanleitung ist nicht nur, Praxis-Know-how zu vermitteln, sondern auch Methoden und Schritte aufzuzeigen, mit denen die Auszubildenden sich selbst Strukturen und Handlungsabläufe erschließen können. Die **Kompetenzbereiche** (➤ 1.2.2) beschreiben die Fähigkeit und Fertigkeit, in genannten Gebieten Probleme zu lösen, und die Bereitschaft, dies auch zu tun. Dies soll prozesshaft gelernt werden. Sinn und Zweck von Praxisanleitung ist, das vermittelte Wissen mit Erfahrungen, Denk- und Verhaltensweisen zu erweitern, damit Lernende handlungskompetent werden, d. h., am Arbeitsprozess aktiv und produktiv teilnehmen. Damit führt die praktische Ausbildung zu Verhaltensänderungen.

In den letzten Jahrzehnten gewann das situationsorientierte Lernen (➤ 1.2.3) an Bedeutung. Wird in einem schulischen Setting eine konkrete Pflegesituation abstrahiert erläutert, fordert die individuelle Pflegesituation in der Praxis den Lernenden heraus, sein Wissen und seine Fähigkeiten so einzusetzen, dass er sie meistert. Genau hier setzt der **Theorie-Praxis-Transfer** (➤ 4.5), die Übertragung im Unterricht gelernten Pflegewissens auf spezifische Pflegehandlungen, an. Praxisanleitende sind gefordert, den Ausbildungsstand der Lernenden zu erfassen und den entsprechenden Ausbildungsbedarf während der praktischen Anleitung festzulegen, um die Praxisanleitung zielgenau durchführen zu können. Die praktische Umsetzung des geplanten Pflegebedarfs komplettiert den Kompetenzerwerb. Die Evaluierung und Bewertung der Handlung vervollständigt den Anleitungsprozess (➤ Kap. 7).

1.1.2 Lernorte und Ausbildungsbereiche, in denen Praxisanleitung stattfindet

In den Rahmenausbildungs- und Rahmenlehrplänen sind drei Lernorte definiert:

- die **Pflegeschule,** in der **arbeitsverbunden** gelernt wird
- die **praktischen Einsatzbereiche,** wo das Lernen **arbeitsgebunden** erfolgt
- der **dritte Lernort,** simulative Lernumgebungen, wo ein **arbeitsorientiertes** Lernen ermöglicht wird

Um die Qualität der Ausbildung sicherzustellen, muss eine Vernetzung der drei Lernorte stattfinden, damit sich ein einheitliches Bildungs- und **pflegerisches Selbstverständnis** entwickeln kann. Das erfordert klare Verantwortungs- und Kommunikationsstrukturen zwischen den Lernorten und eine gemeinsame curriculare Ausarbeitung von Theorie und Praxis. Das Lernen in Theorie und Praxis soll gezielt und didaktisch aufbereitet stattfinden.

Jeder der drei Lernbereiche hat einen eigenen Ausbildungsauftrag. Um die Zusammenarbeit sicherzustellen und die Ausbildungsinhalte aufeinander abgestimmt vermitteln zu können, müssen alle drei Bereiche die gesetzlichen Vorgaben (➤ 1.2) kennen. Vernetzung geschieht durch regelmäßige Infoveranstaltungen mit allen an der Ausbildung Beteiligten, um die Lerninhalte abzusprechen und an die gesetzlichen Vorgaben und Bedürfnisse der Lernenden und der Gesundheitseinrichtungen anzupassen.

Lernort Pflegeschule – arbeitsverbundenes Lernen

Am Lernort Pflegeschule werden die **theoretischen und fachpraktischen Grundlagen** arbeitsplatznah gelehrt. Die Lernsituationen werden handlungsorientiert und möglichst der Berufswirklichkeit entsprechend aufbereitet. Hier stehen jene beruflich relevanten Themenstellungen mit exemplarischem Charakter im Vordergrund, die das gedankliche Erfassen und Durchdringen spezifischer beruflicher Anforderungen ermöglichen. In der Pflegeschule werden Lernsituationen konzipiert, um die Lernenden mit grundlegendem Wissen auszustatten und Handlungen aus pflegerischen Alltagssituationen zu üben, die sie auf den Pflegealltag vorbereiten. Die Auszubildenden sollen im Lernort Schule Begründungswissen erwerben und lernen, dieses auf zukünftige Pflegesituationen zu übertragen. Der Lernort Schule schafft somit die theoretische Grundlage für den Theorie-Praxis-Transfer, der im Mittelpunkt der Praxisanleitung steht.

Von den Pflegepädagogen werden passende Lern- und Arbeitsaufgaben zu dem erlernten Wissen aus dem Theorieblock erstellt, welche zeitnah im Praxiseinsatz umgesetzt werden, um die theoretischen Inhalte zu vertiefen. Im nächsten Theorieblock werden die Aufgaben dann gemeinsam reflektiert und nachbesprochen.

Lernort Praxis – arbeitsgebundenes Lernen

Mit Lernort Praxis sind die **praktischen Einsatzbereiche** gemeint, in denen Auszubildende von Pflegefachpersonen und Praxisanleitenden nach festgelegten Konzepten begleitet und angeleitet werden. Das arbeitsgebundene Lernen findet in Form von z. B. gemeinsamem Handeln und Reflektieren in einer Pflegesituation, gezielte Beobachtung der Praxisanleitenden oder einer systematischen Instruktion statt. Der Lernanlass ist immer eine **reale Arbeitssituation** und stellt damit eine authentische und einmalige Pflegesituation dar, die sich nicht systematisieren lässt.

Die praktischen Einsatzorte sind verpflichtet, die Ausbildung zu sichern. Aufbauend auf den kompetenzorientierten gesetzlichen Vorgaben erstellen die Praxisanleitenden Konzepte, die dem Ausbildungsstand der Lernenden entsprechen. Ein schriftlich ausgearbeitetes Praxiscurriculum hat den Vorteil, dass es für Auszubildende, Praxisanleitende, Pflegefachpersonen an den jeweiligen Einsatzorten, Pflegedienstleitende, Schulleitungen sowie die Lehrenden an den Schulen transparent ist und so Inhalte leichter aufeinander abgestimmt werden können. Die Verlaufsdokumentation an den jeweiligen Lernorten der erworbenen Kompetenzen gilt als Kompetenznachweis. Ein übergreifendes Qualitätsmanagement (➤ 10.1) hilft, Schwachstellen zu identifizieren und zu beseitigen, sodass die Ausbildungsqualität gesteigert wird.

Wichtig ist, dass Lernende und Studierende an den Einsatzorten primär als Auszubildende und nicht als Arbeitskräfte eingesetzt werden. Die Ausbildungsorganisation und -koordination bedarf qualifizierten Personals, das u. a. auch das berufspolitische Verständnis für die Anforderungen einer Ausbildung besitzt.

Ausbildungsstation

Zunehmend etabliert sich auch in deutschen Ausbildungsbetrieben das Konzept der Ausbildungsstation, welches sich in der Schweiz bereits bewährt hat. Eine Ausbildungsstation wird eigenständig von den Auszubildenden geleitet, unterstützt von Praxisanleitenden im Hintergrund. Die Auszubildenden tragen dabei die Verantwortung für die gesamten Abläufe in ihrem Arbeitsbereich. Die Aufgaben der jeweiligen Schichten teilen die Praxisanleitenden nach dem Skill-Grade-Mix (➤ 7.3) zu. Sie achten zudem darauf, dass niemand (weder die zu pflegenden Menschen noch die Auszubildenden) zu Schaden kommt, und beurteilen die Leistungen der Auszubildenden. Diese reflektieren Fehler mit den Praxisanleitenden zeitnah und lernen daraus.

Vor- und Nachteile

Auch wenn das Lernen auf einer Ausbildungsstation nicht nur Vorteile mit sich bringt (➤ Tab. 1.1), hat sich in der Praxis gezeigt, dass diese deutlich überwiegen. Den Auszubildenden wird mehr Verantwortung übertragen, sie können über sich hinauswachsen und ihre persönlichen und fachlichen Ressourcen auf mehrere Arbeitsbereiche ausweiten. Innovative Ideen haben Raum und Platz. Auch die Kommunikations- und Teamfähigkeit der Auszubildenden verbessern sich, das Selbstbewusstsein steigt. Ausbildungsstationen ermöglichen den Auszubildenden kontinuierliches, situationsorientiertes Lernen; die fachlichen und sozialen Kompetenzen wachsen durch eine sichere Lernatmosphäre deutlich schneller und gesünder.

Dritter Lernort – arbeitsorientiertes Lernen

Am dritten Lernort, der in der Regel der Pflegeschule angegliedert ist, gestalten Praxisanleitende **konkrete Lernsituationen,** in denen das theoretisch und praktisch Erlernte zielgerichtet eingeübt, reflektiert und gefestigt wird. Beispiele sind das Durchführen einer Gruppenanleitung, in deren Rahmen das Pflegeanamnesegespräch mit einem zu pflegenden Menschen geführt wird, oder das Nachstellen von Pflegesituationen mithilfe von Schauspielern. Durch die simulative Lernumgebung können ohne Nachteile für den zu pflegenden Menschen Pflegesituationen eingeübt werden. Zum dritten Lernort zählen auch Simulationsräume *(Skillslabs,* ➤ 4.3.2*)* mit Ausbildungspuppen oder Lernlabore, in denen komplexe Pflegehandlungen eingeübt werden.

Tab. 1.1 Vor- und Nachteile einer Ausbildungsstation

Vorteile	Nachteile
• Verantwortungsgefühl ↑ • Selbstbewusstsein ↑ • Teamarbeit ↑ • Motivation ↑ • Krankheitsausfälle ↓ • Selbstwirksamkeit ↑ • Innovationspotenzial ↑	• Mangelnde Akzeptanz oder Misstrauen vonseiten der zu pflegenden Menschen und deren Bezugspersonen • Geringere Kontrolle der Auszubildenden • Größeres Potenzial für Teamkonflikte

1.1.3 Gemeinsames Ausbildungskonzept des Lernorts Praxis und der Pflegeschule

Aufgrund der Vorgaben in der Ausbildungs- und Prüfungsverordnung (PflAPrV) zum theoretischen und praktischen Unterricht (§ 2), zur praktischen Ausbildung (§ 3) und zur Praxisanleitung (§ 4) gewann die konzeptionelle Zusammenarbeit zwischen den Gesundheitseinrichtungen und den Ausbildungsträgern bzw. Pflegeschulen mit Inkrafttreten des Pflegeberufegesetzes an Bedeutung. Unter anderem erfordert dies die Ausarbeitung von Ausbildungskonzepten, welche die theoretischen Grundlagen für Auszubildende, Praxisanleitende und Mitarbeitende transparent und den prozesshaften Aufbau der praktischen Ausbildung nachvollziehbar machen. Diese Ausbildungskonzepte tragen entscheidend dazu bei, einen Rahmen zu schaffen, in dem qualitativ hochwertig angeleitet werden kann. Gezielte Anleitung gibt den Auszubildenden nicht nur die Möglichkeit, theoretisches Wissen in die Praxis umzusetzen sowie Pflegehandlungen zu erlernen und zu üben, sondern auch Hintergrundwissen zu erwerben und somit Ziel und Zweck jeder Handlung im pflegerischen Kontext zu verstehen.

Es gibt zudem weitere Vorteile eines gemeinsamen Ausbildungskonzepts der beiden Lernorte Pflegeschule und Praxis: Praxisanleitende bringen die praktischen Aspekte in das Konzept ein, Lehrende die didaktischen Aufbereitungsstrukturen. Somit findet ein Wissens- und Methodenaustausch statt, der zudem für eine einheitliche Ausbildungsstrategie sorgt. Vorurteile von Pflegeschulen gegenüber der

Praxis und umgekehrt werden durch den gegenseitigen Austausch reduziert. Übergreifende Treffen können leichter auf den Weg gebracht und Potenziale ausgeschöpft werden, weil sie sichtbarer werden. Die Fallbearbeitung in der Pflegeschule wird somit praxisnaher, und praktische Unterrichtseinheiten können von Praxisanleitenden mit übernommen werden. Auszubildende erfüllen bei Praxiseinsätzen leichter die Anforderungen der Einrichtung, da sie bei Unklarheiten mehrere Ansprechpartner in Theorie und Praxis haben.

Es existiert eine Vielzahl von weiteren praktischen Einsatzmöglichkeiten, die die Pflege aller Altersgruppen berücksichtigen und somit die drei Ausbildungszweige der generalistischen Ausbildung einbeziehen (➤ Abb. 1.1). Die Pflegeschule hat darauf zu achten, dass die Lernorte der Pflegeausbildung bzw. dem gewählten Vertiefungseinsatz bei der generalistischen Pflegeausbildung entsprechen, also z. B. Auszubildende mit dem Vertiefungseinsatz Altenpflege auch in Lernorten der stationären Langzeitpflege oder Auszubildende in der Gesundheits- und Kinderkrankenpflege auch in Kindergärten eingesetzt werden. Dies bedarf einer genauen Planung seitens der Pflegeschulen und eine Offenheit potenzieller praktischer Einsatzorte gegenüber Auszubildenden in Pflegeberufen.

1.2 Gesetzliche Vorgaben und Sicherung der Ausbildungsqualität

Praxisanleitende müssen gemäß § 4 der Pflegeberufe-Ausbildungs- und Prüfungsverordnung (PflAPrV) über eine Berufserlaubnis nach dem Pflegeberufegesetz (PflBG), dem Altenpflegegesetz (AltPflG) oder dem Krankenpflegegesetz (KrPflG) verfügen und mindestens ein Jahr Berufserfahrung haben, damit sie die Weiterbildung zum/zur Praxisanleiter/in (➤ 13.1) absolvieren können. Die Berufserfahrung soll zusätzlich im jeweiligen Einsatzbereich und in den vergangenen fünf Jahren erworben sein.

Die Aufgaben der Praxisanleitung dürfen nur Praxisanleitende mit einer 300-stündigen Zusatzqualifikation übernehmen. Fortbildungen mit berufspädagogischen Schwerpunkten im Umfang von mindestens 24 Stunden jährlich sind der jeweiligen Behörde nachzuweisen. Die Weiterbildung befähigt Praxisanleitende, die Lehrkernprozesse pädagogisch-didaktisch fundiert zu planen, umzusetzen und zu evaluieren, sodass die berufliche Handlungskompetenz der Auszubildenden gefördert wird.

Die Praxisanleitung in der hochschulischen Pflegeausbildung, die nach § 31 Abs. 1 PflAPrV mindes-

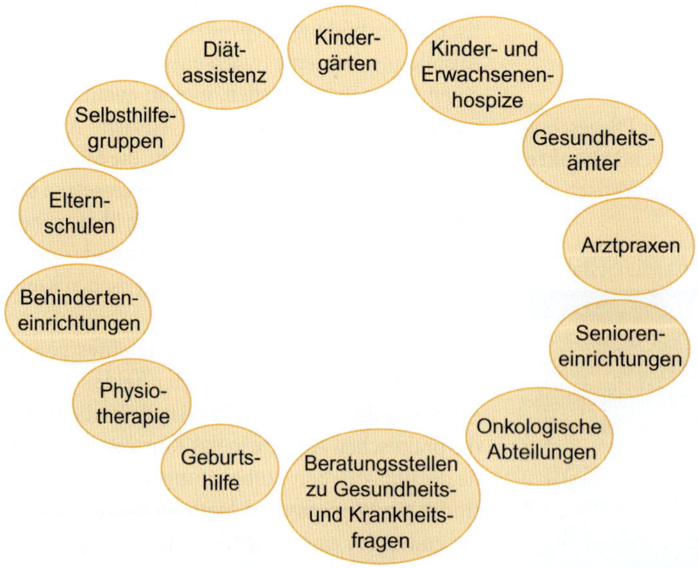

Abb. 1.1 Weitere Lernortempfehlungen. [M1093, L143]

tens 10 Prozent der praktischen Ausbildung umfassen muss, hat durch geeignetes, in der Regel hochschulisch qualifiziertes Pflegepersonal zu erfolgen. Da solchermaßen qualifiziertes Personal (➤ 13.2) aber noch nicht in ausreichendem Umfang zur Verfügung steht (➤ 12.4.2), können die Bundesländer bis Ende 2029 auch davon abweichende Anforderungen an die Praxisanleitung Studierender stellen.

MERKE

Die ausbildungsrelevanten Rechtsnormen und Pläne im Überblick

Pflegeberufereformgesetz (PflBRefG): Mit dem übergeordneten Gesetz zur Reform der Pflegeberufe (Mantelgesetz), wurden die Grundlagen geschaffen, um die zuvor getrennt geregelten Pflegeausbildungen zusammenzuführen und eine hochschulische Pflegeausbildung zu etablieren.

Pflegeberufegesetz (PflBG): Artikel 1 des Pflegeberufereformgesetzes bildet das Gesetz über die Pflegeberufe (Pflegeberufegesetz), welches die gesetzlichen Bedingungen u. a. der Ausbildung in den Pflegeberufen regelt. Kern des Gesetzes ist die Einführung einer dreijährigen generalistischen Berufsausbildung mit der Möglichkeit, im dritten Ausbildungsjahr einen Vertiefungsbereich (generalistische Pflege, Alten- oder Gesundheits- und Kinderkrankenpflege) zu wählen (➤ 1.2.1).

Ausbildungs- und Prüfungsverordnung für die Pflegeberufe (Pflege-Ausbildungs- und Prüfungsverordnung, PflAPrV): regelt die inhaltlichen und organisatorischen Details der Ausbildung nach dem Pflegeberufegesetz, insbesondere Ausbildungsinhalte und -struktur, sowie die Prüfungen (➤ 1.2.2).

Rahmenpläne: Die bundesweit gültigen Rahmenpläne mit empfehlendem Charakter wurden von einer Fachkommission nach § 53 PflBG entwickelt und bilden zusammen mit der Ausbildungs- und Prüfungsverordnung für die Pflegeberufe die Basis für die Entwicklung schulinterner Curricula und einrichtungsspezifischer Ausbildungspläne (➤ 1.2.3).

Lehrpläne der Bundesländer: Die Bundesländer können unter Beachtung der Vorgaben der Pflegeberufe-Ausbildungs- und Prüfungsverordnung einen verbindlichen Lehrplan als Grundlage für die Erstellung der schulinternen Curricula der Pflegeschulen erlassen.

Curricula der Pflegeschulen: Jede Pflegeschule ist verpflichtet, auf der Grundlage des Rahmenlehrplans und gegebenenfalls des Lehrplans des jeweiligen Bundeslands je ein Curriculum für den theoretischen und den praktischen Unterricht zu erstellen (§ 6 Abs. 2 PflBG, ➤ 1.2.4).

Ausbildungspläne: Jeder Träger einer praktischen Ausbildungsstätte erstellt einen Ausbildungsplan, der aufführt, welche Fertigkeiten und Kenntnisse die Auszubildenden wann erreichen sollen. Der/Den mit dieser Ausbildungsstätte kooperierenden Pflegeschule(n) obliegt es zu prüfen, ob der Ausbildungsvertrag den Anforderungen des schulinternen Curriculums entspricht (➤ 1.2.4).

1.2.1 Pflegeberufegesetz (PflBG)

Das am 1.1.2020 in Kraft getretene Pflegeberufegesetz führt mit der Einführung der EU-weit anerkannten generalistischen Pflegeausbildung nicht nur die drei bis dahin in Deutschland existierenden Ausbildungen in der Gesundheits- und Krankenpflege, der Gesundheits- und Kinderkrankenpflege und der Altenpflege zusammen, sondern hat auch das Ziel, die Ausbildung zur Pflegefachperson zu modernisieren und den Berufsbereich der Pflege aufzuwerten.

Die dreijährige Pflegeausbildung ist während der ersten beiden Ausbildungsjahre generalistisch ausgelegt, im dritten Ausbildungsjahr kann der generalistische Weg mit dem angestrebten Berufsabschluss Pflegefachmann/-frau fortgesetzt werden oder bei Wahl des entsprechenden praktischen Vertiefungsbereichs der Abschluss Gesundheits- und Kinderkrankenpfleger/in bzw. Altenpfleger/in erworben werden. Nach zwei Dritteln der Ausbildung wird eine Zwischenprüfung zur Ermittlung des Ausbildungsstands durchgeführt. Auch eine hochschulische, mindestens sechssemestrige Pflegeausbildung (Pflegestudium) mit dem Abschluss Pflegefachmann/-frau mit akademischem Grad ist möglich. Das primär qualifizierende Studium dauert in der Regel sieben Semester (3,5 Jahre).

Die Pflegeassistenzausbildung wird ab 2027 mit einer Ausbildungszeit von 18 Monaten bundeseinheitlich geregelt. Die bis dahin geltenden 27 landesrechtlichen Pflegehilfe- und Pflegeassistenzausbildungen werden dadurch abgelöst.

Kompetenzdimensionen

§ 5 Abs. 1 PflBG legt die Ziele der Ausbildung fest und benennt damit auch die Dimensionen der beruflichen Handlungskompetenz (➤ 2.3.1), die Voraussetzung dafür sind, pflegerisch professionell handeln zu können (➤ Abb. 1.2). Fähigkeiten, die die Aus-

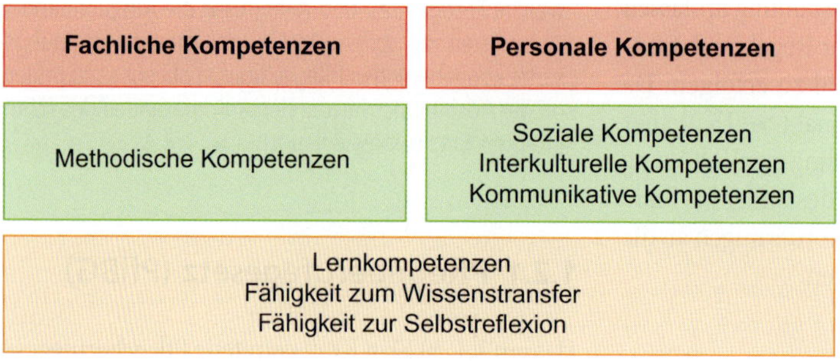

Abb. 1.2 Kompetenzdimensionen nach § 5 Abs. 1 PflBG [W1369, L143].

zubildenden daher während ihrer Ausbildungszeit herausbilden müssen, sind:

- **Fachliche Kompetenzen:** befähigen, Aufgaben sowie Probleme sachgerecht, zielorientiert und selbstständig zu lösen. Das Ergebnis kann mittels der erlernten Fähigkeiten beurteilt werden.
- **Personale Kompetenzen:** beziehen sich auf die Eigenschaften und Fähigkeiten, welche für den beruflichen Alltag wichtig sind. Hier stehen die Aspekte Selbstständigkeit, Selbstvertrauen, Verantwortungsbewusstsein und Kritikfähigkeit im Vordergrund.

Einschließlich der weiteren zugrunde liegenden Kompetenzen:

- **Methodische Kompetenzen:** ermöglichen es, in Pflegesituationen strukturiert und systematisch vorzugehen. Die bevorstehenden Aufgaben werden priorisiert, organsiert und durchdacht.
- **Soziale Kompetenzen:** umfassen die Fähigkeit zur Kommunikation und Konfliktlösung. Sie sind wesentlich, um mit zu pflegenden Menschen und Bezugspersonen angemessen zu interagieren.
- Interkulturelle Kompetenzen
- Digitale Kompetenzen
- Kommunikative Kompetenzen
- Lernkompetenzen
- Fähigkeit zum Wissenstransfer
- Fähigkeit zur Selbstreflexion

Praxisanleitende haben zudem die Aufgabe, den Prozess des **lebenslangen Lernens** bei den Auszubildenden anzustoßen und deren berufliche Biografie und die fortlaufende persönliche und fachliche Weiterentwicklung zu begleiten.

Die Kompetenzdimensionen sind auf die selbstständige, umfassende und prozessorientierte Pflege von Menschen aller Altersstufen in akut und dauerhaft stationären sowie ambulanten Pflegesituationen ausgerichtet. Des Weiteren berücksichtigen sie die konkrete Lebenssituation, den sozialen, kulturellen und religiösen Hintergrund, die sexuelle Orientierung sowie die Lebensphase der zu pflegenden Menschen, unterstützen die Selbstständigkeit der zu pflegenden Menschen und achten deren Recht auf Selbstbestimmung. Dabei beinhaltet die Ausbildung der Kompetenzdimensionen die präventiven, kurativen, rehabilitativen, palliativen und sozialpflegerischen Maßnahmen zur Erhaltung, Förderung, Wiedererlangung oder Verbesserung der physischen und psychischen Situation der zu pflegenden Menschen, ihre Beratung sowie ihre Begleitung in allen Lebensphasen und die Begleitung Sterbender.

Daraus ergeben sich zum einen die Inhalte, die Praxisanleitende bezüglich des Ausbildungsziels für die Auszubildenden im Blick haben und die schlussendlich ihre Aufgaben (➤ 2.4) definieren, um sicherzustellen, dass Auszubildende die erforderlichen Kompetenzen erwerben, und zum anderen die Kompetenzen, über die Anleitende verfügen müssen, damit sie entsprechend ausbilden können (➤ 2.3). Um den allgemeinen anerkannten Stand pflegewissenschaftlicher medizinischer und weiterer bezugswissenschaftlicher Erkenntnisse auf Grundlage einer professionellen Ethik zu beachten und evidenzbasiert anzuleiten (➤ Kap. 6), müssen Praxisanleitende stets über Neuerungen informiert sein.

1.2.2 Pflegeberufe-Ausbildungs- und Prüfungsverordnung (PflAPrV)

Die Ausbildungs- und Prüfungsverordnung für die Pflegeberufe regelt Einzelheiten zur Ausbildungsstruktur, den Ausbildungsinhalten, den staatlichen Prüfungen, zur hochschulischen Pflegeausbildung und zur Anerkennung ausländischer Berufsabschlüsse und ergänzt somit das Pflegeberufegesetz. Die nach § 6 Abs. 3 PflBG „von den Einrichtungen zu gewährleistende Praxisanleitung im Umfang von mindestens 10 % während eines Einsatzes zu leistenden praktischen Ausbildungszeit" hat hier ihre strukturelle Verortung.

Kompetenzbereiche und Kompetenzschwerpunkte

In Anlage 2 PflAPrV werden die Kompetenzen (➤ 2.3) genannt, die erforderlich sind, um das Ausbildungsziel nach § 5 PflBG zu erreichen. Die Auszubildenden lernen laut § 3 PflAPrV „praktische Ausbildung", die erworbenen Kompetenzen aufeinander zu beziehen, miteinander zu verbinden und weiterzuentwickeln. Die Ausbildungsinhalte gliedern sich in fünf Kompetenzbereiche, die aufeinander aufbauen (➤ Abb. 1.3). Aus diesen fünf Kompetenzbereichen gehen 16 Kompetenzschwerpunkte hervor:

I. Pflegeprozesse und Pflegediagnostik in akuten und dauerhaften Pflegesituationen verantwortlich planen, organisieren, gestalten, durchführen, steuern und evaluieren
   Die Kompetenzschwerpunkte bezüglich des Pflegeprozesses beziehen sich auf:
   1. Das Planen, Organisieren, Gestalten, Durchführen, Steuern, Evaluieren
   2. Präventive Maßnahmen bei gesundheitlichen Problemen sowie Gesundheitsförderung
   3. Das Erlernen von Pflegeprozessen in hochbelasteten, kritischen Lebenssituationen
   4. Das zielgerichtete Handeln in lebensbedrohlichen Krisensituationen oder Katastrophen
   5. Das Mitwirken, Unterstützen und Beraten bei der Lebensgestaltung
   6. Das Fördern der Entwicklung/Autonomie

II. Kommunikation und Beratung personen- und situationsorientiert gestalten
   Bezüglich der Kommunikation werden folgende Kompetenzen ausgebildet:
   7. Gestalten von Kommunikation und Interaktion sowie Sicherstellung von Informationen
   8. Organisieren, Gestalten, Steuern und Evaluieren von Information, Schulung und Beratung
   9. Reflektieren über ethische Entscheidungen

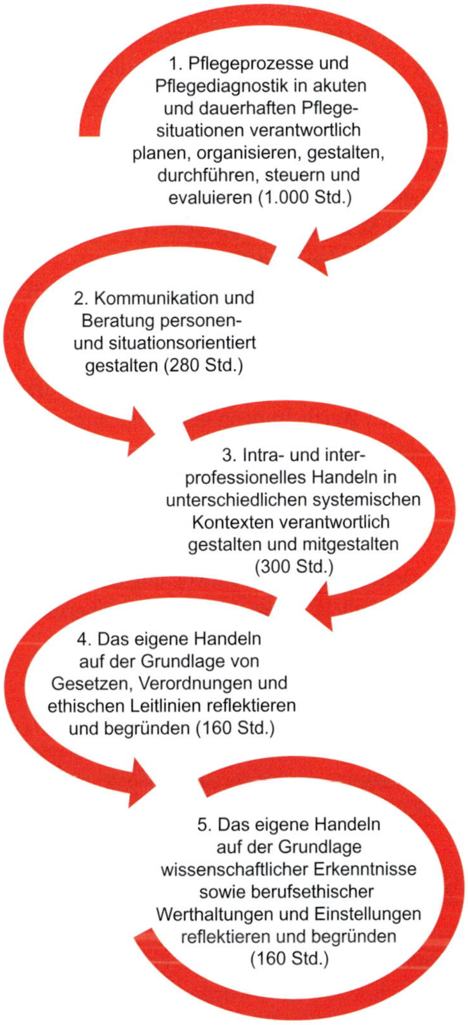

Abb. 1.3 Die fünf Kompetenzbereiche sind maßgeblich für die Gestaltung der praktischen Ausbildung. [M1093, L143]

III. Intra- und interprofessionelles Handeln in unterschiedlichen systemischen Kontexten verantwortlich gestalten und mitgestalten
   Hier steht die Entwicklung der berufsgruppenübergreifenden Zusammenarbeit im Fokus:
   10. Übernehmen von Verantwortung bei der Organisation und Gestaltung der Arbeit innerhalb des Pflegeteams
   11. Eigenständiges Ausführen von ärztlichen Anordnungen

12. Zusammenarbeit im interdisziplinären Team und Kontinuität an Schnittstellen sichern

IV. Das eigene Handeln auf der Grundlage von Gesetzen, Verordnungen und ethischen Leitlinien reflektieren und begründen
Der Schwerpunkt der Kompetenzausbildung liegt hier auf:
13. Der Sicherung der pflegerischen Qualität in verschiedenen Institutionen
14. Dem Beachten von ökonomischen und ökologischen Prinzipien

V. Das eigene Handeln auf der Grundlage von wissenschaftlichen Erkenntnissen und berufsethischen Werthaltungen und Einstellungen reflektieren und begründen
Der Fokus liegt in diesem Bereich auf:
15. Pflegehandlungen, die nach wissenschaftlichen Erkenntnissen ausgerichtet sind
16. Dem Erlernen, Verantwortung für die eigene persönliche Entwicklung und das berufliche Selbstverständnis zu übernehmen

MERKE
Die Inhalte dieser Kompetenzbereiche fließen in Curricula und praktische Ausbildungspläne (➤ 1.2.4) ein und setzen die Schwerpunkte bei der Gestaltung der praktischen Ausbildung durch die Praxisanleitenden.

1.2.3 Rahmenpläne

Die von einer Fachkommission erstellten Rahmenpläne nach § 53 PflBG wurden 2019 vom Bundesinstitut für Berufsbildung (BIBB) veröffentlicht und 2020 überarbeitet. Das Dokument [2] setzt sich aus folgenden Teilen zusammen:

- dem Begründungsrahmen, in dem u. a.:
  - die Hintergründe und Intentionen, die zur Entwicklung der Rahmenpläne geführt haben, dargestellt werden
  - die Konstruktionsprinzipien der Rahmenlehrpläne erläutert werden
  - sowie Hinweise zu deren Umsetzung gegeben werden
- dem Rahmenlehrplan für den theoretischen und praktischen Unterricht
- dem Rahmenausbildungsplan für die praktische Pflegeausbildung

Die Rahmenpläne haben einen empfehlenden Charakter und sollen den Pflegeschulen und den Trägern der praktischen Ausbildung als Orientierungshilfe für die Entwicklung des schulinternen Curriculums bzw. des einrichtungsinternen Ausbildungsplans (➤ 1.2.4) dienen. Ziel ist, mit „einer sinnvollen Verzahnung von theoretischen und praktischen Ausbildungsanteilen und wechselnden Lernorten von Anfang an das in der Theorie Gelernte mit praktischem Handeln“ [5, S. 20] zu verknüpfen und zu erproben. Die Rahmenpläne dienen zudem auch als Basis für die Lehrpläne, die von den Bundesländern erlassen werden können und dann für das jeweilige Bundesland verbindlich sind.

Somit können sich Praxisanleitende eines praktischen Ausbildungsträgers an den zielführenden Empfehlungen der Rahmenlehrpläne orientieren, um die praktische Ausbildung zu entwickeln bzw. den internen Ausbildungsplan zu erstellen. Dabei haben Praxisanleitende die Aufgabe, Auszubildende schrittweise an die beruflichen Aufgaben heranzuführen (§ 4 Abs. 1 PflAPrV).

Inhalte der Rahmenpläne für die theoretische und praktische Ausbildung

Folgende Prinzipien, die von der Fachkommission nach § 53 PflBG festgelegt wurden, strukturieren den inhaltlichen Aufbau und geben den an der Ausbildungsentwicklung Beteiligten Empfehlungen, wie sie die Ausbildung gestalten können (➤ Abb. 1.4).

- Situationsprinzip
- Persönlichkeitsprinzip
- Wissenschaftsprinzip

Ein weiteres Konstruktionsmerkmal ist die Entwicklungslogik, welche mit einem spiralförmigen Aufbau arbeitet.

Situationsprinzip

Das Situationsprinzip ist das **zentrale Konstruktionsprinzip** in den Rahmenlehrplänen und legt die Gewichtung auf die Inhaltsauswahl von jetzigen und zukünftigen Pflegesituationen, die für das Berufs-, aber auch das Privatleben der Auszubildenden als bedeutsam erachtet werden, z. B. die Ausbildung in BLS (Basic Life Support). Es werden wiederkehrende Pflegesituationen ausgewählt und exemplarisch bearbeitet. Mit diesem Prinzip soll eine handlungs-

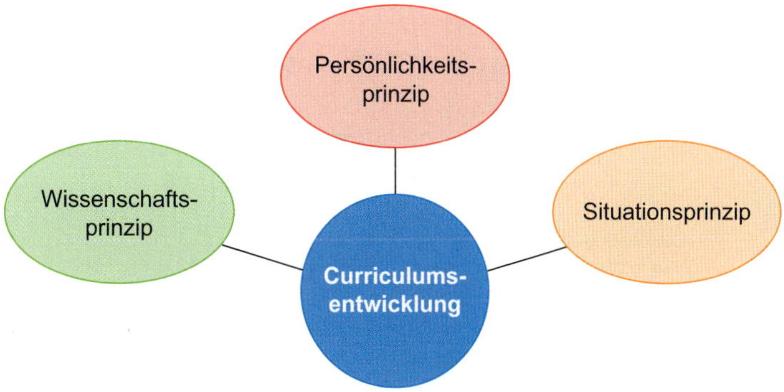

Abb. 1.4 Lehr- und Ausbildungspläne werden nach dem Wissenschafts-, Persönlichkeits- und Situationsprinzip entwickelt. [M1093, L143]

systematische und kompetenzorientierte Ausbildung ermöglicht werden. Mit dem Blick auf die generalistische Perspektive werden die exemplarischen Pflegesituationen von den Lernenden selbst auf weitere und andere Lebensphasen bzw. Settings übertragen. Dazu unterstützen die Praxisanleitenden die Auszubildenden, den Transfer anzubahnen, das Gelernte zu abstrahieren und passende Analogien zu bilden, um dann Vergleiche und Unterschiede sowie Gemeinsamkeiten festzustellen.

Persönlichkeitsprinzip

Das Persönlichkeitsprinzip legt den Fokus auf die Persönlichkeits- und Identitätsentwicklung der Auszubildenden. Durch die angegebenen Bildungsziele und aufgrund der Kompetenzen werden die reflexiven Einsichten beschrieben und durch die verankerten Themen angeeignet. Die Auszubildenden lernen durch Widersprüche, angemessene Handlungsoptionen zu erfassen, zu hinterfragen oder weiterzuentwickeln.

Wissenschaftsprinzip

Das Wissenschaftsprinzip bestimmt die wissenschaftliche Vergegenständlichung der Inhalte durch fundierte und theoretische Begründungen (z. B. Theorien, Konzepte und Modelle). Diese Grundlagen sowie weitere Forschungsergebnisse der Pflege- und weiterer Bezugswissenschaften ermöglichen weitere Inhalte in der Pflegeausbildung. Bezüglich der Lehr- und Lernpraxis in den Gesundheitseinrichtungen ist für die wissenschaftsorientierte Entwicklung von Curricula und Ausbildungsplänen eine Sachanalyse der Lerninhalte und Lernziele erforderlich, um das Fachwissen in einen Anwendungszusammenhang zu bringen. Ziel ist die Entwicklung einer wissenschaftlich basierten Handlungskompetenz für zukünftige berufliche Handlungsfelder.

Entwicklungslogik

Die pflegeprozessbezogene Kompetenzentwicklung soll die Handlungskompetenz im pflegerischen Kontext eines Lernenden zur Entfaltung bringen. Mit der Abstimmung der Rahmenlehrpläne auf die Rahmenausbildungspläne verspricht sich der Gesetzgeber den gewünschten Erfolg für die Auszubildenden. So wie im Rahmenlehrplan ist auch im Rahmenausbildungsplan der Pflegeprozess (➤ Abb. 1.5) fest verankert und soll in der Erstellung der praktischen Ausbildungsinhalte zur Anwendung kommen, indem diese prozesshaft entwickelt werden.

Anknüpfend an die Kompetenzbereiche (➤ Abb. 1.3) soll ein praktisches Curriculum (➤ 1.2.4) durch Praxisanleitende erstellt werden. Der Theorie-Praxis-Transfer (➤ 4.5) geschieht aufbauend. Auf die Unterrichtseinheiten und Lernsituationen in den Pflegeschulen werden die Lernmöglichkeiten der jeweiligen praktischen Einsatzorte abgestimmt. Damit soll ein Freiraum für die Auszubildenden geschaffen werden, um Kompetenzen individuell entwickeln zu können, und gleichzeitig soll verhindert werden, dass Auszubildende von Anfang an mit den ihnen übertragenen Aufgaben überfordert werden.

Spiralförmiger Kompetenzaufbau

Der Aufbau von inhaltlichen Logiken und Wissensstrukturen geschieht spiralförmig. Das heißt auch,

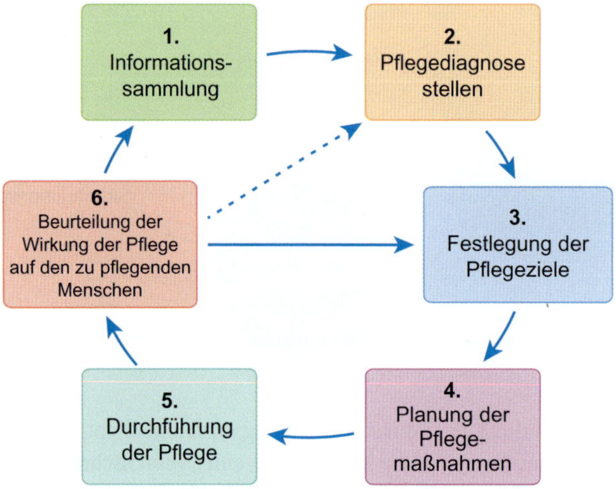

Abb. 1.5 Der Pflegeprozess, an dem sich die praktische Ausbildung orientiert. [M1093, L143]

dass zentrale Themen- und Problemstellungen der Pflege sowie spezifische Kompetenzen in unterschiedlichen Lernfeldern im Verlauf der Ausbildung mehrfach aufgegriffen und aufbauend erweitert und vertieft werden. So können zum einen komplexe Themen vermittelt werden und immer mehr Verknüpfungen entstehen, die den Auszubildenden eine breitere Handlungskompetenz bieten, zum anderen kann eine Gesundheitseinrichtung so die Anforderungen erhöhen.

Im ersten Ausbildungsdrittel wird z. B. die Anatomie des Herzens behandelt. In einem späteren Lernfeld der Krankheitslehre steht die Herzinsuffizienz auf dem Stundenplan, in einem weiteren die operative Pflege bei Herztransplantation, die medikamentöse Therapie und die emotionale Verarbeitung eines solchen Eingriffs. Und ein später folgendes Lernfeld hat die Reanimation und die Intensivtherapie von Herzkrankheiten zum Thema.

Die Aufgabe einer Pflegeschule ist es, Curricula spiralförmig zu entwickeln und auf die praktischen Ausbildungseinsätze abzustimmen. Hierfür gibt der Rahmenlehrplan die **curricularen Einheiten (CE)** als Entwicklungsstruktur (➤ Tab. 1.2) vor.

Praktische Ausbildung

In § 3 Abs. 3 PflAPrV sowie in Anlage 7 PflAPrV sind die praktischen Einsätze
für Auszubildende wie folgt vorgegeben:

- Orientierungseinsatz (beim Träger der praktischen Ausbildung)
- Pflichteinsätze in den allgemeinen Versorgungsbereichen:
  - Stationäre Akutpflege
  - Stationäre Langzeitpflege
  - Ambulante Akut-/Langzeitpflege
- Pflichteinsatz in der pädiatrischen Versorgung
- Pflichteinsatz in der allgemein-, geronto-, kinder- oder jugendpsychiatrischen Versorgung
- Vertiefungseinsatz im Bereich eines Pflichteinsatzes (s. oben)
- Weitere Einsätze/Stunden zur freien Verteilung (z. B. Pflegeberatung, Palliation oder Rehabilitation)

Durchgehend orientiert sich die praktische Ausbildung am Pflegeprozess (➤ Abb. 1.5), der die Orientierung zur Entwicklung von vollständigen Handlungen gibt. Es ist also wichtig, dass Praxisanleitende den Ausbildungsstand der Lernenden einschätzen, damit der richtige Schwierigkeitsgrad für die Anleitung gewählt werden kann.

1.2.4 Curricula und Ausbildungspläne

DEFINITION

Curriculum: begründetes System aus Unterrichtsinhalten, Unterrichtsmethoden und Unterrichtsmaterialien, gemäß dem die **theoretische Ausbildung** in Pflegeschulen gestaltet wird.

(Praktischer) Ausbildungsplan: abgestimmt auf das Curriculum erstellter Plan für die **praktische Ausbildung** in den Gesundheitseinrichtungen.

Tab. 1.2 Kompetenzwicklung in den Rahmenausbildungsplänen durch Steigerung der situativen Anforderungen am Beispiel der Handlungsanlässe [1, S. 16]

Curriculare Einheit (CE)/ Ausbildungs-drittel	Handlungsanlass
CE 1–3	• Geringer Grad an Pflegebedürftigkeit • Menschen, die überwiegend selbstständig sind, was Mobilität und Selbstversorgung betrifft
1. und 2. Ausbildungsdrittel mit Ausnahme von CE 1–3	• Geringer bis mittlerer Grad an Pflegebedürftigkeit • Gesundheitliche Problemlagen bei gesundheitlicher Stabilität oder maximal mittlerer Stabilität (geringe bis mittlere Risikogeneigtheit) • Einzeln zu pflegende Menschen oder zu pflegende Menschen im Kontext von Gruppen, z. B. Familien mit weitgehend konvergenten sozialen Perspektiven
3. Ausbildungsdrittel	• Hoher Grad an Pflegebedürftigkeit • Gesundheitliche Instabilität mit Gefahr von Komplikationen (hohe Risikogeneigtheit) • Zu pflegende Menschen im Kontext von Gruppen, z. B. Familien, oder sozialen Netzwerken mit teils divergierenden sozialen Perspektiven

Im Unterschied zum Rahmenlehrplan, der Lernziele und Lerninhalte nach Ausbildungsdritteln systematisch zusammenfasst, definiert das Curriculum, das jede Pflegeschule individuell erstellt, das ganze Konzept ihrer Unterrichtsmethoden und -instrumente sowie ihre Zielsetzungen. Aufgabe der Pflegepädagogen an den Pflegeschulen ist es, ein **Curriculum** für die **schulische theoretische und praktische Ausbildung** zu entwickeln, das praxisnahe Lernsituationen simuliert, die Kompetenzentwicklung sicherstellt, evidenzbasiertes Wissen vermittelt und den prozesshaften Aufbau der Unterrichtsinhalte sinnvoll in den curricularen Einheiten (➤ Tab. 1.3) widerspiegelt. Das setzt eine gute Zusammenarbeit der Lehrenden voraus und kann nur in zeitintensiven Arbeitsgruppen ausgearbeitet und beständig evaluiert werden. Ausgehend von den fünf Kompetenzbereichen (➤ Abb. 1.3) und dem in den Pflegeschulen erstellten Curriculum kann ein **(praktischer) Ausbildungsplan** durch Praxisanleitende erarbeitet werden, der die Lernmöglichkeiten der praktischen Einsatzbereiche ebenso sinnvoll und durchdacht strukturiert und aufeinander aufbauen lässt.

Tab. 1.3 Curriculare Einheiten in der Pflegeausbildung [1, S. 14]

Nummer	Titel
01	Ausbildungsstart – Pflegefachmann/-frau werden
02	Zu pflegende Menschen in der Bewegung und Selbstversorgung unterstützen
03	Erste Pflegeerfahrungen reflektieren – verständigungsorientiert kommunizieren
04	Gesundheit fördern und präventiv handeln
05	Menschen in kurativen Prozessen pflegerisch unterstützen und Patientensicherheit stärken
06	In Akutsituationen sicher handeln
07	Rehabilitatives Pflegehandeln im interprofessionellen Team
08	Menschen in kritischen Lebenssituationen und in der letzten Lebensphase begleiten
09	Menschen in der Lebensgestaltung lebensweltorientiert unterstützen
10	Entwicklung und Gesundheit in Kindheit und Jugend in Pflegesituationen fördern
11	Menschen mit psychischen Gesundheitsproblemen und kognitiven Beeinträchtigungen personenzentriert und lebensweltbezogen unterstützen

Aufbau eines Curriculums

Bereits die Titel der elf in den Rahmenlehrplänen vorgegebenen curricularen Einheiten (CE) in ➤ Tab. 1.3 spiegeln die Orientierung an den Kompetenzen, die in den Anlagen 1–4 PflAPrV aufgeführt sind (➤ 1.2.2), wider. Sie geben den Pflegeschulen eine Orientierung, welche Inhalte die theoretische Ausbildung aufweisen muss. Deren Verteilung auf die praktischen Einsätze und die Ausarbeitung der unterrichteten pflegerischen Handlungsfelder wird durch die Pflegeschulen vorgenommen. Persönlichkeitsprinzip und Wissenschaftsprinzip werden vor allem durch die curricularen Einheiten abgedeckt, während die Kompetenzorientierung größtenteils durch das Situationsprinzip (➤ 1.2.3) realisiert wird.

In der Pflegeausbildung werden Lernende in vier Handlungsfelder eingeführt:

1. Präventive Pflege
2. Kurative Pflege
3. Rehabilitative Pflege
4. Palliative Pflege

Pflege setzt also nicht nur in der Versorgung im akuten Krankheitsfall an, sondern ebenso in der Prävention von Erkrankungen. Darüber hinaus soll erlernt werden, wie Menschen im Genesungsprozess und der Wiederaufnahme ihres vorherigen Lebens unterstützt werden können und die Begleitung von Menschen in der Endphase ihres Lebens, wenn eine Heilung nicht mehr möglich ist.

Die Erstellung eines Curriculums nimmt viel Zeit und Teamarbeit in Anspruch. Hier ist besonders die Fachexpertise der Pflegepädagogen gefragt. In jeder erstellten curricularen Einheit sind die Bildungsziele festgelegt. Die curricularen Einheiten 01, 02 und 03 sind ausschließlich dem ersten Ausbildungshalbjahr zuzuordnen. Alle anderen curricularen Einheiten werden inhaltlich so gespeist, dass sich eine stetige Steigerung des Kompetenzniveaus ergibt. Das Zusammenspiel von arbeitsorientiertem, arbeitsverbundenem und arbeitsgebundenem Lernen (➤ 1.1.3) kommt hierbei zum Tragen.

PRAXISBEISPIEL

CE 02 – Zu pflegende Menschen in der Bewegung und Selbstversorgung unterstützen

Die Ausarbeitung der curricularen Einheit 02 in einem Curriculum könnte folgendermaßen aussehen:
Zu Beginn der Ausbildung wird ein Schwerpunkt auf die Anatomie des Bewegungsapparats oder Bewegungsmuster aller Altersstufen gelegt. Unter Berücksichtigung der Selbstfürsorge wird die Körperpflege mit Ganzkörper- und Teilwäsche hinzugenommen, die Anwendung der verschiedenen Waschzusätze sowie An- und Auskleiden. Um den evidenzbasierten Aspekt zu berücksichtigen, wird eine Lern- und Arbeitsaufgabe zum Thema Körperpflege im zweiten praktischen Einsatz gefordert.
Das Einfließenlassen von Standards und Assessmentinstrumenten ist ein weiterer Schritt in der Theorie, um die praktischen Einsätze vorzubereiten. Mit dem erlernten Wissen gehen Auszubildende in die praktischen Einsätze. Die Arbeit der Praxisanleitenden knüpft genau hier an. Um das in der Theorie erlernte Wissen in die Praxis umzusetzen, können Einführungstage mit praktischen Übungen hilfreich sein. Hier werden z. B. Lerninhalte der jeweiligen Arbeitsbereiche präsentiert, Schwerpunkte der praktischen Einsätze vermittelt und Fragen der Auszubildenden beantwortet. Zudem können Praxisanleitende Einführungsgespräche führen und den Ausbildungsplan für den kommenden Einsatz individuell oder in kleinen Gruppen besprechen.
Anschließend werden Einzelanleitungen bei den zu pflegenden Menschen mit einem geringen Pflegebedürftigkeitsgrad geplant und gezielt umgesetzt. Die in der Theorie erlernten Bewegungsmuster und die Körperpflege können in der Praxis durchgeführt und angeleitet werden.
Inhaltlich kann die CE beliebig nach Ermessen und Fachexpertise der Lehrkräfte und der Praxisanleitenden erweitert werden. Es bieten sich z. B. auch Kinästhetikkurse zur Bewegungsförderung an; die Umsetzung der Maßnahmen wird in den praktischen Einsätzen geübt.

Der Pflegeprozess (➤ Abb. 1.5) kommt als Grundlage der Erhebung und Festlegung des individuellen Pflegebedarfs und der Planung der Pflege zur Anwendung – auch bei komplexen Methodenausarbeitungen.

MERKE

Der Stundenumfang der praktischen Ausbildung beträgt 2.500 Stunden, die der theoretischen Ausbildung 2.100 Stunden.

Impulse für den Ausbildungsplan aus dem Rahmenausbildungsplan

Im **(praktischen) Ausbildungsplan** werden die genauen Lernziele für jeden Einsatzort ausgearbeitet. Praktische Ausbildungspläne/Praxiskonzepte werden von den Praxisanleitenden des jeweiligen Gebiets und den Lehrpersonen der Pflegeschulen erstellt.

PRAXISBEISPIEL

Orientierungseinsatz beim Träger der praktischen Ausbildung

Ein praktischer Ausbildungsplan könnte folgende Themen für Praxisanleitungen aufweisen:

- Einen zu pflegenden Menschen (mit einem geringen Grad an Pflegebedürftigkeit) in der Mobilität und bei

der Selbstversorgung nach vorliegender Pflegeplanung unterstützen
- Erste Kontaktaufnahme mit einem zu pflegenden Menschen, um dessen Bedürfnisse und Wünsche hinsichtlich der Pflege zu erfragen
- Die geltenden hygienischen Standardmaßnahmen korrekt umsetzen
- Die Qualität der pflegerischen Leistungen sicherstellen
- Strategien für die eigene Gesunderhaltung in Pflegetätigkeiten integrieren

Jede Pflegeschule hatte die Aufgabe, die gesetzlichen Vorgaben korrekt umzusetzen. Im Zuge der Einführung der generalistischen Pflegeausbildung wurden die praktischen Einsätze umbenannt und die Schwerpunkte der Einsätze überdacht. In den Rahmenlehrplänen der Fachkommission nach § 53 PflBG [1] ist die praktische Ausbildung ab S. 199 beschrieben. Rund um diese Vorgaben arbeitet ein Praxisanleiterteam ein stimmiges Ausbildungskonzept aus, damit der Rahmen für die Auszubildenden gegeben ist und sie die richtige Kompetenzförderung erhalten. Beispielsweise bieten sich neben Einzelanleitungen Gruppenanleitungen zur Wundversorgung, Infusionstherapie oder Kommunikation mit zu pflegenden Menschen an. Je nach eigener Kompetenz der Praxisanleitenden kann ein breites Angebot gemacht werden.

Praktische Ausbildung und ihre Einsätze

Erstes Ausbildungsdrittel

Die praktische Ausbildung beginnt beim Träger der praktischen Ausbildung mit dem Orientierungseinsatz. Die nachfolgenden drei Pflichteinsätze finden für alle drei Ausbildungsabschlüsse in den allgemeinen Versorgungsbereichen der Pflege und in den pädiatrischen Versorgungsbereichen statt (§ 3 Abs. 3 PflAPrV).

Im Rahmen des **Orientierungseinsatzes** wird das theoretische Wissen aus den ersten Theorieblöcken in der Praxis eingesetzt, und die Praxisanleitenden begleiten den Berufseinstieg mit Einführungstagen und Gruppenanleitungen. Hier kommen auch erste geplante Anleitungen zur Anwendung. Es empfiehlt sich, die Einführungstage mit Themen zu gestalten, die alle Auszubildenden im ersten Orientierungseinsatz betreffen, z. B. Dokumentationssysteme kennenlernen, ein Bett mit und ohne zu pflegenden Menschen beziehen, Isolationsmaßnahmen, Hygiene in der Gesundheitseinrichtung, Führungen durch die Einrichtung und den Arbeitsbereich, Arbeitsabläufe und Einarbeitungsordner vorstellen etc. Da speziell der Berufseinstieg in der Pflege eine hohe interaktive Kompetenz erfordert, bieten sich Gruppenanleitungen zum Thema Pflegeerhebung und Pflegeplanung an, um den Pflegeprozess von Anfang an zu etablieren.

Die Einsätze finden in der stationären Akutpflege, der stationären Langzeitpflege und in der ambulanten Akut- und Langzeitpflege statt. Je nachdem, welchen Abschluss sie anstreben, werden Auszubildende von Anfang an in den entsprechenden Gesundheitseinrichtungen eingesetzt, um sich ein Bild von diesem Beruf zu machen und ihre Berufswahl überprüfen zu können.

Zweites Ausbildungsdrittel

Pflichteinsätze wie im ersten Ausbildungsdrittel (§ 3 Abs. 3 PflAPrV).

Die Auszubildenden übernehmen zunehmend selbstständig Pflegehandlungen an Menschen, die einen mittleren Grad an Pflegebedürftigkeit aufweisen und deren gesundheitliche Situation schwankend, doch ohne hohes Risikopotenzial sein kann. Die Pflege von Menschen in akuten und dauerhaften Pflegesituationen wird von den Auszubildenden verantwortlich geplant, organisiert, gestaltet, durchgeführt, gesteuert und evaluiert. Dabei bedingt die Verschiedenartigkeit der Einsatzorte unterschiedliche Schwerpunkte in der Kompetenzentwicklung; ein besonderer Fokus wird auf Gesundheitsförderung und Prävention gelegt.

Die Einsätze finden in der stationären Akutpflege, der stationären Langzeitpflege und in der ambulanten Akut- und Langzeitpflege statt.

Um eine Kompetenzsteigerung zu erzielen, werden Lernende im Pflegeprozess und in der Pflegediagnostik von Menschen in hochbelasteten und kritischen Lebenssituationen oder Krisen- und Katastrophensituationen weiterhin von Praxisanleitenden angeleitet. Dabei spielen zunehmend die personen- und situationsorientierte Kommunikation und Beratung eine Rolle. Gruppenanleitungen eignen sich hervorragend, um das Thema Schulung und Beratung zu vertiefen und in der Praxis umzusetzen. Erst im zweiten Ausbildungsdrittel kann zudem beobachtet werden, dass Auszubildende die Schnittstellen im interdisziplinären Team in der interprofessionellen Zusammenarbeit aufgreifen. Dies erfolgt durch die Anwendung von evidenzbasierten Leitlinien und Standards in den Gesundheitseinrichtungen.

Ausbildungsbegleitend findet ständig die eigene Persönlichkeitsentwicklung und das Übernehmen des beruflichen Selbstverständnisses statt, was Probleme unterschiedlicher Art mit sich bringen kann. Konflikt- und Dilemmasituationen des beruflichen Alltags werden wahrgenommen und formuliert, und es wird kommunikativ im kollegialen Austausch nach Antworten und Lösungswegen gesucht. Das kann ein weites Feld darstellen und von persönlichem Umgang mit Konflikten bis zur Supervision oder kollegialen Beratung reichen.

Um die Selbstständigkeit zunehmend zu fördern, übernehmen Auszubildende mehr und mehr die Verantwortung für die Versorgung der zu pflegenden Menschen. Voraussetzung dafür sind Vorbereitung und Austausch während des Arbeitsalltags, wodurch das Reflektieren und Begründen des eigenen Handelns ausgebildet wird. Da hier auch das eigene Handeln auf der Grundlage von wissenschaftlichen Erkenntnissen und berufsethischen Werthaltungen und Einstellungen reflektiert und begründet werden soll, können Theorien und Modelle, insbesondere von Forschungsergebnissen, zur Evaluation herangezogen werden.

Drittes Ausbildungsdrittel

Pflichteinsatz in der allgemein-, geronto-, kinder- oder jugendpsychiatrischen Versorgung, der Vertiefungseinsatz sowie weitere Einsätze (§ 3 Abs. 3 PflAPrV).

Der letzte Vertiefungseinsatz findet erneut beim Träger der praktischen Ausbildung statt und baut in der Regel auf einem Pflichteinsatz aus einem der anderen Ausbildungsdrittel auf. Der Kompetenzaufbau kann somit intensiviert werden, und der praktische Teil der Abschlussprüfung wird am Ende dieses Drittels abgelegt.

Die Auszubildenden sollen zum Ende der Ausbildung fähig sein, im gewählten Vertiefungsbereich fachlich fundiert Aufgaben bei zu pflegenden Menschen mit einem hohen Grad an Pflegebedürftigkeit zu übernehmen. Praxisanleitende haben die Aufgabe, Lernende dahingehend zu trainieren, dass sie zu pflegende Menschen, die in ihrer Selbstständigkeit schwer beeinträchtigt sind oder psychische Problemlagen zeigen, welche dauerhaft eine personelle Unterstützung fordern, versorgen können. Das gilt auch für zu pflegende Menschen, die sich aufgrund von Instabilität und Komplikationsrisiken in einer Situation befinden, die komplexer medizinisch-diagnostischer und therapeutischer Maßnahmen bedürfen. Auch hier dürfen die interprofessionelle Zusammenarbeit und die Übernahme der Verantwortung, in qualifikationsheterogenen Teams selbstständig zu agieren, nicht fehlen.

1.3 Praxisanleitung in der Schweiz am Beispiel der Gesundheitszentren für das Alter in Zürich

DEFINITION

Ausbildende/r, Berufsbildende/r: schweizerische Bezeichnung für Praxisanleitende/n.

Die Bedeutung der Ausbildenden/Berufsbildenden in der Schweiz wächst, was das Beispiel der Gesundheitszentren für das Alter (GFA) zeigt. Die GFA sind mit 40 Häusern mit rund 3.300 Mitarbeitenden und 820 Lernenden, Studierenden und Praktikanten aus über 100 Nationen der größte Verbund von Gesundheitszenten in der Stadt Zürich.

Die Pflege- und Alterszentren der Stadt Zürich schlossen sich 2021 zu Gesundheitszentren zusammen. Innerhalb dieser Fusionierung wurde der Bereich Ausbildung neu formiert. Im Pflegebereich der GFA sind seitdem ausnahmslos hauptberufliche Berufsbildende (HBB) tätig, die eine tertiäre Ausbildung (➤ 13.4.1) in der Pflege vorweisen müssen. Sie leiten die Auszubildenden in den Abteilungen im Rahmen von Lerngruppen an, in denen alle Aspekte verschiedener Pflegesituationen behandelt werden.

HBB sind für die Anleitung von Auszubildenden zuständig, die folgende Abschlüsse anstreben:

- Eidgenössisches Berufsattest (EBA), Assistent/in Gesundheit und Soziales (AGS)

- Eidgenössisches Fähigkeitszeugnis (EFZ), Fachfrau/-mann Gesundheit (FaGe)
- Diplomierte/r Pflegefachfrau/-mann (HF)

Die verschiedenen Möglichkeiten in der Pflegeausbildung in der Schweiz werden in ➤ 13.4.1 erläutert.

Auch Praktikanten können je nach Konzept zur Lernendengruppe gehören. Ausbildende der Sekundarstufe dürfen assistierend auch Auszubildende derselben Stufe betreuen, sind jedoch nicht hauptberuflich für diese zuständig. Die Auszubildenden der Sekundarstufe sind dem Pflegeteam unterstellt und haben auch Aufgaben ohne Lernende zu erfüllen.

Übergeordnet agieren die Berufsbildungsverantwortlichen (BBV) und die Bildungsverantwortlichen (BV). Letztere sind für alle Berufe zuständig und auch Vorgesetzte der BBV. Diese sind im Gegenzug einzig für die Pflegeberufe zuständig. BV in den GFA beordern zudem BBV zu Auszubildenden, die Schwierigkeiten in ihrer Ausbildung haben.

In den spezialisierten Pflegeeinrichtungen der GFA, wo der Pflegeaufwand deutlich höher ist, ist pro Zentrum ein BV und ein bis zwei BBV sowie pro Abteilung ein HBB zuständig. In den Zentren Wohnen im Alter, die sich durch einen geringeren Pflegeaufwand und weniger Auszubildende pro Haus und Abteilung auszeichnen, sind für sechs bis sieben Zentren ein BV und für drei bis vier Zentren ein BBV zuständig. Auch die HBB betreuen bis zu zwei Zentren.

Den Gesundheitszentren übergeordnet ist die Leitung Ausbildung, die Projekte in der Bildung koordiniert und für die Rekrutierung auf der BV- und der BBV-Stufe verantwortlich ist. Trotz Fusionierung bestehen zwischen den GFA aufgrund der verschiedenen Lernendenzahlen Unterschiede.

REFLEXION

1. Welche Rolle spielt die Praxisanleitung im Rahmen der generalistischen Ausbildung?
2. Welche Rechtsnormen regeln die generalistische Ausbildung?
3. Welche Kompetenzdimensionen werden im Pflegeberufegesetz genannt?
4. Auf welche Dokumente können Praxisanleitende zurückgreifen, um ein praktisches Ausbildungskonzept zu erstellen?

LITERATUR

1. Bundesinstitut für Berufsbildung (BIBB). Rahmenpläne der Fachkommission nach § 53 PflBG. Rahmenlehrpläne für den theoretischen und praktischen Unterricht. Rahmenausbildungspläne für die praktische Ausbildung. 2. A. Bonn: 2020. Aus: www.bibb.de/dienst/publikationen/de/16560 (letzter Zugriff: 26.5.2025).
2. Bundesministerium für Bildung, Familie, Senioren, Frauen und Jugend. Rahmenlehrpläne für die neue Pflegeausbildung veröffentlicht. 2019. Aus: www.bmfsfj.de/bmfsfj/aktuelles/alle-meldungen/rahmenlehrplaene-fuer-die-neue-pflegeausbildung-veroeffentlicht-137556 (letzter Zugriff: 26.5.2025).
3. Deutsche Krankenhausgesellschaft (DKG). DKG-Empfehlung für die Weiterbildung zur Praxisanleitung vom 14.03./15.03.2022. Aus: www.dkgev.de/fileadmin/default/Mediapool/2_Themen/2.5._Personal_und_Weiterbildung/2.5.11._Aus-_und_Weiterbildung_von_Pflegeberufen/Praxisanleitung/Download_ab_01.05.22/DKG_Empfehlung_Praxisanleitung.pdf (letzter Zugriff: 26.5.2025).
4. Jürgensen, A. Pflegehilfe und Pflegeassistenz. Ein Überblick über die landesrechtlichen Regelungen für die Ausbildung und den Beruf. 2. A. 2023. Aus: www.bibb.de/dienst/publikationen/de/download/19206 (letzter Zugriff: 26.5.2025).
5. Jürgensen A, Dauer B. Handreichung für die Pflegeausbildung am Lernort Praxis. Bonn: 2021. Aus: www.bibb.de/dienst/publikationen/de/17175 (letzter Zugriff: 26.5.2025).
6. Kriesten U. Praxisanleitung – gesetzeskonform, methodenstark & innovativ. Hannover: Schlütersche Verlagsgesellschaft, 2021.
7. Meyer MA, Meyer H, Klafki W. Eine Didaktik für das 21. Jahrhundert? Weinheim: Beltz, 2007.
8. Quernheim G. Spielend anleiten und beraten. Praktische Pflegeausbildung kompetent gestalten. 6. A. München: Elsevier, 2021.
9. Stadt Zürich. Organisation Gesundheitszentren für das Alter. 2025. Aus: www.stadt-zuerich.ch/gesundheitszentren/de/index/ueber-uns/organisation.html (letzter Zugriff: 26.5.2025).

KAPITEL 2

Maren Höpfner

Die Praxisanleitenden: persönliche Voraussetzungen, Rolle, Kompetenzen und Aufgaben

Durch die Qualifizierung zum/zur Praxisanleiter/in (➤ Kap. 13) wird eine examinierte Pflegefachperson pädagogisch und fachlich in die Lage versetzt, Auszubildende in den Pflegeberufen, aber auch Mitarbeitende und zu pflegende Menschen gezielt und systematisch anzuleiten. Im Fokus steht dabei sicherlich die Anleitung der Auszubildenden gemäß dem spiralförmigen Kompetenzaufbau (➤ 1.2.3), doch ist das Aufgabenspektrum Praxisanleitender wesentlich breiter gefächert. Um die damit verbundenen Anforderungen zu erfüllen, benötigen Praxisanleitende neben der formalen Qualifikation und einem hohen Maß an Flexibilität verschiedene Kompetenzen und sollten bestimmte Persönlichkeitsmerkmale mitbringen (➤ Abb. 2.1).

All diese Anforderungen werden im Folgenden beschrieben, essenziell für den Beruf ist aber auch die Freude daran, Menschen in ihrer beruflichen Entwicklung zu begleiten.

Qualifikation

Nach § 4 Abs. 2 PflAPrV müssen Personen, welche die Praxisanleitung gemäß § 7 PflBG durchführen, über **mindestens ein Jahr Berufserfahrung** als Pflegefachmann/-frau, Gesundheits- und (Kinder-) Krankenpfleger/in oder Altenpfleger/in in den letzten fünf Jahren und über die **Befähigung zum/zur Praxisanleiter/in** (➤ 13.1) verfügen. Zudem müssen sie eine „kontinuierliche, insbesondere berufspäda-

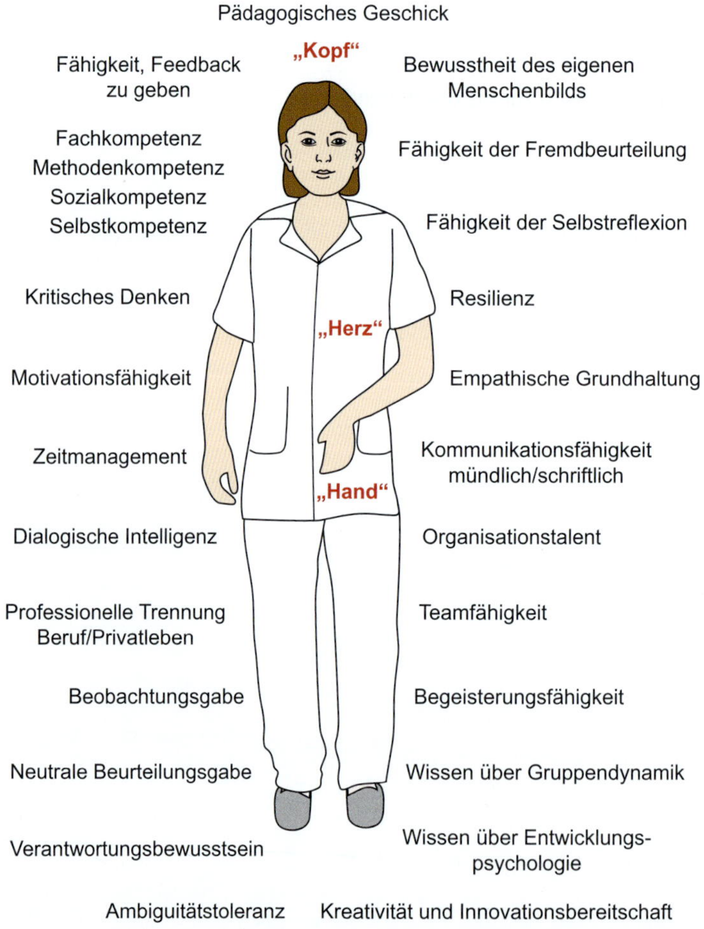

Abb. 2.1 Einige persönliche Voraussetzungen und Kompetenzen, die Praxisanleitende mitbringen sollten. [L143]

gogische Fortbildung im Umfang von mindestens 24 Stunden jährlich gegenüber der zuständigen Behörde nachweisen" (§ 4 Abs. 3 PflAPrV).

Einsatzarten

Der Großteil der ausbildenden Betriebe beschäftigt Praxisanleitende als Pflegefachpersonen im Arbeitsalltag, die für eine vertraglich festgelegte Zahl an Anleitungstagen oder -stunden freigestellt sind. Daneben gibt es auch zentral eingestellte Praxisanleitende, die Auszubildende mehrerer Arbeitsbereiche betreuen. Den Optimalfall bildet das Modell der zentralen, vollständig von anderen Pflegetätigkeiten entbundenen Praxisanleitenden, die ausschließlich mit der Anleitungstätigkeit und den damit verbundenen Aufgaben betraut sind. Diese Beschäftigungsform bewahrt die Praxisanleitenden vor regelmäßigen Rollenwechseln (➤ 2.2.4) und Konflikten (➤ 8.3.1), wird jedoch bisher nur in wenigen Ausbildungsbetrieben umgesetzt.

2.1 Persönliche Voraussetzungen

Praxisanleitende sollten folgende persönliche Voraussetzungen mitbringen, um den beruflichen Anforderungen gewachsen zu sein:

- Aufgeschlossenheit und Bereitschaft, sich in Auszubildende einzufühlen und ihnen zu helfen
- Gutes Zeitmanagement
- Fähigkeit und Hingabe, praktische Inhalte zu vermitteln
- Ideenreichtum und Kreativität bei der Vermittlung
- Lernbereitschaft
- Flexibilität
- Fähigkeit, lösungsorientiert zu arbeiten
- Fähigkeit, die Initiative zu ergreifen
- Bewusstsein für die Vorbildfunktion und die eigenen Grenzen
- Bereitschaft, mit verschiedenen Berufsgruppen zu kooperieren
- Fähigkeit, Wertschätzung zu zeigen
- Respekt

Erwartungen

Nicht nur die Auszubildenden haben Erwartungen (➤ 3.1.5), sondern auch die Praxisanleitenden. Einerseits an die Auszubildenden, andererseits an die Gesundheitseinrichtung und die Anspruchsgruppen, mit welchen wiederum auch die Auszubildenden konfrontiert sind. Die Erwartungen von Praxisanleitenden richten sich an folgende Gruppen:

- Die **Betriebs-/Pflegedienstleitung** soll Ansprechpartner für übergeordnete Anliegen sein und betriebliche Unterstützung für die Organisation von diversen Lehranlässen gewähren.
- Die **pflegerische Leitung** soll unterstützen, genügend Freiraum für die Ausbildungssituationen einzuräumen sowie den Dienstplan so zu gestalten, dass Auszubildende und ihre Praxisanleitenden möglichst viel zusammenarbeiten.
- Zwischen den **anderen Praxisanleitenden** soll ein konstruktiver Austausch stattfinden und gegenseitige Unterstützung gewährt werden.
- Die **Arbeitskolleginnen** sollen für die Arbeit der Praxisanleitenden Verständnis zeigen und diese bei der Durchführung unterstützen. Sie sollen Vorbild für die Auszubildenden sein und Handlungsabläufe gemäß den internen Vorgaben durchführen.
- Mit der **Pflegeschule** und insbesondere den **Pflegepädagoginnen** soll es einen guten Austausch und eine gute Kooperation geben.
- Die **Auszubildenden** sollen ehrlich, eigeninitiativ, reflektiert, verantwortungsbewusst, pünktlich und offen in der Kommunikation sein.

2.1.1 Persönlichkeit und Charakter

DEFINITION

Persönlichkeit: Gesamtheit der individuellen Besonderheiten eines Menschen. Dazu gehören körperliche Erscheinung, Erleben und Verhalten sowie Emotionen.
Charakter: Merkmal, an dem etwas erkannt werden kann. Der Begriff Persönlichkeit wird mittlerweile gleichbedeutend eingesetzt, zudem oftmals im Kontext mit einer moralischen Bewertung.

Psychologen nutzen das **Big-Five-Modell** *(Fünf-Faktoren-Modell der Persönlichkeit)*, um die Persönlich-

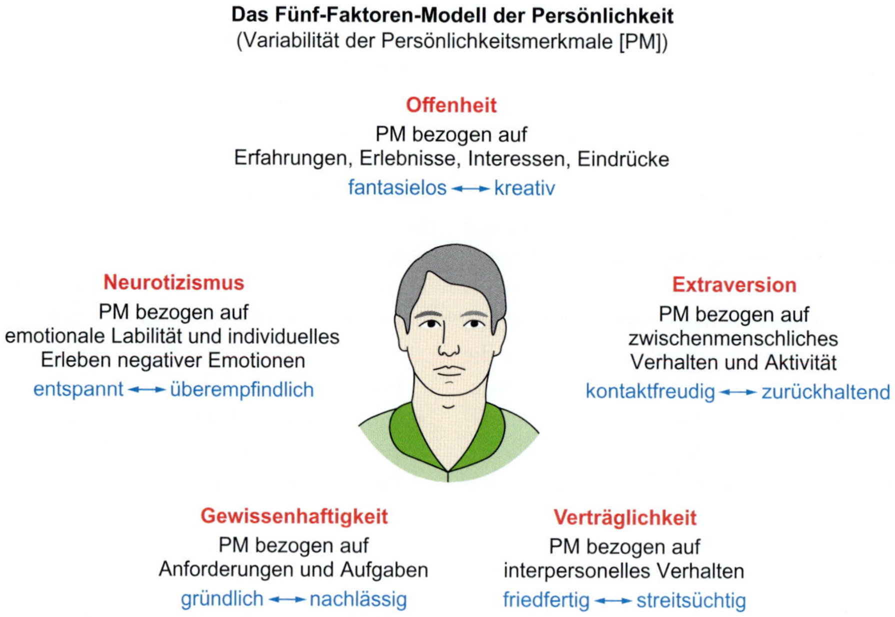

Abb. 2.2 Das Big-Five-Modell oder Fünf-Faktoren-Modell der Persönlichkeit. [L231]

keit eines Menschen zu beschreiben. Jeder Mensch besitzt die fünf **Persönlichkeitsmerkmale** *(Faktoren)* Offenheit, Gewissenhaftigkeit, Extraversion (Extrovertiertheit), Verträglichkeit und Neurotizismus (emotionale Labilität, ➤ Abb. 2.2), jedoch in individuell unterschiedlicher Ausprägung. Die Skalierung reicht dabei von schwach bis stark. Je nach Ausprägung der fünf Persönlichkeitsmerkmale sind Menschen z. B. weniger offen für Neues oder gelten als vielseitig interessiert [6].

Das Modell gilt auch für Praxisanleitende, bei denen die fünf Persönlichkeitsmerkmale ebenso unterschiedlich ausgeprägt sind wie bei allen anderen Menschen. Bei der Ausübung der Tätigkeit ist es jedoch hilfreich, wenn die Ausprägung der Persönlichkeitsmerkmale ungefähr in folgenden Bereichen liegt:

- **Offenheit:** Vielseitig interessiert zu sein ist ebenso wichtig wie Bewährtes zu achten und konventionell nach Lösungen zu suchen.
- **Gewissenhaftigkeit:** Zuverlässigkeit, Organisation, Selbstdisziplin, Pflichtbewusstsein und Zielstrebigkeit sollten stärker ausgeprägt sein, allein um der Vorbildfunktion gegenüber den Auszubildenden gerecht zu werden.
- **Extraversion:** Praxisanleitende sollten kontaktfreudig, gesprächig und vor allem aktivierend sowie begeisternd sein. Das zwischenmenschliche Verhalten steht hier im Fokus. Zudem ist es wichtig, dass sich Praxisanleitende Konflikten stellen und diese konstruktiv zu lösen versuchen.
- **Verträglichkeit:** Freundlichkeit und Kooperation ist von Vorteil, denn wo viele Menschen aufeinandertreffen, wirken umgängliche, harmoniebedürftige Menschen häufig ausgleichend und sind deshalb beliebt. Dieser Faktor ist besonders wichtig für ein gut funktionierendes Team.
- **Neurotizismus:** Hier steht die emotionale Stabilität im Fokus und wie diese bei negativen Erlebnissen aufrechterhalten werden kann. Wenn dieser Faktor stark ausgeprägt ist, sind die Personen übertrieben ängstlich, nervös und machen sich schnell Sorgen.

Auch wenn die Persönlichkeit genetisch angelegt ist, bedeutet das nicht, dass man nicht aktiv Einfluss nehmen und bestimmte Faktoren verändern kann (➤ 2.1.2). Nicht vergessen werden sollte zudem, dass niemand perfekt sein kann und auch Praxisanleitende Schwächen haben dürfen. Mitunter können diese auch von Vorteil sein, denn Praxisanleitung beruht auf Interaktion, in deren Rahmen Wissen vermittelt wird, und nicht darauf, dass die Praxisanleitenden alles, was sie können, ungefragt an die Auszubildenden weitergeben.

Nach **John Hattie,** einem neuseeländischen Erziehungswissenschaftler, der in einer Studie untersuchte, was eine gute Lehrperson ausmacht, hat die Sichtweise auf sich selbst, also das Selbstbild eines Lehrenden, einen großen Einfluss auf die Lernenden [9]. Fehler der Auszubildenden in Anleitungen sind also willkommene Lernchancen für die Anleitenden.

John Hattie macht darüber hinaus deutlich, dass es für Lernende hilfreich ist, wenn Lehrende einen **kritischen Charakter** besitzen. Ein kritischer Charakter veranlasst sie, den Dingen auf den Grund zu gehen und Hintergründe zu betrachten, und fordert dies auch von den Lernenden. Dies ist auch bei der Praxisanleitung von Bedeutung, denn Praxisanleitende in der Pflege sollen Auszubildende u. a. befähigen,

- Sachverhalte auch aus der Sicht anderer zu sehen und zu verstehen und
- bei Problemen, Hindernissen und Widrigkeiten in Kooperation mit anderen Lösungen zu suchen.

PRAXISTIPP

Weiterführende Literatur

Hattie J. Lernen sichtbar machen für Lehrpersonen. Überarbeitete deutschsprachige Ausgabe von „Visible Learning for Teachers" besorgt von Wolfgang Beywl und Klaus Zierer. 4. A. Hohengehren: Schneider, 2019.

Während die Persönlichkeit angeboren ist, wird der Charakter entwickelt und stark von Bezugspersonen geformt. Auch Praxisanleitende sollten deshalb Ansprechpartnerinnen haben, mit denen sie berufliche und eventuell auch persönliche Belange besprechen können, um sich weiterzuentwickeln.

2.1.2 Persönlichkeitsentwicklung

Die Entwicklung der Persönlichkeit ist ein fließender Prozess, der mit der Geburt beginnt und sich lebenslang fortsetzt. Jeder Mensch entwickelt seine individuelle Persönlichkeit abhängig von folgenden Faktoren:

- Natürlichen Anlagen
  - Genetik
  - Hormone
- Sozialem Umfeld
- Äußeren Einflüssen
- Lebenserfahrung

PRAXISTIPP

Persönlichkeitstest

Bei der Einschätzung der eigenen Persönlichkeit (oder der anderer) mit den jeweiligen Stärken und Schwächen helfen Persönlichkeitstests wie z. B. der von 123test (www.123test.com/de/Persönlichkeitstest), welcher auf den Big-Five-Persönlichkeitsfaktoren (s. oben) basiert.

Die Persönlichkeit kann gestützt, aber auch verändert werden durch:

- Resilienz (➤ 2.1.5)
- Selbstbewusstsein (➤ 2.3.2)
- Selbstreflexion (➤ 2.3.2)
  - Was ist mir wichtig?
  - Wie bin ich?
  - Wie möchte ich sein?
  - Welche Erwartungen und Ziele im Leben habe ich?
  - Was möchte ich erreichen?
- Fähigkeit, aus Fehlern zu lernen (➤ 7.4.7)
- Fähigkeit, situationsorientiert zu lernen (➤ 4.3.2)

Drei Schritte der Persönlichkeitsentwicklung

Die Persönlichkeitsentwicklung erfolgt in drei Schritten, die aufeinander aufbauen und daher zwingend nacheinander absolviert werden müssen:

1. **Selbsterkenntnis:** Um den Stand der eigenen Persönlichkeitsentwicklung einzuschätzen, hilft die Frage nach den persönlichen Stärken und Schwächen, Interessen, Überzeugungen und Erfahrungen sowie die momentane Einschätzung der inneren Stabilität. Die Bestandsaufnahme der eigenen Persönlichkeit erfolgt ohne Wertung und kann durch Persönlichkeitstest (s. oben) oder psychologische Gespräche beurteilt werden.
2. **Selbstakzeptanz:** Wichtig ist, die eigenen Fehler und Schwächen anzunehmen und sich selbst zu akzeptieren. Unrealistische Erwartungen an sich selbst sollten abgelegt werden.

3. **Selbstveränderung:** ist ein aktiver Prozess und der eigentliche Schritt zur Persönlichkeitsentwicklung. In diesem Schritt können Verhaltens- und Denkweisen sowie Einstellungen verändert werden. Doch Veränderungen kosten Kraft und müssen aktiv durchgeführt und regelmäßig reflektiert werden.

Weitere Tipps

- Realistische Ziele im Arbeitsalltag setzen, die erreicht werden sollen, und die nötigen Schritte, wie diese zu erreichen sind, entwickeln
- Sich bewusst sein, dass Gewohnheiten dauerhaft nur geändert werden können, wenn die Zielsetzung klar ist
- Sich überlegen, wer man sein möchte, d. h., wie man die eigene Persönlichkeit entwickeln möchte und welche Möglichkeiten man dazu hat
- Verantwortung übernehmen, statt in Passivität verharren
- Durch kleinschrittige Änderungen Überforderung und Misserfolgen vorbeugen
- Durch intensives Austauschen über Visionen und Vorhaben mit anderen für eigene Klarheit sorgen
- Bedenken, dass Geduld für jede Veränderung vonnöten ist
- Durch Meinungsaustausch den eigenen Standpunkt hinterfragen und neue Standpunkte entwickeln, die helfen, das Ziel leichter zu erreichen

Persönlichkeitsentwicklung mit den Aufgaben

Praxisanleitende sind keine klassisch ausgebildeten Pädagoginnen. Dennoch entwickeln sie ihre Handlungsfähigkeit und Persönlichkeit über die Jahre auf pädagogischen Grundlagen und wissenschaftlichen Erkenntnissen. Dabei verhält es sich so ähnlich wie mit der Ernährung: Wie sich ein Mensch über Jahre ernährt, spiegelt sich nicht nur in seiner Gesundheit, sondern auch in seinem körperlichen Erscheinungsbild wider. Und was sich Praxisanleitende über die Jahre aneignen, wird auch nach außen sichtbar. Je mehr Wissen sich Anleitende aneignen, umso adäquater, abwechslungsreicher und zielführender können sie die Ausbildung gestalten.

Einfluss auf die Persönlichkeitsentwicklung der Auszubildenden

Da sich die Persönlichkeit in der gesamten Lebenszeit weiterentwickelt, spricht man auch von einer **Reifung der Persönlichkeit.** Als **starke Persönlichkeit** werden Menschen bezeichnet, die in sich gefestigt sind und Entscheidungen aufgrund ihrer persönlichen Meinung treffen. Sie bewerten Situationen realistisch und zuversichtlich. Das gilt insbesondere für Probleme, welche sie optimistisch angehen und zielsicher nach Lösungen suchen. Praxisanleitende haben nicht nur die Aufgabe, ihre eigene Persönlichkeit ständig weiterzuentwickeln, sondern auch dafür zu sorgen, dass Auszubildende die bestmöglichen Bedingungen vorfinden, um sich zu starken Persönlichkeiten zu entfalten.

Im Umgang mit Emotionen zeigt sich schnell, wie stark eine Persönlichkeit ist. Starke Persönlichkeiten ordnen ihre Emotionen ein und können diese adäquat äußern. Sie vermeiden, diese überzubewerten oder ihre Motivation dadurch negativ beeinflussen zu lassen. Diese Fähigkeit ist eine Form der **emotionalen Intelligenz.** Anleitende achten darauf, dass Auszubildende ihre Gefühle äußern dürfen, vor allem in Situationen, in denen sie der Umgang mit ihren Emotionen überfordert. Genau in diesen Momenten benötigen sie eine vertraute Ansprechpartnerin. Bemerken Praxisanleitende bei Auszubildenden große emotionale Schwankungen, hilft es oft schon zu fragen, wie es ihnen in der entsprechenden (Pflege-)Situation geht, damit sie sich mitteilen. Nicht jede hat gelernt, über Gefühle zu sprechen, und oft werden diesbezügliche Äußerungen missverstanden oder kritisiert.

Starke Persönlichkeiten haben gelernt, im Arbeitsalltag auf ihre **Bedürfnisse zu achten** und sich nicht von der Arbeitsroutine einnehmen zu lassen. Das ermöglicht ihnen eine innere Balance und Stärke, um Probleme gelassen anzugehen. Sie achten auf sich und können eine Überforderung frühzeitig erkennen und diese einschätzen. Nicht selten fühlen sich Pflegefachpersonen vom Arbeitsaufkommen überfordert. Ein Gefühl für die richtige Balance zwischen Arbeit und Freizeit (➤ 14.1.1) ist daher unabdingbar. Praxisanleitende ermutigen deshalb zu aktiver Freizeitgestaltung.

Die Persönlichkeit entwickelt sich auch mit den Aufgaben. **Unter- oder Überforderung** hemmt diese Entwicklung. Praxisanleitende sind dafür verantwortlich, dass Auszubildende ihrem Wissensstand entsprechend gefordert werden und bei Problemen, die mit der Bewältigung von Aufgaben in Verbindung stehen, eine Ansprechpartnerin haben.

In der **Interaktion** benötigen Auszubildende Vorbilder, denn die meisten befinden sich in einem Alter, in dem sich ihre Kommunikationsfähigkeit (➤ Kap. 5) noch mitten in der Entwicklung befindet. Darüber hinaus ist Kommunikation lebenslanges Lernen. Der Umgang mit verschiedenen Persönlichkeiten und Charakteren ist eine Kompetenz, die Praxisanleitende über die Jahre deutlich intensiver entwickeln als andere Berufsgruppen, denn sie haben direkten Kontakt zu den Auszubildenden. Ihr Ziel ist es, Auszubildende in ihrer persönlichen Art kennenzulernen, zu unterstützen und Charaktere zu formen, damit die Auszubildenden nicht nur Verständnis für zu pflegende Menschen entwickeln, sondern auch für Kolleginnen, pflegerische Leitungen, andere Auszubildende und weitere Berufsgruppen, damit eine reibungslose Zusammenarbeit möglich ist.

Lernende in der Ausbildung haben Ziele vor Augen, die sie im Leben und in der so wichtigen Phase der Berufsausbildung unbedingt erreichen möchten. Sie benötigen jegliche Unterstützung, denn es kostet sie viel Kraft und Energie, ihre Ziele umzusetzen.

Praxisanleitende beeinflussen die Persönlichkeitsentwicklung bei Lernenden, indem sie ihnen Vertrauen, Interesse und Verlässlichkeit entgegenbringen. Sie sorgen dafür, dass Auszubildende während des Lernens emotionales Wohlergehen und das Gefühl von Sicherheit und Respekt erfahren, denn dies sind wesentliche Faktoren für den Lernerfolg. Das Menschenbild (➤ 2.1.3) von Lehrenden und Anleitenden sowie die gelebte und erlebte (Lern-)Kultur (➤ 4.4) in einem Team, Kurs oder in der Gesundheitseinrichtung können identitätsfördernd sein und dazu beitragen, dass Lernende jene Fähigkeiten ausbilden können, die sie handlungsfähig fürs Berufsleben machen.

2.1.3 Menschenbild, persönliche Einstellungen und Wesensmerkmale

Neben der Persönlichkeit (➤ 2.1.1) prägen Menschenbild, persönliche Einstellungen und Wesensmerkmale das Handeln und Verhalten des Individuums. Praxisanleitende, die als Vorbild für Auszubildende fungieren und zudem oft die Schnittstelle verschiedener Anspruchsgruppen bilden, sollten ihr Menschenbild, ihre Einstellungen und Wesensmerkmale regelmäßig reflektieren und gegebenenfalls auch korrigieren. Zusätzlich ist die Auseinandersetzung mit dieser Thematik wichtig, um Auszubildende bestmöglich fördern zu können und schnell Zugang zu ihnen zu bekommen, sodass Praxisanleitende sie als Individuen wahrnehmen und deren Menschenbilder, Einstellungen und Wesensmerkmale in Erfahrung bringen. Einzelne Facetten können zwar im Handeln einer Person beobachtet werden, aber um sich zu Beginn eines Praxiseinsatzes ein möglichst umfassendes Bild von den Auszubildenden machen zu können, müssen Praxisanleitende diese Merkmale im Gespräch herausfinden. Dabei kommt ihnen zugute, dass Lernende über ihre Erfahrungen reden und sich mitteilen möchten. Deshalb sind Praxisanleitende auch wichtige Bezugspersonen, weil sie mehr Zeit mit den Auszubildenden verbringen als andere Pflegefachpersonen. Der Meinungs- und Erfahrungsaustausch ist zudem eine Voraussetzung dafür, dass sich eine Auszubildende in ein Team integrieren kann.

Menschenbild

DEFINITION

Menschenbild: Überzeugungen, Einstellungen und Wahrnehmungs- und Wertemuster eines Individuums, wie dieses in seinem sozialen Umfeld lebt und welche Ziele sein Leben haben soll. Es bezieht sich sowohl auf andere Menschen als auch auf die eigene Person.

In allen Kulturen, Ländern und Zeitaltern erzeugen Menschen Bilder von sich. Dieser Prozess ist wichtig, denn der Mensch bildet daraus seine existenzielle Vorstellung und seine Wertebasis. Ein Mensch beobachtet Wesen von anderen Menschen, um sein eigenes Wesen kennenzulernen und zu verstehen, aber auch um sich in seinem sozialen Umfeld zu orientieren und darin handeln zu können. Aus Menschenbildern entwickelt der Mensch als Individuum Perspektiven und Wege, die er beschreitet. Und somit beeinflussen Praxisanleitende auch das Menschenbild der von ihnen Angeleiteten. Wenn das individuelle Menschenbild auf die Gesellschaft und die Gesamtheit der Nationen bezogen wird, wird es zum Weltbild.

Das Menschenbild von Praxisanleitenden im beruflichen Kontext bezieht sich darauf, welches Bild sie von den zu pflegenden Menschen haben, aber auch von den Kolleginnen und den Mitgliedern der anderen Berufsgruppen, mit denen sie zusammenarbeiten. Nehmen sie die zu pflegenden Menschen als Individuen mit ihrer jeweiligen Lebenssituation wahr, werden sie diese ganzheitlich pflegen und auch die Auszubildenden in dieser Weise anleiten. Das wird zur Folge haben, dass auch die Auszubildenden ein ähnliches Menschenbild bezüglich der zu pflegenden Menschen ausbilden werden. Dies gilt auch für die Aspekte des Menschenbilds, die sich auf Kolleginnen, weitere Mitglieder des multiprofessionellen Teams und die Auszubildenden selbst beziehen: Auch hier prägen die individuellen Menschenbilder der Praxisanleitenden und ihr daraus resultierendes Interagieren die Menschenbilder der Auszubildenden.

Persönliche Einstellungen

DEFINITION

Persönliche Einstellung: wertende Reaktion eines Individuums auf Dinge, Menschen und Ereignisse.

Die persönlichen Einstellungen hängen stark ab von
- Erziehung
- Tradition
- Glauben
- Vorbildern
- Kultur

und können sich schnell ändern, aber auch länger Bestand haben. Einstellungen helfen, sich zu orientieren, um in Form von Annahmen, Gefühlen, Emotionen, Urteilen, Meinungen sowie Sympathie und Antipathie die Umwelt rasch einzuschätzen.

Während einer Praxisanleitung erleben die Auszubildenden die persönliche Einstellung ihrer Praxisanleitenden, z. B. zu bestimmten Pflegemaßnahmen. Im Beruf wird manchmal verlangt, entgegen der persönlichen Einstellungen und Überzeugungen zu handeln. In einer stationären Akutpflege, in der Schwangerschaftsabbrüche vorgenommen werden, können durchaus Pflegefachpersonen, die diese ablehnen, arbeiten. Sie müssen es mit ihrer Einstellung vereinbaren können, dass sie Frauen pflegerisch versorgen, die sich für einen Abbruch der Schwangerschaft entscheiden. Gelingt dies nicht, werden sie wahrscheinlich über kurz oder lang den Arbeitsplatz wechseln, denn Menschen handeln in der Regel so, wie es ihrer persönlichen Einstellung und damit auch ihrem Menschenbild entspricht.

Wesensmerkmale

DEFINITION

Wesensmerkmal: charakteristische Eigenschaften. Mitunter wird mit dem Begriff auch die Summe aller Charaktereigenschaften, die sich im Verhalten und Denken eines Menschen widerspiegeln, bezeichnet.

Synonyme für Wesensmerkmale sind Kennzeichen, Wesenszug, Charakteristikum oder Eigenschaft. Als Wesensmerkmale werden die **Eigenschaften** einer Person bezeichnet, die zum Vorschein kommen, wenn diese mit anderen interagiert und die sie in deren Augen liebenswert (oder ablehnenswert) machen, z. B. die Art und Weise, wie jemand auf andere zugeht oder mit ihnen kommuniziert.

Beachten Praxisanleitende die Wachstumsbedürfnisse (➤ Abb. 2.3) der Auszubildenden und beginnen sie, Auszubildende nach ihren Einstellungen und Ansichten zu fragen, fangen diese an, sich mitzuteilen. Wesensmerkmale, über die Anleitende deshalb verfügen sollten, sind Geduld, ein offenes Ohr, Optimismus, Bedachtsamkeit, Empathie, aber auch Bestimmtheit. Praxisanleitende stehen darüber hinaus im unmittelbaren Kontakt mit unterschiedlichsten Personengruppen und müssen Entscheidungen treffen. Sie sollten daher selbstständig, zuverlässig, kritikfähig sein, Ausdauer und Selbstvertrauen zeigen und zudem in der Lage sein, sich selbst zu reflektieren und selbstorganisiert zu handeln. Sie haben ein ausgeglichenes Auftreten und übernehmen Verantwortung für ihren Tätigkeitsbereich.

2.1.4 Ambiguitätstoleranz

DEFINITION

Ambiguitätstoleranz (lat. *ambiguitas* = Mehrdeutigkeit, Doppelsinn): Fähigkeit, mehrdeutige Situationen und widersprüchliche Handlungsweisen zu ertragen. Wird auch als Unsicherheits- oder Ungewissheitstoleranz bezeichnet.

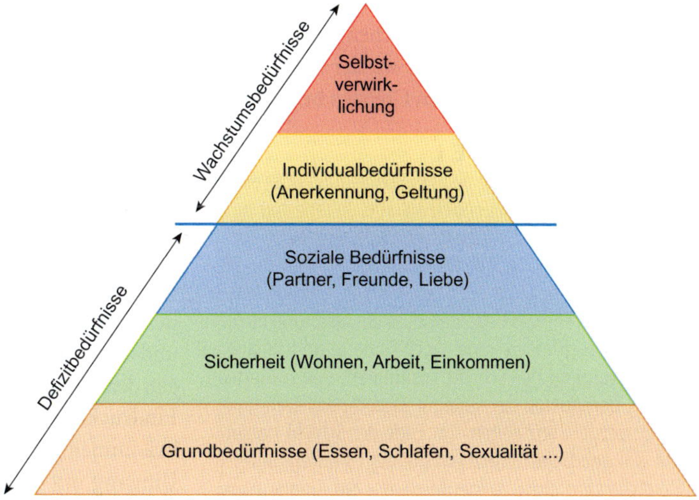

Abb. 2.3 Die Bedürfnispyramide nach Abraham Maslow. [L143]

Schwarz oder weiß, gut oder schlecht, klein oder groß – das Einordnen von Lebewesen, Gegenständen oder Sachverhalten in eindeutige Kategorien macht das Leben leichter. Aber in der Realität gibt es nur wenig, was sich so eindeutig kategorisieren lässt. Statt mit Schwarz oder Weiß werden Menschen in ihrer komplexen Lebenswelt viel häufiger mit Graubereichen und den damit verbundenen Unklarheiten konfrontiert. Gerade im Pflegealltag, wo verschiedene Berufsgruppen und Mitarbeitende mit unterschiedlichen Qualifikationen zusammenarbeiten und dabei je nach Persönlichkeit und Charakter auf unterschiedlichste Art und Weise kommunizieren (➤ Kap. 5). Nicht immer sind Aussagen, Anweisungen und Situationen klar und eindeutig (zu verstehen). Je nach Relevanz kann diese Tatsache für ein schlechtes Gefühl, Angst und negative Reaktionen auf die jeweilige Situation sorgen.

Doch der Umgang mit solchen Situationen kann trainiert und eine Ambiguitätstoleranz, die es erlaubt, solche Situationen auszuhalten, entwickelt werden. Voraussetzung dafür ist die Bereitschaft, Denkmuster, Gewohnheiten und Verhaltensweisen zu ändern:

- Situationen und Probleme aus verschiedenen Blickwinkeln betrachten und akzeptieren, dass es nicht für alles eine dauerhafte Gewissheit bzw. Lösung gibt. Ungewissheit bietet auch Raum für Veränderungen.
- Besonnen bleiben, wenn Vorgesetzte oder andere Abteilungen zum Gespräch bitten.
- Nachfragen, wenn mehrdeutige Situationen auftauchen, und das Gespräch mit Menschen suchen, welche die Situation auch erlebt haben, um andere Sichtweisen in Erfahrung zu bringen, die eventuell zu einer Lösung führen. In den meisten Fällen reduziert ein Austausch Unsicherheit und Selbstzweifel.

Praxisanleitende verfügen z. B. über Ambiguitätstoleranz, wenn sie gut mit Kolleginnen, die kreativ-chaotisch an Aufgaben herangehen, zusammenarbeiten können, obwohl sie selbst klar strukturiertes Arbeiten gewohnt sind. Ein weiteres Beispiel wäre, wenn der Praxisanleitenden eine bestimmte Ausdrucksweise zwar fremd ist und der ausformulierte Inhalt für sie ablehnend und übertrieben klingt, sie aber trotzdem nicht ärgerlich wird und sich nicht zurückzieht, sondern die Zusammenarbeit aufnimmt.

2.1.5 Resilienz

DEFINITION

Resilienz (lat. *resilire* = zurückspringen, abprallen): psychische Widerstandskraft, dank derer schwierige Lebenssituationen unbeschadet überstanden werden.

Resilienz bezeichnet die **Widerstandskraft,** die es Menschen ermöglicht, mit herausfordernden, belastenden Situationen und kritischen Ereignissen umzugehen, ohne psychischen oder physischen Schaden zu nehmen. Nicht nur Praxisanleitende, sondern Pflegefachpersonen generell brauchen eine gut ausgeprägte Resilienz, da es immer wieder Situationen gibt, die sie an die persönlichen Grenzen bringen.

PRAXISBEISPIEL

Die Praxisanleiterin Annette plant eine Anleitung über eine Schicht mit der Auszubildenden Juliane. Juliane hat am Tag zuvor die schriftliche Ausarbeitung der Anleitung vorbereitet und freut sich auf den Anleitungstag. Am Morgen meldet sich eine Kollegin auf Station krank, und Annette muss sie vertreten, was bedeutet, dass die Anleitung nicht wie geplant stattfinden kann. Doch Annette und Juliane arbeiten während der Schicht zusammen, und Annette versucht, den Ausfall der Kollegin zu kompensieren und Juliane trotzdem anzuleiten. Am Ende der Schicht haben beide viel gearbeitet, trotzdem gelang es ihnen, unterschiedliche Lernfelder zu identifizieren, die Juliane zum Weiterlernen anregen.

Menschen passen sich prozesshaft Herausforderungen und Veränderungen mit ihrem Verhalten, ihrer Einstellung und ihrer inneren Haltung an. Einflussfaktoren wie Traumata oder Konsequenzen des persönlichen Verhaltens fördern oder zerstören Resilienz. Daneben gibt es auch personale Faktoren, die die Ausprägung der Resilienz beeinflussen, z. B. körperliche Gesundheit, bestimmte Persönlichkeitsmerkmale wie Ausgeglichenheit, Kontaktverhalten oder auch spezifische Bewältigungsstrategien. Als *unverwundbar* werden Menschen bezeichnet, die trotz Traumata im Kindesalter wie Missbrauch oder Vernachlässigung eine sehr große Resilienz aufbauen konnten. Sie zeichnen sich durch Autonomie, starke Impulskontrolle und sehr gute Problemlösungsstrategien aus.

Resilienz kann entwickelt werden, indem man seine gesunden Grenzen erkennt, respektiert und auch äußern kann. Aber natürlich hat Resilienz auch ihre Grenzen. Wenn die Gesundheitseinrichtung nicht die Rahmenbedingungen für eine angemessene Praxisanleitung schaffen kann, müssen sich Anleitende überlegen, wo sie die eigenen Grenzen ziehen. Wichtig ist hier aber, das Gespräch mit den Verantwortlichen zu suchen und dies zu kommunizieren sowie gemeinsam nach Lösungen zu suchen (➤ 8.3).

MERKE

Selbstfürsorge (➤ 14.1) ist ein effektives Mittel, um resilient zu sein und seine eigenen Bedürfnisse in den Fokus zu stellen und zu beachten.

2.2 Professionelle Identität, Haltung und Rollenverständnis

2.2.1 Professionelle Identität

Sich mit dem Berufsbild der Praxisanleitenden zu identifizieren, ist Ausdruck der professionellen Identität. Dabei reflektieren Praxisanleitende, ob sie ethisch und moralisch, handlungsorientiert und den Anforderungen an die Ausbildung entsprechend handeln und damit ihren eigenen Grundsätzen und Einstellungen dem Beruf gegenüber gerecht werden. Vom ersten Eindruck, den Anleitende von den Auszubildenden bekommen, über den Umgang mit Fehlern bis zum Umgang mit Wissenslücken und Souveränität in komplexen herausfordernden Situationen versuchen Praxisanleitende, der jeweiligen Persönlichkeit ihrer Auszubildenden gerecht zu werden und ihr berufliches Potenzial bestmöglich zur Entfaltung zu bringen. Dazu gehört auch, dass sich Anleitende für die Belange der Auszubildenden einsetzen.

2.2.2 Haltung und Wertschätzung, Nähe und Distanz

Welche Bedeutung (Pflege-)Situationen zugemessen wird, entwickelt sich mit der Zeit im Berufsleben und im Austausch mit Kolleginnen und zu pflegenden Menschen. Das gilt ebenso für die Haltung und Wertschätzung im Umgang mit Kolleginnen und zu pflegenden Menschen. In einem Team bewusst auf wertschätzende Worte zu achten, führt zu gesunden Verhaltensweisen und macht das Teamleben wertvoll. Ein gesundes Maß an Wertschätzung weiterzugeben, kann eine große Motivation für Auszubildende, Teamkolleginnen, zu pflegende Menschen und Anleitende sein.

Haltung

DEFINITION

(Innere) Haltung: aus einer bestimmten Grundeinstellung resultierendes Verhalten.

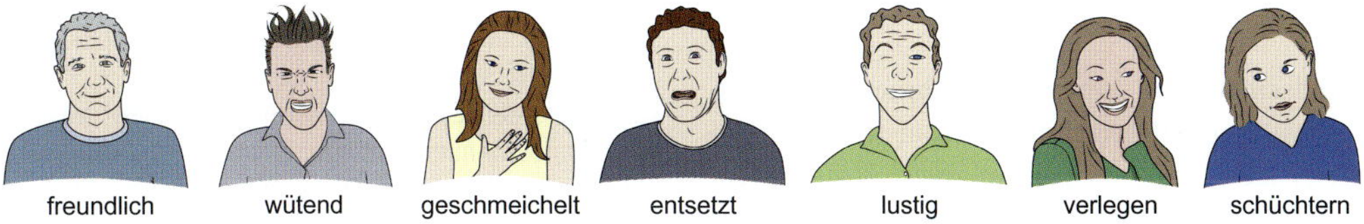

Abb. 2.4 Die Mimik lässt mitunter leicht auf die innere Haltung schließen. [264]

Die innere Haltung ist die Einstellung, mit der Menschen anderen Menschen, aber auch Situationen, Ereignissen oder Objekten gegenübertreten. Sie drückt sich in Überzeugungen, Emotionen und Verhalten aus und resultiert aus den individuellen Gedanken und Gefühlen, aus dem, was jemandem wichtig ist.

Praxisanleitende sollten sich ihrer (inneren) Haltung, mit der sie ihren Beruf ausüben, bewusst sein, denn sie

- wirkt sich allgemein auf das menschliche Verhalten aus,
- beeinflusst den Umgang mit Kolleginnen, zu pflegenden Menschen und deren Bezugspersonen etc.,
- wirkt sich in besonderem Maße auf Auszubildende aus, welche den Praxisanleitenden „untergeben“ sind,
- wird in der Regel von den Auszubildenden „gespürt“ [5].

Wichtige Aspekte der inneren Haltung, vor allem für Praxisanleitende, sind:

- Ressourcen- und Stärkenorientierung
- Wertschätzung und Respekt
- Überraschungsoffene Grundhaltung
- Bereitschaft zur Selbstreflexion
- Innovationsbereitschaft
- Professionelle Distanz [5]

Carl Rogers beschreibt die **drei Grundhaltungen,** mit denen Pflegefachpersonen den zu pflegenden Menschen gegenübertreten sollten. Diese lassen sich auch darauf übertragen, wie Praxisanleitende den Auszubildenden begegnen sollten:

- Bedingungslose positive Wertschätzung
- Empathie
- Kongruenz bzw. Echtheit in der Haltung gegenüber Menschen [1]

Auch wenn sie nicht offen kommuniziert wird, bleibt die innere Haltung der Umwelt nicht verborgen, denn Gestik und Mimik verraten eine Menge darüber (➤ Abb. 2.4).

Wertschätzung

DEFINITION

Wertschätzung: positive Bewertung einer anderen Person sowie die innere Haltung anderen gegenüber, die einen Menschen als Ganzes, sein Wesen, betrifft.

Wertschätzung kann sich auf Werke, Besitz, Gedanken oder Lebenshaltungen Dritter erstrecken. Die Wertschätzung ist eher unabhängig von Taten oder Leistungen, auch wenn solche die subjektive Einschätzung einer Person und damit die Wertschätzung beeinflussen. Wertschätzung ist oft verbunden mit **Respekt, Achtung, Wohlwollen** und **Anerkennung** und drückt sich in Zugewandtheit, Interesse, Aufmerksamkeit sowie Freundlichkeit aus. Wertschätzung hängt immer auch mit **Selbstwert** zusammen. Menschen mit hohem Selbstwert haben öfter eine wertschätzende Haltung anderen gegenüber und werden des Öfteren von anderen wertgeschätzt. Empfangene und gegebene Wertschätzung vergrößert das Selbstwertgefühl sowohl bei der Empfängerin als auch bei der Gebenden. Wertgeschätzte Personen, die ein offenes Wesen haben und kontaktfreudig sind, sind oft auch beliebt. Das Gegenteil von Wertschätzung ist Geringschätzung bis hin zur Verachtung.

Praxisanleitende sollten Auszubildenden grundsätzlich wertschätzend begegnen, denn diese öffnen sich bei wertschätzender Haltung ihnen gegenüber. Ein wertschätzendes Verhalten lässt zu, dass Menschen Fehler machen und daraus lernen. Anleitende können einen wesentlichen Beitrag zur Entwicklung eines wertschätzenden Charakters bei ihren Auszubildenden beitragen, indem sie ihnen wertschätzend begegnen.

Nähe und Distanz

Freundschaften am Arbeitsplatz können sich einerseits positiv auf Pflegefachpersonen auswirken, andererseits auch zu einem Spannungsverhältnis führen. Wer mit Freundinnen zusammenarbeitet, muss nicht immer einen guten Eindruck machen. Freundinnen kennen sich gut genug, um zu spüren, ob es z. B. einer schwerfällt, am Wochenende zur Arbeit zu kommen. In der Pause wird schon mal der nächste Ausflug geplant oder der anstehende Feierabend besprochen. Diese kurzen Denkpausen machen den Alltag leichter.

Andererseits kann es passieren, dass die Grenzen zwischen Privat- und Berufsleben verwischen und private Belange in den Berufsalltag einfließen, die diesen unter Umständen negativ beeinflussen, z. B. bei privaten Meinungsverschiedenheiten. Grundsätzlich gilt, dass Freundschaften außerhalb des Arbeitsplatzes gelebt werden sollten. Weniger emotionalen Menschen gelingt die Einhaltung dieses Grundsatzes besser als sehr gefühlsbestimmten Personen. Praxisanleitende sollten auf private Kontakte zu den Auszubildenden verzichten, z. B. keine Handynummern austauschen oder über WhatsApp kommunizieren, denn dies kann schnell zu Unstimmigkeiten und Problemen führen.

Auszubildende kommen ca. alle drei Monate in ein neues Pflegeteam, in dem sie niemanden kennen. Sie werden entweder herzlich begrüßt und ins Team aufgenommen oder als zusätzliche Arbeitskräfte betrachtet, um die anfallenden Tätigkeiten zu bewältigen. Praxisanleitende müssen sich bemühen, Auszubildende während ihres Einsatzes ins Team zu integrieren und damit auch zu motivieren, gern zur Arbeit zu kommen. Dazu gilt es nicht, sich mit ihnen anzufreunden, sondern ihr Vertrauen zu gewinnen. Wichtig ist, dass sich alle Teammitglieder auf gleicher Augenhöhe begegnen, das gilt auch für Auszubildende. Sie fühlen sich am wohlsten, wenn sie so behandelt werden wie alle anderen Mitglieder des Pflegeteams.

Trotzdem wird es vorkommen, dass Auszubildende in Pflegeteams auf Persönlichkeiten treffen, mit denen sie in Konflikt geraten. Praxisanleitende sollten intervenieren und das Gespräch suchen, wenn sie merken, dass Teammitglieder oder gar sie selbst für den Auszubildenden ein Problem darstellen. Das kann z. B. der Fall sein, wenn der oder die Betreffende bei der Auszubildenden Erinnerungen an eine Person weckt, mit der diese ungute Erfahrungen gemacht hat.

MERKE

Wenn Auszubildende sich gern an den Arbeitsbereich/praktischen Einsatz erinnern, heißt das, dass sie dort geachtet wurden. Es ist ein erfolgversprechender Aspekt der Personalgewinnung, wenn Auszubildende sich vorstellen können, nach ihrer Ausbildung in diesem Arbeitsbereich/Einsatzort tätig zu sein.

2.2.3 Rollenverständnis

Praxisanleitende haben **verschiedene Rollen** gegenüber Auszubildenden zu erfüllen. Sie sind Lehrperson, können Vertrauensperson werden und sind Pflegeexpertinnen, die Ziele und Richtungen für verschiedenste Pflegesituationen vorgeben. Sie fördern den Theorie-Praxis-Transfer (➤ 4.5) und stellen häufig den Erstkontakt zu den praktischen Einsatzorten her. Praxisanleitende sind an der Entwicklung und Neuanpassung von Veränderungen beteiligt und haben den Überblick über die Gesamtorganisation einer Gesundheitseinrichtung. Sie vermitteln nicht nur Praxiswissen, sondern haben auch eine besondere Vorbildfunktion.

Rollen von Praxisanleitenden

Praxisanleitung ist eine pädagogische Tätigkeit, welche mit verschiedenen Rollen, z. B. der Unterweisenden und der Erziehenden – auch in der Erwachsenenbildung –, verbunden ist. John Hattie fand heraus, dass Lehrende, die ein klares Rollenverständnis haben, den Lernprozess bei den Lernenden deutlich verbessern, weil diese Lehrenden sich der Wichtigkeit der Lernförderung bewusst sind und wissen, wie sie eine optimale Lernumgebung schaffen können [9]. Dies geschieht mittels folgender Maßnahmen, bei denen das „Wie“ entscheidend ist:

- **In der Rolle der Lehrenden durch Klarheit und Strukturiertheit Sicherheit geben**
  Dies beruht auf den beiden Aspekten des zielgerichteten Lernens:
  - Klarheit über das, was gelernt werden soll
  - Wissen über das, was im Lernprozess erreicht werden soll

  Auszubildende benötigen einen Überblick über die Inhalte, die sie lernen sollen, und eine Rückmeldung, ob das, was sie gelernt haben, richtig ist. Die Kombination aus oberflächlichem, tiefem und konzeptionellem Wissen ist optimal. Zudem benötigen Auszubildende Herausforderungen, aber auch Entspannungsphasen. Praxisanleitende passen daher den Lernplan immer wieder dem Lerntempo ihrer Auszubildenden an. Anleitende müssen sich im Klaren sein, dass Geplantes ebenso gelernt wird wie Ungeplantes – sowohl im positiven als auch im negativen Sinn.

- **In der Rolle der Praxisanleitenden eine Beziehung zu den Auszubildenden aufbauen**
  Praxisanleitende helfen den Auszubildenden, ihre eigene Lehrperson zu werden. Ihre Haltung gegenüber den Auszubildenden und das Schaffen eines vertrauensvollen Umfelds können erheblich dazu beitragen. Für Auszubildende ist es wichtig, dass ihre Praxisanleitenden an sie glauben und zuversichtlich sind, dass sie die Anforderungen und Aufgaben erfolgreich meistern. Anleitende bleiben im ständigen Austausch und bauen so eine Beziehung zu jedem einzelnen Auszubildenden auf.
- **In der Rolle der Praxisanleitenden den Wissensstand der Auszubildenden regelmäßig abfragen und Raum für Austausch und Rückmeldung geben**
  Praxisanleitende kontrollieren den Lernerfolg und überwachen die Entwicklung von Lernprozessen. Dafür ist die richtige Lernatmosphäre (➤ 4.4) wichtig. Beim Austausch beachten Praxisanleitende folgende Punkte:
  - **Fürsorglich sein:** Auszubildende möchten das Gefühl haben, dass man sich wirklich um sie kümmert. Sie möchten erfahren, dass die Praxisanleitenden sich bemühen, sie zu verstehen.
  - **Anweisen:** Auszubildende brauchen den gleichen Respekt wie examinierte Pflegefachpersonen. Sie möchten keine Zeit verschwenden und immer beschäftigt werden.
  - **Für Klarheit sorgen:** Auszubildende möchten, dass ihnen auch schwierige Sachverhalte klar und verständlich erklärt werden.
  - **Herausfordern:** Auszubildende wollen täglich eine Menge lernen, und sie möchten lernen, wie sie Fehler korrigieren können.
  - **Faszinieren:** Auszubildende mögen es, wenn sie in eine konstruktive Lernatmosphäre eintauchen können.
  - **Gehör verleihen:** Auszubildende schätzen es, wenn sie ihre Ideen äußern können und diese respektiert werden.
  - **Konsolidieren:** Auszubildende möchten erfahren, dass ihr Gegenüber absichert, dass das, was sie tun, richtig ist. Sie erwarten von Praxisanleitenden eine Einschätzung ihrer Arbeit.

Einflussnahme anderer Berufsgruppen

Der Schwerpunkt der Arbeit von Praxisanleitenden ist es, sicherzustellen, dass die Auszubildenden die Förderung erfahren, die sie benötigen, um sich schon während der praktischen Ausbildung möglichst individuell zu entfalten. Dafür ist eine enge Zusammenarbeit zwischen Praxisanleitenden und der Pflegeschule/Pflegepädagoginnen wichtig. Praxisanleitende tragen eine große Verantwortung für die praktische Ausbildung und müssen hierzu mit vielen verschiedenen Anspruchsgruppen Absprachen treffen. Jeder Aspekt und jeder notwendige Kontakt wirkt sich primär auf die Praxisanleitenden aus. Dabei nehmen verschiedene Berufsgruppen unterschiedlichen Einfluss auf die Praxisanleitenden (➤ Abb. 2.5).

Vorgesetzte/Pflegerische Leitung

Pflegerische Leitungen und Vorgesetzte schreiben den Dienstplan und stellen Praxisanleitende für die praktische Ausbildung im passenden Rahmen frei. Sie entscheiden, wie viele Praxisanleitende in den Arbeitsbereichen zur Verfügung stehen und wie die Zusammenarbeit zwischen dem Lernort Schule und Praxis aussehen kann. Sie erarbeiten gemeinsam mit den Praxisanleitenden übergeordnete (Anleitungs-) Konzepte und setzen diese in ihren Gesundheitseinrichtungen um. Bei Veränderungen in der konzeptionellen und strukturierten Arbeit setzen sich die pflegerischen Leitungen sowie die Praxisanleitenden zeitnah zusammen.

Pflegefachpersonen in den Arbeits-/Fachbereichen

Praxisanleitung kann nur dann gezielt erfolgen, wenn die Arbeitsbelastung dies zulässt. Es benötigt die Einsicht aller Pflegefachpersonen, dass Anleiten (mehr)

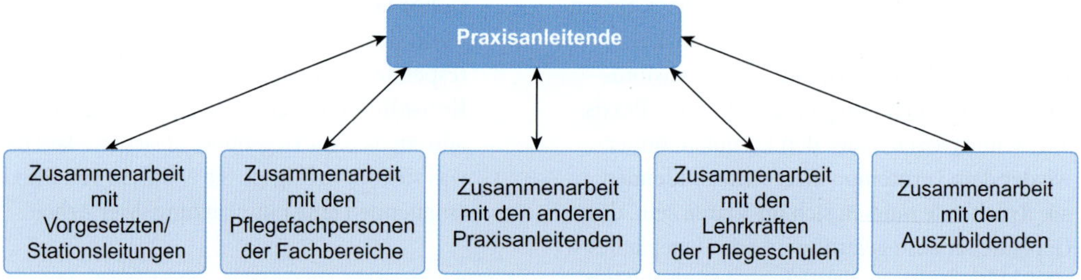

Abb. 2.5 Berufsgruppen, die die Arbeit von Praxisanleitenden beeinflussen und umgekehrt. [M1093, L143]

Zeit benötigt und kein gemeinsames Abarbeiten der anfallenden Tätigkeiten von Anleitenden und Auszubildenden ist. Für das Duett aus Praxisanleiterin und Auszubildender heißt dies, dass weniger zu pflegende Menschen versorgt werden können. Die Einsicht der Pflegefachpersonen im Team hat direkten Einfluss auf die Intensität der Ausbildung im praktischen Einsatz. Sind Praxisanleitende nicht zu hundert Prozent freigestellt, sondern nur für einen Teil ihrer Arbeitszeit als Pflegefachpersonen in einem Bereich, sind sie besonders auf die Zusammenarbeit und den Erfahrungsaustausch mit ihren Teamkolleginnen angewiesen.

Zusammenarbeit mit anderen Praxisanleitenden

Dezentrale und zentrale Praxisanleitende sollten in den Gesundheitseinrichtungen gut zusammenarbeiten. Ein regelmäßiger Austausch oder Netzwerktreffen helfen, die Ausbildungskonzepte der Gesundheitseinrichtung aufzuwerten und in allen Arbeitsbereichen ähnlich auszubilden.

Lehrkräfte/Pflegepädagoginnen der Pflegeschule

Pflegeschulen sind (meist) für die Einteilung der praktischen Einsätze in Absprache mit den Gesundheitseinrichtungen verantwortlich. Damit Anleitung geplant und gezielt durchgeführt werden kann, ist eine Bestandsaufnahme, wie viele Lernende die Praxisanleitenden pro Monat ausbilden können, notwendig. Teil des Anleitungsprozesses sind die Reflexion (➤ 7.5.1) und Evaluation (➤ Kap. 9), deren Ergebnisse die Praxisanleitenden an die Pflegeschulen in Form von Auswertungsbögen zurückmelden müssen. Der spiralförmige Kompetenzaufbau in der Ausbildung (➤ 1.2.3) funktioniert nur, wenn Termine frühzeitig abgesprochen werden, sinnvoll aufeinander aufbauen, inhaltlich auf den praktischen Einsatz abgestimmt werden und danach ein konstruktiver Austausch zwischen Einsatzort und Pflegeschule über den Lernstand der Auszubildenden stattfindet.

Auszubildende

Die Anleitung und Betreuung der Auszubildenden während ihrer praktischen Einsätze ist die Kernaufgabe von Praxisanleitenden und erfordert eine hohe personelle und interaktive Kompetenz. Praxisanleitende spielen eine wichtige Rolle für die Auszubildenden, und daher haben deren jeweilige Lernstände, deren individuelle Bedürfnisse etc. auch großen Einfluss auf die Anleitenden. Wenn eine Praxisanleitende nicht im Arbeitsbereich anwesend ist, sollte sie sicherstellen, dass die Auszubildende während des Dienstes eine Ansprechperson hat, die ihr konstruktive Rückmeldung gibt. Sobald die Praxisanleitende wieder anwesend ist, findet ein Austausch zwischen der Pflegefachperson, der Auszubildenden und der Praxisanleitenden statt.

2.2.4 Rollenwechsel von der Pflegefachperson zur Praxisanleitenden

Im Wechsel der Rolle von der Pflegefachperson zur Praxisanleitenden brauchen Anleitende **Rahmenbedingungen**, damit sie ihren Ausbildungsauftrag umsetzen können. Mit folgenden Fragen lässt sich überprüfen, ob diese gegeben sind:

- Welche Einstellung und Haltung herrscht auf Leitungsebene gegenüber der Ausbildung?

- Sieht die pflegerische Leitung Auszubildende als Nachwuchs und Chance, und engagiert sie sich für optimale Ausbildungsbedingungen?
- Wie ist der Stellenschlüssel in den Arbeitsbereichen bezüglich Praxisanleitung und Ausbildung?
- Bildet die Gesundheitseinrichtung nur für den eigenen Bedarf aus oder auch darüber hinaus?
- Wie viel Geld und Zeit stellen Betrieb und Bereichs-/pflegerische Leitung für die Ausbildung zur Verfügung?
- Sind die gesamtorganisatorischen Strukturen der Leitungsebenen den Pflegefachpersonen im pflegerischen Team bekannt?
- Gibt es Strukturen und Konzepte, damit die Zusammenarbeit mit allen an der Ausbildung Beteiligten möglich ist?
- Wie sehen Koordination und Dienstplangestaltung in den Arbeitsbereichen aus?
- Was muss verändert werden, damit eine qualitativ hochwertige Praxisanleitung stattfinden kann?
- Werden die Praxisanleitenden von der Leitungsebene unterstützt?
- Wie steht das pflegerische Team zu Praxisanleitungen? Unterstützt es die Praxisanleitenden bei ihrer Tätigkeit?
- Wie ist das Arbeitsklima im pflegerischen Team? Gibt es eine lernfreundliche Atmosphäre?
- Welche Kommunikationsstrukturen gibt es?

Erst wenn die Rahmenbedingungen stimmen, kann die Ausbildung in der Praxis reibungslos(er) stattfinden und ihre Qualität gesichert werden. Anleitende können dann frei agieren und Ideen zur Umsetzung der Praxisanleitung leichter einbringen.

Von Praxisanleitenden wird also, gerade wenn sie nicht zu einhundert Prozent für die Praxisanleitung freigestellt sind, eine hohe soziale und fachliche Rollenkompetenz (➤ 2.3.3) verlangt. Um konzeptionell und interdisziplinär zu denken, benötigen sie das Verständnis für und den Einblick in die Organisationsstrukturen der praktischen Einsatzgebiete. Während Pflegefachpersonen ihren Fokus nur auf die Pflege der zu pflegenden Menschen und den Ablauf des Arbeitsbereichs richten, müssen sich (nicht hauptamtliche) Praxisanleitende (zusätzlich) auf folgende Bereiche konzentrieren:

- Die Auszubildenden und ihre Ausbildung
- Die pädagogischen und didaktischen Erfordernisse
- Die stufenweise- oder prozessorientierte Lernbegleitung
- Die Koordination zwischen Schule, Arbeitsbereich, Leitungsebenen und Auszubildenden

Zudem müssen sie an (Pflicht-)Weiterbildungen teilnehmen und sich auf dem aktuellen Stand halten.

MERKE

Folgendes erleichtert den Rollenwechsel:

- Sich Zeit lassen, um sich in die neue Rolle einzufinden, und ebenso dem pflegerischen Team Zeit geben, diese zu akzeptieren
- Beachten, dass Umsetzung und Einführung eines Praxisanleitungskonzepts Zeit und die notwendigen Strukturen brauchen, damit die Arbeit gelingen kann
- Darauf bestehen, dass regelmäßige Besprechungen rechtzeitig terminiert werden
- Inhalte der Praxisanleitung fürs Team transparent machen, damit alle Beteiligten um den Einfluss der Rolle von Praxisanleitenden wissen und diese Tätigkeit respektieren

2.3 Kompetenzen

DEFINITION

Kompetenz: Verbindung von Wissen und Können in der Bewältigung von Handlungsanforderungen.

Anders als Wissen kann Kompetenz nicht vermittelt oder gelehrt werden, sondern muss entwickelt werden. Die **Kompetenzentwicklung** vollzieht sich in Stufen und wird durch entsprechende Lernangebote gefördert. Kompetenz ist die Voraussetzung für **Performanz**, d. h., Kompetenz bildet die Basis dafür, dass adäquat gehandelt werden kann. Insofern lässt sich Kompetenz auch nur über die Performanz beurteilen. Das Zusammenspiel der Personal-, Sozial-, Fach- und Methodenkompetenz wird als **Handlungskompetenz** bezeichnet, die **berufliches Handeln** ermöglicht.

Über jede Kompetenz, bei deren Entwicklung Praxisanleitende Auszubildende unterstützen, müssen sie auch **selbst** verfügen. Praxisanleitende bemühen sich nicht nur selbst, um eine kontinuierliche Weiterentwicklung ihrer Kompetenzen, sondern sind sich auch bewusst, dass sie wesentlich zur Kompetenzentwicklung der Lernenden beitragen, indem sie je nach zu fördernder Kompetenz die richtigen Schwerpunkte

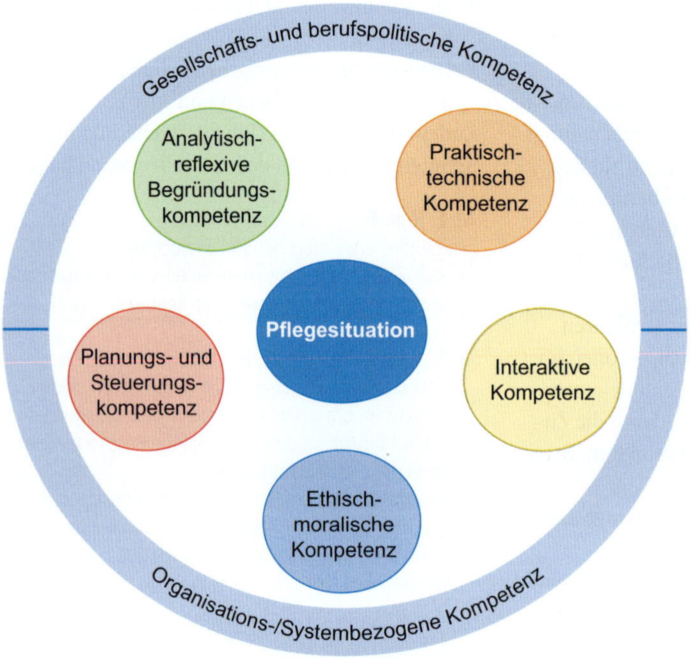

Abb. 2.6 Das Stuttgarter Kompetenzmodell. [L143]

setzen und die geeigneten didaktischen Methoden (➤ 7.4) wählen. Der Prozess der Kompetenzentwicklung wird lebenslang angewendet.

2.3.1 Handlungskompetenz

DEFINITION

(Berufliche) Handlungskompetenz: Konzept, welches sich üblicherweise in Fach-, Personal- und Sozialkompetenz ausdifferenzieren lässt.

Berufliche Handlungskompetenz lässt sich nur im praktischen Handeln erwerben. Voraussetzung dafür ist die Verknüpfung von theoretischem Wissen und der praktischen Umsetzung. Um handlungskompetent zu sein, sind verschiedene Kompetenzdimensionen nötig, die in ➤ 1.2.1 aufgeführt sind. Mithilfe dieser Kompetenzdimensionen können die Auszubildenden am Ende ihrer Ausbildung Pflegesituationen umfassend und selbstständig sowie prozessorientiert bewältigen.

Auszubildende zur Handlungskompetenz befähigen – das Stuttgarter Kompetenzmodell

Kompetenzmodelle können helfen, die einzelnen Bereiche im praktischen Einsatz aufzuschlüsseln und so Vertiefung in den Wissenserwerb für Auszubildende zu bringen. Konzepte können kompetenzorientiert ausgearbeitet und in der praktischen Ausbildung Anwendung finden. Ein Modell, das sich in der Praxis bewährt hat, ist das **Stuttgarter Kompetenzmodell** der Robert-Koch-Stiftung aus dem Jahr 2000 [10], das sieben auszubildende Kompetenzen beschreibt (➤ Abb. 2.6). Bei dessen Entwicklung wurden der gesellschaftliche Pflegebedarf, der gesellschaftliche Auftrag an die Pflegeberufe und der Zugang zur Akademisierung der Pflegeausbildung bedacht, weshalb das Modell auch nach Inkrafttreten des Pflegeberufegesetzes, das den spiralförmigen Kompetenzaufbau fordert und den Fokus auf die Handlungskompetenz legt, für die Ausbildung in den Pflegeberufen herangezogen werden kann.

Kompetenzen nach dem Stuttgarter Modell

- **Analytisch-reflexive Begründungskompetenz**
  - Die Auszubildenden nutzen gezielt verschiedene Informationsquellen zur Einschätzung von Pflegesituationen (z. B. Expertenstandard Dekubitusprophylaxe).
  - Sie erkennen Merkmale von Pflegesituationen (z. B. Anwendung der Pflegediagnosen nach NANDA).
- **Praktisch-technische Kompetenz**
  - Die Performanz zeigt sich in einer sicheren und korrekten Durchführung der delegierten Pflegemaßnahmen und -techniken.
  - Die Durchführung ist geplant, organisiert und koordiniert.
  - Die Durchführung berücksichtigt die Wirkung und Reaktion auf den zu pflegenden Menschen.
- **Interaktive Kompetenz**
  - Die Auszubildenden lernen, die Interaktion an die Lebens- und Entwicklungsphasen gemäß den soziokulturellen und biografischen Kontexten anzupassen.
  - Sie beachten dabei die krankheitsbedingten Einschränkungen beim zu pflegenden Menschen in der Interaktion (z. B. Kommunikation mit einem zu pflegenden Menschen mit einer Aphasie).
  - Sie gestalten den Beziehungsaufbau im beruflichen Kontext und im Bewusstsein der eigenen Rolle situationsangemessen.
- **Ethisch-moralische Kompetenz**
  - Die Performanz zeigt sich in einem wertschätzenden, respektvollen Umgang mit anderen Menschen.
  - Die Auszubildenden lernen, die Würde der zu pflegenden Menschen zu achten.
  - Sie lernen Sensibilität für die Interessen und Bedürfnisse von Menschen mit Hilfe- und Pflegebedarf.
- **Planungs- und Steuerungskompetenz**
  - Die Auszubildenden verstehen den Pflegeprozess als berufsspezifische Verfahrensweise.
  - Ihre Durchführungsverantwortung orientiert sich am Pflegeprozess.
  - Sie lernen die Umsetzung des Pflegeplans und passen die Maßnahmen an die Situation der zu pflegenden Menschen an.
- **Gesellschafts- und berufspolitische Kompetenz**
- **Organisations-/Systembezogene Kompetenz**

Die beiden letztgenannten Kompetenzen stellen die Rahmenbedingungen dar. Gesellschaft, Beruf, Politik, Organisationseinheiten (z. B. stationäre Akutpflegeeinrichtungen, ambulante Langzeitpflegeeinrichtungen, Pflegeschulen) geben einen Rahmen vor, in dessen Grenzen Auszubildende und Pflegefachpersonen sich bewegen.

Vorbereitung und Durchführung einer handlungskompetenzorientierten Praxisanleitung nach dem Stuttgarter Modell

Die folgende Aufstellung hilft bei der Vorbereitung einer geplanten Praxisanleitung (➤ 7.1.1) und ist eine gute Grundlage für das spätere Reflexionsgespräch (➤ 7.5.1).

- **Analytisch-reflexive Begründungskompetenz**
  - Informationsquellen zur Einschätzung der Pflegesituation:
    - Anamnesegespräch mit dem zu pflegenden Menschen führen
    - Expertenstandards, Verfahrensanweisungen der Gesundheitseinrichtung
    - Pflegebücher
    - OP-Aufklärungen, Akten der zu pflegenden Menschen, Untersuchungsergebnisse
    - Assessmentinstrumente
  - Eigene Einschätzung der Pflegesituation
- **Praktisch-technische Kompetenz**
  - Sicherheit in der Durchführung der Pflegemaßnahmen
  - Sachlogische Zusammenhänge erkennen, vollständige Dokumentation, Argumentationsfähigkeit und Begründung der Durchführungen der Pflegemaßnahmen, Strukturiertheit
  - Wie hat der zu pflegende Mensch reagiert? Wahrnehmung und Auffälligkeiten
  - Probleme und Problemlösung
  - Organisationsfähigkeit
- **Interaktive Kompetenz**
  - Einschätzung der Kommunikationsfähigkeit des zu pflegenden Menschen
  - Gestaltung der Hilfsbereitschaft, Aufgeschlossenheit, Zugewandtheit
  - Information über die soziokulturelle biografische Interaktion des zu pflegenden Menschen, Herkunftsfamilie und Lebensraum

- Erkennen von Einschränkungen in der Interaktion des zu pflegenden Menschen, Einbeziehen von Bezugspersonen, Ressourcenorientierung
- Berufliche Interaktion in der eigenen Rolle gestalten

- **Ethisch-moralische Kompetenz**
  - Respektvoller Umgang, eigene Grenzen benennen
  - Welches Selbstwertgefühl zeigt der zu pflegende Mensch?
  - Empathiefähigkeit
  - Motivation, Flexibilität und Belastbarkeit des zu pflegenden Menschen einschätzen
- **Planungs- und Steuerungskompetenz**
  - Zuordnung zum Pflegeprozess und Einschätzung des Pflegedefizits
- **Gesellschafts- und berufspolitische Kompetenz**
  - Wo in der Gesellschaft ist der zu pflegende Mensch einzustufen?
- **Organisations-/Systembezogene Kompetenz**
  - Welche pflegerischen Hilfen und Weiterversorgungen können dem zu pflegenden Menschen angeboten werden?

Auszubildende können mithilfe dieser strukturierten Aufstellung nicht nur Praxisanleitungen vorbereiten und anschließend umfassend reflektieren, sie vermittelt ihnen auch, nach welchen Kriterien die Praxisanleitenden ausbilden und bewerten.

Zudem können zur Vorbereitung einer handlungskompetenzorientierten Anleitung Ausschnitte aus Pflegetheorien, z. B. die Einstufung nach medizinischen Diagnosen, pflegerischen Diagnosen, Pflegedefiziten, und der Pflegebedarf mit Schwerpunktsetzung nach Dorothea Orem, herangezogen werden. Diese einfache Strukturierung ist ausreichend, um die Pflege eines Menschen für Auszubildende planbar zu machen.

PRAXISBEISPIEL

Anwendung des Stuttgarter Modells

Sascha hat in drei Tagen eine geplante Praxisanleitung. Er befindet sich im zweiten praktischen Einsatz seiner Ausbildung zum Pflegefachmann. Zusammen mit seiner Praxisanleiterin Henrietta und einer Pflegefachperson sucht Sascha sich vier zu pflegende Menschen aus, die er während der gesamten Schicht betreuen wird. Am Vortag bekommt er die Aufgabe, mit einem zu pflegenden Menschen ein Pflegeerhebungsgespräch zu führen und auf dessen Grundlage zwei Pflegediagnosen auszuarbeiten. Er schreibt einen Ablaufplan und informiert sich über die Krankheitsbilder und den Pflegebedarf aller zu pflegenden Menschen, für welche er zuständig ist. Henrietta legt ihm eine Ausarbeitungshilfe für die Kompetenzen vor und bittet ihn, anhand seiner Fragen Ziele für die Praxisanleitung festzulegen, die er bei der morgigen Anleitung erreichen möchte. Sascha liest sich die Ausarbeitungshilfe in Ruhe durch und bekommt ein Bild davon, auf welche Kriterien Henrietta ein Augenmerk hat. Ein zu pflegender Mensch hat einen Schlaganfall, deshalb bezieht er in seine Vorbereitung die *Interaktion* mit Menschen mit einer Aphasie mit ein, auf die er einen Schwerpunkt legen möchte. Bei der *praktisch-technischen Kompetenz* fällt ihm das Bobathkonzept wieder ein, das er für das An- und Auskleiden seines zu pflegenden Menschen heranzieht, damit dieser Bewegungen wieder neu erlernt und Schmerzen durch falsche Bewegungsmuster verhindert werden. Außerdem überlegt er sich zur *Planungs- und Steuerungskompetenz,* wie er den Ablauf der Körperpflege gestalten könnte.

2.3.2 Persönliche Kompetenzen im Berufsleben

Jede Pflegefachperson ist anders und einzigartig, wobei die persönlichen Kompetenzen eine wichtige Rolle spielen. Diese Kompetenzen entwickeln sich lebenslang und vor allem durch Lernprozesse. Sie werden durch Bildung, soziale Interaktion und verschiedenste Einflüsse geprägt und helfen, persönliche Ziele zu erreichen.

Die wichtigsten persönliche Kompetenzen im Berufsleben sind:

- Selbstbewusstsein
- Selbstreflexion
- Eigenverantwortung
- Einsatzbereitschaft
- Durchhaltevermögen
- Stressresistenz
- Problemlösungsfähigkeit
- Kreativität
- Eigenmotivation
- Flexibilität

Daneben lohnt es sich, folgende Fähigkeiten und Persönlichkeitsaspekte unterschiedlich häufig, aber regelmäßig einer **Selbstreflexion** zu unterziehen:

- Kommunikation und Konfliktbewältigungsstile
- Biografische Daten und persönliche Erfahrungen

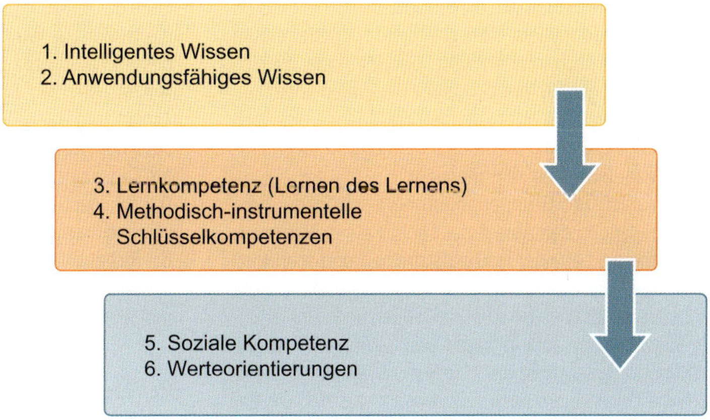

Abb. 2.7 Zentrale Kompetenzen nach Krems. [L143]

- Persönliche Neigungen und Entwicklungstendenzen
- Werte und Ziele
- Individuelle Wahrnehmungsmuster
- Individuelle Ängste
- ...

2.3.3 Zentrale Kompetenzen nach Krems

Neben den oben beschriebenen Kompetenzmodellen gibt es eine weitere Einteilung der Ausbildung von Kompetenzen nach Burkhardt Krems [11], die auch in der Praxisanleitung Beachtung finden sollten. Er legt die Schwerpunkte auf:
- Intelligentes Wissen
- Anwendungsfähiges Wissen
- Lernkompetenz (Lernen des Lernens)
- Methodisch-instrumentelle Schlüsselkompetenz
- Soziale Kompetenz
- Wertorientierung

Nach Krems sind Kompetenzen **Ziele** von **Bildung** und **Qualifikation. Wissen** allein ist für die erfolgreiche Bewältigung der Anforderungen im Leben sowie im Beruf nicht ausreichend, es kommt auch auf das **Können** an. Die Grundlagen für späteres erfolgreiches Lernen werden schon in der Kindheit gelegt. Somit sollte der Kompetenzzuwachs möglichst früh gefördert und lebenslang umgesetzt werden. Um den Lernprozess der sich heute schnell verändernden und komplexen Inhalte lebenslang aufrechtzuerhalten, bedarf es nach Krems der genannten sechs Kompetenzen (➤ Abb. 2.7).

MERKE

Nach Krems zielen **Bildung** und **Qualifikation** auf
- die Entwicklung der Persönlichkeit,
- die Teilhabe an der Gesellschaft und
- die Beschäftigungsfähigkeit

ab und sind immer zusammen zu betrachten.

Intelligentes Wissen

Der Erwerb intelligenten Wissens erfordert einen **vertikalen Lerntransfer** (Übertragung von gelernten einfachen Fähigkeiten auf das Erlernen komplexerer Fähigkeiten). Durch dieses Wissen ist lebenslanges Lernen möglich und die Auszubildenden bleiben anschlussfähig. Vor allem in einem durch die Lehrenden gesteuerten Unterricht kann das Wissen vermittelt werden. Trotzdem stehen die Auszubildenden im Mittelpunkt der Wissensvermittlung.

PRAXISBEISPIEL

Die Praxisanleitende Cordula nimmt an einer Fortbildung über den Umgang mit herausfordernden Gruppen mit weiteren 20 Praxisanleitenden teil. Sie suchen Lösungsansätze für Situationen bei Gruppenanleitungen, in denen sie merken, dass der Lernfluss behindert ist. Bei dieser Fortbildung gibt es Teilnehmende, die großen Einsatz zeigen und sich rege beteiligen, während andere stille Zuhörende zu sein scheinen. Ein Problem, das auch bei Gruppenanleitungen auftaucht. Dozentin Susanne bittet

bei der nächsten Frage die Teilnehmenden, ihre Antworten schriftlich zu formulieren. Anschließend fragt sie reihum jede Einzelne nach ihrer Antwort. Eine Methode, die sich Cordula sehr gut für ihre Gruppenanleitungen vorstellen kann, da sie jeder Auszubildenden die Chance gibt, sich einzubringen, und die Methode ihr ermöglicht, den Lernstand jeder Einzelnen zu prüfen.
Bei der nächsten Gruppenanleitung lässt Cordula die Auszubildenden den Ablauf des Legens eines Blasenverweilkatheters bei einer Frau aufschreiben und schriftlich begründen. Bei der Abfrage des Aufgeschriebenen stellt sich heraus, dass bei den Auszubildenden noch Unklarheiten bestehen. Sie äußern Fragen wie: „Wie wähle ich die richtige Kathetergröße aus?" oder: „Wie unterscheiden sich die Liegedauern nach Kathetermaterial?" Dank der schriftlichen Ausarbeitung und des anschließenden mündlichen Austauschs konnte das Thema nicht nur umfassend behandelt werden, sondern auch aktuelle Wissenslücken konnten zielgenau geschlossen werden. Anschließend wenden die Auszubildenden ihr Wissen in einer komplexeren realen Pflegesituation an.

Im Praxisbeispiel ging es darum, die richtige Methode auszuwählen, die das intelligente Wissen der Einzelnen zum Vorschein brachte. Wie dieses Wissen in die Praxis umgesetzt wird, zeigt sich bei den Anleitungen im Rahmen der Praxiseinsätze.

Anwendungsfähiges Wissen

Das anwendungsfähige Wissen wird durch situationsspezifische Erfahrungen im **horizontalen Lerntransfer** (erlerntes Wissen auf neue Kontexte gleicher Komplexität übertragen) gefördert und durch Projektunterricht/-arbeiten erleichtert. Dafür eignen sich alle Unterrichtsformen, die das selbstständige Lernen fördern. Auszubildende sollen miteinander problemorientiert lernen. Die Lernorte (➤ 1.1.2) können inner- oder außerschulisch sein.

PRAXISBEISPIEL

Im Rahmen einer Gruppenanleitung bekommen die Auszubildenden einen Text über die Ernährung bei chronischen Wunden zu lesen und anschließend die Aufgabe, ein Wunderhebungsgespräch mit einem zu pflegenden Menschen zu führen. Auf der Grundlage des Erhebungsgesprächs sollen sie anschließend ein Beratungsgespräch zum Thema Ernährung bei chronischen Wunden vorbereiten, Ideen einbringen und das Gespräch führen. Am Ende der Anleitung schauen sich die Auszubildenden noch die chronische Wunde des zu pflegenden Menschen und dessen Wundverband an.
Am nächsten Tag legt ihnen Praxisanleiterin Nadine einen Artikel zum Thema Wundverbände vor, damit sie die Auswahl des Wundverbands bei dem zu pflegenden Menschen am Tag zuvor begründen können. Zudem sollen sich die Auszubildenden in Zweierteams gegenseitig einen Wundverband anlegen. Nach der Ausarbeitung und Überprüfung der Richtigkeit durch die Praxisanleiterin Nadine führen die Auszubildenden den pflegepraktischen Teil am zu pflegenden Menschen durch und wechseln dessen Wundverband.

Die Auszubildenden lernen von- und miteinander, wenden Wissen an und schulen gleichzeitig ihre Kompetenz, neues anwendungsfähiges Wissen zu erwerben. Praxisanleitende führen die Gruppenanleitung durch und begleiten die Auszubildenden bei jedem Schritt, damit sie in den realen Pflegesituationen Sicherheit erlangen.

Ein horizontaler Lerntransfer findet auch bei Pflegefachpersonen statt, welche Fortbildungen besuchen und die Ideen zurück ins Team bringen. Das Team kann das neu Erlernte annehmen, mit eigenen Ideen anreichern und umsetzen oder auch ignorieren. In der Vergangenheit vollzog sich ein horizontaler Lerntransfer beispielsweise beim Übergang von der Funktions- zur Bereichspflege. Es mussten viele eingefahrene Denkmuster aufgebrochen und neue Ideen realisiert werden, bis die Umsetzung erfolgreich war. Um die Lernkompetenz bei Auszubildenden zu entwickeln, halten Praxisanleitende in den Lernphasen Rücksprache mit ihnen, um die Umsetzung des Wochenplans zu begleiten und gegebenenfalls neu anzupassen oder neue Lernziele festzulegen.

Lernkompetenz (Lernen lernen)

Lernkompetenz umfasst nicht nur die Fähigkeit, sich Wissen und Fertigkeiten anzueignen, sondern auch die Expertise über den persönlichen Lernprozess und den **lateralen Lerntransfer** (das bisher Gelernte wird auf einen neuen Inhalt mit identischem Schwierigkeitsgrad übertragen). Hier steht das angeleitete, selbstständige Lernen im Fokus. Zudem wird durch Reflexion das Lernen erfolgreicher.

Lernkompetenz bei Praxisanleitenden beschreibt die Fähigkeit und Fertigkeit, über den Berufsbereich hinaus Techniken und Strategien zu entwickeln, um diese zur beruflichen Ausbildung anderer und zur Weiterbildung zu nutzen. Die Selbstreflexion (➤ 2.3.2) als immer wiederkehrender Prozess ist dabei entscheidend für die Entwicklung von Lernkompetenz bei Praxisanleitenden.

PRAXISBEISPIEL

Praxisanleiter Uwe erklärt Ines zu Beginn ihres Pflichteinsatzes auf einer kardiologischen Station der stationären Akutpflege die Anatomie des Herzens. Ines hat sich bereits den Lernzielkatalog des Arbeitsbereichs mit den vielen Untersuchungsmöglichkeiten des Herzens durchgelesen. Während ihres praktischen Einsatzes darf sie immer wieder bei Untersuchungen und Eingriffen zusehen, und das ärztliche Personal erklärt ihr dabei, was sie durchführen. Sie ist erstaunt, wie weit die Medizin Untersuchungen und Eingriffe am Herzen durchführen kann. Beim Zwischengespräch fragt Uwe Ines zu einzelnen Untersuchungen ab und merkt, dass sie bereits deutliche Einblicke in die Behandlung von herzkranken Menschen bekommen hat.

Methodisch-instrumentelle Schlüsselkompetenz

Diese Kompetenz gehört zu den übungszentrierten Kompetenzen und erlaubt eine vielfältige, flexible, variable, hochautomatisierte Nutzung wichtiger methodischer Kompetenzen. Unter Schlüsselkompetenzen versteht man Kompetenzen, die in möglichst **vielfältigen Situationen** anwendbar sind und **verschiedene Inhalte** abdecken, z. B. Sachkompetenz (Allgemeinbildung, interdisziplinäres Wissen etc.) oder Methodenkompetenz (EDV-/IT-Kenntnisse, Anwendung verschiedener Lernmethoden, Organisationsfähigkeit etc.). Mittels methodisch-instrumenteller Schlüsselkompetenzen lassen sich notwendige Spezialkenntnisse schnell erwerben, die z. B. erforderlich sind, um die Einführung eines digitalisierten Dekubitusmanagements oder digitalisierter Sturzprotokolle zu bewältigen.

PRAXISBEISPIEL

Das Dekubitusmanagement in einer stationären Langzeitpflegeeinrichtung soll überarbeitet werden. Eine Expertengruppe macht sich an die Arbeit und erstellt ein Computerprogramm. Die Pflegedienstleitung berichtet in einer Teambesprechung, dass das digitale Dekubitusmanagement in der gesamten Gesundheitseinrichtung eingeführt werden soll. Die Schulleitung (welche ebenfalls bei der Teambesprechung eingeladen war) beschließt mit den Pflegepädagoginnen, dass es sinnvoll wäre, einen Experten aus der Dekubitusmanagement-Gruppe für den Unterricht, in dem die Auszubildenden an Computerplätzen üben können, zu gewinnen. Die Schulleitung fragt die Managementgruppe an und ein Experte kommt mit einem Übungsprogramm in die Schule, um die angehenden Pflegefachfrauen und -männer im Dekubitusmanagement zu schulen.

Die methodischen Schlüsselkompetenzen können beliebig erweitert werden und gehören zum lebenslangen Lernen.

Soziale Kompetenz

Die soziale Kompetenz umfasst soziales Verständnis, soziale Geschicklichkeit, soziale Verantwortung und Konfliktlösungskompetenz. Sie wird z. B. besonders von Auszubildenden eingefordert, wenn sie als Gruppe eine soziale Erfahrung aufarbeiten und zusammen reflektieren. Bei der Entwicklung der sozialen Kompetenz geht es darum, dass Auszubildende in Pflegeberufen die Lebenssituation des zu pflegenden Menschen und dessen Perspektive verstehen lernen. Die soziale Kompetenz kann nur entwickelt werden, wenn die Auszubildenden die Hintergründe und Meinungen von zu pflegenden Menschen und deren Bezugspersonen erfragen und erfahren. Dabei ist auch der offene und freundliche Umgang mit zu pflegenden Menschen und deren Bezugspersonen zu erlernen. **Wertschätzung, Toleranz** und **ein höflicher Umgang** sind Eigenschaften, die von Pflegefachpersonen verlangt und auch von Auszubildenden erworben werden müssen.

PRAXISBEISPIEL

Im Pflichteinsatz zur pädiatrischen Versorgung findet eine Gruppenanleitung zum Pflegeprozess statt. Die Auszubildende Svenja hat noch nie allein ein Erhebungsgespräch mit einer Jugendlichen geführt und ist froh, dass in der Gruppenanleitung die Fragestellungen aus dem Erhebungsgespräch thematisiert werden. Die Gruppe sieht sich ein Video von einem Erhebungsgespräch an, arbeitet den Fragebogen durch und übt in Zweierteams das Erhebungsgespräch. Am Ende der Gruppenanleitung kann Svenja sagen, dass sie nun besser weiß, wie sie die Kontaktaufnahme und Kommunikation mit Jugendlichen gestalten kann.

Auszubildende sind zu Beginn ihrer Ausbildung oft introvertiert und schüchtern im Umgang mit den zu pflegenden Menschen. Das ist darin begründet, dass sie im pflegerischen Alltag nicht die Hauptverantwortung tragen und zudem neu im Beruf und damit noch unsicher in der Kommunikation sind. Dazu sind sie häufig unerfahren und deutlich jünger als die zu pflegenden Menschen. Praxisanleitende können die soziale Kompetenz z. B. in Gruppenanleitungen zum Thema Gesprächsführung fördern.

Wertorientierungen

Wertorientierungen zielen auf **soziale, demokratische** und **persönliche Werte** ab, die in Betrieben/Gesundheitseinrichtungen ebenso wichtig sind wie die anderen Kompetenzen. Denn sie beeinflussen z. B. das Klassen- oder Gruppenklima sowie die Atmosphäre und das Erleben einer Wertegemeinschaft in einem Team. Die Kompetenz der Werteorientierung ist eine lebendige demokratische Kultur in Bildungseinrichtungen, die durch Lerntransfers wie Gewöhnung, Einsicht, Erfahrung, Reflexion gefördert wird. Sie gehört zu den ethisch-moralischen Kompetenzen.

PRAXISBEISPIEL

Anja hat ihren ersten Tag an einem Einsatzort, der sich außerhalb ihres Ausbildungsträgers befindet. Beim Einführungstag wird ihr von der Praxisanleiterin Leni das Haus und der Arbeitsbereich, in welchem sie eingesetzt wird, gezeigt. Auf ihrem Rundgang kommt ihnen die pflegerische Leitung Jens entgegen. Er bleibt stehen und fragt Anja nach ihrem Namen. Anja stellt sich kurz vor, worauf Jens sie freundlich und zugewandt begrüßt. Er berichtet Anja, dass er sie schon im Dienstplan eingetragen habe, und äußert beim Abschied, dass er sich auf die Zusammenarbeit mit Anja freue. Anja ist glücklich über diese nette Begegnung und tritt am nächsten Tag erwartungsvoll ihren Dienst in ihrem neuen Arbeitsbereich an.

Werteorientierung kann nur vermittelt werden, wenn sie in den Gesundheitseinrichtungen auch vorgelebt wird und Auszubildende sie erfahren können. Dabei müssen spezifische Bedürfnisse berücksichtigt werden, denn minderjährige Auszubildende benötigen z. B. eine andere Ansprache als ausgebildetes Pflegefachpersonal.

2.3.4 Didaktische Kompetenz

Didaktik befasst sich damit, wie Lerninhalte vermittelt werden, damit Auszubildende diese schnell und leicht erfassen. In ➤ 7.2.2 werden verschiedene didaktische Modelle vorgestellt, ➤ 7.4 befasst sich mit den verschiedenen Methoden. Die didaktischen Modelle und Methoden finden ihren Einsatz nicht nur bei Anleitungen an den praktischen Einsatzorten, sondern auch bei Gruppenanleitungen. Praxisanleitende trainieren ihre Auszubildenden mithilfe der Modelle und zeigen ihnen auf, wie sie sich Wissen verschaffen und professionell Handlungsabläufe für Pflegesituationen vorbereiten können. Zur didaktischen Kompetenz von Praxisanleitenden gehört auch, die jeweiligen Lerninhalte und die Anleitungssituation passend für die jeweilige Auszubildende auszuwählen.

Vom ersten Eindruck, den Anleitende von den Auszubildenden bekommen, über den Umgang mit Fehlern bis zu Strategien beim Umgang mit Nichtwissen und Souveränität in komplexen herausfordernden Situationen versuchen Praxisanleitende, das bestmögliche berufliche Potenzial für Auszubildende zu nutzen.

2.3.5 Pädagogisch kompetent anleiten

Damit Lernende in ihrem pflegerischen Handeln Sicherheit gewinnen und sich in der Entscheidungsfindung leichter tun, werden Wissen und die darauf basierenden Handlungen schrittweise vermittelt und angeleitet. Der Anleitungsprozess (➤ Kap. 7) benötigt ein **berufspädagogisches Verständnis,** damit das Gesamtbild der ganzheitlichen und professionellen Pflege des zu pflegenden Menschen für die Lernende nachvollziehbar und sichtbar wird. Das pädagogische Verständnis Praxisanleitender wird von deren Menschenbild und Pflegeverständnis beeinflusst und bestimmt. Wie sie den Theorie-Praxis-Transfer (➤ 4.5) vollziehen und welche Methoden sie auswählen, wird also nicht nur von Wissen und Kenntnissen, sondern auch von persönlichen Einstellungen beeinflusst.

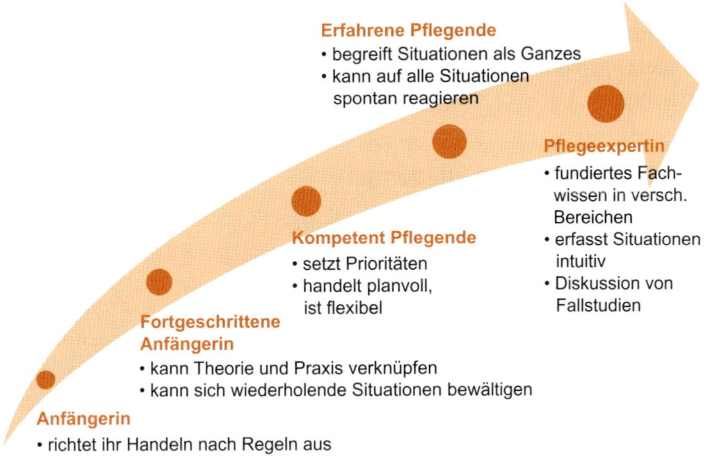

Abb. 2.8 Die fünf Stufen des Kompetenzerwerbs nach Patricia Benner. [L143]

PRAXISBEISPIEL

Andrej hat im Lauf seiner Ausbildung zum Praxisanleiter pädagogisches Verständnis entwickelt und baut seine Unterrichtssequenzen und Anleitungen nach dem Anleitungsprozess auf. Er achtet auf die Äußerungen jedes und jeder einzelnen Auszubildenden, sodass er sie individuell betrachten kann und im Austausch mit ihnen deren Menschenbild, Werte etc. in Erfahrung bringt. Andrej versucht, jeweils zu Beginn einer Lernsequenz das Vorwissen der Auszubildenden zu erfassen, und gibt allenfalls noch ergänzende Informationen. Nach der praktischen Durchführung lässt er die Auszubildenden ihre Leistung zunächst selbst reflektieren. Er ergänzt deren Reflexion mit seinen Beobachtungen mündlich wie schriftlich und gibt diese den Auszubildenden weiter.

Stufen des Kompetenzerwerbs

Gemäß dem Modell **Stufen zur Pflegekompetenz** nach Patricia Benner (➤ Abb. 2.8), das die Entwicklung professioneller Pflegefachpersonen von der Anfängerin zur Expertin beschreibt, passen Praxisanleitende die Vermittlung von Pflegewissen dem jeweiligen Entwicklungsstand der Auszubildenden an.

Stufe 1 – Anfängerinnen

Anfängerinnen benötigen Orientierung und klare Anweisungen (theoretischen Input). Der **theoretische Input** erfolgt immer vor der praktischen Durchführungsphase. Inhalte werden systematisch und strukturiert vermittelt.

Ziele des theoretischen Inputs:

- Sich mit einem neuen (pflegerischen) Aufgabenfeld vertraut machen
- Ablaufpläne erstellen und einüben
- Standards kennenlernen
- Sinn der Tätigkeit verstehen
- Arbeitsschritte begründen können
- Adäquate Pflegemaßnahmen auswählen können

Stufe 2 – Fortgeschrittene Anfängerinnen

Fortgeschrittene Anfängerinnen können gezielter beobachten, jedoch Wichtiges noch nicht von Unwichtigem unterscheiden, weil ihr Fokus auf der **praktischen Demonstration** liegt. Die Auszubildenden können einfache Pflegesituationen eigenständig bewältigen. Bei komplexeren Aufgaben oder Arbeitsabläufen werden diese zunächst mit der Praxisanleitenden:

- vorbesprochen
- demonstriert
- nachbesprochen

Ziele der praktischen Demonstration:

- Eigene Ideen zur Umsetzung einbringen können
- Verhaltensmuster übernehmen

Fragen der Auszubildenden während der Anleitung zeigen den Anleitenden, ob Erstere konzentriert folgen können. Das schriftliche Ausarbeiten der Arbeitsschritte ermöglicht den Auszubildenden, Inhalte zu einem späteren Zeitpunkt nachzulesen und aufzufrischen.

Stufe 3 – Kompetent Pflegende

Kompetent Pflegende können Pflegesituationen planen und reflektieren und sind sicher sowie erfahren in ihrer Handlung. Auf unerwartete (Pflege-)Situationen kann bereits reagiert werden. Es fehlt jedoch noch an Flexibilität und Schnelligkeit. Im Zentrum steht der **Theorie-Praxis-Test.**
Die Auszubildende
- bekommt eine Aufgabe,
- wird im Arbeitsprozess überwacht,
- wird gezielt während der Anleitung befragt, um ihre Kompetenz zu ermitteln.

Die Rückmeldung ist fester Bestandteil des Theorie-Praxis-Tests. **Ziele des Theorie-Praxis-Tests:**
- Selbst die Effektivität der pflegerischen Handlung evaluieren
- Schritt 5 und 6 des Pflegeprozesses (Durchführen und Evaluation der Maßnahmen) ausführen

Stufe 4 – Erfahrene Pflegende

Erfahrene Pflegende können auf (praktisches) Erfahrungswissen zurückgreifen, erkennen Situationen, erfassen schnell Probleme und leiten entsprechende pflegerische Maßnahmen ein. Alternativen können ebenfalls entwickelt und selbstständig durchgeführt werden.
Die Auszubildende
- erledigt ihre Aufgaben effektiv und eigenverantwortlich,
- bekommt regelmäßige Rückmeldungen,
- bekommt regelmäßige Evaluierungen ihrer Handlungen.

Eine Auszubildende, die ihre Aufgaben effektiv und eigenverantwortlich erledigt, möchte Rückmeldungen und Evaluationen zu ihrer eigenständigen Übungsphase haben. Das Einfordern der Gespräche geschieht in immer größeren Zeitabständen. Es ist ein Indiz dafür, dass sie zunehmend sicherer in der Umsetzung pflegerischer Maßnahmen wird.

Stufe 5 – Pflegeexpertinnen

Pflegeexpertinnen verfügen über ein großes Erfahrungswissen, benötigen keine Maxime, können situativ handeln sowie geeignete Maßnahmen ergreifen. Sie handeln intuitiv und unbewusst. Der **Kompetenzerwerb** in der Pflege hat stattgefunden.
Die Auszubildende
- bestimmt die zu vermittelnden Inhalte selbst,
- ist selbst verantwortlich für die Planung, Vorbereitung, Durchführung und Evaluation der Anleitung,
- analysiert und evaluiert ihre Fragen mittels eigener Fachexpertise und der der Praxisanleitenden.

Praxisanleitende stehen weiterhin für alle möglichen Fragestellungen und Übungswünsche zur Verfügung.
Die Auszubildende
- erledigt ihre Aufgaben selbstständig und eigenverantwortlich,
- erkennt ihre Lücken und entscheidet selbst, ob sie diese schließen möchte,
- hat Mut bekommen, komplexere Aufgaben mit Fachexpertise in Angriff zu nehmen,
- hat Sicherheit in der Handlungskompetenz erlangt,
- kooperiert mit anderen Berufsgruppen.

MERKE
Pflegeexpertinnen verlieren häufig das Bewusstsein dafür, was Lernende in der Pflegeausbildung benötigen. Das (Wieder-)Bewusstmachen des Fünf-Stufen-Modells und des Pflegeprozesses kann dem Team helfen, ein größeres Verständnis für die Auszubildenden aufzubauen.

2.4 Aufgaben der Praxisanleitenden

Praxisanleitende haben ein umfassendes Aufgabenspektrum. Diese wurden in den Rahmenplänen der Fachkommission nach dem Pflegeberufegesetz [7] wie in ➤ Tab. 2.1 und ➤ Tab. 2.2 gezeigt zusammengefasst:

Tab. 2.1 Aufgaben im Rahmen der geplanten Praxisanleitung

Aufgaben	Erläuterungen und Beispiele
Aufgaben in den zehn Prozent der zu leistenden praktischen Ausbildungszeit	• Strukturiert anleiten inklusive Vor- und Nachbereitung sowie Reflexionsgespräch • Vor-, Zwischen- und Abschlussgespräche führen • Kontrolle, ob die festgelegten Ausbildungsziele erreicht werden • An die eigenständige Umsetzung von (pflegerischen) Aufgaben heranführen • Theoretische Ausbildungsinhalte in der praktischen Ausbildung adäquat umsetzen • Gestaltung von personen- und prozessorientierter Pflege und Betreuung unterstützen und fördern
Aufgaben im Rahmen der Lernortkooperation	• Enge Zusammenarbeit und enger Austausch mit der Pflegeschule während der Praxisbegleitung • Unterstützung bei der Erstellung des hausinternen Ausbildungsplans • Ansprechpartnerin für Fragen rund um das Thema Ausbildung und Anleitung in der Gesundheitseinrichtung sein
Aufgaben im Rahmen von Leistungseinschätzungen und Prüfungen	• Die Auszubildenden auf die praktischen Prüfungen vorbereiten • Funktion als gleichberechtigte Prüferin der praktischen Abschlussprüfung einnehmen und diese durchführen • Beim Führen des Ausbildungsnachweises unterstützen • Qualifizierte Leistungseinschätzungen am Ende des Einsatzes durchführen
Aufgaben für die individuelle Weiterentwicklung der Auszubildenden	• Lernprozesse initiieren • Bei Lern- und Arbeitsprozessen eine individuelle Begleitung ermöglichen • Schrittweise Heranführung an die Wahrnehmung der beruflichen Aufgaben von Pflegefachpersonen • Umwege und Fehler als Lernchancen zulassen • Methoden des Selbstlernens vermitteln • Effektives Zusammenarbeiten ermöglichen

Tab. 2.2 Aufgaben im Rahmen der zusätzlichen situativen Praxisanleitung und im Pflegealltag

In situativen Anleitungssituationen	Im pflegerischen Alltag
• Lernstand einschätzen • Individuelle Lernziele und Unterstützungsbedarf erkennen	• Tipps und Rückmeldungen geben • Eigene Beurteilung von Pflegesituationen erklären
• Die Auszubildenden beim schrittweisen selbstständigen Arbeiten unterstützen • Andere Pflegefachpersonen in situative Pflegesituationen mit einbinden • Eigene Arbeits- und Lernaufgaben für den Arbeitsbereich erstellen und bewerten • Bei der Bearbeitung der Lern- und Arbeitsaufgaben unterstützen • Kurzfeedbacks geben • Auszubildende bei der Organisation von Lerngruppen unterstützen	

Lernortkooperation – Schnittstelle Pflegeschule

Die Lernortkooperation ist gesetzlich in der Ausbildungs- und Prüfungsverordnung (§ 4 Abs. 1 PflAPrV) gefordert („[…] und die Verbindung zur Pflegeschule zu halten"). Die Gesamtverantwortung für die Koordination des Unterrichts mit der praktischen Ausbildung in den Gesundheitseinrichtungen liegt bei den Pflegeschulen (§ 10 PflBG). Daraus folgt die Notwendigkeit der engen Zusammenarbeit der Pflegeschulen mit den Praxisanleitenden, um den gesetzlichen Vorgaben gerecht zu werden. Praktisch heißt das, dass regelmäßige Treffen zwischen den Pflegeschulen und den Praxisanleitenden der praktischen Einsatzorte notwendig sind, um die Qualität und Umsetzung der theoretischen und praktischen Ausbildung aufeinander abzustimmen und das Bildungslevel durch die Nutzung der Ressourcen aller an der Ausbildung beteiligten Kooperationspartner zu steigern. Praxisanleitung und -begleitung werden so durchgeführt und dokumentiert, dass sie einheitlich sind und damit die Qualität der pflegerischen Ausbildung sichergestellt wird. Die Praxisanleitenden unterstützen die Praxisbegleitungen der Pflegepädagoginnen. So entsteht eine direkte Vergleichbarkeit, und gemeinsame Prozesse und Inhalte können institutionalisiert werden. Zusätzlich bringen einheitliche Kooperationsverträge und Formulare Sicherheit im Umgang mit den Dokumenten und eine gewisse Routine in die Ausbildung.

Zu beobachten ist, dass durch die Kooperation zwischen Pflegeschulen und praktischen Einsatzorten Transparenz und Achtung voreinander geschaffen wird.

REFLEXION

1. Welche Voraussetzungen brauchen Praxisanleitende, um effektiv in der Ausbildung tätig sein zu können?
2. An welche Personengruppen haben Praxisanleitende Erwartungen?
3. Wie kann das Big-Five-Modell angewendet werden, um die Persönlichkeit eines Menschen zu beschreiben?
4. Wie steht die Persönlichkeitsentwicklung mit den Aufgaben in Beziehung?
5. Welche Bedürfnisse haben Menschen bezüglich ihrer Arbeit?
6. Wie stehen das Menschenbild, die persönliche Einstellung und Wesensmerkmale in Verbindung mit Praxisanleitung?
7. Was versteht man unter Ambiguitätstoleranz?
8. Welches Rollenverständnis brauchen Praxisanleitende?
9. Welche Rahmenbedingungen müssen gegeben sein, um zwischen der Rolle der Pflegefachperson und der der Praxisanleitenden wechseln zu können?
10. Welche Kompetenzen müssen Praxisanleitende Auszubildenden vermitteln?
11. Welche Modelle sind hilfreich, um Auszubildende zu Handlungskompetenz zu verhelfen?
12. Erläutern Sie die fünf Stufen zur Entwicklung der Pflegekompetenz von Patricia Benner.
13. Was sind die Aufgaben Praxisanleitender in der geplanten und der situativen Anleitung?
14. Welche Rolle spielt die Kooperation zwischen Praxisanleitenden und Pflegeschule?

LITERATUR

1. Akademie für Persönlichkeitsentwicklung. Carl R. Rogers. 2025. Aus: https://akademie-fuer-persoenlichkeits-entwicklung.de/carl-rogers/ (letzter Zugriff: 27.5.2025).
2. Benner P. Stufen zur Pflegekompetenz. From Novice to Expert. Bern: Hogrefe, 2017.
3. Breithaupt, T. Was ist Persönlichkeitsentwicklung? Definition, Tipps und Beispiele. 2024. Aus: www.business-leaders.net/was-ist-persoenlichkeitsentwicklung (letzter Zugriff: 1.2.2025).
4. Bundesinstitut für berufliche Bildung. Definition und Kontextualisierung des Kompetenzbegriffes. 2020. Aus: www.bibb.de/de/8570.php (letzter Zugriff: 27.5.2025).
5. Cornelsen. Die innere Haltung. Ein wichtiger Teil der Lehrerpersönlichkeit. 2022. Aus: www.cornelsen.de/magazin/beitraege/die-innere-haltung (letzter Zugriff: 12.10.2025).
6. Engeln H, Harf R. Fünf Charakterzüge, die jeder hat: So entschlüsseln Psychologen unser Wesen. BIG-Five-Modell. GEOkompakt. 2017; 50. Aus: www.geo.de/magazine/geo-kompakt/15836-rtkl-big-five-modell-fuenf-charakterzuege-die-jeder-hat-so-entschluesseln (letzter Zugriff: 27.5.2025).
7. Fachkommission nach § 53 PflBG. Rahmenpläne der Fachkommission nach § 53 PflBG. 2. A. 2020. Aus: www.bibb.de/dienst/publikationen/de/16560 (letzter Zugriff: 12.10.2025).
8. Fehm L, Fydrich T, Sommer K. Prüfungsangst. Fortschritte der Psychologie. 2. A. Göttingen: Hogrefe, 2022.
9. Hattie J. Lernen sichtbar machen für Lehrpersonen. Überarbeitete deutschsprachige Ausgabe von „Visible Learning for Teachers" besorgt von Wolfgang Beywl und Klaus Tierer. 4. A. Hohengehren: Schneider, 2019.
10. Kerngruppe Curriculum Stuttgart (Hrsg.). Integrative Pflegeausbildung, Das Stuttgarter Modell. Pflegeberuflicher und pädagogischer Begründungsrahmen. Braunschweig: Winklers, 2006.
11. Krems B. Kompetenzen als Ziele von Bildung und Qualifikation. 2024. Aus: https://olev.de/k/kompetenz_als_bildungsziel.htm (letzter Zugriff: 27.5.2025).
12. Kriesten U. Praxisanleitung – gesetzeskonform, methodenstark & innovativ. Hannover: Schlütersche Verlagsanstalt, 2021.
13. Pförtner J. Handlungsorientierter Unterricht. Harmonie zwischen Kopf, Herz und Hand. 2014. Aus: https://prezi.com/yp_zvomcwzgd/praxisorientierter-unterricht/ (letzter Zugriff: 27.5.2025).
14. Quernheim G. Spielend anleiten und beraten. Praktische Pflegeausbildung kompetent gestalten. 6. A. München: Elsevier, 2022.
15. Rauen Group. Coaching-Lexikon. Wertschätzung. Aus: www.rauen.de/coaching-report/lexikon.html (letzter Zugriff: 27.5.2025).
16. Schäfer, D. Persönliche Kompetenzen: Schlüssel zum Erfolg im Beruf- und Privatleben. 2024. Aus: www.haufe-akademie.de/blog/themen/persoenliche-kompetenz/persoenliche-kompetenzen/ (letzter Zugriff: 27.5.2025).

KAPITEL

3

Christian Braunschweiger

Die Auszubildenden: Voraussetzungen, Anforderungen und Pflichten

Die professionelle Identität bei Lernenden auszubilden, ist für Praxisanleitende eine Herausforderung, weil sich die meisten Auszubildenden noch in der Entwicklung befinden und zudem individuell unterschiedliche Voraussetzungen mitbringen. Der Wechsel von der Schule in den Berufsalltag ist für viele nicht leicht und verlangt ihnen einiges ab. Daher ist es wichtig, dass Praxisanleitende geduldig sind und Verständnis für die Situation der Auszubildenden entwickeln.

Die Auszubildenden haben verschiedene Rollen zu erfüllen, die aus den Erwartungen der Anspruchsgruppen (➤ 3.1.5) resultieren, z. B.:

- Auszubildender
- Mitarbeitender
- Bezugsperson für zu pflegende Menschen und deren Bezugspersonen
- Teammitglied
- Vorbild für Auszubildende aus einem anderen Ausbildungsjahr
- Freund
- Kollege

3.1 Persönliche Voraussetzungen

Jeder Mensch ist einzigartig und bringt dadurch unterschiedliche Voraussetzungen mit, welche auch abhängig sind von Alter, Sozialisation und Entwicklung. Neben den verschiedenen Lerntypen (➤ 4.2.2) gibt es viele weitere Voraussetzungen, die Auszubildende mitbringen und/oder entwickeln müssen (➤ Abb. 3.1), u. a.:

- Belastbarkeit
  - Physisch
  - Psychisch
- Kognitive Fähigkeiten
  - Logisches Denken
  - Merkfähigkeit
  - Beobachtungsgabe
- Gute Deutschkenntnisse
  - Schriftlich
  - Mündlich
- Blut, Körperausscheidungen sehen, riechen und damit umgehen können
- Resilienz (➤ 2.1.5)
- Reflexionsfähigkeit (➤ 2.3.2)
- Auf Menschen zugehen können
- Beziehungen
  - eingehen
  - halten
  - beenden
- Professionelle Nähe und Distanz einhalten können

Das Vorhandensein dieser Voraussetzungen sollte am besten schon beim Vorstellungsgespräch abgeklärt werden, in dem einige dieser Aspekte angesprochen werden. Einige Gesundheitseinrichtungen führen Eignungstest durch. Für Praktika und Schulabschlüsse werden Punkte vergeben, unter Umständen werden auch Referenzen eingeholt. Darüber hinaus bietet die im Arbeitsvertrag festgelegte Probezeit Gelegenheit, die Eignung der Auszubildenden eingehender zu beurteilen. Auf der anderen Seite haben die Auszubildenden ebenfalls in dieser Zeit die Möglichkeit zu prüfen, ob der Pflegeberuf tatsächlich ihr Wunschberuf ist.

3.1.1 Neurophysiologische Voraussetzungen

Das Gedächtnis (➤ 4.1.1) entwickelt sich während des Säuglingsalters, und ein Erinnern ist ab etwa 18 Monaten möglich. Die Gedächtnisleistung ist zwischen dem sechsten und zehnten Lebensjahr am höchsten. Das Vermögen, sich an Zahlenfolgen zu erinnern, steigt kontinuierlich und hat mit etwa 16 Jahren seinen Höhepunkt. Das bedeutet, dass sich die meisten Auszubildenden zu Beginn ihrer Ausbildung auf dem Höhepunkt ihrer Gedächtnisleistung befinden, jedoch wird diese Fähigkeit durch die pubertätsbedingte Umwandlung des Frontalkortex beeinträchtigt (s. unten).

Limbisches System und Frontalkortex

Das limbische System (➤ Abb. 3.2) ist das Hirnareal, das für Gefühle und Stimmungen zuständig ist. In einem bestimmten Teil dieses Systems, dem temporoamygdalären System, entstehen Emotionen und Motivation. Beide Systeme sind neben dem Hirngebiet des Frontalkortex entscheidend für die Arbeit mit Jugendlichen, denn der **Frontalkortex** (➤ Abb. 3.2)

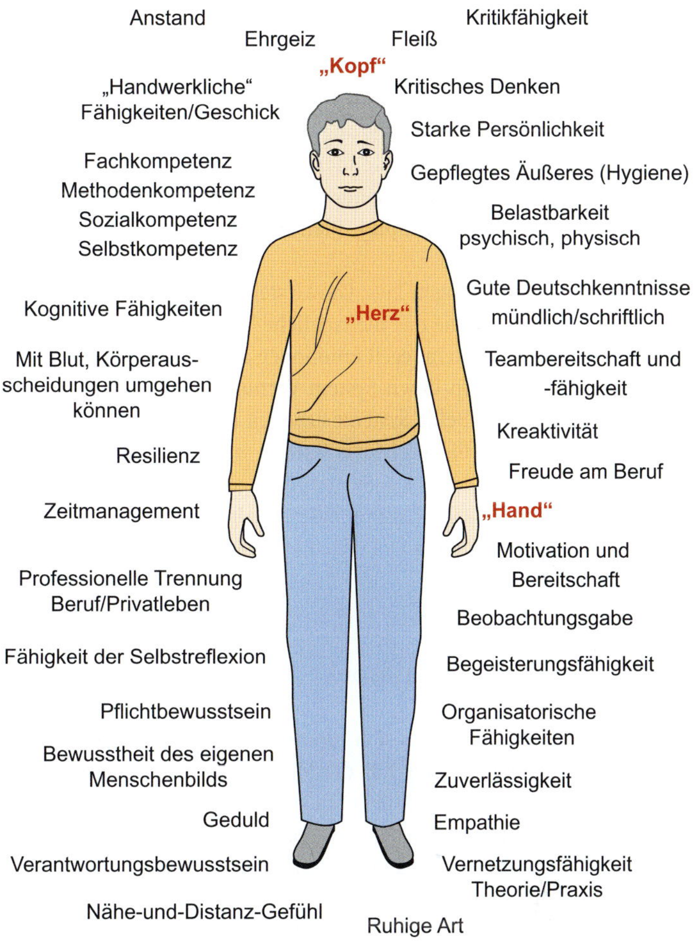

Abb. 3.1 Einige persönliche Voraussetzungen und Kompetenzen, die Auszubildende mitbringen sollten. [L143]

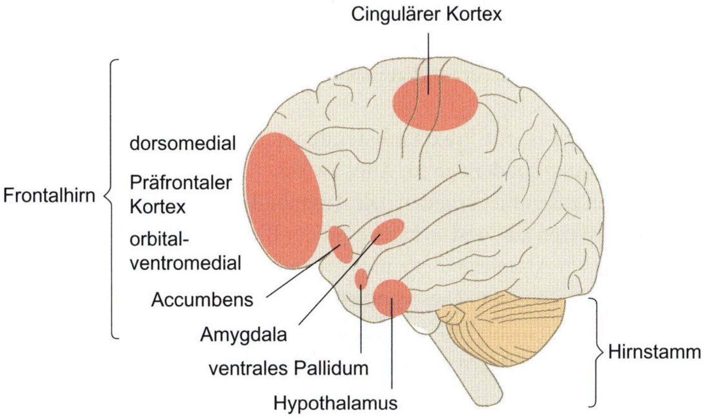

Abb. 3.2 Bei Jugendlichen im Umbau begriffen: limbisches System und Frontalkortex. [L143]

befindet sich in der Zeit der Pubertät im Umbau und arbeitet zuweilen nicht adäquat; zumindest erscheint das Verhalten Jugendlicher aus Sicht Erwachsener oft unverständlich. Dieser Umbauprozess ist erst nach dem 18. Lebensjahr vollständig abgeschlossen. Zum Verständnis ihrer Auszubildenden in dieser Altersgruppe trägt bei, wenn Anleitende wissen: Der Frontalkortex steuert **Selbstdisziplin, Planung, Organisation** und **Motivation.**

Laut dem Neuropsychologen Lutz Jäncke steuern zwei gegensätzliche Systeme das menschliche Verhalten: Das Bottom-up-System regelt Emotionen und Risikobereitschaft, das Top-down-System Vernunft und Impulskontrolle [6]. Beide Systeme arbeiten im Frontalkortex. Bei Jugendlichen ist das Bottom-up-System sehr stark, das Top-down-System dagegen sehr schwach ausgeprägt. Die Jugendlichen werden von Ersterem gesteuert und können dies nur schwer beeinflussen.

Bindungs- und Erregungsaspekt

Bei beiden Aspekten handelt es sich um den Grad der Bindung zu Bezugspersonen, z. B. der Mutter. Im Säuglingsalter ist der Bindungsaspekt am stärksten, der Erregungsaspekt am geringsten ausgeprägt. Ab dem 4. bis 5. Lebensjahr sind beide Systeme ausgeglichen stark, im Alter von 14/15 Jahren, also zur Zeit der Pubertät, ist der Bindungsaspekt am geringsten ausgeprägt, der Erregungsaspekt dagegen am stärksten. Dies spiegelt den **Ablöseprozess,** in dem sich die Jugendlichen befinden. Im Alter von etwa 20 Jahren ist dieser Prozess abgeschlossen und die Ausprägung beider Aspekte pendeln sich gleich stark ein. Bindung und Erregung haben dann den gleichen gemäßigten Stellenwert. ➤ Abb. 3.3 veranschaulicht diesen Sachverhalt.

Dieses Wissen ist für Praxisanleitende wichtig, wenn sie mit Auszubildenden im Alter zwischen 15 und 17 Jahren zusammenarbeiten. Die Auszubildenden testen Grenzen aus, und so kann es in der Beziehung zwischen Praxisanleitendem und Lernendem zu Schwierigkeiten kommen. Diese sind entwicklungsbedingt und haben nichts mit der Person des Praxisanleitenden zu tun, sondern mit den Auszubildenden und ihrer Entwicklung.

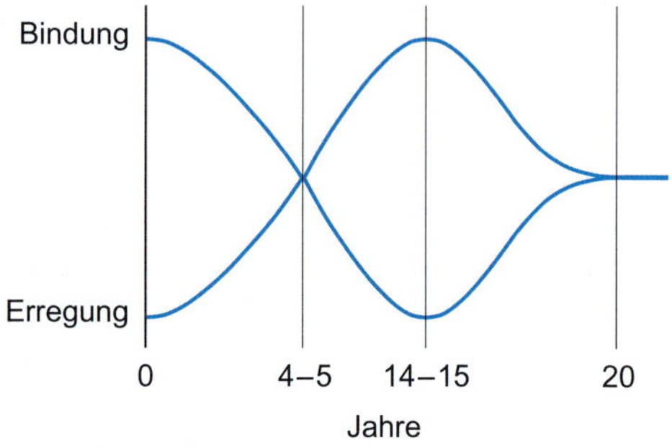

Abb. 3.3 Die Ausprägung des Bindungs- und des Erregungsaspekts vom Säuglings- bis zum jungen Erwachsenenalter. [L143]

3.1.2 Persönlichkeitsentwicklung

Die Entwicklung der Persönlichkeit ist etwas Individuelles und beginnt unmittelbar nach der Geburt. Es ist ein fließender Prozess. Jede Person entwickelt sich abhängig von verschiedenen Faktoren:

- Natürliche Anlagen
  - Genetik
  - Hormone
- Soziales Umfeld
- Lebenserfahrung

Die Persönlichkeit kann gestützt und auch verändert werden durch folgende Faktoren:

- Resilienz (➤ 2.1.5)
- Selbstbewusstsein
- Selbstreflexion (➤ 2.3.2)
  - Was ist mir wichtig?
  - Wie bin ich?
  - Wie möchte ich sein?
  - Was habe ich für Erwartungen und Ziele im Leben?
  - Was möchte ich erreichen?
- Fähigkeit, aus Fehlern zu lernen (➤ 7.4.7)
- Fähigkeit, situationsorientiert zu lernen (➤ 4.3.2)

Kommunikation, Selbstbewusstsein und Bedürfnisse haben ebenfalls einen großen Einfluss auf die Persönlichkeitsentwicklung (➤ Abb. 3.4).

3.1.3 Lernbiografie

Die Lernbiografie zu kennen, ist essenziell, um individuell auf die Auszubildenden eingehen und an-

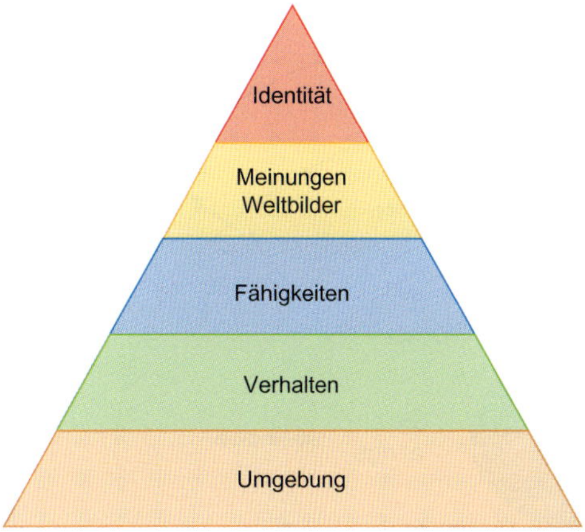

Abb. 3.4 Faktoren, die die Persönlichkeitsentwicklung beeinflussen. [L143]

gepasst anleiten zu können. Da sich Lernbiografien individuell unterscheiden, ist es wichtig zu wissen, wie ein Auszubildender lernt und bisher gelernt hat, um Lerninhalte so zu vermitteln, dass es dem jeweiligen Lerntyp (➤ 4.2.2) entspricht. Zudem unterscheiden sich die Lernbiografien nach der Qualifikation der Lernenden, und auch das Alter bzw. der Entwicklungsprozess spielt hier eine entscheidende Rolle. Dazu kann in einem Einführungsgespräch zu Beginn der Ausbildung ein Test durchgeführt werden, um den Lernstiltyp zu ermitteln. Auch eine Befragung zu den bisherigen Lernerfahrungen gibt darüber Aufschluss:

- Wie lernt der Auszubildende?
  - Mit Bildern
  - Durch Ausprobieren
  - Durch Zusammenfassen
  - Mit Filmen
  - Mit Lernkarten
- Was ist lernförderlich?
- Was ist lernhinderlich?
- Was erzeugt Motivation?
- Was erzeugt Demotivation?
- Wie wirkt sich Stress aus?
  - Förderlich
  - Hinderlich
- Wie geht der Auszubildende an neue Aufgaben heran?
- Wie wurde er in Kindheit und Jugend gefördert?
- Wie geht er mit Erfolg und Misserfolg um?
  - Lehnt er sich nach einem Erfolgserlebnis zurück oder wird er dadurch motiviert, erst recht durchzustarten?
  - Zieht er sich bei Misserfolg zurück oder fungiert dies als Ansporn für einen erneuten Versuch?

Bronfenbrenners ökosystemischer Ansatz (➤ 3.1.4) besagt, dass das soziale Umfeld großen Einfluss darauf hat, wie ein Kind sich entfalten und lernen kann. Das gilt auch für das spätere Lernverhalten in Ausbildung oder Studium und auch für die Pflegeausbildung, die nicht nur eine emotionale, physische und psychische Stabilität erfordert, sondern auch soziale Kompetenz (➤ 2.3.3). Die Auszubildenden werden mit schwierigen und belastenden (Pflege-)Situationen (➤ 8.1.1) konfrontiert und haben eventuell private Probleme, sodass diese zu Lernblockaden etc. führen können (➤ 5.2.2).

MERKE

Unabhängig von Lernbiografie und Lerntyp steht bei der Praxisanleitung das situationsorientierte Lernen im Vordergrund (➤ 4.3.2), da die Rahmenpläne nach dem Situationsprinzip ausgerichtet sind (➤ 1.2.3).

3.1.4 Persönlicher Hintergrund

Auch der persönliche Hintergrund wirkt sich auf die Lernbiografie aus. Folgende Fragen sind hier essenziell:

- Wie ist der Auszubildende aufgewachsen?
- Wie wurde er sozialisiert?
- Wie sieht sein familiäres Umfeld aus?
- Welchen kulturellen Hintergrund hat er?
- Wie geht er mit schwierigen Lebenssituationen um?
- Wie lernt er?
- Was für ein Lerntyp (➤ 4.2.2) ist er?
- Wie geht er mit Herausforderungen um?

Für Praxisanleitende ist das Wissen um den persönlichen Hintergrund wichtig, um im Lernprozess die jeweils richtige Strategie (➤ 4.3) wählen zu können.

Ökosystemischer Ansatz der Entwicklung

Der russisch-amerikanische Entwicklungspsychologe Urie Bronfenbrenner versucht mit seinem ökosyste-

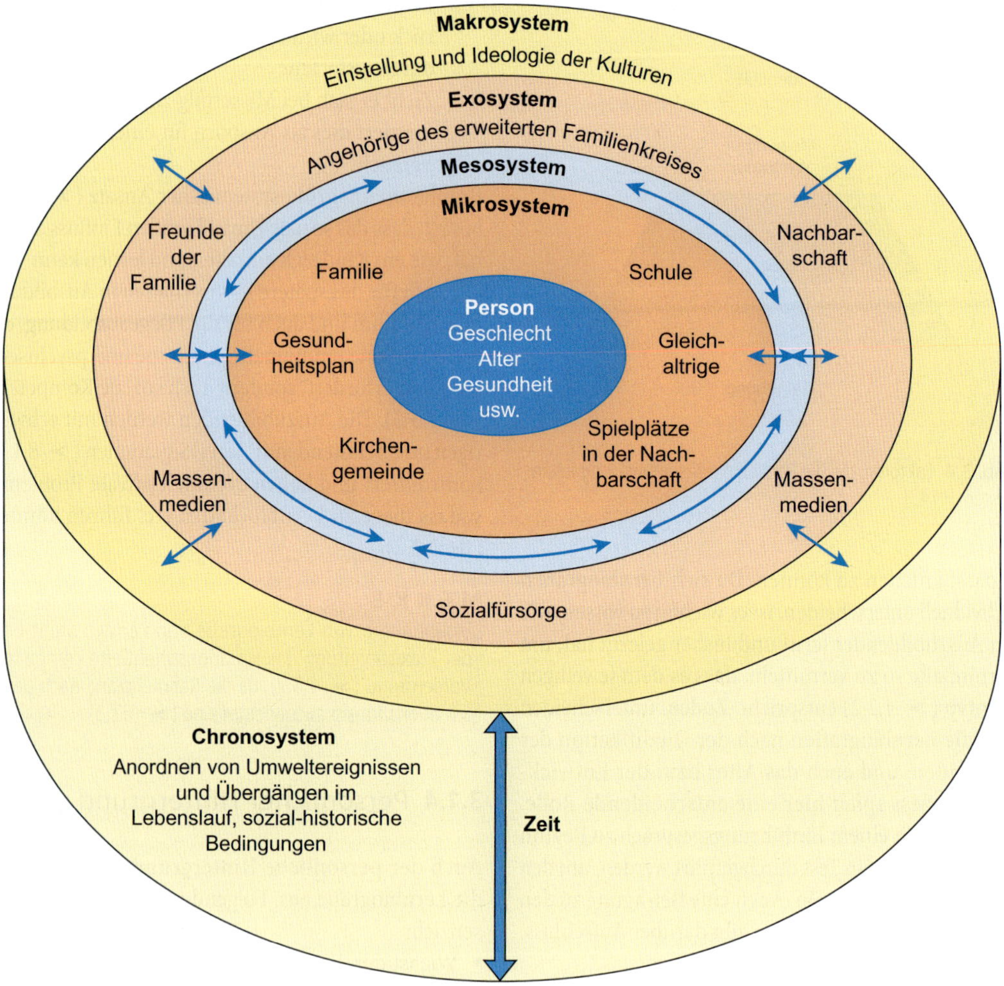

Abb. 3.5 Die fünf Systeme, welche die Entwicklung eines Individuums prägen. [L143]

mischen Ansatz der Entwicklung aufzuzeigen, dass die Entwicklung von Menschen eng mit Ihrer Umwelt zusammenhängt [13]. Danach ist menschliche Entwicklung ein Prozess gegenseitiger Anpassung zwischen dem selbsttätigen Individuum und den sich ändernden Eigenschaften seiner näheren und weiteren Lebensumwelt. Der ökosystemische Ansatz teilt die miteinander verknüpften Lebensbereiche eines Menschen in fünf Systeme (➤ Abb. 3.5) ein:

1. **Mikrosystem:** umfasst, aber beschränkt sich nicht auf Freundschaften, Familie, Aktivitäten und Lehrer einer Person.
2. **Mesosystem:** Verbindungen und Interaktionen unterschiedlicher Lebensbereiche innerhalb des Mikrosystems (z. B. Lehrer kommuniziert mit den Eltern eines Auszubildenden).
3. **Exosystem:** Menschen und soziale Umgebungen, mit denen eine Person möglicherweise nicht direkt interagiert, von diesen aber indirekt beeinflusst wird (z. B. wirkt sich der Arbeitsplatzverlust seines Vaters auf einen Auszubildenden aus).
4. **Makrosystem:** Werte, Moralvorstellungen und Tradition der Kultur/Gesellschaft, in der die Person lebt.
5. **Chronosystem:** im Lauf der Zeit auftretende Ereignisse und Übergänge in der Entwicklung einer Person (z. B. körperliche Entwicklung eines Menschen während seines Lebens).

Bronfenbrenners Theorie zeigt Pädagogen, dass die **Umgebung** eines Lernenden ein **Schlüsselfaktor** für seine Entwicklung ist. Nicht nur die Lehrenden spielen eine Rolle in dessen Umgebung, sondern auch Freunde, Familie, Nachbarn und viele mehr. Diese fünf Systeme, denen ein Mensch ausgesetzt ist, beeinflussen seine Entwicklung in allen Bereichen und prägen seine Persönlichkeit. So bringen Auszubildende unterschiedlichste Erfahrungen und Verhaltensmuster aus ihrer Kindheit und ihrem nahen Umfeld mit.

Natürlich können in einem Ausbildungsverhältnis nicht alle Bereiche des Modells nach Bronfenbrenner berücksichtigt werden. Dennoch erleben Praxisanleitende Auszubildende, die Blockaden aufzeigen und Hilfe in Lebenssituationen benötigen, die sich parallel zur Ausbildung ergeben. So kann es z. B. vorkommen, dass im Unterricht die Basale Stimulation® mit praktischen Übungen vermittelt wird und Lernende, die sexuelle Übergriffe in der Kindheit erlebt haben, die Übungen nicht durchführen können. Hier ist es wichtig, die Auszubildenden nicht zu zwingen, sondern das Gespräch mit ihnen zu suchen oder sie an kompetente Vertrauenspersonen weiterzuvermitteln.

Sozialer Hintergrund

Nicht nur Jugendliche aus prekären, bildungsfernen oder schwierigen familiären Verhältnissen können Schwierigkeiten haben, den Wechsel von der Schule in die Ausbildung zu meistern und/oder die Ausbildung erfolgreich zu absolvieren. Auch junge Menschen, die aus einem gut situierten Umfeld stammen und denen es augenscheinlich an nichts fehlt, können hier scheitern. Einer der Gründe dafür könnte die Wohlstandsverwahrlosung sein.

DEFINITION

Wohlstandsverwahrlosung: Begriff für einen Zustand von Jugendlichen, die im materiellen Überfluss keine zu erreichenden Ziele mehr haben.

Nach Lutz Jäncke scheint es Hinweise zu geben, dass Menschen einer höheren Gefahr ausgesetzt sind, ein Suchtverhalten zu entwickeln, wenn sie alles bekommen und im Wohlstand verwahrlosen [7]. Sie brauchen neue Inputs und greifen dafür zu Drogen oder führen andere süchtig machende Tätigkeiten exzessiv aus, z. B. Sport, Drogen, Putzen, Fernsehen, Alkoholkonsum, Essen, Internet-Kasinospiele, Internetkäufe.

PRAXISTIPP

Der Neuropsychologe Lutz Jäncke gibt in seinem Vortrag [7] folgende Tipps im Umgang mit Jugendlichen:

- Wiederholen Sie das gewünschte Verhalten immer und immer wieder, am besten ohne Störungen. Seien Sie auch Vorbild und leben Sie das gewünschte Verhalten vor.
- Betreiben Sie eine Face-to-Face-Kommunikation, dies schafft Vertrauen.
- Stecken Sie die Grenzen eng: Jugendliche brauchen Regeln und Disziplin.

PRAXISTIPP

Weiterführende Literatur

Jäncke L. Ist das Hirn vernünftig? Erkenntnisse eines Neuropsychologen. 2. A. Bern: Hogrefe, 2016.

Kultureller Hintergrund

Diversität, auch und gerade was den kulturellen Hintergrund betrifft, bringt mitunter Schwierigkeiten mit sich, in der Regel überwiegen jedoch die Vorteile. Wenn in einem Kurs auch Auszubildende mit einem anderen kulturellen Hintergrund lernen,

- wächst das Verständnis für das Andere, Fremde, wodurch die Teamkultur gestärkt wird, was wiederum den Zusammenhalt erhöht,
- erweitert sich der Horizont jedes Auszubildenden,
- steigt die kultursensible Pflegekompetenz (➤ 11.1).

In ➤ 11.2 wird näher auf die Arbeit mit Auszubildenden mit Migrationsgeschichte eingegangen.

3.1.5 Erwartungen

Die Erfahrungen und Vorstellungen des Einzelnen davon, wie er die Welt sieht und wie er Situationen interpretiert, sowie dessen Wissensstand erzeugen Erwartungen. Diese Erwartungen können zu Beginn der Pflegeausbildung folgende Aspekte betreffen:

- Funktionsweisen
- Abläufe
- Pflegealltag

Manchmal werden Erwartungen übertroffen, manchmal nicht erfüllt, und immer wieder ergibt sich eine Neubeurteilung und daraus gegebenenfalls neue Erwartungen. So ist die Erwartungshaltung ein dynamischer Prozess, welcher sich bei reflektierten und aufmerksamen Menschen entwickeln kann. Erwartungen entwickeln sich im systemischen Kontext und sind eng mit dem Konstruktivismus (➤ 4.2.1) verbunden.

MERKE

Menschen konstruieren ihre Welt und sehen die Welt, wie sie sie konstruiert haben. Erwartungen sind ein Teil der individuellen Lebenswelt.

Erwartungen der Anspruchsgruppen

Auszubildende haben mit verschiedenen Anspruchsgruppen zu tun, die unterschiedliche Erwartungen haben.

- Ausbildende Gesundheitseinrichtung
  - Betriebsleitung/Pflegedienstleitung
  - Bereichsleitung
  - Praxisanleitende
  - Arbeitskollegen
  - Andere Auszubildende
- Berufs-/Gesundheitsfachschule
  - Pflegepädagogen/Praxisbegleitende
- Eltern/Bezugspersonen
- Partner
- Freunde/Kollegen

Die genannten Anspruchsgruppen haben unterschiedliche Erwartungen an den Auszubildenden.

- **Ausbildende Einrichtungen:**
  - Die **Betriebsleitung/Pflegedienstleitung** hat den Anspruch, die bestmögliche Dienstleistung für die zu pflegenden Menschen zu bieten. So ist z. B. der Betriebsleitung einer stationären Langzeitpflegeeinrichtung daran gelegen, dass Bewohner und deren Bezugspersonen zufrieden und bestmöglich gepflegt bzw. betreut werden. Zusätzlich hat sie den Anspruch, dass sich die Mitarbeitenden wohlfühlen und die Betriebskosten bei höchstmöglichem Umsatz niedrig sind. Dementsprechend sind ihre Erwartungen an die Mitarbeitenden. Von Auszubildenden erwartet die Pflegedienstleitung, dass sich diese an die Regeln halten und ihren Einsatz engagiert und mit einem für die zu pflegenden Menschen guten Pflegeergebnis durchführen.
  - Die **Bereichsleitung** hat den Anspruch, dass die Mitarbeitenden zufrieden sind und ihre besten Leistungen erbringen und die Bewohner die bestmögliche Pflege und Betreuung erhalten. Dieser Anspruch, was beste Leistung und Teamfähigkeit betrifft, und die damit verbundenen Erwartungen beziehen sich auch auf die Auszubildenden.
  - Die **Praxisanleitenden** erwarten, dass die Auszubildenden motiviert sind, ihre Arbeit so kompetent, wie es ihrem Ausbildungsstand entspricht, ausführen, maximale Präsenz in Gesundheitsfachschule und Praxisbetrieb zeigen und gesetzte Ziele erreichen.
  - Die **Arbeitskollegen** haben die Erwartung, dass Auszubildende für die Dauer ihres Einsatzes Mitglieder des Teams werden und ihren Beitrag leisten, um die anfallenden Aufgaben zu bewältigen.
  - Die **anderen Auszubildenden** haben den Anspruch an ihre Mitauszubildenden, die gleichzeitig auch ihre Kollegen sind, dass sie gemeinsam Spaß haben, zusammen lernen und auf gleicher Ebene arbeiten. Es können auch private Freundschaften entstehen, dann wird ein Mitauszubildender zum Freund.
- **Berufs-/Gesundheitsfachschule:** Die **Pflegepädagogen** haben den Anspruch, dass die Auszubildenden erfolgreich lernen und die staatlichen Abschlussprüfungen bestehen. Sie wollen, dass die Auszubildenden am Unterricht teilnehmen und sich aktiv beteiligen. Bei der **Praxisbegleitung** haben Pflegepädagogen den Anspruch, dass die Auszubildenden motiviert sind, mitmachen, etwas lernen wollen und das im Unterricht erworbene Wissen in die Praxis umsetzen und jederzeit abrufen können.
- Die **Eltern/Bezugspersonen** möchten, dass ihre Kinder in der Ausbildung glücklich und erfolgreich sind und in ihrem Leben etwas erreichen. Sie wollen gute Noten sehen und dass ihre Kinderkeine Probleme in der theoretischen und praktischen Pflegeausbildung haben werden. Auch erwarten sie von ihren Kindern im Ausbil-

dungsalter ein überwiegend selbstständiges Lernen.

- Der/Die **Partner/in** des Auszubildenden hat die Erwartung, dass Letztere/r für ihn da ist und etwas mit ihm/ihr unternimmt. Er/Sie will mit dem Auszubildenden Spaß haben und Zeit verbringen.
- Die **Freunde** haben die Erwartung, mit den Auszubildenden etwas zu erleben, mit ihnen Party zu machen und Zeit zu verbringen, sowie dass sie für sie da sind.

Diese Erwartungen zerren an den Auszubildenden, sie können nicht allen rundum gerecht werden. Wer sich überfordert fühlt, kann mit Demotivation, Stimmungsschwankungen und sogar Depressionen reagieren. Zumal sich bei jungen Auszubildenden der Frontalkortex des Gehirns noch im Umbruch befindet (➤ 3.1.1). Dazu können private Probleme kommen: Die Eltern lassen sich scheiden, geliebte Großeltern oder auch Elternteile sterben, Beziehungen gehen in die Brüche. Mit all diesen Anforderungen und Ansprüchen sind die Auszubildenden in der Phase zwischen dem 15. und 19. Lebensjahr konfrontiert.

Erwartungen der Auszubildenden

Auch die Auszubildenden haben an die verschiedenen Anspruchsgruppen unterschiedliche Erwartungen:

- **Ausbildende Einrichtungen:**
  - Die **Betriebsleitung/Pflegedienstleitung** soll bei übergeordneten Problemen, die nicht durch Praxisanleitende, Stationsleitende geklärt werden können, ein offenes Ohr haben.
  - Die **Bereichsleitung** soll Unterstützung bei Schwierigkeiten bieten, eine gute Dienstplanung durchführen und jederzeit ansprechbar sein.
  - Die **Praxisanleitenden** sollen fachlich kompetent sein, gut erklären können, empathisch und vertrauensvoll sein.
  - Die **Arbeitskollegen** sollen empathisch und teamfähig sein sowie ein gutes Fachwissen haben und, wenn sie Pflegetätigkeiten zeigen, diese nach Standard der Gesundheitseinrichtung ausführen, damit die Auszubildenden nicht durch unterschiedliche Handlungsanweisungen verwirrt werden.
  - Die **anderen Auszubildenden** sollen kollegial und für einen Spaß zu haben sein, aber auch Hilfestellung geben können, vor allem wenn sie in der Ausbildung weiter vorangeschritten sind.
- Die **Gesundheitsfachschule** soll gut organisiert sein und kompetente Pflegepädagogen haben, die einen guten und interessanten Unterricht und eine ebensolche **Praxisbegleitung** bieten und die Lernenden als Individuen wahrnehmen und begleiten.
- **Eltern/Bezugspersonen** sollen unterstützen, wenn es in der Ausbildung mal nicht rundläuft, und Freiraum fürs Lernen und Freizeitaktivitäten sowie Vertrauen geben.
- Auch der/die **Partner/in** soll unterstützen und genügend Freiraum fürs Lernen gewähren.
- Die **Freunde** sollen Verständnis zeigen und Zeit haben für Unternehmungen.

3.2 Pflichten der Auszubildenden

Die Praxisanleitung ist in der Ausbildungs- und Prüfungsverordnung für die Pflegeausbildung (PflAPrV) festgeschrieben und in die praktische Ausbildung integriert. Die Pflichten der Auszubildenden sind in § 17 PflBG verankert. Das Pflegeberufegesetz besagt, dass sich der Auszubildende zu bemühen hat, „die in § 5 genannten Kompetenzen [➤ 1.2.2] zu erwerben, die erforderlich sind, um das Ausbildungsziel zu erreichen. Sie oder er ist insbesondere verpflichtet,

- an den vorgeschriebenen Ausbildungsveranstaltungen der Pflegeschule teilzunehmen,
- die ihr oder ihm im Rahmen der Ausbildung übertragenen Aufgaben sorgfältig auszuführen,
- einen schriftlichen oder elektronischen Ausbildungsnachweis zu führen,
- die für Beschäftigte in den Einrichtungen nach § 7 geltenden Bestimmungen über die Schweigepflicht einzuhalten und über Betriebsgeheimnisse Stillschweigen zu wahren und
- die Rechte der zu pflegenden Menschen zu achten.“

Daneben haben sie selbstverständlich auch die im Ausbildungsvertrag festgelegten arbeitsrechtlichen Pflichten zu erfüllen.

3.2.1 Teilnahme an Praxisanleitungen

Für die Auszubildenden ist die Teilnahme an Praxisanleitungen nicht nur Pflicht, sondern auch eine besondere Arbeits- und Lernsituation. Sie können zeigen, was sie bereits gelernt haben, Fragen stellen und Wissenslücken schließen. Häufig arbeiten Auszubildende im Rahmen der Praxisanleitungen besonders engagiert und erzielen bessere Ergebnisse als in Situationen ohne Praxisanleitende, weil sie sich in einem sicheren Rahmen bewegen.

Praxisanleitungen sind vom Gesetz her verpflichtend und müssen mindestens zehn Prozent der praktischen Ausbildungszeit umfassen und von pädagogisch ausgebildetem Fachpersonal durchgeführt werden (§ 6 Abs. 3 PflBG). Die Praxisanleitungen tragen dazu bei, dass die im Unterricht vermittelte Theorie in der Praxis angewandt werden kann (Theorie-Praxis-Transfer, ➤ 4.5), und die Erkenntnisse aus der Reflexion (➤ 7.5.1) bringen die Auszubildenden in ihrem Lernprozess voran. Das Agieren in Anleitungssituationen reduziert zudem die Aufregung und die Angst davor, Pflegehandlungen unter Beobachtung vorzunehmen. Dies ist wiederum eine gute Vorbereitung auf praktische Prüfungen, da die Nervosität reduziert und das Selbstbewusstsein gestärkt wird.

3.2.2 Sorgfältige Ausführung der übertragenen Tätigkeiten

Die sorgfältige Ausführung der den Auszubildenden übertragenen Tätigkeiten ist vor allem in der Arbeit mit zu pflegenden Menschen essenziell. Die Auszubildenden müssen die Handlungen sorgfältig und pflichtbewusst ausführen, da sonst die zu pflegenden Menschen gefährdet werden. Dies setzt voraus, dass die Aufgaben von den Praxisanleitenden und den verantwortlichen Pflegefachpersonen so ausgewählt werden, dass sie dem jeweiligen Kenntnisstand der Auszubildenden entsprechen und von ihnen auch sorgfältig ausgeführt werden können. Wenn Auszubildende über eine fundierte theoretische Grundlage verfügen, der Theorie-Praxis-Transfer (➤ 4.5) erfolgt ist, das Wissen in Praxisanleitungen geübt und durch das Feedback (➤ 5.2.2) der Praxisanleitenden optimiert wurde, ist dies gewährleistet. Praxisanleitende und verantwortliche Pflegefachpersonen versichern sich vor der Freigabe der eigenständigen Ausführung einer Tätigkeit, dass die Auszubildenden diese auch tatsächlich beherrschen, und überprüfen deren Ausführung zudem in regelmäßigen Abständen.

Auszubildende durchlaufen eine Reihe von Gefühlen bei der Umsetzung der ihnen übertragenen Tätigkeiten, bis sie die höchste Stufe „Juhu, es hat geklappt“ erreichen (➤ Abb. 3.6). Sie müssen für sich selbst und zum Wohl der zu pflegenden Menschen motiviert sein, die höchste Stufe zu erreichen und sich Zeit für die Entwicklung ihres Könnens geben. Praxisanleitende unterstützen sie dabei und leiten sie an, die erforderliche Handlungskompetenz zu erreichen. Hängt ein Auszubildender auf einer Stufe fest, ist unter Umständen das Hinzuziehen eines Lernbegleiters angezeigt, um Schritte einzuleiten, die ihm auf die nächste Stufe helfen.

PRAXISBEISPIEL

Im praktischen Einsatz ihres letzten Ausbildungsdrittels bereitet sich die Auszubildende Nadine auf eine Praxisanleitung vor. Das Schwerpunktthema des Einsatzes ist die Versorgung von Wunden, die aufgrund von Durchblutungsstörungen entstanden sind. Wundverbände wurden im letzten Schulblock unterrichtet, und auch Nadines jetziger Einsatzbereich nutzt verschiedene Wundverbände. Nadines Erfahrung mit Wunderverbänden sind auf kleinere Wunden beschränkt, weshalb sie als Ziel der anstehenden Praxisanleitung die praktische Durchführung der Wundverbände unter aseptischen Bedingungen formuliert. Da im Alltag oft keine Zeit ist, um den Umgang mit Sterilgut zu üben, fühlt sich Nadine darin unsicher und ist froh, dass sie heute eine Praxisanleitung dazu erhält. Sie erwartet, dass die Anleitung ihr mehr Sicherheit bei dieser Tätigkeit vermitteln wird, wodurch wiederum ihre Motivation und ihr Selbstbewusstsein gesteigert werden.

3.2.3 Führen eines Ausbildungsnachweises

Der schriftliche Nachweis der Ausbildung, der die erworbenen Kompetenzen belegt, ist für die Lernenden Pflicht (§ 17 PflBG). Zu Beginn der Ausbildung muss den Auszubildenden ein Überblick über die gesamte

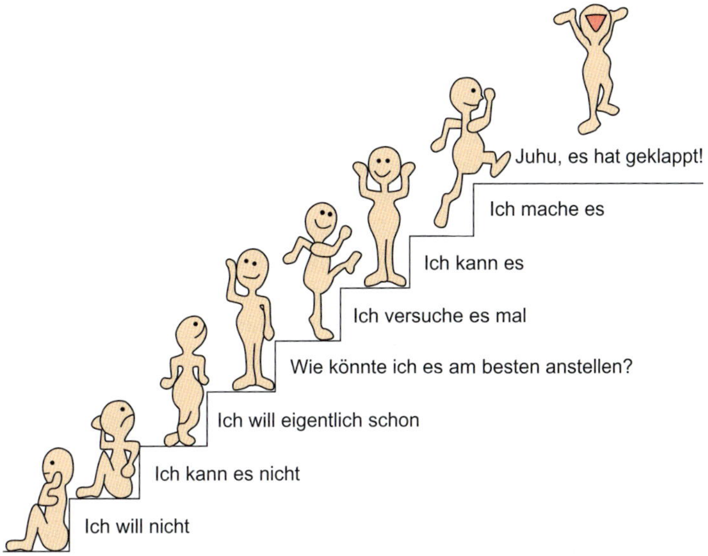

Abb. 3.6 Welche Stufe habe ich heute erreicht? Die Übertragung neuer Tätigkeiten kann bei Auszubildenden zunächst widersprüchliche Gefühle auslösen, bevor es ihnen gelingt, die Tätigkeit kompetent auszuführen. [L143]

Tab. 3.1 Auszug aus einem Ausbildungsnachweis

Einsatzzeitraum	Thema der Praxisanleitung	Dauer der Anleitung	Art der Anleitung	Durchführung der Anleitung (Datum, Unterschrift)
1. Orientierungseinsatz (3.11.2025–14.1.2026)	Einführung in den ersten praktischen Einsatz	7 Stunden	ET (Einführungstag)	Gabi Schmidt, 4.11.2025 ....
1. Orientierungseinsatz (3.11.2025–14.1.2026)	Anleitung zur Dauerkatheterpflege nach Hausstandard	30 Minuten	GA (Gruppenanleitung)	Sven Heimholt, 15.11.2025 ....

Theorie- und Praxisausbildung gegeben werden, und diese müssen den Ausbildungsverlauf von Anfang an schriftlich dokumentieren. Im Ausbildungsnachweis (➤ Tab. 3.1) müssen u. a. alle Praxisanleitungen, die länger als fünf Minuten dauern, vermerkt und von den Praxisanleitenden unterschrieben werden.

Der Ausbildungsnachweis muss von den Auszubildenden sorgfältig geführt werden, um u. a. nachweisen zu können, dass mindestens zehn Prozent der praktischen Ausbildung im Rahmen einer Praxisanleitung erfolgt sind (§ 4 PflAPrV). Dies ist **Voraussetzung** für die Zulassung zur staatlichen Prüfung.

Ausbildungsmanual (Ausbildungsnachweis)

Um die Auszubildenden Schritt für Schritt in ihre Handlungen einzuführen und den spiralförmigen Kompetenzaufbau der Ausbildung festzuhalten und für alle an der Ausbildung Beteiligten transparent zu machen, erhalten Lernende zu Beginn Ihrer Ausbildung von den Pflegeschulen Ausbildungsmanuale. Diesen bringen sie zu Beginn des praktischen Einsatzes in den jeweiligen Arbeitsbereich mit, damit die Ausbildung lückenlos dokumentiert werden kann. Das

Führen des Manuals liegt in der **Verantwortung des Auszubildenden.**

Inhaltlich sind dem Ausbildungsmanual keine Grenzen gesetzt. Die Auszubildenden bekommen Empfehlungen, hier ihre Formulare und Unterlagen nach einem klar definierten Raster einzuheften. Vor allem aber ist ein Ausbildungsmanual eine Möglichkeit, den Lernenden Abläufe von Praxisbegleitungen, Praxisanleitungen, Gruppenanleitungen, Einführungstagen etc. nach Einsätzen vorzulegen, damit sie den roten Faden durch die praktische Ausbildung erkennen können und eine Chance haben, sich auf Einsätze und Anleitungen einheitlich vorzubereiten. Um den Theorie-Praxis-Transfer (➤ 4.5) zu sichern, befinden sich sowohl die **Blockhandbücher** (inhaltliche Auflistung der Unterrichtseinheiten und Themen für jeden Schulblock) als auch Lernangebote der Einsatzbereiche (welche pflegerischen Inhalte den Auszubildenden im Einsatz erwarten) im Ausbildungsmanual. Darüber hinaus kann darin über arbeitsrechtliche Angelegenheiten, z. B. Arbeitszeiten, Jugendschutz, Auszubildendenversammlungen, informiert werden.

Wie intensiv sich ein Auszubildender mit den Lernangeboten der Einsatzgebiete beschäftigt, bleibt ihm selber überlassen. Es gibt aber die Vorgabe, dass die Ausbildungsinhalte und der Verlauf der dreijährigen Ausbildung für die Auszubildenden zu Beginn der Ausbildung vorliegen müssen, sodass die Auszubildenden die Lerninhalte mit den Praxisanleitenden anhand der Vorgaben vertiefen können. Die Pflegeschule kann das Führen des Ausbildungsordners benoten, was dann wiederum das korrekte Führen für den Auszubildenden zur Pflicht macht.

Das Ausbildungsmanual wird von allen drei Parteien (Auszubildenden, Pflegeschule und Praxisanleitenden an den Einsatzorten) eingesetzt, jedoch vom Auszubildenden gesteuert.

PRAXISTIPP

Praxisanleitende berücksichtigen dies und zeigen Geduld, auch wenn sie sich öfter wiederholen müssen. Andere Reaktionen können demotivierend wirken. Anleitende, die den Auszubildenden konsequent und mit einer gewissen Strenge, aber zugleich fair und respektvoll begegnen, verschaffen sich Respekt und werden von ihnen ernst genommen. Respekt wird nur demjenigen entgegengebracht, der selbst respektvoll ist.

REFLEXION

1. Was versteht man unter persönlichen Voraussetzungen?
2. Nennen Sie fünf Beispiele für persönliche Voraussetzungen.
3. Beschreiben Sie den Bindungs- und Erregungsaspekt.
4. Was sind Inhalte einer Lernbiografie?
5. Inwiefern beeinflusst die Lernbiografie die Ausbildung?
6. Was sind die Einflüsse, die einen Menschen in seiner Entwicklung und Entfaltung laut Bronfenbrenner beeinflussen?
7. Welche Anspruchsgruppen gibt es?
8. Welche Erwartungen haben Auszubildende an die verschiedenen Berufsgruppen?
9. Was liegt in der Durchführungsverantwortung der Auszubildenden?
10. Was ist ein Ausbildungsnachweis?
11. Was ist der Sinn eines Ausbildungsmanuals?

LITERATUR

1. Alterszentrum Uster (Hrsg.). 10 Prinzipien der Instruktion, Zürcher Methode. Internes Skript.
2. Berufsbildung.ch. Bildungsbericht berufliche Grundbildung. Aus: www.berufsbildung.ch/dyn/bin/22506-22531-1-bildungsbericht_de_2018i.pdf (letzter Zugriff: 28.9.2024).
3. Braunschweiger C. Ratgeber für Ausbildner. 2. A. Eigenverlag, 2019.
4. Denzel S. Praxisanleiter. 4. A. Stuttgart: Thieme, 2019.
5. IHK München und Oberbayern. Das digitale Berichtsheft. 2025. Aus: www.ihk-muenchen.de/de/berufsbildung-berufszugang/ausbilden/ausbildungsverhaeltnis/berichtsheft/digitales-berichtsheft (letzter Zugriff: 27.5.2025).
6. Jäncke L. Ist das Hirn vernünftig? Erkenntnisse eines Neuropsychologen. 2. A. Bern: Hogrefe, 2016.
7. Jäncke L. Vortrag am 5.11.2019 in der Schulthess-Klinik, Zürich.
8. Kalb PE. Beim Lernen helfen. Pädagogik. 2005: 57(3): 5.
9. Pflegezentren der Stadt Zürich. Beobachtungsfehler. Internes Dokument. 2019.
10. Quernheim G. Spielend anleiten und beraten. Praktische Pflegeausbildung kompetent gestalten. 6. A. München: Elsevier, 2022.
11. Schulz von Thun F. Miteinander reden. Band 1: Störungen und Klärungen. 51. A. Reinbek: Rowohlt, 2014.
12. Six. Wie ich meine Persönlichkeit entwickle – und auch im Job davon profitiere. 2023. Aus: www.six-group.com/de/blog/personality-development.html (letzter Zugriff: 27.5.2025).
13. Understanding Your Students. Bronfenbrenner's Social Development. Aus: www.simplypsychology.org/bronfenbrenner.html (letzter Zugriff: 13.10.2024).

KAPITEL

4 Lernen

Christian Braunschweiger

Lernen gehört zur Praxisanleitung wie der Wind zum Segeln, ohne geht es nicht. Auszubildende lernen

- von den Pflegepädagoginnen der Pflegeschule und
- von den Praxisanleitenden.

Die Praxisanleitenden lernen, wie sie besser anleiten können, indem sie ihre Auszubildenden *kennenlernen*. Lernen geschieht somit gegenseitig.

Praxisanleitende sind Lehrende und setzen sich folglich nicht nur mit dem Inhalt des zu vermittelnden Stoffs auseinander, sondern auch mit dem Menschen, den sie anleiten. Dabei spielen folgende Fragen eine Rolle:

- Wie lernen Menschen eigentlich?
- Welche Voraussetzungen müssen gegeben sein, um gut lernen zu können?

Um professionell anleiten zu können, müssen Praxisanleitende in der Pflege wissen, wie erfolgreiches Lehren und Lernen funktioniert und welche Bedingungen dafür vorhanden sein müssen. Nur wenn sich Anleitende selbst im Klaren sind, was sie unter den Begriffen Anleiten und Anleitungsprozess verstehen, kann das Anleiten gelingen. Daher werden im Folgenden die Grundlagen des Lernens erörtert, Lernstrategien beleuchtet und lernpsychologische Aspekte sowie potenziell zum Einsatz kommende Techniken und Methoden erklärt.

Die Praxisanleitenden setzen sich zunächst mit ihren „Werkzeugen" auseinander, zu denen das Wissen über

- die neurobiologischen Grundlagen (➤ 4.1.1) und
- die neuropsychologischen Grundlagen (➤ 4.1.2) gehört.

4.1 Lernprozess

DEFINITION

Lernen: Prozess der zu relativ stabiler Erfahrungsbildung führt.

Mit der Entwicklung des Wissens über das Lernen stieg auch das Interesse der Wissenschaft für dieses Forschungsgebiet, zunächst was das Erziehen von Kindern betraf. Johann Friedrich Herbart (1776–1841) gilt als Begründer der modernen Pädagogik als Wissenschaft. So entstanden die Zweige **Pädagogik** und **Didaktik.** Beide Wissenschaften beschäftigen sich mit den Voraussetzungen des Lernens, sammeln entsprechende Erkenntnisse und entwickeln diese weiter. Früher wurde mit Pädagogik vor allem die Kindererziehung bezeichnet, worauf die Silbe *päd* (= Kind) hinweist. Inzwischen ist der Begriff auch in der Erwachsenenbildung gebräuchlich und bezeichnet die Wissenschaft des professionellen Begleitens von Kindern, Jugendlichen und Erwachsenen. Didaktik meint das Unterrichten an sich, wozu z. B. die Unterrichtsgestaltung und der Umgang mit Störungen, z. B. mit unruhigen Auszubildenden, zählt.

Der Prozess des Lernens geht mit einem **Erfahrungszuwachs** einher, was bedeutet, dass im Gehirn neue Informationen mit bereits vorhandenem Wissen verknüpft werden (➤ Abb. 4.1). Die Auszubildenden gewinnen Verhaltens- und Handlungsmöglichkeiten dazu. Lernen meint nicht nur den Erwerb einzelner, isolierter Verhaltensweisen, sondern auch den Aufbau einer komplexen Persönlichkeit durch Aneignung der menschlichen Kultur auf dem individuellen Lebensweg [5]. Lernen kann durch Außensteuerung und durch Innensteuerung erfolgen. Auszubildende interagieren in ihrem Lernprozess mit der Umwelt. Sie lernen, indem sie sich mit ihrer Umgebung auseinandersetzen und Reize von außen verarbeiten **(Außensteuerung).** Sie lernen aber auch durch kognitive Prozesse wie erinnern oder Probleme lösen, was als **Innensteuerung** bezeichnet wird.

PRAXISBEISPIEL

Clara, Auszubildende zur Pflegefachfrau im ersten Ausbildungsdrittel, erlebt bei ihrem Praxiseinsatz in der inneren Medizin erstmals, wie Frau Meiser, eine Diabetikerin, eine Hypoglykämie mit Symptomen von Unruhe, Schweißbildung und Somnolenz entwickelt. Die verantwortliche Pflegefachperson misst den Blutzucker, und da dieser bei 64 mg/dl liegt, gibt sie Frau Meiser ein Glas Orangensaft zu trinken und ein Stück Traubenzucker zu lutschen, um deren Blutzucker schnell, aber auch lang anhaltend zu erhöhen. Sie bleibt bei Frau Meiser und beobachtet, ob und wie schnell die Symptome zurückgehen.

Clara, die während der gesamten Notfallsituation anwesend war, hält ihre Beobachtungen in ihrem Lernjournal (➤ 7.4.17) fest. Indem sie die Symptome von Frau Meiser und die von der zuständigen Pflegefachperson ergriffenen Maßnahmen aufführt sowie deren Indikation und

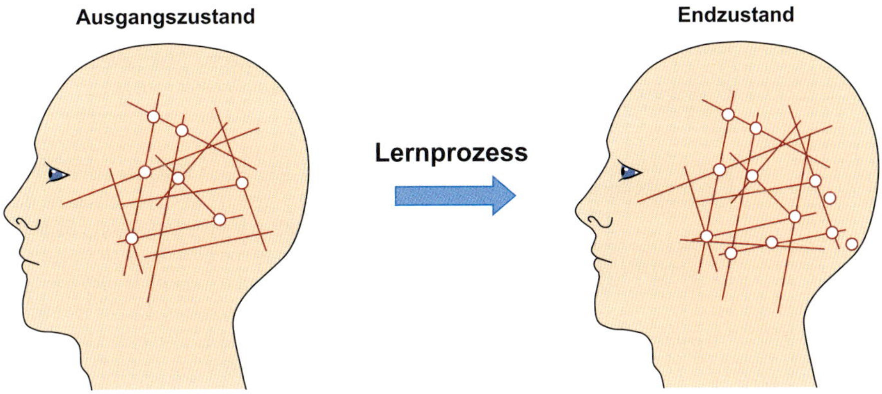

Abb. 4.1 Der Lernprozess im Gehirn: Neue Informationen werden mit bereits vorhandenem Wissen verknüpft. [L143]

4

Wirkung analysiert, reflektiert sie die Situation und lernt so, woran eine Hypoglykämie zu erkennen ist und welche Maßnahmen zu ergreifen sind *(Außensteuerung)*. Clara hat kognitiv, nämlich durch Wahrnehmen, Erkennen und Nachdenken, gelernt, dass bei Hypoglykämiesymptomen bei Menschen mit Diabetes der Blutzuckerwert zu bestimmen ist *(Innensteuerung)*.

4.1.1 Neurobiologische Grundlagen

DEFINITION

Neurobiologie: Grundlage der biologischen Abläufe, an denen Nervenzellen beteiligt sind. Gemeint sind das zentrale (ZNS) und das periphere Nervensystem.
Gedächtnis: Fähigkeit, aufgenommene Informationen umzuwandeln, zu speichern und wieder abzurufen.

Am Lernprozess sind folgende Regionen des ZNS beteiligt:

- **Temporallappen** *(Schläfenlappen):* Teilbereich des Kortex und u. a. für das Gedächtnis zuständig.
- **Hippocampus:** Schaltzentrale des limbischen Systems, das die Gefühle steuert. Der Hippocampus hat auch eine wichtige Funktion bei der Überführung von Informationen vom Kurzzeit- ins Langzeitgedächtnis.
- **Amygdala:** ebenfalls Teil des limbischen Systems. Zu ihren Aufgaben gehören die Steuerung der Angstempfindung sowie die Verarbeitung von Gefühlen und emotional bedeutsamen Ereignissen.

Edelmann und Wittmann beschreiben das **Gedächtnis** als fortwährenden Prozess aktiver, konstruktiver Informationsverarbeitung, der sich in drei Abschnitte unterteilen lässt:

- Aneignung (Lernen)
- Speicherung (Gedächtnis)
- Abruf (Leistung) [5].

Das bedeutet für die Praxisanleitung, dass eine Handlung, die sich dauerhaft einprägen soll, auch immer über die praktische Tätigkeit erlernt werden muss. Nur so können neue Erfahrungen gewonnen und die durchgeführte Handlung abgerufen werden. Die Auszubildenden lernen einen Sachverhalt, speichern diesen ab und rufen ihn bei einer praktischen Übung wieder ab.

Kurzzeit- und Langzeitgedächtnis

Das Kurzzeitgedächtnis liegt im Frontalkortex der Großhirnrinde gleich hinter der Stirn. Bei Jugendlichen ist dieser Bereich noch nicht vollständig ausgereift. Das erklärt, weshalb Jugendliche häufig nicht nur Termine und Aufträge vergessen, sondern auch vor Kurzem Gelerntes nicht in vollem Ausmaß behalten (➤ 3.1.1).

DEFINITION

Kurzzeitgedächtnis: Erinnerungsmechanismus, der eine gewisse Menge an Informationen für kurze Zeit speichern kann.
Langzeitgedächtnis: langfristige Speicherung von Informationen.

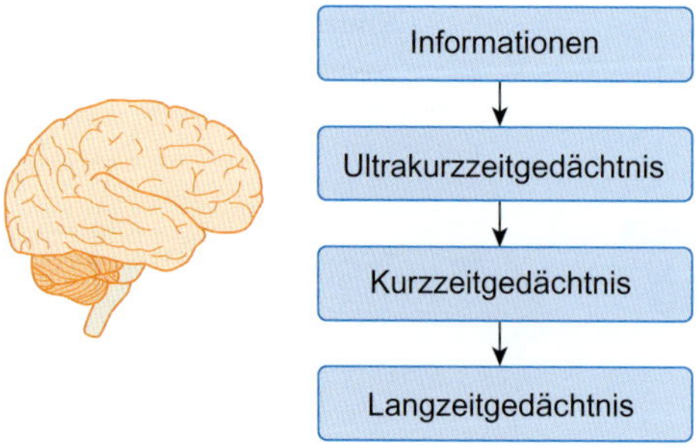

Abb. 4.2 Der Weg der Information vom Ultrakurzzeit- ins Langzeitgedächtnis. Erst wenn sie dort gespeichert ist, ist sie als Wissen abrufbar. [L143]

4

Unglaublich viele Informationen kommen jede Sekunde bei einem Menschen an. Sie landen zunächst im **Ultrakurzzeitgedächtnis** *(sensorisches Gedächtnis)*, wo sie für weniger als eine Sekunde gespeichert werden. Sind die Informationen emotionsbeladen oder können sie mit bereits vorhandenem Wissen verknüpft werden, erfolgt eine Übertragung ins **Kurzzeitgedächtnis.** Dort verbleiben sie etwa 15 Sekunden. Da das Kurzzeitgedächtnis nur einen begrenzten Speicherplatz hat, überschreibt das Gehirn alte Informationen, die somit verloren sind. Dies passiert bei etwa 90 % der Informationen. Die restlichen 10 % sind relevant identifizierte Informationen, die ins **Langzeitgedächtnis** überführt werden (➤ Abb. 4.2). Hier kommunizieren die beiden Hirnareale Hippocampus (Kurzzeitgedächtnis) und Neokortex (Langzeitgedächtnis) darüber, welche Informationen überhaupt ins Langzeitgedächtnis übernommen werden und ob sie neu abgespeichert werden müssen oder mit bereits bestehenden Informationen verknüpft werden können. Durch häufiges Üben und Erfassen über verschiedene Kanäle wie

- Hören
- Sehen
- Riechen
- taktile Eindrücke
- kinästhetische Prozesse

kann das Gehirn die Informationen zunehmend deutlicher ins Langzeitgedächtnis schreiben und verfestigen. Dabei spielt das Arbeitsgedächtnis, welches Informationen kurzfristig speichert und es dann ins Langzeitgedächtnis weiterleitet (s. unten), eine Rolle.

PRAXISTIPP

- Manchen Menschen fällt es leichter zu lernen, wenn sie sich dabei bewegen. Praxisanleitende bieten daher den Auszubildenden die Möglichkeit, im Raum umherzugehen, während sie ihnen einen Sachverhalt erklären.
- Der visuelle Reiz ist der Reiz, der vom Gehirn am schlechtesten genutzt werden kann, denn das Gehirn ist nicht fähig, sich jedes Detail eines Bilds zu merken. Praxisanleitende kombinieren deshalb visuelle mit auditiven Reizen und transportieren Informationen über Buchstaben, Wörter, Zahlen, Farben und Bilder mit der Unterstützung auditiver Elemente. Die Inhalte lassen sich so leichter merken, da visuelle und auditive Reize das Arbeitsgedächtnis unterschiedlich fordern.

MERKE

Das **Unterbewusstsein** nimmt wesentlich mehr Daten auf als das Bewusstsein. Doch diese unbewusst aufgenommenen Daten beeinflussen Verhalten und Entscheidungen elementar. Sie lösen im Gehirn Emotionen aus, bevor das Gehirn überhaupt wahrgenommen hat, dass eine Information eingetroffen ist.
Von den 11 Mio. Bits an Informationen, die pro Sekunde auf das menschliche Gehirn treffen, werden nur 40 Bit bewusst verarbeitet. Das entspricht einer gerundeten Gesamtdatenmenge von 0,00004 % der eintreffenden Reize, die der Mensch pro Sekunde maximal verarbeiten kann. Der Rest wird unterbewusst aufgenommen [20].

Das **Langzeitgedächtnis** speichert Informationen mittels der Bildung von Eiweißmolekülketten dauerhaft im Gehirn. Voraussetzung dafür aber ist, dass diese Informationen vom Gehirn als **relevant, sinnvoll** und **bemerkenswert** eingestuft wurden. Die Speicherkapazität ist unbegrenzt, denn das Gehirn verfügt mit rund 100 Mrd. Nervenzellen, von denen jede zwischen 10.000 und 300.000 Verbindungen eingeht, über eine schier unglaubliche Kapazität.

Aus diesem Grund ist es wichtig, Auszubildenden den Sinn einer Handlung bzw. eines Ablaufs zu erläutern. Dadurch messen sie den Informationen genug Wert bei, um diese im Langzeitgedächtnis zu speichern. Eine häufige Wiederholung verankert diese, indem die Verbindung zwischen den Nervenzellen gestärkt und verfestigt wird. So bleiben Informationen länger im Gedächtnis (➤ Abb. 4.3), denn wie ➤ Tab. 4.1 zeigt, sind bereits nach nur 20 Minuten 40 % der aufgenommenen Informationen wieder vergessen.

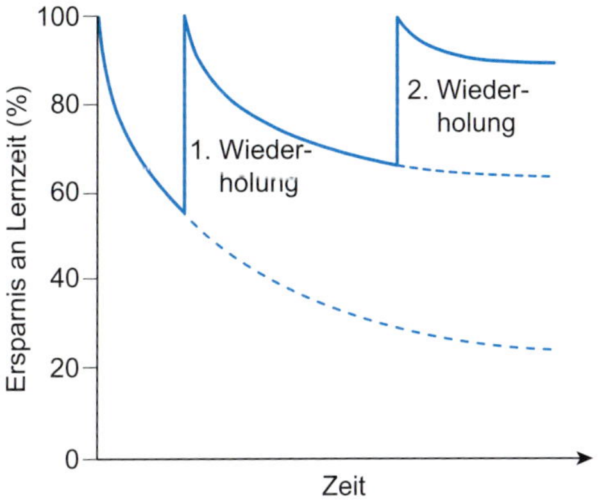

Abb. 4.3 Die Vergessenskurve nach Ebbinghaus beweist, wie effektiv das Lernen mit Wiederholungen ist. [L143]

Tab. 4.1 Vergessenskurve [11]

Zeit	Menge an Erinnertem
Nach 20 Minuten	60 %
Nach 1 Stunde	45 %
Nach 1 Tag	34 %
Nach 6 Tagen	23 %

MERKE

Als **sinnvoll bewertete Informationen** speichert das Gehirn stärker und nachhaltiger im Langzeitgedächtnis, da sie durch die Sinnhaftigkeit als relevant eingestuft wurden.

Bei der Verankerung im Langzeitgedächtnis spielen auch **Emotionen** eine wichtige Rolle. Je emotionaler ein Fakt ist, desto besser speichert ihn das Gehirn. So wissen die meisten Menschen, was sie getan haben oder wo sie am 11. September 2001 waren, als der Anschlag auf die Twin Towers in New York ausgeübt wurde. Sie erinnern sich aber nicht daran, was sie am 11. September 2009 getan haben, außer sie verbinden mit diesem Datum ein für sie wichtiges und emotionales Ereignis. Das Beispiel zeigt, wie wirkungsvoll es ist, wichtiges Wissen mit einer Emotion zu verbinden. Weil am Arbeitsort nicht immer emotional Wirksames präsent ist, kann eine Geschichte oder ein Fallbeispiel hilfreich sein, um eine Verknüpfung herzustellen.

Neurobiologinnen unterscheiden deklaratives von prozeduralem Wissen. Mit **deklarativem Wissen** wird Faktenwissen bezeichnet, z. B. das Wissen, *wo* das Verbandsmaterial aufbewahrt wird. Abläufe, also *wie* etwas getan wird, werden als **prozedurales Wissen** bezeichnet. Für den Lernprozess ist die Tatsache wichtig, dass deklaratives Wissen schneller wieder vergessen wird als prozedurales Wissen. Handlungsabläufe können sich Auszubildende daher besser merken als Fakten.

Ultrakurzzeit- und Arbeitsgedächtnis

Das **Arbeitsgedächtnis** verarbeitet Informationen. Expertinnen unterteilen diesen Prozess in
- **Speicherung** der Informationen im Ultrakurzzeitgedächtnis *(sensorischem Register)*, dabei wird geprüft, ob die Informationen relevant genug sind, um dauerhaft gespeichert zu werden. Falls ja, erfolgt die
- **Steuerung** und Organisation der Informationen durch das Kurzzeitgedächtnis und die
- **Verarbeitung** im Arbeitsgedächtnis.

Speicherung

Die Speicherung im Langzeitgedächtnis erfolgt mithilfe von zwei Speichersystemen:
- dem visuell-räumlichen System und
- dem sprachlich-akustischen System.

Da sich beide Systeme ergänzen, ist es immer von Vorteil, wenn Praxisanleitende ihre sprachlichen Ausführungen mit visuellen Informationen ergänzen (s. Praxistipp).

Durch den **Rehearsal-Prozess**, eine Art inneren, stillen Sprechens und Wiederholens, wird das eben Aufgenommene gefestigt und durch das Arbeitsgedächtnis verarbeitet. Dies ist ein bewusster, aktiver Vorgang. Dabei sind dem Gehirn aber Grenzen gesetzt. Es kann sich pro Zeiteinheit nur einen Bruchteil von dem, was der Mensch sieht oder hört, merken. Daher ist die Wiederholung ein wichtiges Instrument. Die Wirkung des Rehearsal-Prozesses ist vergleichbar mit einem regelmäßig befahrenen Feldweg. Die Spuren werden mit der Zeit immer tiefer und fester.

4

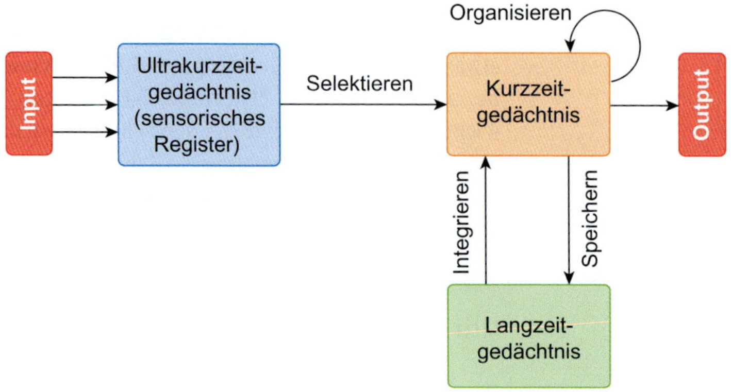

Abb. 4.4 Informationsverarbeitung des Arbeitsgedächtnisses von der Wahrnehmung bis zur dauerhaften Speicherung im Langzeitgedächtnis. [L143]

4

Steuerung

Die Steuerung der im Ultrakurzzeitgedächtnis vorübergehend gespeicherten Informationen wird durch folgende Funktionen geleitet:

- **Aufmerksamkeitslenkung** auf relevante Informationen, die aus den Umweltreizen herausgefiltert werden. Dabei spielen Interessen, Vorwissen und Emotionen eine wichtige Rolle.
- **Unterdrückung** irrelevanter Informationen aus der Umwelt.
- **Aktivierung** von deklarativem und prozeduralem Wissen aus dem Langzeitgedächtnis zur Informationsverarbeitung und -verknüpfung.

Verarbeitung

➤ Abb. 4.4 zeigt, wie die Verarbeitung im Arbeitsgedächtnis abläuft. Die ausgewählten Informationen werden nach der Speicherung im **Ultrakurzzeitgedächtnis** durch das Arbeitsgedächtnis verarbeitet. Das Arbeitsgedächtnis organisiert also die Wissensspeicherung im **Kurzzeitgedächtnis,** indem es das neu erworbene Wissen mit vorhandenem verknüpft und relevantes Wissen abspeichert. Wenn der Reiz relevant genug oder oft genug wiederholt wird, speichert er sich im **Langzeitgedächtnis** ab. Bei entsprechender Gelegenheit erfolgt der Output des neu gelernten Wissens aus dem Langzeitgedächtnis. Das Arbeitsgedächtnis, das ununterbrochen neue Informationen aufbereiten und abspeichern muss, verarbeitet das gespeicherte Wissen weiter, um es zu bewahren, oder löscht es, wenn es als irrelevant eingestuft wird.

Auch beim Lesen spielt das Arbeitsgedächtnis eine wichtige Rolle. Das macht sich die PQ4R-Methode (s. Praxistipp) zunutze, mit der schwierige Fachtexte besser verstanden und behalten werden können.

PRAXISTIPP

PQ4R-Methode

Das Erarbeiten von Wissen anhand von Fachliteratur geschieht in folgenden Schritten:

- **P – Preview:** Überblick verschaffen
- **Q – Question:** Fragen zum Thema stellen
- **R – Read:** Fachtext lesen
- **R – Reflect:** Über das Gelesene nachdenken, versuchen, es zu verstehen
- **R –Recite:** Informationen wiedergeben und die zuvor formulierten Fragen beantworten
- **R – Review:** Rückblick, dabei wichtige Punkte ins Gedächtnis rufen.

4.1.2 Neuropsychologische Grundlagen

DEFINITION

Neurologie: Lehre vom Nervensystem.
Psychologie: Lehre von der Seele.

Das umfangreiche Gebiet der Neuropsychologie hat auch Einfluss auf die Praxisanleitung, z. B. was den Themenbereich der fluiden und der kristallinen Intelligenz betrifft, der vor allem bei der Betreuung von jüngeren und älteren Auszubildenden zum Tragen kommt.

Intelligenz

DEFINITION

Intelligenz: aus zwei Komponenten (**fluide** und **kristalline** Intelligenz) bestehende Fähigkeit, Sinnzusammenhänge und Kausalitäten zu entdecken, und daraus selbst ständig Problemlösungen zu entwickeln.
Fluide (flüssige, geistige) **Intelligenz:** betrifft grundlegende Denkprozesse, die im Wesentlichen unabhängig von persönlichen Erfahrungen sind und eher genetisch bedingt zu sein scheinen.
Kristalline Intelligenz: stark von kulturellen geprägte Fähigkeit, bereits erworbenes Wissen anzuwenden.

Wichtig ist, dass man nicht aufhört zu fragen.
Albert Einstein

Die **fluide Intelligenz** bezieht sich darauf, wie ein Mensch in der Gegenwart mit komplexen Informationen umgeht und sie zusammenführen kann, während die **kristalline Intelligenz** das Wissen und die Fähigkeiten umfasst, die er im Lauf seines Lebens ansammelt.

Die sogenannte **Zweikomponententheorie** ordnet erlerntes Wissen der kristallinen Intelligenz, Vererbungsfaktoren der fluiden Intelligenz zu. Weil die beiden Intelligenzarten in enger Verbindung stehen, haben die qualitativen Aspekte der fluiden Intelligenz großen Einfluss auf die kristalline Intelligenz. Mit anderen Worten, die Voraussetzungen für die **Entwicklung der kristallinen Intelligenz** sind nicht bei allen Menschen gleich. Sie entwickelt sich durch Lernprozesse im Lauf des Lebens

- in der Schule,
- in der Ausbildung,
- bei Weiterbildungen.

Geformt wird die kristalline Intelligenz durch:

- Erinnerungen
- Erfahrungen
- Wortschatz

Erfolge im finanziellen und sozialen Bereich sind wesentlich von der kristallinen Intelligenz beeinflusst, sie steigern sich, wenn diese zunimmt. Dies hat wiederum direkten positiven Einfluss auf die Motivation, die kristalline Intelligenz zu erhöhen. Etwa um das 65. Lebensjahr ist deren Höhepunkt zu verzeichnen, dann nimmt sie ab, was durch gezieltes Training jedoch verlangsamt werden kann.

Zu deren Gegenpart, der **fluiden Intelligenz,** zählen:

- Kreativität
- Flexibilität
- Schnelles Denken
- Intuition
- Entwickeln von neuen Ideen
- Fähigkeit, Probleme zu lösen

Beeinflusst wird die fluide Intelligenz durch die Biologie und die Gene. Besonders junge Menschen weisen eine höhere fluide Intelligenz auf, da die kristalline erst erarbeitet werden muss. Im Gegenzug kompensiert die kristalline Intelligenz die Abnahme der fluiden Intelligenz im Alter, die bedingt durch die Plastizität des Gehirns im Lauf des Lebens abnimmt. Die oben genannten Attribute können vor allem jungen Menschen zugeordnet werden.

Eine Studie der Universität von Michigan zeigt, dass die fluide Intelligenz eng mit dem Arbeitsgedächtnis zusammenhängt. Je stärker das Arbeitsgedächtnis gefordert wird, desto besser können kritische Situationen gemeistert werden [19].

MERKE

2019 führte das Schulungszentrum Gesundheit der Stadt Zürich (SGZ) eine Weiterbildung zum Thema HF-Studierende als Quereinsteiger durch. Zielgruppe waren Personen, die die Ausbildung zum/zur Diplomierten Pflegefachmann/-frau HF (entspricht in Deutschland der Ausbildung zum/zur Pflegefachmann/-frau) in drei Jahren absolvieren, vorher aber einen anderen Beruf ausgeübt haben, z. B. in einer Bank oder als Kfz-Mechaniker etc. arbeiteten. Die **fluide Intelligenz** wurde in diesem Rahmen als Speed-Leistung beschrieben. Sie ist förderlich, um

- schnell und abstrakt Informationen zu verarbeiten,
- konzentriert lernen zu können,
- Probleme zu lösen,
- anpassungsfähig zu bleiben,
- sich Wissen anzueignen.

Die **kristalline Intelligenz**

- wächst aus der Lebenserfahrung,
- fördert die soziale Kompetenz,
- verknüpft Wissen,
- beinhaltet auch den Wortschatz und somit die Ausdrucksfähigkeit.

Dies bedeutet, dass ältere Auszubildende

- mehr Zeit brauchen,
- Hilfe beim Prioritätensetzen brauchen,
- mehr Fragen stellen,
- differenziertere Erklärungen benötigen,
- gut in Lerngruppen lernen können,
- mehr Wiederholungen und Konstanz brauchen,
- Ängste überwinden müssen.

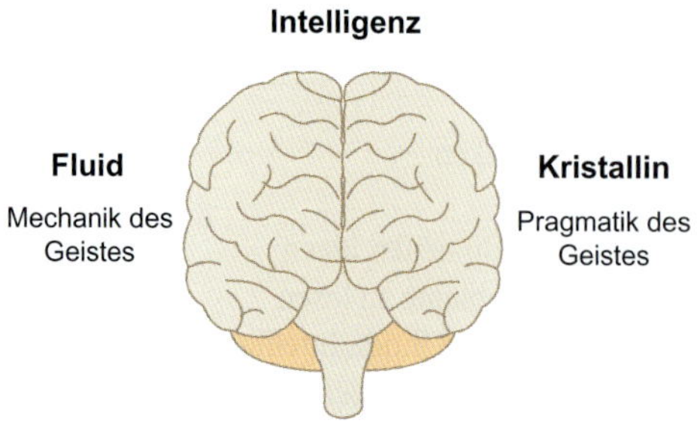

Abb. 4.5 Die fluide (angeborene) Intelligenz lässt sich als Mechanik des Geistes beschreiben, die kristalline (erworbene) Intelligenz als Pragmatik. [L143]

Die **kristalline Intelligenz** ist also das gesammelte Wissen, das sich die Person angeeignet hat. Es nimmt im Alter zu, beruht auf Übung und kompensiert die fluide Intelligenz. Diese repräsentiert die Art, wie dieses Wissen genutzt und in Zusammenhang gestellt werden kann. Die fluide Intelligenz nimmt zwar im Alter ab, lässt sich aber nach dem Motto „Use it or lose it" trainieren. Wie ➤ Abb. 4.5 veranschaulicht, kann man die fluide Intelligenz als Mechanik und die kristalline Intelligenz als Pragmatik des Geistes ansehen.

Im Allgemeinen steigt die kristalline Intelligenz bis zum 25. Lebensjahr stetig an und bleibt dann relativ stabil oder nimmt leicht zu. Hingegen erreicht die fluide Intelligenz um das 25. Lebensjahr ihren Höhepunkt und nimmt danach kontinuierlich ab [18]. Das bedeutet, dass Auszubildende ermutigt werden müssen, Neues zu lernen und auszuprobieren. Dies trainiert ihre Problemlösungsfähigkeit auch in schwierigen Situationen.

Konditionierung

Der Begriff Konditionierung ist eng verbunden mit dem Versuch von Iwan Pawlow, der 1973 einen Hund so konditionieren konnte, dass dieser beim Läuten einer Glocke Speichel produzierte, als ob er gleich Futter bekäme.

Für die Praxisanleitung bedeutet Konditionierung: Der **Reiz** ist das Lob, die **Belohnung für gelungene Handlungen** im Lernprozess. Die Auszubildenden sollen Lob erhalten, wenn sie etwas Schwieriges geschafft haben, sie sollen aber auch kritisches Feedback (➤ 5.2.2) erfahren, wenn ihnen etwas nicht gelungen ist. Wichtig dabei ist, dass eine Reflexion (➤ 7.5.1) stattfindet und den Auszubildenden erklärt wird, wieso sie etwas falsch gemacht haben.

MERKE

Loben für Selbstverständliches ist nicht angebracht. Lob soll etwas Besonderes bleiben, etwas, das erstrebenswert ist.

Motivation (s. unten) entsteht, wenn Lob für Außerordentliches ausgesprochen wird. Die Auszubildenden wissen, dass sie ihre Be*lohn*ung bekommen, wenn sie das erwünschte, positive Verhalten bzw. die erwünschte Leistung zeigen. Konditionierung funktioniert aber auch in der anderen Richtung, mit Sanktionen (Strafen) für negatives, unerwünschtes Verhalten. Jede Lernende weiß z. B., dass häufiges Zuspätkommen Konsequenzen nach sich zieht wie Ermahnungen, Abmahnungen. Die Strafe bzw. Sanktion in diesem Beispiel ist eine Abmahnung oder das Nacharbeiten.

Daher ist es sehr wichtig, dass Praxisanleitende den **Sinn einer Handlung** erklären und aufzeigen, was deren Nutzen ist und auch der mögliche Schaden bei abweichendem Handeln. Unterlassen Anleitende dies, wird die Tätigkeit als bedeutungslos erachtet und die Motivation, diese Handlung korrekt durchzuführen, sinkt oder verschwindet ganz. Auch das vermittelte Wissen, der neu erlernte Handlungsablauf, speichert sich nicht in genügendem Maß im Gedächtnis ab. Die Belohnung, die damit einhergeht, sind Kompetenzen, die durch korrektes Handeln und das Wissen darum erworben werden. Die Auszubildenden dürfen selbstständiger arbeiten, wenn sie ihre **Kompetenz** *(Fähigkeit)* und **Performanz** *(Leistung)* gezeigt haben. Das motiviert und macht Spaß.

Praxisanleitende haben die Aufgabe zu erkennen, was der Auszubildenden Spaß macht, wo ihre Stärken liegen und was sie für sich als sinnvoll beachtet. Wenn Praxisanleitende Aufgaben individuell anpassen, können sie die Kompetenzen erhöhen und so Motivation entstehen lassen.

PRAXISBEISPIEL

Mia, eine Auszubildende im letzten Ausbildungsdrittel, die häufig krank war und sich wenig motiviert zeigte, bekam eine neue, herausfordernde Aufgabe. Ihr wurde die gelegentliche Tagesverantwortung anvertraut. Die Tagesverantwortliche ist in Mias Einsatzstelle die erste

Ansprechperson für das Tagesteam, sie organisiert den Tagesablauf und ist auch Ansprechperson für übergeordnete Stellen. Nachdem Mia einige Male diese Funktion ausübte, war sie hochmotiviert und kaum mehr krank. Sie erachtete die Aufgabe als sinnvoll und wichtig.

PRAXISTIPP

Weiterführende Literatur

Lübbert S. Reiz-Reaktions-Lernen – Die klassische Konditionierung. Studienarbeit im Fachbereich Pädagogik/Pädagogische Psychologie. Norderstedt: GRIN, 2007.

Kognition und Kognitionspsychologie

DEFINITION

Kognition (lat. *cognoscere* = erkennen, wissen): Erkennungs- und Wahrnehmungsvorgänge im menschlichen Gehirn.

Die **Kognitionspsychologie** ist ein Teilgebiet der Psychologie, das sich mit dem Kognitivismus (➤ 4.2.1) beschäftigt. Die Kognitionspsychologie untersucht, wie komplexe, organisierte Mechanismen der Psyche das menschliche Denken und Lernen beeinflussen – ein noch sehr unerforschtes Gebiet. Die zentrale Forschungsfrage lautet: Was passiert zwischen der Reizaufnahme und dem dadurch ausgelösten Verhalten?

Kognition wird in der Fachliteratur auch als Gegenbegriff zur Emotion verwendet. Die Kognition umfasst:

- Wahrnehmung
- Verarbeitung der Informationen
- Denken
- Geist
- Handeln
- Sprache
- Kreativität
- Intelligenz
- Verstehen
- Beurteilen
- Vorstellung
- Lernen
- Gedächtnis

Lange nahm man an, dass das menschliche Denken Gegenstand der Philosophie ist, später wurde es den Naturwissenschaften zugeordnet. Nach einer langen Phase der Behaviorismusdominanz (➤ 4.2.1) begann Mitte des 20. Jahrhunderts die sogenannte kognitive Wende, bei der eine Entwicklung vom Behaviorismus zum Kognitivismus stattfand.

Motivation

DEFINITION

Motivation (lat. *movere* = bewegen): Fähigkeit, sich für etwas begeistern zu können, was zu einer Handlungsweise anregt.

Motivation ist immer auf ein Ziel und dessen Erreichen ausgerichtet. Lernmotivation wird als aktivierende Ausrichtung des aktuellen Verhaltens auf ein Lernziel hin beschrieben und ist demnach der **Schlüssel zum Lernerfolg.** Ohne motivierte Auszubildende haben Praxisanleitende es schwer, Wissen zu vermitteln. Wenn die Auszubildenden das, was sie lernen sollen, für sinnvoll erachten und es auch so erklärt bekommen, dann können sie sich motivieren. Ziel der Praxisanleitenden ist es, ein Umfeld zu schaffen, in dem Motivation entstehen kann. Motivation kann **außengesteuert** sein, also durch Reize von außen ausgelöst werden, oder **innengesteuert,** d. h. selbstbestimmt. Motivation generieren Praxisanleitende dann am besten, wenn sie bei jeder Auszubildenden das ausmachen können, für das sie sich begeistert. So wie bei der Auszubildenden im obigen Praxisbeispiel, die nach der Übertragung der Tagesverantwortung weniger krank und motivierter war.

Arbeitsmotivation

Unter **Arbeitsmotivation** versteht man die Gründe, die jemand hat, um die geforderte Leistung zu erbringen. Sie beinhaltet:

- Richtung
- Intensität
- Ausdauer

Die **Richtung** beschreibt ein bestimmtes Verhalten, z. B. häufige Fehlzeiten. Um mehr darüber zu erfahren, können sich Praxisanleitende die Frage stellen: „Wieso entscheidet sich die Auszubildende schon das dritte Mal in diesem Monat dafür, zu Hause zu bleiben?" oder „Warum wendet sie so viel Energie dafür auf, eine Handlung bis zur Perfektion zu üben?". Die **Intensität** geht der Frage nach, wieso eine Auszubildende etwas nur halbherzig macht, eine andere aber richtig Vollgas gibt. Die **Ausdauer** gibt Aufschluss darüber, wie beharrlich Auszubildende ihre Aufgaben erfüllen, ob sie z. B. bei Fehlschlägen schnell aufgeben oder gleich einen zweiten Versuch starten.

Es ist bekannt, dass Mitarbeitende mit hoher Arbeitsmotivation, die also wissen, was relevant ist, und dies mit der nötigen Energie und Hartnäckigkeit umsetzen, der Gesundheitseinrichtung Vorteile bringen können:

- Die Produktivität steigt.
- Das Arbeitsergebnis ist besser.
- Die Arbeitszufriedenheit ist höher.
- Die Mitarbeitenden sind weniger krank.
- Das Risiko, dass Mitarbeitende kündigen, ist geringer.

Innere Motivationsfaktoren

Die **innere Motivation** ist der Antrieb von innen heraus. Folgende Faktoren beeinflussen die innere Motivation positiv:

- Sinnhaftigkeit
- Erlebte Bedeutsamkeit der Arbeit
- Interesse an der Sache
- Spaß (Emotionen)
- Herausforderung
- Erlebte Verantwortung
- Zielführende Tätigkeit
- Entwicklungspotenzial
- Möglichkeit der persönlichen Entfaltung
- Anhaltend interessante Tätigkeit
- Keine negativen Auswirkungen

Äußere Motivationsfaktoren

Die **äußeren Motivationsfaktoren** steuern und fördern die Motivation von außen. Sie sind Grundlage für die Entstehung der inneren Motivationsfaktoren und fördern die Kontinuität der inneren Motivation. Zu den äußeren Motivationsfaktoren zählen:

- Entlohnung
- Lob und Anerkennung (positive Rückmeldungen)
- Noten
- Wertschätzende Atmosphäre im Team
- Teamzugehörigkeitsgefühl
- Aussicht auf weiterführende Verantwortungsbereiche
- Autonomieerweiterung
- Direkte Wertschätzung durch Auszeichnungen, Erwähnungen in Hauszeitungen etc.

MERKE

Wenn Praxisanleitende herausfinden, welche inneren Motivationsfaktoren eine Auszubildende besitzt, und dafür sorgen, dass zugleich möglichst viele äußere Motivationsfaktoren vorhanden sind, dann ist die Chance sehr groß, motivierte Auszubildende zu haben.

Nach der **Selbstbestimmungstheorie** von Deci und Ryan [2] kann Motivation gesteigert werden, wenn sich Mitarbeitende bzw. Auszubildende als

- selbstbestimmt,
- zugehörig und
- fähig

erleben.

MERKE

Wann sind Mitarbeitende bzw. Lernende motiviert? Im Idealfall spielen innere und äußere Motivationsfaktoren zusammen. Je mehr Faktoren vorhanden sind und je stärker sie sind, desto länger hält die Motivation an.

Emotionen

DEFINITION

Emotion (lat. *movere* = bewegen): Gemütsbewegung, Gefühl.

Emotionen begleiten Bedürfnisse und Wünsche und fördern das Lernen. Gelerntes kann viel besser gespeichert werden, wenn es mit Gefühlen verbunden ist. Je eindrücklicher das Lernereignis ist, desto tiefer und längerfristig wird es abgespeichert. Beim Lernprozess ist die Emotion eng mit der **Motivation** verbunden. Emotionen können die Motivation

- blockieren,
- fördern,
- hemmen oder
- steigern.

Die Motivation ist Schwankungen ausgesetzt und benötigt daher eine treibende Kraft, damit sie aufrechterhalten wird. Diese treibende Kraft sind Emotionen. Freude, aber auch Ärger kann antreiben. Emotionen bringen Energie, um die Motivation aufrechtzuerhalten und ein Vorhaben bis zum Schluss zu verfolgen.

Wie eng Emotion mit Motivation zusammenhängt, beweist auch die gemeinsame sprachliche Wurzel: Die Begriffe Emotion und Motivation leiten sich beide vom selben lateinischen Wort (*movere* = bewegen) ab.

PRAXISBEISPIEL

Der Auszubildende Justus verspürt den Wunsch nach Anerkennung für eine gute Leistung bei der s.c. Injektion. Das ist sein Motiv, das ihn dazu bewegt (motiviert), sich auf die nächste Praxisanleitung, bei der er die s.c. Injektion durchführen wird, besonders sorgfältig vorzubereiten. Er befindet sich also in einem Motivationsprozess. Und er fordert ein Feedback ein, um Bestätigung bzw. Anerkennung zu erhalten.

Bei der Entstehung von Emotionen spielt die Kognition (s. oben) eine wichtige Rolle. Das kognitive Wissen darüber, was schon war und was sein wird, ist wesentlich bei der Entstehung von Emotionen beteiligt. Wenn sich Lernende darauf freuen, erlebte Gefühle noch mal erleben zu können, ist ein mächtiger Motivator entstanden.

PRAXISBEISPIEL

Udo ist seit einiger Zeit nicht mehr so motiviert. Eine Praxisanleiterin fragt ihn im Rahmen einer Anleitung, wie er sich das letzte Mal gefühlt hat, als er ein positives Feedback bekam und stolz darauf war, oder wie es sich anfühlte, als er von einem Thema eingenommen war, weil es ihn so sehr interessierte. Udo erinnert sich, dass das ein großartiges Gefühl war, und diese Erinnerung in Kombination mit einer interessanten Aufgabe entfacht in ihm tatsächlich ein „Feuer", weil die kognitiven Aspekte aktiviert wurden.

PRAXISTIPP

Weiterführende Literatur

Götz T (Hrsg.). Emotion, Motivation und selbstreguliertes Lernen. Standard Wissen Lehramt. 2. A. Stuttgart: utb, 2017.

4.1.3 Lernprozessbegleitung bei der Kompetenzentwicklung

Unter Berücksichtigung der neurobiologischen (➤ 4.1.1) und neuropsychologischen (➤ 4.1.2) Grundlagen legt die **Lernprozessbegleitung,** die auf dem berufspädagogischen Ansatz der Wissensvermittlung basiert, den Schwerpunkt auf eine **individuelle Kompetenzentwicklung.** Statt stringenter Weitergabe von Wissen oder des Einübens von Fertigkeiten konzentriert sich die Lernprozessbegleitung auf den individuellen Kompetenzerwerb. Das erfordert Lernformen, die das Handeln unmittelbar mit dem Lernen verknüpfen.

Die **sechs Schritte** der Lernprozessbegleitung werden in der jeweiligen Handlungssituation individuell auf die Lernenden angepasst. Der dafür erforderliche Austausch zwischen Lernenden und Praxisanleitenden geschieht im Vertrauensverhältnis und auf Augenhöhe. Die sechs Schritte sind:

1. Lernbedarfe feststellen
2. Lernweg entwickeln
3. Lernvereinbarung treffen
4. Aufgabe für das Lernen aufbereiten und übergeben
5. Lernprozess begleiten
6. Lernprozess auswerten

Schritt 1: Lernbedarfe feststellen

Praxisanleitende stellen zusammen mit den Auszubildenden individuell die Lernbedarfe fest, indem sie mit ihnen Wissen, Fertigkeiten, Fähigkeiten und Ziele der Handlungskompetenz ausfindig machen, um in spezifischen Situationen prozesshaft lernen zu können. Die Eigenbewegung im Lernprozess der Auszubildenden ist dabei wichtig. Um die Auszubildenden dazu zu motivieren, lenken Praxisanleitende diese so, dass sie in der Lage sind, ihren Lernbedarf selbst einzuschätzen. Dabei können kompetenzorientierte Vorbereitungsbögen (➤ 2.3.1) und ➤ Abb. 4.6 helfen.

Schritt 2: Lernweg entwickeln

Als Grundlage für die Entwicklung des Lernwegs dient die komplexe Lernaufgabe, die Wissen, Fertigkeiten, Ziele und Handlungskompetenz beinhaltet, also das, was in Schritt 1 identifiziert wurde. Die Lernaufgabe muss dementsprechend komplex sein und Probleme enthalten, die entweder schon in Schritt 1 erkannt wurden oder erst während der Ausführung der Handlung zutage kommen. Hierin offenbaren sich die Lernchancen für die Auszubildenden.

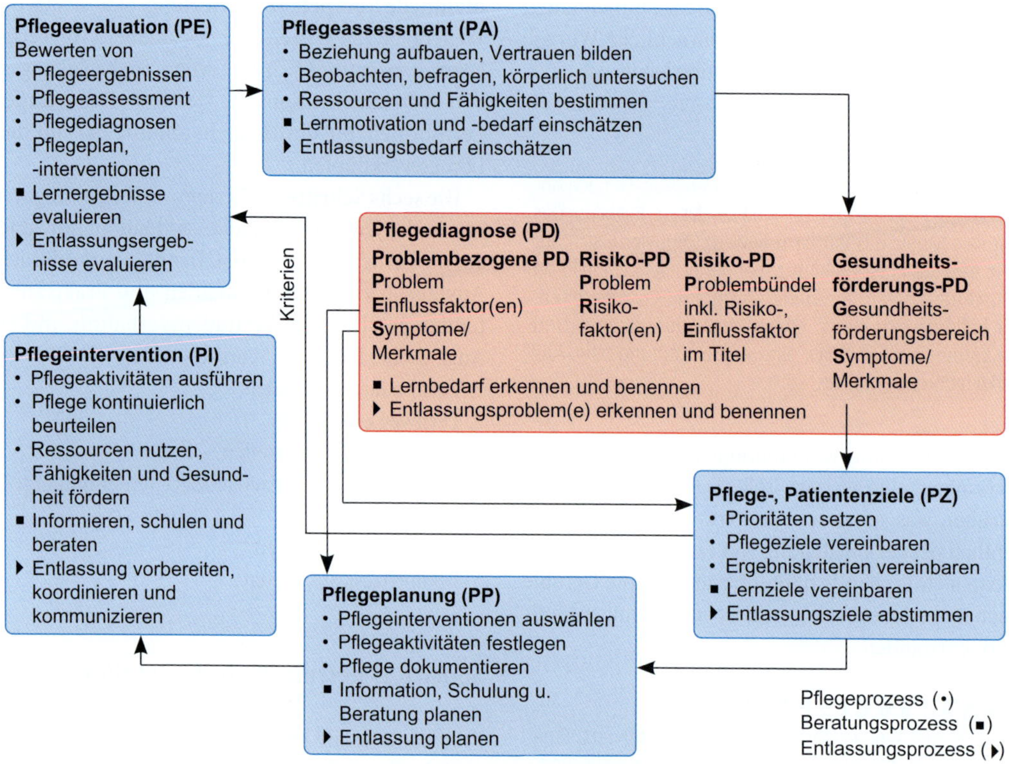

Abb. 4.6 Potenzielle Lernbedarfe im Pflege-, Beratungs- und Entlassungsprozess. [G1095]

Schritt 3: Lernvereinbarung treffen

Schritt 3 der Lernprozessbegleitung besteht darin, dass Lernende selbst den ausgewählten Lernweg erklären können und wissen, wie sie diesen beschreiten. Es soll nicht dabei bleiben, dass nur von außen herangetragene Erwartungen erfüllt werden, sondern die Auszubildenden sollen selbst aktiv werden und dabei Unterstützung von den Praxisanleitenden bekommen.

Schritt 4: Aufgabe für das Lernen aufbereiten und übergeben

Die Ausarbeitung der komplexen Lernaufgabe soll von den Auszubildenden selbst vorgenommen werden. Dabei achten die Praxisanleitenden darauf, dass die Aufgabe dem jeweiligen Kompetenzstand entspricht und die Auszubildenden nicht überfordert werden. Trotzdem ist es nicht immer ausgeschlossen, dass es zu einer Überforderung kommt. In diesem Fall sind Praxisanleitende gefordert, mit ihrer fachlichen Kompetenz und ihrem Können einzugreifen und die Auszubildenden durch diese herausfordernde Situation zu lotsen. In diesem Schritt ist es also wichtig, dass sich Auszubildende ihre Lernaufgabe selbst stellen und Zwischengespräche/Kontrollpunkte erfolgen, um den Arbeitsstand abzuklären.

Schritt 5: Lernprozess begleiten

In diesem komplexen Schritt führen die Auszubildenden ihre geplanten Lernaufgaben aus, während Praxisanleitende sich zurückhalten und die Lernenden ihre Erfahrungen machen lassen. Das bedeutet für die Anleitenden, dass sie ein hohes Maß an Aufmerksamkeit auf Entwicklungen und Dynamiken richten und gleichzeitig Lösungsfindungsprozesse aushalten müssen. Kommen die Auszubildenden während der Ausführung allein nicht weiter, legen die Anleitenden eine Spur, die zur Lösung führt, ohne aber eine Lösung vorzuschlagen. Das hilft Lernenden, Lernbarrieren zu durchbrechen und Motivationstäler zu durch-

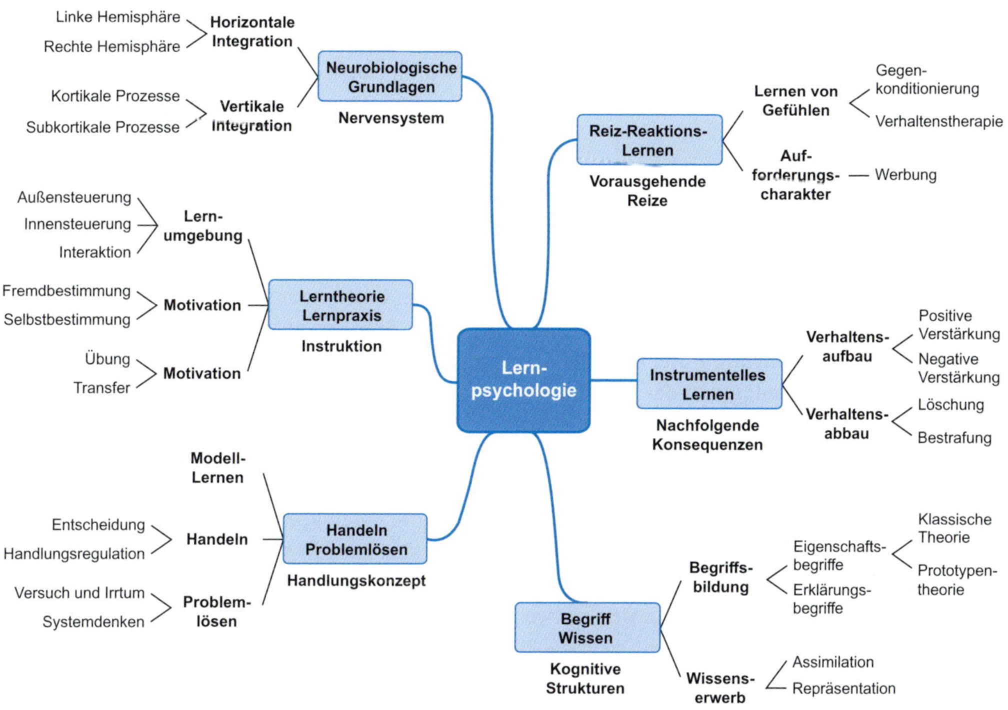

Abb. 4.7 Themen der Lernpsychologie. [L143]

schreiten, ohne sie aus der Verantwortung für ihren Lernprozess zu entlassen. Von den Praxisanleitenden erfordert dies viel Geschick und Gespür und eine intensive Selbstreflexion (➤ 2.3.2).

Schritt 6: Lernprozess auswerten

Auszubildende und Praxisanleitende werten gemeinsam den Bearbeitungsprozess, die Durchführung und die gesamte Lernsaufgabe aus. Dabei wird der Lernprozess in kleinen Schritten unter die Lupe genommen. In ➤ 7.5.1 ist das Nachgespräch samt Reflexion beschrieben.

4.2 Lernpsychologie

Die **Lernpsychologie** (➤ Abb. 4.7) ist vielseitig und beschäftigt sich mit:

- Psychischen Funktionen
  - Lernen
  - Gedächtnis
  - Wissen
  - Denken
  - Wahrnehmung
  - Gefühlen
  - Handeln
- Differenzieller Psychologie
- Entwicklungspsychologie
- Sozialpsychologie
- Angewandter Psychologie
  - Arbeitspsychologie
  - Betriebspsychologie
  - Klinischer Psychologie
  - Organisationspsychologie
  - Pädagogischer Psychologie

Dabei setzt die Lernpsychologie an zwei Stellen an: einerseits bei der allgemeinen Psychologie, die auf dem Gebiet der Lernforschung meist in experimenteller Weise die allgemeingültigen Gesetzmäßigkeiten des Lernens bei Mensch und Tier erforscht, andererseits ist sie ein zentraler Bereich der **pädagogischen Psychologie.** Hier ordnen ihr Forschende drei Funktionen zu, die die Optimierung des Entwicklungsprozesses beeinflussen:

- Bereitstellung von Wissen
- Vermittlung von Wissen
- Anwendung von Wissen

Dabei befasst sich die pädagogische Psychologie nicht nur mit der Verbesserung von Erziehung und Unterrichtung, sondern auch mit den verschiedenen Sozialisationen und den Institutionen, in denen diese stattfinden. Ein weiterer wichtiger und zentraler Teil der pädagogischen Psychologie ist das Lernen. Die Lernpsychologie befindet sich im Schnittbereich von Psychologie, Pädagogik und Didaktik. Einen Teilbereich der Lernpsychologie bilden die Lernformen (➤ 4.2.1), denn die Lernpsychologie erforscht die Prinzipien, die nötig sind, um Bedingungen zu schaffen, die sich günstig auf den lerntheoretischen Prozess auswirken. Diese sind wichtig, da sie Hinweise geben, wie ein Unterricht im theoretischen Setting gestaltet werden kann, dazu gehört auch die Wahl der Lernhilfen und geeigneter Lernmodelle (➤ 4.2.3).

4

4.2.1 Lernformen und wissenschaftstheoretische Konzepte

DEFINITION

Lernform: Methode oder didaktisches Konzept und deren/dessen Umsetzung.
Wissenschaftstheorie: Teilgebiet der Philosophie, das sich mit dem Erkenntnisgewinn der Wissenschaft beschäftigt. Unter anderem wird nach Methoden geforscht.

Lernformen

Es gibt verschiedene Lernformen, die Praxisanleitende abgestimmt auf die einzelnen Lerntypen (➤ 4.2.2) und Situationen individuell wählen. Grundsätzlich sind aber alle Lernformen ähnlich aufgebaut, da sie mit den neurobiologischen (➤ 4.1.1) und neuropsychologischen (➤ 4.1.2) Gegebenheiten arbeiten müssen. Edelmann/Wittmann unterscheiden vier Lernformen [5]:

- Beim **Reiz-Reaktionen-Lernen** sowie dem instrumentellen Lernen spielen Handlungen und Konsequenzen eine Rolle. Das Reiz-Reaktionen-Lernen geschieht über Konditionierung (➤ 4.1.2). Es wurde gelernt, dass auf einen Reiz eine bestimmte Reaktion folgt. So löst z. B. das Stehen vor einer geschlossenen Tür das Anklopfen aus. Praxisanleitende können durch regelmäßige Reflexionen den Wissenserwerb bei diesen Lernformen unterstützen. Die Auszubildenden bewerten das Geleistete nach positiven und negativen Gesichtspunkten und generieren Erkenntnisse daraus, die sie dann in einer ähnlichen Situation anwenden.
- **Instrumentelles Lernen** orientiert sich am Erfolg und ist sehr eng an praktische Situationen geknüpft. Es ist das Lernen im Rahmen der Praxisanleitung. Die Situation ist das Instrument, mit dem der Lernerfolg erreicht werden kann. Es ist aufgrund der gesetzten Situation ein relativ starres, aber effektives Lernen, da es die praxisnahste Lernform ist.
- **Begriffsbildung und Wissenserwerb:** Bei dieser Lernform steht der Erwerb der Begrifflichkeiten im Kontext der Ausbildung im Fokus. Begriffsbildung entsteht dann, wenn Begriffe zugeordnet werden können. Dies bedarf das Kennenlernen der Begriffe und deren Eigenschaften, um diese in der konkreten praktischen Situation wieder benennen zu können. Der Wissenserwerb findet in der Schule und der Praxis statt. Das Wissen wird in die Praxis umgesetzt (Theorie-Praxis-Transfer, ➤ 4.5).
- **Lernen aufgrund von Handeln und Problemlösen:** Das Lernen in der Praxis findet durch Handeln statt, man nennt es praxisorientiertes Lernen. Auch der Versuch, Probleme zu lösen, führt zu einem Wissenszuwachs; diese Lernform wird als problemorientiertes Lernen (POL, s. unten) oder problembasiertes Lernen (PBL) bezeichnet.

Wissenschaftstheoretische Konzepte

Die Lernformen „Begriffsbildung und Wissenserwerb“ sowie „Lernen aufgrund von Handeln und Problemlösen“ beruhen auf folgenden wissenschaftstheoretischen Konzepten:

- Behaviorismus
- Kognitivismus
- Konstruktivismus

Behaviorismus

DEFINITION

Behaviorismus (engl. *behavior* = Verhalten): wissenschaftstheoretisches Konzept, das versucht, menschliches und tierisches Verhalten mit rein naturwissenschaftlichen Methoden zu untersuchen. In der Lernpsychologie werden mit behavioristischen Lernformen strikte Handlungsabläufe vermittelt.

Die Theorie des **Behaviorismus** geht davon aus, dass auf einen Reiz eine Reaktion folgt, die immer identisch ist. Das Gehirn wird als eine Blackbox verstanden, in die Informationen einfließen (➤ Abb. 4.8). Die Informationen werden gespeichert und können bei Bedarf wieder abgerufen werden. Demnach können Praxisanleitende Lernenden auch ohne deren Interesse Wissen vermitteln. Innere Motivation und Emotionen (➤ 4.1.2) werden bewusst nicht berücksichtigt, da diese nicht exakt messbar sind.

PRAXISBEISPIEL

Jonas schreibt eine Klausur, in der er Fachwörter der passenden Definition zuordnen muss. Er hat sich auf die Prüfung vorbereitet und fühlt sich an das Vokabellernen für den Englischunterricht erinnert, das ihm immer leichtgefallen ist. Somit fällt ihm auch diese Prüfungsaufgabe nicht schwer.

Unterstützt und verstärkt werden kann das Lernen durch positives Feedback nach dem Motto „Loben zieht nach oben" (Georg Philipp Telemann). Je größer der Lernerfolg ist, desto besser und einfacher lernt die Person nach der Theorie des Behaviorismus. Aber auch durch negatives Feedback, z. B. durch Zurechtweisungen durch die Lehrenden, wird gelernt, was vor allem bei Kindern eine erfolgreiche Lernform sein soll. Dies entspricht der klassischen Konditionierung nach dem Entwicklungspsychologen Jean Piaget.

PRAXISTIPP

Weiterführende Literatur

Piaget J. Die Entwicklung des Erkennens. Band III. Das biologische Denken. Das psychologische Denken. Das soziologische Denken. Stuttgart: Klett, 1973.

Ungewiss ist, wie lange das Wissen bestehen bleibt. Fest steht, dass Wiederholungen dazu beitragen. Je häufiger die Auszubildenden den Handlungsablauf lernen, desto gefestigter ist er. Diese Art der Lerntechnik findet sich auch beim Auswendiglernen von Vokabeln oder Fachwörtern wieder. Dabei handelt es sich um statisches Wissen, das nur in einer exakt gleichen Situation Anwendung findet. Praxisanleitende können dieses Konzept anwenden, um Handlungsabläufe, die nach einem immer gleichen Muster zu verrichten sind, zu verinnerlichen, z. B. eine Venenpunktion zur Blutentnahme.

PRAXISBEISPIEL

Für Christian steht heute ein Lernnachmittag an. Er weiß, dass die Blutdruckmessung, die bereits in der Schule behandelt wurde, Thema sein wird. Die Gesundheitseinrichtung, in der Christian arbeitet, hat dazu einen Handlungsablauf erstellt, den Christian auswendig gelernt hat. Am Lernnachmittag übt Christian anhand dieses Handlungsablaufs praktisch die Maßnahme der Blutdruckmessung. Zu Beginn der Praxisanleitung bekommt er von seinem Anleiter Jonas zunächst einen Handlungsablauf, in dem die einzelnen Handlungsschritte vertauscht sind. Christian muss diesen Handlungsablauf nun wieder in die richtige Reihenfolge bringen.

MERKE

Auf dem Behaviorismus beruhende Lernformen sind nur dann sinnvoll zu nutzen, wenn es um strikte Handlungsabläufe geht, die Auszubildende auswendig lernen müssen, z. B. den Ablauf der Ganzkörperpflege bei bettlägerigen zu pflegenden Menschen.

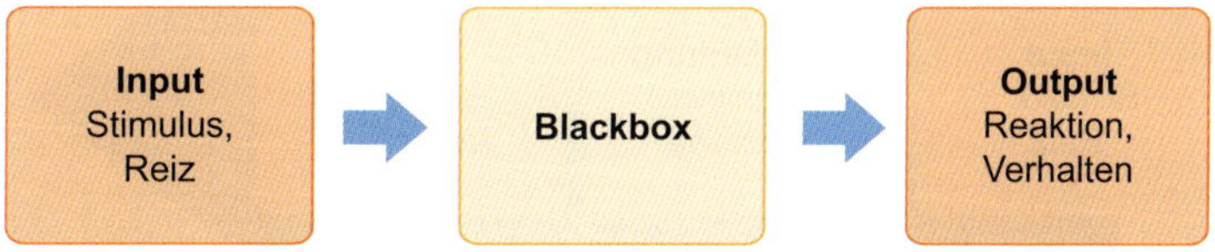

Abb. 4.8 Der Behaviorismus sieht das Gehirn als Blackbox, die beliebig gefüllt werden kann. [L143]

Kognitivismus

Der ist der beste Lehrer, der sich nach und nach überflüssig macht.

George Orwell

DEFINITION

Kognitivismus (lat. *cognoscere* = erkennen, wissen): wissenschaftstheoretisches Konzept, in dem die individuelle kognitive Verarbeitung von Informationen im Fokus steht.

Der Kognitivismus ist eine neuere Theorie, die Überschneidungen mit dem Behaviorismus (s. oben) und dem Konstruktivismus (s. unten) hat. Der Kognitivismus besagt, dass der Mensch Informationen

- aufnimmt,
- verarbeitet,
- versteht und
- abruft (➤ Abb. 4.9).

Hier spielt die Neuropsychologie des Lernens (➤ 4.1.2) eine Rolle. Ausschlaggebend sind dabei Sprache und Bewusstsein, die beim Behaviorismus nicht beachtet werden. Der Kognitivismus geht davon aus, dass jeder Mensch anders auf Reize reagiert und anders lernt. Lernen ist beschrieben als Lernen durch:

- Verstehen
- Nachvollziehen
- Einsicht

Deshalb ist es sehr wichtig, dass das, was Praxisanleitende weitergeben, für die Lernenden sinnvoll ist. Ansonsten ist deren Lernwille gering und nicht von Dauer. Soll eine Auszubildende etwas lernen, worin sie keinen Sinn sieht – vielleicht weil es in ihren Augen für ihre Arbeit irrelevant ist –, dann nimmt sie dieses Wissen nicht an. Auch das Lösen von Problemen (problembasiertes Lernen, PBL, s. unten) gehört zu den auf dem Kognitivismus basierenden Lernformen. Bei den Lernenden müssen Aufmerksamkeit und Interesse für sinnvolle Lernhinhalte geweckt werden, welche essenziell für das Lösen von Problemen sind. Je ungewöhnlicher und unbekannter der Reiz ist, desto nachhaltiger der Lerngewinn, z. B. wenn der Lernstoff mit einer Geschichte verbunden wird.

PRAXISBEISPIEL

Udo hat Fragen zu dem von ihm rekonstruierten Handlungsablauf für die Blutzuckermessung. Ihm sind einige Punkte nicht ganz klar, und er versteht den Sinn dahinter nicht, z. B. wieso er Handschuhe tragen und die Punktionsstelle desinfiziert werden muss. Zu Hause machen dies die Betroffenen ja auch nicht. Die Aufgabe der Praxisanleitenden ist es nun, den Handlungsablauf sowie den Sinn der Reihenfolge und der einzelnen Schritte Udo so zu erklären, dass sie für Udo Sinn ergeben, er diese versteht und anwenden kann. Udo kann so nachvollziehen und verstehen, weshalb die einzelnen Schritte in dieser Reihenfolge und auf diese Weise durchzuführen sind. Er hat auf kognitiver Ebene verstanden und gelernt, die Maßnahme durchzuführen, ohne dass er den Ablauf stur nachahmt. Es hat ein Verständnis entwickelt, das den Lerneffekt zusätzlich sichert.

MERKE

Was in der Praxisanleitung vermittelt wird, muss für die Auszubildenden sinnvoll sein. Praxisanleitende müssen den Sinn einer Tätigkeit erklären, und dieser muss von den Auszubildenden verstanden werden, sonst bleibt der Lerneffekt klein.

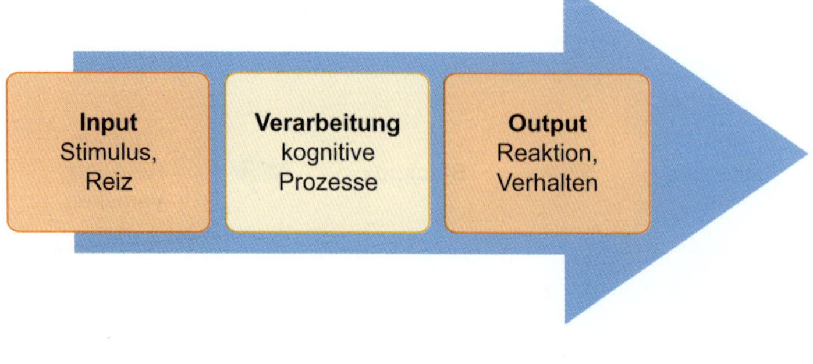

Abb. 4.9 Der Lernprozess nach der Kognitivismus-Theorie: Informationen werden aufgenommen, verarbeitet, verstanden und können bei Bedarf wieder abgerufen werden. [L143]

Konstruktivismus

DEFINITION

Konstruktivismus (lat. *con-* = zusammen, mit; *struere* = bauen): wissenschaftstheoretisches Konzept, das davon ausgeht, dass sich Lernende ihre eigene „Lernwelt" konstruieren.

In der Lernpsychologie gibt es verschiedene Konstruktivismen. Der **radikale Konstruktivismus** sagt, dass Wissen selbst erworben werden muss ohne Input von außen. Bewusstes Lernen ist explizit verboten, denn Wissen kann nicht erlernt, sondern nur durch Erfahrungen individuell aufgenommen werden. Der **Individualkonstruktivismus** geht davon aus, dass das Individuum auch individuell aufgrund seiner gemachten Erfahrungen lernt. Hier besteht der Unterschied zum radikalen Konstruktivismus, bei dem eigene Erfahrungen nicht einbezogen werden. Der **Sozialkonstruktivismus** ergänzt, dass das Individuum nicht nur durch eigene Erfahrungen lernt, sondern auch aus sozialen Begegnungen, welche sogar lehrreicher sind als individuelle Erfahrungen. Deshalb sind Lerngruppen sehr effektive Instrumente, um Wissen zu festigen, z. B. nach einer Praxisanleitung. Ob dabei Auszubildende gleicher Ausbildungsstufen oder mit einem Skillmix (unterschiedlichen Kenntnisständen) zusammenkommen, ist nicht relevant. Beides hat Vor- und Nachteile, die sich aber grundsätzlich wieder aufheben. Abschließend gibt es noch den **gemäßigten Konstruktivismus,** der im Folgenden näher beleuchtet wird, weil er in der Praxis am häufigsten angewendet wird.

Gemäßigter Konstruktivismus

Der gemäßigte Konstruktivismus geht ebenfalls davon aus, dass sich die Auszubildenden in ihrem Lernprozess ihre eigene Welt erschaffen, jedoch nur aufgrund vieler verschiedener Inputs (➤ Abb. 4.10):

- Kognitive und soziale Eindrücke
- Neurogene Prozesse
- Sinneseindrücke
- Aufmerksamkeit
- Erfahrungen
- Didaktische Prozesse
  - Vorkenntnisse
  - Orientierung anhand von Handlungen
  - Erkennen von Problemen aus dem beruflichen Alltag
  - Selbstreflexion und Erkenntnisse, die daraus resultieren

Was jemand schlussendlich lernt, hängt vom Individuum und seinen Erfahrungen ab. Hier zeigen sich auch die Grenzen dieses Konzepts.

Wie der Kognitivismus (s. oben) propagiert auch der gemäßigte Konstruktivismus das Lernen durch die **Lösung von Problemen.** Schnelles Auswendiglernen ist unerwünscht, es soll genügend Zeit zur Verfügung stehen, um das Gelernte reflektieren zu können und es im Langzeitgedächtnis zu verankern.

PRAXISBEISPIEL

Udo hat eine Praxisanleitung. Es geht um die Augenspülung. Er bekommt den Auftrag, Frau Meiers Auge zu reinigen. Praxisanleiterin Yvonne sagt Udo nicht, wie er vorgehen soll. Sie weiß, dass Udo in der Schule bereits theoretisches Wissen über die Anatomie der Augen und den Vorgang der Augenspülung erworben hat. Auch ver-

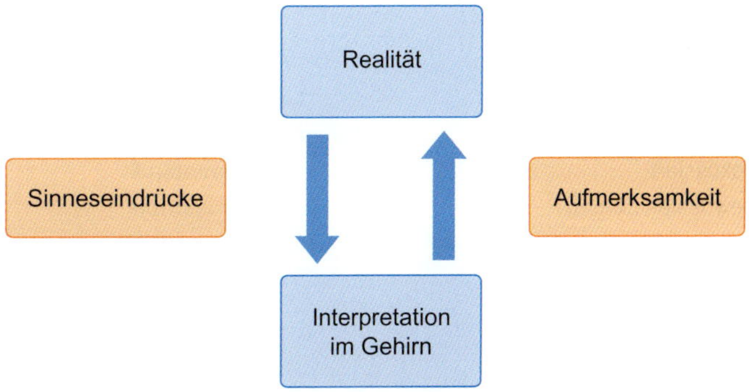

Abb. 4.10 Beim Lernen nach dem gemäßigten Konstruktivismus spielen auch Sinneseindrücke und der Aufmerksamkeitslevel eine Rolle. [L143]

4

fügt Udo über praktisches Vorwissen, da er vor einiger Zeit bei einer Augenspülung assistieren durfte. Nun soll er dieses Wissen mithilfe des gemäßigten konstruktivistischen Lernstils erweitern. Yvonne erläutert die Aufgabenstellung und zeigt das zur Verfügung stehende Material. Udo soll sich Gedanken machen, wie er sein theoretisches Wissen in die Praxis umsetzen kann. Udo konstruiert seinen Lösungsansatz, plant den Handlungsablauf der Maßnahme und verwendet dafür das zur Verfügung stehende Material unter Aufsicht von Yvonne, die sich bewusst zurückhält. Udo ist nun bereit, die pflegerische Handlung durchzuführen. Er hat somit das Problem allein gelöst und sich sein eigenes Wissen unter Einbeziehung von Vorwissen konstruiert. Udo reflektiert schließlich die Handlung und das Ergebnis und gewinnt daraus erneut Erkenntnisse.

MERKE

Durch Lernformen, die auf dem gemäßigten Konstruktivismus basieren, können Lernende doppelt profitieren: Sie suchen zunächst nach Lösungen für ein Problem und gewinnen bei der anschließenden Reflexion ihrer Handlungen noch einmal neue Erkenntnisse. Wenn sie diszipliniert reflektieren, konstruieren sie also fortlaufend neues Wissen. Daher sind schriftliche Reflexionsinstrumente (➤ 7.5.1) sehr hilfreich; Lernen kann so zum Selbstläufer werden.

Lernformen in der Berufspraxis

Formelles und informelles Lernen

DEFINITION

Informelles Lernen: beiläufiges Lernen im Alltag.
Formelles Lernen: Lernen im Rahmen einer Ausbildung, einer beruflichen Weiterbildung oder eines Studiums.

Informelles Lernen geschieht alltäglich und meist unbewusst und kann überall stattfinden. Bei Gesprächen in der Familie, beim Lesen von Büchern, beim Fernsehen. Es ist kein geplantes, strukturiertes Lernen, sondern ein beiläufiges (➤ Abb. 4.11). Informell erworbenes Wissen wird bei Relevanz gespeichert, vieles davon geht aber auch schnell wieder verloren. Es wird als Allgemeinwissen genutzt oder als Ahnung wahrgenommen, schon mal etwas zu diesem Thema gehört zu haben, was aber nicht mehr richtig erinnerbar ist.

Formelles Lernen hingegen ist das Lernen, welches in einer Bildungsstätte stattfindet und durch eine Lehrperson strukturiert und vermittelt wird (➤ Abb. 4.11). Formelles Lernen kann auch am Arbeitsplatz durch das strukturierte Beibringen von Handlungen durch Praxisanleitende stattfinden. Um Wissen zu vermitteln, werden Lernmethoden angewendet und klare Inhalte erarbeitet. Formell erworbenes Wissen muss abgespeichert werden, um es in bestimmten Situationen abzurufen, damit es angewandt oder auch in Prüfungen überprüft werden kann.

Arbeitsorientiertes, -gebundenes und -verbundenes Lernen ➤ 1.1.2.

PRAXISTIPP

Verzahnung von Theorie und Praxis

Eine Möglichkeit für die Auszubildenden, das im Unterricht Gelernte in der Praxis gezielt anzuwenden, stellt das arbeitsverbundene Lernen dar. Hierbei wird informelles und formelles Lernen geplant, zielgerichtet und methodisch aufgearbeitet und miteinander verbunden.

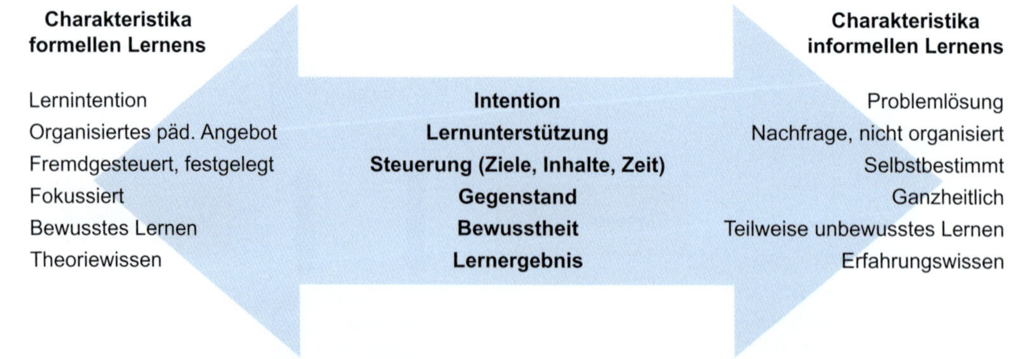

Abb. 4.11 Die Charakteristika informellen und formellen Lernens. [L143]

Weiterführende Literatur
Jürgensen A, Dauer B. Handreichung für die Pflegeausbildung am Lernort Praxis. Bonn: 2021. Aus: www.bibb.de/dienst/publikationen/de/17175.

Exemplarisches Lernen

DEFINITION
Exemplarisches Lernen *(beispielhaftes Lernen):* Lernen am Modell oder an Beispielen.

Das exemplarische Lernen ist im Gesundheitssystem sehr beliebt, z. B. das Üben an einer Demonstrationspuppe. Es werden Fallbeispiele präsentiert, in denen die verschiedenen Methoden gelernt und angewendet werden können. Das problembasierte Lernen (s. unten) ist eine bekannte und beliebte Form des exemplarischen Lernens. Somit können aus einer Problemstellung Handlungsweisen abgeleitet werden, ohne dass an zu pflegenden Menschen geübt werden muss. Das **exemplarische Lernen** ist ein von Martin Wagenschein entwickeltes didaktisches Prinzip, das sich der didaktischen Reduktion bedient. Das bedeutet, dass nicht alle Aspekte eines Themas zur gleichen Zeit vermittelt werden, sondern nur im Moment wichtige Aspekte, sodass das Begreifen leichtfällt. Zu einem späteren Zeitpunkt werden dann ausführlicheres Wissen, Hintergründe, Zusammenhänge etc. nachgeliefert und so an bereits vorhandenem Wissen angeknüpft.

PRAXISTIPP
Weiterführende Literatur
Wagenschein M. Verstehen lehren. 8. A. Weinheim: Beltz, 2011.
Das Buch ist auf das Wichtigste reduziert und verschafft einen guten Überblick.

Problembasiertes Lernen (PBL)

In der Pflegeausbildung findet Lernen häufig anhand von Problemen statt, d. h., die Auszubildenden sollen Lösungen für reale Pflegeprobleme finden. Das so Erlernte festigt sich besonders gut, da die Auszubildenden immer wieder auf die konkrete Situation zurückgreifen können. Problemsituationen sind immer besser erinnerbar als Situationen, die reibungslos verliefen. Letztere haben nur ein geringes Lernpotenzial, da sie keiner Veränderung in der praktischen Durchführung bedürfen. Durch Fehler oder in diesem Fall Probleme lernen die Auszubildenden.

Problembasiertes Lernen (PBL), auch problemorientiertes Lernen (POL) genannt, ist die logische Konsequenz daraus. Lernformen nach dem gemäßigten Konstruktivismus (s. oben) fördern das produktive Denken. Praxisanleitende fordern dabei keine Lösungen, die den Lernenden bekannt sind, sondern ermutigen sie, neue zu finden. Auf diese Weise bekommen Anleitende Informationen über die Entwicklung des Lernprozesses der Auszubildenden. Dabei können Transferfragen helfen, deren Antworten erfordern, dass Wissen über bekannte Situationen auf neue Situationen angewendet wird. Dazu probieren die Auszubildenden die vorher von ihnen formulierten Theorien aus, um zu prüfen, ob damit das Problem gelöst werden kann, und strukturieren die Handlungsgrundsätze für die neuen Umstände passend um. Die neue Strategie bedarf großer Kreativität und eines Denkens über den Tellerrand hinaus. Die Auszubildenden blicken von einer Metaebene auf das Problem; eine Denkstrategie, die eher Auszubildenden im letzten Ausbildungsdrittel zuzuschreiben ist. Sie gelangen so ohne Anleitung zu neuen Lösungsansätzen und konstruieren sich ihr neues Wissen aus Problemstellungen selbst.
Mittels PBL erwerben Lernende:
- Personalkompetenz
- Fachkompetenz
- Sozialkompetenz
- Methodenkompetenz
- Handlungskompetenz

Beim problembasierten Lernen, dessen einzelne Schritte ➤ Abb. 4.12 zeigt, kommt es auf die **Reflexions-** (➤ 7.5.1) und **Problemlösefähigkeit** an. Voraussetzung dafür sind ein gutes Teamverhalten sowie kommunikative Fähigkeiten. Mittels PBL entwickeln die Auszubildenden die fürs Lernen wichtige Eigeninitiative und gestalten gemäß dem Konstruktivismus (s. oben) ihre eigene Realität. Letzteres geschieht während einer Lernbegleitung, also vor allem in der Praxisanleitung, bei der die Auszubildenden das Wissen transferieren, es also zum **Theorie-Praxis-Transfer** (➤ 4.5) kommt.

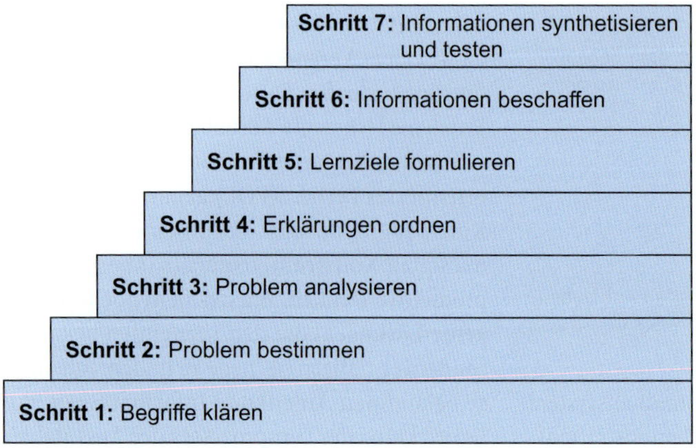

Abb. 4.12 Die einzelnen Schritte des problembasierten Lernens (PBL). [L143]

PRAXISBEISPIEL

Udo bekommt die Aufgabe, ein Fallbeispiel mit einer Problemstellung zu bearbeiten. Er analysiert das Problem und sucht anhand der Fachliteratur Maßnahmen, wie er diesem Problem begegnen kann. Mithilfe seiner Praxisanleiterin entwickelt er eine Strategie, wie dieses Problem im Pflegealltag gelöst werden kann. Udo geht in folgenden Schritten vor:

- Fall lesen, Begriffe klären
- Probleme oder Pflegediagnosen definieren
- Vorwissen aktivieren, Hypothesen aufstellen und die Probleme analysieren
- Vorwissen und Hypothesen systematisch ordnen
- Lernziele formulieren
- Fachliteratur konsultieren, Expertinnen befragen
- Ergebnisse testen, reflektieren und sich mit seiner Praxisanleiterin austauschen

Mithilfe des PBL kann Udo nun sein Wissen auf andere, ähnliche Situationen transferieren. Seine Praxisanleiterin hat dabei den Auftrag, Transferaufträge zu erteilen und Udo bei Fragen zu begleiten.

MERKE

Beim PBL ist die **Eigeninitiative** der Auszubildenden sehr wichtig. Mittels ihrer Reflexionsfähigkeit lernen die Auszubildenden aus Problemen. Dies setzt gute **kommunikative Fähigkeiten** voraus.

4.2.2 Lerntypen

Man unterscheidet vier verschiedene **Lerntypen** [14]:

- Entdecker
- Praktiker/Macher
- Denker
- Entscheider

➤ Tab. 4.2 gibt einen Überblick über die Eigenschaften der verschiedenen Lerntypen.

PRAXISBEISPIEL

Ein Praxisanleiter gibt Auszubildenden der vier verschiedenen Lerntypen die Aufgabe: „Legt einen Kompressionsverband nach Pütter an."

- Die **Entdecker** gehen praktisch an die Aufgabe heran. Sie führen den Verband aus und reflektieren ihre Beobachtungen, um daraus neue Lernerkenntnisse zu gewinnen.
- Die **Praktiker/Macher** gehen ähnlich vor. Sie probieren verschiedene Möglichkeiten aus.
- Die **Denker** kümmern sich zuerst um die Theorie. Sie ziehen Fachbücher zurate und überlegen genau, wie sie den Kompressionsverband anlegen könnten. Erst wenn sie genügend Informationen gesammelt haben, wagen sie sich an das Praktische heran. Dabei gehört z. B. auch die Beobachtung der Handlungen der Praxisanleiterin zur Informationssammlung.
- Die **Entscheider** probieren gezielt aus, gehen strukturiert vor und beziehen Vorwissen mit ein.

Nicht alle Lerntypen können gleich gut zusammenarbeiten. Praktiker/Macher und Denker sowie Entscheider und Entdecker geraten häufig bei der Zusammenarbeit in Konflikt.

PRAXISTIPP

Weiterführende Literatur

Mit dem **Lernstiltest** nach Kolb können Praxisanleitende ermitteln, welchen Lerntyp ihre Auszubildenden haben, um darauf abgestimmte Unterrichtsmethoden zu wählen. Lernstiltext nach D.A. Kolb. Aus: https://eduolog.com/de/test/kolbs-lernstiltest-welche-lern-stile-haben-sie/

Tab. 4.2 Die vier Lerntypen und ihre Eigenschaften

Lerntyp	Entdecker	Praktiker/Macher	Denker	Entscheider
Kurzcharakterisierung	Werden von Neugier angetrieben und wollen verstehen	Probieren von Beginn an am liebsten selbst aus	Müssen zunächst alle Fakten kennen und denken dann darüber nach, wie sie ein Problem lösen	Probieren gezielt aus
Eigenschaften	• Fantasievoll • Hinterfragend • Diskussionsfreudig • Abwägend • Können improvisieren • Manchmal geheimnisvoll • Eigenständig • Scharfsinnig • Faktensammelnd • Tolerant • Entscheidungsgehemmt • Weich • Beeinflussbar • Gründlich • Visuell • Lieber im Hintergrund arbeitend • Nicht spontan • Konzentriert • Brauchen den Praxisbezug	• Humorvoll • Aktiv • Echt • Risikofreudig • Praktisch • Effizient • Stehen gern im Mittelpunkt • Zeitlich unstrukturiert • Offen • Flexibel • Begeisterungsfähig • Experimentierfreudig • Risikofreudig • Mögen Herausforderungen • Neigen zum Übers-Ziel-Hinausschießen • Unüberlegt • Überfahren andere	• Emotionslos • Unabhängig • Logisch • Strukturiert • Vernünftig • Analytisch • Verinnerlichen Modelle und Theorien • Entwickelnd • Sachlich • Objektiv • Exakt • Emotionslos herangehend • Perfektionistisch • Nüchtern denkend • Unpersönlich denkend • Fragend	• Sachlich • Effizient • Spontan • Konkurrierend • Ergebnisorientiert • Fordernd • Umsetzend • Lösungsorientiert • Pragmatisch • Direkt • Nehmen soziale Kontakte nicht so wichtig • Wissensbezogen • Hektisch • Urteilen schnell • Arbeiten gern im Team • Aktiv

4.2.3 Lernmodelle und Lernhilfen

DEFINITION

Lernmodell: veranschaulicht vereinfacht, wie Lernen funktioniert.
Lernhilfe: Instrument, das das Lernen unterstützt. Dazu gehören auch Lernstrategien.

Lernmodelle und Lernhilfen sollen das Lernen einfacher machen. **Beobachtungslernen** ist z. B. ein Lernmodell, das Praxisanleitende im Skillslab (Deutschland) oder in der Lernwerkstatt (Schweiz) anwenden. Zu den Lernmodellen gehört auch das Konzept **Try and Fail** (engl. versuchen und scheitern), das u. a. in unbegleiteten Praxissituationen vorkommt. Praxisanleitende können Try and Fail aber auch bewusst einsetzen, um zu erreichen, dass Auszubildende durch Fehler lernen – vorausgesetzt natürlich, dass dabei niemand zu Schaden kommt. Die Fachliteratur nennt dies auch experimentelles Lernen. Auch das **Signallernen,** also die Konditionierung (➤ 4.1.2), ist ein bekanntes Lernmodell.

PRAXISBEISPIEL

In Skillslab oder bei Simulationsübungen an Demonstrationspuppen üben die Auszubildenden das praktische Handeln. Dort dürfen Fehler gemacht werden, ohne dass jemand Schaden nehmen kann. Die Auszubildenden lernen dabei, diese Fehler in Zukunft zu vermeiden, da sie die Ausführung von Maßnahmen reflektieren und zusammen mit den Praxisanleitenden Handlungsstrategien ausarbeiten.

Es gibt verschiedene **Lernhilfen:**

- Wörterbücher
- Lexika
- Nachschlagewerke
- Ratgeber
- Digitale Lernsoftware

Lernhilfen können aber auch personeller Art sein:
- Lernateliers, Skillslab
- Stützkurse zu Lern- und Arbeitsstrategie (nur in der Schweiz)
- Lerngruppen, die von Praxisanleitenden pädagogisch geführt werden (nur in der Schweiz)

Einstellung zum Lernen

Es ist normal, dass die Einstellung der Auszubildenden gegenüber dem Lernen nicht immer nur positiv geprägt ist und die Motivation schwankt. Durch Lernhilfen und einem passend gewählten und dem Lerntyp entsprechenden Lernmodell kann der Spaß am Lernen wieder geweckt bzw. intensiviert werden. Liegen Lernstörungen oder der Verdacht auf eine Lernblockade vor oder ist Lernen mit Angst verbunden, dann ist eine Lernberatung (➤ 5.5.2) angezeigt.

4.3 Lernstrategien

DEFINITION
Lernstrategie: Form der Lernhilfe.

Für die Auszubildenden sind gute Lernstrategien entscheidend. Praxisanleitende haben die Aufgabe, den Auszubildenden aufzuzeigen, welche Lernstrategie für sie die beste ist, und diese im Umgang mit den Auszubildenden auch zu nutzen. Dies kann nur geschehen, wenn die Praxisanleitenden wissen, welcher **Sinneslerntyp** jede Einzelne ist und wie sie die **passenden Lernstrategien** fördern können. Folgende Lernstrategien gibt es u. a.:
- Für den **visuellen Typ:**
  - Skizzen anfertigen
  - Zeichnungen anfertigen
  - Mit Farben arbeiten, Wichtiges unterstreichen
  - Filme
- Für den **motorischen Typ:**
  - Gelerntes selbst umsetzen
  - Fühlen
- Für den **akustischen Typ:**
  - Hören (Podcast, Vortrag, Aufnahme)
  - Laut vorlesen
  - Vorträge für sich selbst halten
- Für den **intellektuellen Typ:**
  - Lesen
  - Darüber nachdenken
  - Erkenntnisse erarbeiten lassen

MERKE
Unabhängig vom jeweiligen Lerntyp gilt: Je mehr Sinne angesprochen werden, desto größer ist der Lerneffekt. Haben Lernende bereits eine erfolgreiche Strategie entwickelt, sollten Praxisanleitende diese nicht ändern.

Die **Behaltensquote** in ➤ Abb. 4.13 zeigt, wie viel einer Information abhängig von den jeweiligen Eingangskanälen behalten wird. Das gilt auch bedingt für den jeweiligen Sinneslerntyp.

4.3.1 Modelllernen

DEFINITION
Modelllernen: Das Lernen geschieht anhand von Beobachtungen und dem Nachahmen von Vorbildern.

Lernen am Modell ist eine bei Praxisanleitenden beliebte Lernstrategie. Dabei geht es um kognitive Prozesse der Informationsverarbeitung und -speicherung. Die Theorie des Modelllernens bezeichnet die Wissenschaft auch als Vorläufer der eigentlichen Handlungstheorien. In der Praxisanleitung wird zunächst durch verbindliche Absprachen zwischen Anleitenden und Auszubildenden bestimmt, wer welche Aufgaben hat und wer welche Tätigkeiten durchführt. In dieser Vorbesprechung werden auch die Beobachtungs- und Beurteilungskriterien besprochen. Am Schluss des Vorgesprächs (➤ 7.1.1) wiederholen die Auszubildenden nochmals das Besprochene. Je nach Thematik wählen die Praxisanleitenden das passende Ablaufmodell aus.
- **Lehrende-zentriertes Modell:** Bei diesem Modell demonstrieren die Praxisanleitenden in einem ersten Schritt die Handlung, die Auszubildenden beobachten aufmerksam. Nach Abschluss des Handlungsablaufs können die Auszubildenden Fragen stellen. In einem zweiten Schritt führen die Auszubildenden die Handlung durch, und die Praxisanleitenden beobachten und geben ein Feedback.

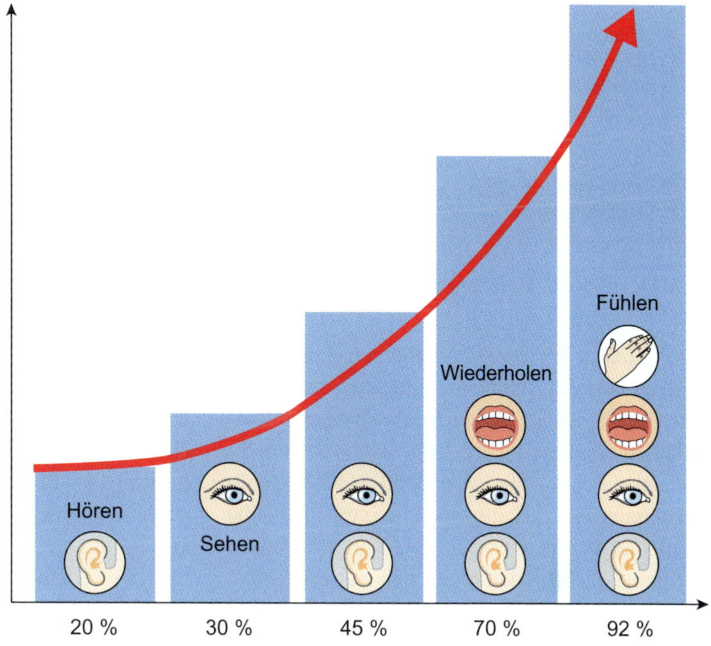

Abb. 4.13 Behaltensquote: Je mehr Sinne angesprochen werden, desto größer ist der Lernerfolg. [L143]

- **Partnerschaftliches Modell:** Die Praxisanleitenden führen eine Handlung durch, bei der die Auszubildenden nicht nur beobachten, sondern auch assistieren. Danach werden eventuelle Fragen beantwortet. In einer zweiten Situation führen die Auszubildenden die Maßnahmen allein durch, die Anleitenden beobachten und geben Feedback.
- **Lernende-zentriertes Modell:** Voraussetzung für die Anwendung dieses Modells ist, dass die Auszubildenden die Handlung oder Teile dieser schon einmal durchgeführt haben. In einem Vorgespräch besprechen sie mit den Praxisanleitenden die theoretischen Grundlagen und erläutern den Handlungsablauf. Die Auszubildenden führen die Intervention selbstständig unter Beobachtung der Anleitenden durch. In einem Nachgespräch (➤ 7.5.1) reflektieren sie gemeinsam mit den Praxisanleitenden die Situation.

Bei allen Modellen ist eine klare Absprache wichtig, wer welche Handlungsschritte durchführt. Die Praxisanleitenden müssen die typischen Handlungsereignisse wie Fehler, Hindernisse und Schwierigkeiten, die in der Lernsituation zu erwarten sind, berücksichtigen. Solche Vorkommnisse können Auszubildende im ersten Jahr verunsichern, Auszubildende im dritten Jahr können dagegen mit solchen Situationen besser umgehen und flexibler reagieren. Das bedeutet, dass Auszubildende im ersten Jahr mehr Unterstützung bei der Praxisanleitung erhalten müssen, während bei Auszubildenden im dritten Jahr das Handlungsfeld erweitert werden kann.

Wenn eine Auszubildende eine Handlung das erste Mal ausführt, ist es ratsam, ein Hilfesignal zu vereinbaren, das die Auszubildende geben kann, wenn sie nicht weiterkommt. Um den zu pflegenden Menschen nicht zu verunsichern, ist es ratsam, während der Durchführung der Intervention der Praxisanleiterin keine Fragen zu stellen. Hat die Auszubildende trotzdem das Bedürfnis, sich rückzuversichern, kann sie sagen: „Als Nächstes würde ich jetzt … tun." Die Praxisanleiterin stimmt entweder zu oder sagt beiläufig: „Versuch es doch einmal mit …" Umgekehrt kann die Anleitende ein vorher vereinbartes Signal geben, wenn sie sieht, dass die Auszubildende etwas nicht korrekt durchführt.

MERKE

Wenn Praxisanleitende merken, dass einem zu pflegenden Menschen Gefahr droht, müssen sie zu dessen Schutz – in angemessener Weise – sofort eingreifen.

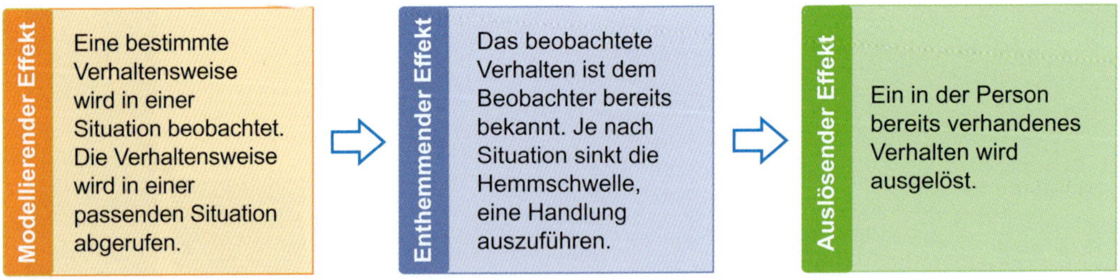

Abb. 4.14 Effekte des Modelllernens nach Bandura. [M1093, L143]

Demonstrieren Praxisanleitende einen Handlungsablauf, den die Auszubildenden noch nie ausgeführt haben, ist es wichtig, vorher **Beobachtungsschwerpunkte** zu definieren. Lernende wissen noch nicht genau, was sie beobachten sollen, und sind nicht genügend differenziert. So kann eine Praxisanleiterin eine Auszubildende z. B. anweisen, ihre Kommunikation mit einem zu pflegenden Menschen zu beobachten. Die Auszubildende lernt so, gezielt zu beobachten, und erhält differenzierte statt allgemeine Informationen aus einer Anleitungssituation. Auch bleibt ihre Aufmerksamkeit bis zum Schluss erhalten, wogegen sie bei einer allgemeinen Beobachtung nach ein paar Minuten kontinuierlich sinkt. Die Praxisanleiterin kann die Auszubildende auch im Vorfeld fragen, wo ihrer Meinung nach der Beobachtungsschwerpunkt bei einer bestimmten Handlung liegen muss.

Nach der Beobachtung der Handlung empfehlen sich sowohl eine mündliche als auch eine schriftliche Reflexion (➤ 7.5.1) durch die Auszubildende. So kann sie nicht nur überprüfen, ob sie den Ablauf korrekt erfasst hat, sondern auch einige Tage später oder vor einer nächsten ähnlichen Situation ihre Notizen durchlesen und die Handlung korrekt durchführen.

PRAXISBEISPIEL

Ayleen hat sich vorgenommen, im Rahmen einer Praxisanleitung eine Positionierung durchzuführen. Der Beobachtungsschwerpunkt soll auf einer physiologischen Positionierung liegen. Ihre Praxisanleiterin Nicole fragt nach der Durchführung den zu pflegenden Menschen, ob dieser so gut liege. Aufgrund der vorher getätigten Absprache weiß Ayleen, dass etwas nicht stimmen kann, denn sonst hätte Nicole diese Frage nicht gestellt. Ayleen kann nun Verbesserungen vornehmen, nach der Praxisanleitung ihr Handeln gezielt reflektieren und Schlüsse daraus ziehen.

Lernen am Modell nach Bandura

Das **Lernen am Modell nach Bandura** beschreibt einen kognitiven Lernprozess, bei dem Lernende in die **Rolle der Beobachtenden** schlüpfen. Dabei legen sie ihr Augenmerk auf das Verhalten der beobachteten Person und dessen Auswirkungen. Sie werden angeregt, das Verhalten zu hinterfragen, Zusammenhänge zu erkennen, diese in ihre Handlungen einzubauen und bei Bedarf abzurufen.

Bandura beschreibt Phasen des Lernens durch Vorbilder. Das Modell gliedert sich in drei Phasen mit unterschiedlichen Effekten (➤ Abb. 4.14):

- **Modellierender Effekt:** Beim modellierenden Effekt nehmen Lernende ihre Vorbilder zum ersten Mal bewusst wahr. In dieser Phase ist es wichtig, dass die Anleitenden die Sympathie der Auszubildenden gewinnen. Lernende nehmen wesentlich schwerer etwas von einem Vorbild an, wenn sie diese Person nicht mögen. Ihr Fokus liegt dann auf den Merkmalen, die sie an dieser Person stören. Es ist also wichtig, für eine angenehme Lernatmosphäre (➤ 4.4) zu sorgen und Lernenden Zeit zu lassen, ihre Praxisanleitenden und ihre Handlungsweise kennenzulernen, um sie als Vorbilder akzeptieren zu können.
- **Enthemmender Effekt:** Neues Verhalten wird im Gedächtnis gespeichert und kann fragmentarisch abgerufen werden, wenn Lernende die Theorie mit der Praxis verknüpfen und Zusammenhänge erkennen können, nach denen sie zu handeln anfangen. Dadurch sinkt ihre Hemmschwelle, und sie trauen sich die Durchführung kleiner Handlungen in Begleitung der Praxisanleitenden zu. Auszubildende werden sich den Ablauf eines Verbandwechsels viel besser merken können, wenn sie den Verbandwechsel auch in der Praxis gezeigt

bekommen, mit den Praxisanleitenden üben und damit eine bestimmte Person und eine Krankengeschichte verknüpfen können, als wenn sie das Vorgehen nur nach einem bebilderten Lehrbuch lernen.

- **Auslösender Effekt:** Das beobachtete Verhalten wird immer dann ausgeführt, wenn es die Situation erfordert und es der Auszubildenden sinnvoll erscheint. Die innere Motivation, etwas lernen zu wollen, wird durch den modellierenden und den enthemmenden Effekt gefördert. Durch die motorische Reproduktion des Erlernten wird der auslösende Effekt verstärkt, was wiederum eine weitere – äußere – Motivation (➤ 4.1.2) bei den Auszubildenden auslöst und so ihre Verhaltensweise ändert und sie aktiv werden lässt. Das Wissen wird dabei vertieft, und Lernende gewinnen zunehmend Sicherheit in der Ausführung ihrer Tätigkeit.

PRAXISBEISPIEL

Im Rahmen einer Praxisanleitung kümmert sich eine Auszubildende um zwei zu pflegende Menschen in einem Zweibettzimmer. Neben dem Praxisanleiter ist auch eine Praktikantin bei der Praxisanleitung dabei, die in erster Linie zusieht und die Auszubildende mit kleinen Handreichungen unterstützen soll. Der Praxisanleiter erklärt u. a. vorm Betreten des Zimmers, was beim Leeren der Urinsammelbeutel zu beachten ist. Als die Auszubildende beginnt, den Urinbeutel von Frau Brinkmann zu entleeren, nimmt sich nach einer Weile die Praktikantin den zweiten Becher und leert in der gleichen Art und Weise den Urinbeutel des zweiten zu pflegenden Menschen. Die Praktikantin hat am Modell der Auszubildenden gelernt *(auslösender Effekt)* und das Beobachtete nachgemacht.

4.3.2 Situationsorientiertes Lernen

Das **situationsorientierte Lernen** ist ein sehr effektives Mittel, um den Lernerfolg zu sichern, und die Rahmencurricula in der generalistischen Pflegeausbildung sind nach dem Situationsprinzip ausgerichtet (➤ 1.2.3). In der Lernsituation erschließt sich den Auszubildenden der Sinn der vermittelten Informationen. In der anschließenden Reflexion wird das Erfahrene nochmals durchdacht und verfestigt sich so. Die Auszubildenden drücken dabei das Erfahrene mit eigenen Worten aus und kreieren ihre eigene kognitive Welt (Konstruktivismus, ➤ 4.2.1). Das ermöglicht ihnen, selbstreflektiert zu handeln und das Wissen auf andere Situationen zu übertragen.

DEFINITION

Skillslab: Raum, der z. B. wie ein Zimmer in der stationären Akutpflege oder stationären Langzeitpflege eingerichtet und mit verschiedenen Pflegeutensilien und flexiblem Inventar ausgestattet ist, um verschiedene Methoden, Techniken und Tätigkeiten zu beruflichen Handlungssituationen zu üben.

Es gibt verschiedene Arten des situationsorientierten Lernens:

- Situationsorientiertes Lernen in einem geschützten Rahmen, z. B. in einem Demonstrationsraum in der Pflegeschule oder einer Lernwerkstatt
- Situationsorientiertes Lernen in der Praxisanleitung, wo Lernende an anderen Auszubildenden oder Mitarbeitenden üben
- Situationsorientiertes Lernen direkt am zu pflegenden Menschen

In der Ausbildung zur Pflegefachperson werden alle drei Arten angewandt: Im ersten Schritt lernen die Auszubildenden das Thema in der Pflegeschule, und Pflegepädagoginnen bringen den Auszubildenden die theoretischen Grundlagen bei. Mit diesem Wissen gehen die Auszubildenden dann mit den Lehrkräften ins Skillslab, wo sie das theoretisch Gelernte in die Praxis transferieren können. Hier geschieht der erste Schritt des Theorie-Praxis-Transfers (➤ 4.5). Durch den geschützten Rahmen und das Üben der praktischen Handlung fällt es den Auszubildenden leichter, die Tätigkeit ohne Angst vor eventuellen Fehlern durchzuführen. Das enge Begleiten der Pflegepädagoginnen ist dabei unabdingbar.

Die Auszubildenden nehmen dieses erste praktische Wissen und ihre Erfahrungen in die Pflegepraxis mit. Hier haben sie Gelegenheit, als Zwischenschritt die Maßnahme nochmals an anderen Auszubildenden, am Personal oder an den Praxisanleitenden zu üben. Nach der Reflexion des erworbenen Wissens sind die Auszubildenden bereit, dieses in der Praxissituation bei den zu pflegenden Menschen anzuwenden. Aufgabe der Praxisanleitenden ist es, Situationen zu schaffen, in denen sie die Auszubildenden bei der Ausführung begleiten können.

PRAXISBEISPIEL

Diego hat in der Pflegeschule gelernt, wie man die Mundpflege korrekt durchführt. Nun hat er Gelegenheit, einen zu pflegenden Menschen bei der Mundpflege am Morgen zu unterstützen. Die Praxisanleiterin geht mit Diego nochmals den Ablauf durch. Sie lässt Diego die einzelnen Schritte aufzählen und sich sein Vorgehen inklusive Vor- und Nachbereitung schildern. Dann begleitet sie Diego bei der Mundpflege. Die Praxisanleiterin notiert ihre Beobachtungen und lässt Diego alleine arbeiten. Sie greift nur ein, wenn es zu einer gefährlichen Situation kommt. Danach gibt sie ihm im Büro ein reflektiertes Feedback, aus dem Diego neue Erkenntnisse gewinnen kann. Er bekommt abschließend die Aufgabe, die Praxissituation in einem Bericht schriftlich zu reflektieren. Dies generiert nochmals eigene Erkenntnisse, welche in einer nächsten Situation umgesetzt werden können.

Bei der Anwendung dieser Lernform in der Praxisanleitung müssen die Auszubildenden bereits gelernt haben, wie sie in dieser Situation agieren müssen, damit nach konstruktivistischen Gesichtspunkten durch Reflexion (➤ 7.5.1) und Feedback (➤ 5.2.2) ein Selbstlernprozess stattfinden kann.

4.3.3 Selbstorganisierende Lernprozesse

DEFINITION

Episodisches Wissen: Wissen über Erlebtes, z. B. die erste Blutabnahme.
Prozedurales Wissen: Wissen über einen Ablauf, z. B. Blut abnehmen.

Am Lernen und Handeln sind Mikroprozesse beteiligt, die von

- Arbeitsgedächtnis (➤ 4.1.1),
- Langzeitgedächtnis (➤ 4.1.1) und
- Aufmerksamkeitssystem

organisiert werden. Diese drei Komponenten bilden das **anpassende** *(adaptive)* System und den Komplexitätsmanager des Bewusstseins, das sich selbst organisierende und geschlossene Netzwerksystem des Gehirns. Die Kapazität des Arbeitsgedächtnisses ist begrenzt, aber wird sehr stark vom Aufmerksamkeitssystem unterstützt, das entscheidet, was wichtig, neu, ungewöhnlich, gefährlich oder mit intensiven Gefühlen verbunden ist. Informationen, auf denen eine dieser Eigenschaften zutrifft, sind es wert, ins Arbeitsgedächtnis aufgenommen zu werden. Alles andere wird vom Arbeitsgedächtnis ignoriert und geht verloren.

Diese Mikroprozesse sind scheinbar nicht geordnet, nicht vorhersehbar und leicht ablenkbar. Erst das Langzeitgedächtnis verbindet die so im Arbeitsgedächtnis verarbeiteten Informationen mit schon vorhandenem Wissen. Es knüpft sie an episodischem und prozeduralem Wissen an, dem **Arbeits-Langzeitgedächtnis.** So werden sie mit einem Kontext verbunden und für zukünftigen Wissensbezug bereitgestellt.

Emotionen und die Erwartungen von Erfolgen und Ergebnissen helfen dabei, die Inhalte des Gelernten zu kategorisieren. Risiken und Fehler können so schnell korrigiert werden, und das Handeln ist am Schluss erfolgreich. Es gibt verschiedene Erkenntnisse und Annahmen in der Psychologie und Neurobiologie, die den **Wechsel von intuitiven und bewusst gesteuerten Prozessen** des Lernens und des Handelns beschreiben. Verhaltensroutinen werden häufig unbewusst durch affektives Verhalten aktiviert, d. h. nicht von kognitiven Prozessen, sondern von Impulsverhalten. Wenn sich aber die lernende Person speziellen Aufgaben und Anforderungen hingeben muss, kommen bewusste Handlungsteuerungen zum Zug. Prozesse der Selbstreflexion und bewusst zielgesteuertes und zielgerichtetes Lernen von schwierigen Aufgaben werden durch Misserfolge initiiert, damit in Konflikt geratende Handlungsimpulse gehemmt werden. Die bewusste und zielgerichtete Veränderung des eigenen Handelns entsteht durch die sprachliche Kommunikation über Erfahrungen und die Selbstwahrnehmung von Handlungen. Das bedeutet, dass Lernen in Gruppen, situationsorientiertes Lernen und die Reflexion den Lernprozess unterstützen.

4.3.4 Spielendes Lernen

DEFINITION

Gamification oder **Game-based Learning** (engl. *game* = Spiel): Einsatz von spieltypischen Elementen in einem nicht unterhaltsamen Kontext *(Gamifizierung).*

Wer spielt, lernt schneller und kann sich an das Gelernte besser erinnern. Zudem ist das spielende

Lernen eine Lernform, die jugendliche Auszubildende besonders anspricht. Denn viele von ihnen sind auch im Privaten auf der Jagd nach Punkten, virtuellen Gütern und höheren Positionen in Ranglisten. Es gibt verschiedene Methoden, jemandem spielend etwas beizubringen. Der Vorteil des spielerischen Lernens ist, dass es meist nicht als Lernen angesehen wird, obwohl es dessen eigentlicher Zweck ist. Der Lernerfolg kann dadurch größer sein, da Lernen mit und durch Emotionen effektiver ist und die Motivation, die aus dem Spiel entsteht, ebenfalls höher ist – vor allem bei Themen, bei denen eine innere Motivation schwer zu generieren ist. Zudem verstärkt das kreative Auseinandersetzen mit dem Lernstoff das Lernen. Der Aspekt des Sich-Messens motiviert die Auszubildenden untereinander und wirkt leistungssteigernd. Die Ausschüttung von Dopamin erhöht sich, ein Belohnungseffekt entsteht.

Dem Lernerfolg zuträglich ist meist schon die Freude am Spiel, auch ohne Wettbewerb. Das „Spiel" können die Auszubildenden allein oder in Gruppen durchführen, es fördert das aktive Lernen. Die Auszubildenden können dabei ihre Bedürfnisse nach Stimulation, Engagement, Realismus und Unterhaltung befriedigen. **Gamification** ist digital, aber auch analog möglich, es kann auch ein Bonussystem sein. Diese Art von Spielen haben pädagogische Ziele, die mittels einer Story verfolgt werden. So gibt es aufwendig erstellte 3-D-Spiele, in denen Inhalte der Pflegeausbildung spielerisch aufbereitet wurden, z. B. die App „Ein Tag Deutsch in der Pflege", mit der die Auszubildenden die Fachsprache trainieren können.

Besonders geeignet für das Game-based Learning sind Themen mit einer hohen Komplexität und einem hohen Abstraktionsgrad. Wichtig ist, dass es eine Onlineplattform gibt, auf der sich die Auszubildenden untereinander vernetzen können, um die Sozialkompetenz zu fördern. Vorteilhaft ist es auch, wenn Gamification im theoretischen und praktischen Curriculum integriert ist. Lernziele und Strategien, die neben dem Wissen auch das Können und die Kompetenzen fördern, sollten festgelegt sein.

MERKE

Praxisanleitende müssen wissen, dass jugendliche Auszubildende schnell zu Expertinnen in den spielerischen Apps werden. Dies ist für Lehrende nicht immer leicht auszuhalten.

Serious Games

DEFINITION

Serious Games (engl. *serious* = ernsthaft; *game* = Spiel): digitale Lernspiele.

Avatar: Bild oder Grafik, das/die eine/n Spieler/in repräsentiert.

Serious Games sind Spiele, welche nicht ausschließlich der Unterhaltung der Auszubildenden dienen, sondern Simulationen der pflegerischen Realität darstellen, die ein Eingreifen erfordern. Sie können aber durchaus auch Spaß machen und den Spieltrieb fördern. Voraussetzung ist ein digitales Endgerät für jede Teilnehmende, z. B. Computer, Laptop, Tablet oder Smartphone.

Die Spiele lassen sich gut in theoretische Unterrichtssequenzen vor oder nach einer Praxisanleitung integrieren. Ihr Einsatz birgt Chancen und Risiken (➤ Tab. 4.3).

Ein Serious Game besteht aus verschiedenen Elementen:

- **Narrativ:** bezeichnet die Spielhandlung und gibt den Handlungsrahmen vor, in dem die Auszubildende agiert, um ein Lernziel zu erreichen. Die Spielhandlung wählen die Praxisanleitenden frei, sie müssen aber darauf achten, dass die Auszubildenden nicht die Motivation verlieren, das Spiel zu Ende zu spielen. Das Narrativ muss spannend sein und sich möglichst an realen Handlungskonzepten orientieren.
- **Punkte:** das Belohnungssystem, mit dem die Motivation hochgehalten wird. Es motiviert die

Tab. 4.3 Chancen und Risiken von Serious Games

Chancen	Risiken
Gute Lernmethode, wenn diese evidenzbasiert ist	Mangelnde Klarheit, wie sich ein Serious Game auf die Auszubildenden auswirkt und ob diese den Fokus auf die gewünschte Thematik legen
Steigert die Motivation der Auszubildenden	Keine Studien, die einen nachhaltigen Lerneffekt nachweisen
Lernen ist auf spielerische Weise möglich, die Zeit vergeht wie im Flug	

Auszubildenden, die richtigen Handlungen auszuführen, und gibt gleichzeitig ein Feedback. Ein Anreiz können z. B. Wettbewerbe einer Gesundheitseinrichtung sein, bei denen der Punktesieger etwas gewinnen kann.
- **Avatare:** Jede Auszubildende sollte sich ihren Avatar selbst aussuchen können; empfehlenswert ist die Möglichkeit, den Avatar individuell zu gestalten, denn dies erhöht die Selbstidentifikation. Auch ist es gut, wenn sich die Avatare im Verlauf des Spiels weiterentwickeln können, was Fähigkeiten und Ausrüstung betrifft.
- **Abzeichen:** Auszeichnung für das Erreichen eines bestimmten Punktelevels. Abzeichen sollten für alle sichtbar sein, sie wirken als Statussymbole und motivieren.

Wichtig ist es, nach Beendigung des Spiels die Inhalte mit den Auszubildenden zu besprechen, das Spielerlebnis zu reflektieren und den Lerngewinn durch den Transfer in die praktische Anleitungssituation zu übertragen und weiterzuentwickeln.

In den USA, aber auch in Deutschland gibt es bereits einige Serious Games für verschiedenste Pflegesettings.

PRAXISTIPP

Pflege-Lernspiel

Das Spiel TakeCare von GaBaLEARN ist ein empfehlenswertes Lernspiel für die Pflegeausbildung, das verschiedene Pflegeszenarien simuliert, um Handlungsentscheidungen in komplexen Fallsituationen einzuüben. Es richtet sich an Auszubildende und Lehrende in der beruflichen Pflegebildung und kann im Google Play Store oder im Apple App Store heruntergeladen werden: http://eduproject.eu/gabalearn/download/

Es kann sich durchaus lohnen, solche Spiele selbst zu entwickeln. Dafür ist es sinnvoll, dass sich mehrere Pflegeschulen zusammenschließen, um den Kostenfaktor für die einzelnen Bildungseinrichtungen gering zu halten. Folgendes ist zu beachten:
- Ausreichendes Budget
- Genügend Endgeräte
- Software, die
  - dem Praxisfeld angepasst wurde,
  - ethisch korrekt ist,
  - von Pflegeexpertinnen mitgestaltet wurde.

Weitere Lernspiele

Folgende weitere Lernspiele können zur Anwendung kommen:
- **Quizspiele:** Wissen lässt sich viel schneller verfestigen, wenn die Befragung über bereits Erlerntes auf spielerische Weise erfolgt. Die Frage-Antwort-Situation erlaubt es, Inhalte schneller auswendig zu lernen. Es gibt verschiedene Apps, die dieses Konzept anbieten, auch mit der Möglichkeit, selbst Fragen zu generieren, z. B. die App **Quizlet** (www.quizlet.com) oder die **Kahoot**-Quizseite (https://kahoot.com/de).
- **Rätselspiele:** Möglich sind Bilder-, Wort-, Kreuzworträtsel etc.; der Fantasie sind keine Grenzen gesetzt.
- **Orientierungsspiele:** Diese Spiele eignen sich vor allem für neue Auszubildende. Die Praxisanleitenden fertigen eine genaue Skizze der Abteilung, in welcher der praktische Einsatz stattfindet, an und kennzeichnen die verschiedenen Räume mit Buchstaben. Daneben werden Bilder von typischen Gegenständen oder Plätzen in diesen Räumen erstellt, z. B. vom Medikamentenschrank. Jedes Bild trägt eine Zahl. Nun müssen die Auszubildenden die Gegenstände oder Plätze den Räumen zuordnen und dazu die jeweiligen Buchstaben und Zahlen kombinieren, um die Lösung zu erhalten. In größeren Gesundheitseinrichtungen kann das Orientierungsspiel auch als Schnitzeljagd organisiert werden, bei der verschiedene Räume gefunden und dort Aufgaben gelöst werden müssen. Lernende im letzten Ausbildungsdrittel können bei der Ausgestaltung und Organisation helfen und ihre eigenen Ideen einbringen. Auch Hausführungen können so gestaltet werden.
- **Daten zuordnen:** Dafür drucken die Praxisanleitenden eine Pflegedokumentation aus und schwärzen den Namen. Anhand der Daten versuchen nun die Auszubildenden herauszufinden, um welchen zu pflegenden Menschen es sich handelt. Genutzt werden können biografische Daten, Diagnosen, Medikamentenlisten oder Pflegeberichtseinträge. Dadurch geschieht der Transfer vom Praxisbeispiel zur Theorie. Aufgrund des Erscheinungsbilds, der Symptome oder der Medikamente können die Auszubildenden

umgekehrt Rückschlüsse auf die Daten der zu pflegenden Menschen ziehen.
- **Legespiele:** Bekanntester Vertreter dieser Kategorie ist Memory. Aus Bildkarten, die Gegenstände aus der Pflege zeigen, können die Auszubildenden Kartenpaare bilden, die sie korrekt mit dem entsprechenden Fachwort benennen. Es können auch Bild- und Wortkarten eingesetzt werden, bei denen die Wortkarte das auf der Bildkarte zu Sehende bezeichnet, oder nur Wortkarten, bei denen z. B. eine Karte des Paars das Medikament, die andere die Wirkung nennt.
- **Lückentext:** Hier legen die Praxisanleitenden einen Fachtext vor, in dem die Fachwörter fehlen. Die Auszubildenden haben die Aufgabe, die richtigen Fachwörter einzusetzen.
- **Montagsmaler:** Eine Auszubildende zieht eine Karte mit einem Fachbegriff, den sie zeichnen muss, und die anderen Mitspielenden müssen versuchen, die Zeichnung zu deuten und den richtigen Fachbegriff nennen.
- **Abc-Spiele:** Hier suchen die Auszubildenden anhand eines Buchstabens Begrifflichkeiten zu einem bestimmten Thema. Das Spiel kann als Wettbewerb gestaltet werden oder einfach zum Spaß und zur Wissenserweiterung gespielt werden.
- **KaWa-Methode** (**k**reative **A**usbeute mit **W**ort**a**ssoziationen): Die Praxisanleitenden schreiben das Thema auf ein Flipchart. Nun wird das Wort Buchstabe für Buchstabe durchgegangen, und die Auszubildenden rufen zu jedem, welche Wörter sie mit dem entsprechenden Thema verbinden. So bilden sie Assoziationen zu diesem Thema und zapfen ihre Wissensressourcen an.

4.4 Lernkultur und Lernatmosphäre

DEFINITION

Lernkultur: Gesamtheit aller Wertvorstellungen, Denkmuster, Handlungsweisen und Rahmenbedingungen einer Organisation und ihrer Mitglieder hinsichtlich der Förderung und Pflege von Lernen im Unternehmen.

Jede Gesundheitseinrichtung besitzt ihre eigene Lernkultur, die von allen Beteiligten geprägt wird, u. a. von
- den praktischen Ausbildungsträgern, die für eine entsprechende lernfördernde Infrastruktur sorgen,
- den Pflegepädagoginnen und Praxisanleitenden, die mit ihrem (pflege-)fachlichen und didaktischen Know-how Wissen ansprechend und nachvollziehbar vermitteln,
- und nicht zuletzt den Lernenden, die mit ihrem (Sozial-)Verhalten dafür sorgen, dass in der Klasse, dem Kurs oder der Gruppe eine Atmosphäre herrscht, in der sich alle wohlfühlen und Spaß am Lernen haben.

Nicht jeder Betrieb hat seine Lernkultur ausgearbeitet vorliegen, worauf die Mitarbeitenden bildhaft zurückgreifen können. Diese ist jedoch elementar, wenn Gesundheitseinrichtungen ihre Wettbewerbsfähigkeit steigern möchten. Zudem sind die Ziele der Lernkultur, die vom Unternehmen angestrebt werden, Motivation für den Lernprozess der Mitarbeitenden. Die Ziele sollten schriftlich vorliegen, sodass diese leichter verfolgt und sich bei Veränderungen die Lernkultur stets weiterentwickelt werden können.

Die Lernkultur wird ebenfalls durch die Gruppendynamik (➤ 8.2.5) in einem Team geprägt und angestoßen, was sich wiederum auf die Lernmotivation, die **Lernatmosphäre** und die Wahrscheinlichkeit des Lernzuwachses bei Auszubildenden während der praktischen Einsätze auswirkt. In einem Team, das eine Lernkultur besitzt und somit für eine förderliche Lernatmosphäre sorgt, ist die Wahrscheinlichkeit für einen Lernzuwachs – nicht nur bei Auszubildenden – hoch, bei einem Team ohne Teamkultur dagegen eher niedrig.

Eine erstrebenswerte **Lernkultur in einem Betrieb, Bereich oder Team** zeichnet sich aus durch:
- Geeignete Didaktik
- Methodenvielfalt
- Kompetenz der Pflegepädagoginnen und Praxisanleitenden
- Vielfältige Lerngelegenheiten
- Konstruktive Lernatmosphäre/Haltungen
  - Respekt, Vertrauen, Optimismus, Intentionalität (Zielgerichtetheit, ➤ Abb. 4.15)
  - Sich Zeit nehmen können
  - Ausreichend Raum- und Zeitkontingente
  - Motivierendes Umfeld

4

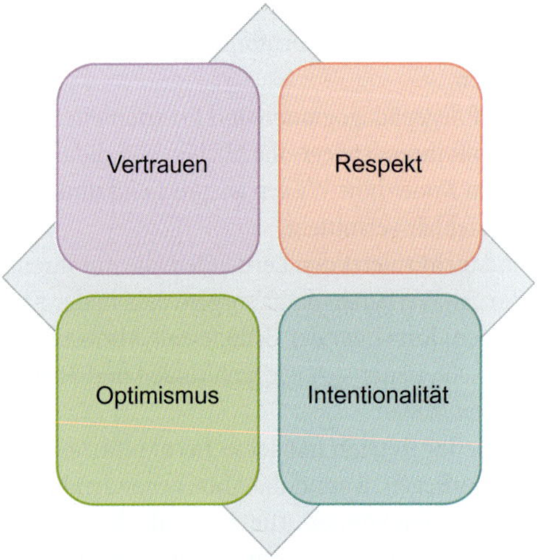

Abb. 4.15 Haltungen, die die Lernatmosphäre fördern. [M1093, L143]

PRAXISTIPP

Stimmt die Lernatmosphäre?

Vier Fragen, mit denen Praxisanleitende die Lernatmosphäre überprüfen können:

1. Habe ich den Lernenden gezeigt, dass sie fähig, wertvoll und verantwortlich sind?
2. Hat meine Anleitung zu einem kooperativen und kollaborativen Austausch geführt?
3. Haben die Auszubildenden ihr ungenutztes Potenzial mithilfe dessen, was ich ihnen heute vermittelt habe, entdeckt?
4. War meine Art und Weise, die Auszubildenden zum Lernen einzuladen, richtig?

Die **individuelle Lernkultur** wird dagegen geprägt durch:

- Den pädagogischen Hintergrund
- Das pädagogische Verständnis
- Das Fachwissen
- Die persönlichen Fähigkeiten
- Das Menschenbild
- Die Erfahrungen
- Die Begegnungen
- Die Persönlichkeit und den Charakter

Einführen einer neuen Lernkultur

Wenn Praxisanleitende ihren Arbeitsbereich wechseln, möchten sie ihre persönliche Lernkultur einbringen. Das ist natürlich, denn jeder Mensch will in seinem Wirkungsfeld seinen persönlichen Fußabdruck hinterlassen. Nicht außer Acht gelassen werden darf jedoch, dass die Veränderungen durch eine Praxisanleitende für alle eine Umstellung und mitunter auch eine Herausforderung ist: für die dort tätigen Pflegefachpersonen, die Auszubildenden, die Pflegepädagoginnen bei der Praxisbegleitung und die Praxisanleitende selbst. Alle müssen sich aufeinander einstellen und eventuell Kompromisse aushandeln. Zudem kann es zu Konflikten kommen, wobei auch hier die Gruppendynamik (➤ 8.2.5) eine wesentliche Rolle spielt.

Anleitende benötigen in jedem Fall Geduld und Durchsetzungsvermögen, um eine bestehende Lernkultur zu verändern. Die Veränderungen können durch eine konstruktive Lernatmosphäre – auch das Anpassen an eine Neuerung ist ein Lernprozess – und folgende Voraussetzungen erleichtert werden:

- Eine Beschreibung der Organisationsstrukturen sowie der Tätigkeit von Praxisanleitenden liegt vor und wird dem (Pflege-)Team und auch den Auszubildenden transparent gemacht.
- Das Konzept der Ausbildung wird durch Vorgesetzte an die Mitarbeitenden kommuniziert, indem es z. B. bei Teambesprechungen vorgestellt und diskutiert wird.
- Die für die Praxisanleitungen benötigten Rahmenbedingungen und Zeiträume sind für das Team transparent, damit Ausbildung, Pflege und Kooperation mit den anderen Berufsgruppen Hand in Hand gehen können.
- Neuen Praxisanleitenden wird gegebenenfalls eine ausreichende Einarbeitungszeit in das Fachgebiet gewährleistet, um Sicherheit zu erlangen, bevor sie andere anleiten.
- Es werden regelmäßige Austauschtreffen mit den Teammitgliedern festgelegt, damit die Ausbildungsarbeit regelmäßig optimiert werden kann und der daraus resultierende Gewinn für alle ersichtlich ist.

MERKE

Praxisanleitenden sollte immer bewusst sein, dass Lernkultur einem ständigen Prozess der Veränderung und der Weiterentwicklung unterworfen ist, aber Veränderungsprozesse nicht nur mit angenehmen Gefühlen verbunden sind.

Willkommenskultur

Gerade Auszubildende, die regelmäßig den Einsatzbereich wechseln und sich immer wieder neu in (Pflege-)Teams integrieren müssen, möchten willkommen sein und gesehen werden. Es erleichtert ihnen den Beginn in einem neuen Bereich, wenn sie am ersten Tag freundlich begrüßt werden, sich jemand für sie Zeit nimmt, um ihnen die Örtlichkeiten zu zeigen, und sie Strukturen vorfinden, innerhalb derer sie agieren können. Wie ein Team Lernende aufnimmt, hängt dabei von jedem einzelnen Mitglied, aber auch von der Kultur im Gesamtteam ab. Dieses wiederum wird sehr stark durch die Einrichtungsleitungen geprägt.

Praxisanleitende achten darauf, wie die Willkommenskultur in den Einsatzbereichen, für die sie zuständig sind, beschaffen ist, und wirken bei Bedarf darauf hin, dass sie optimiert wird.

PRAXISBEISPIEL

Emily hat ihren vierwöchigen Einsatz auf einer interdisziplinären Intensivstation. Sie freut sich auf diesen Einsatz und betritt am ersten Tag neugierig die Station. Schnell merkt sie, dass sie kaum beachtet wird. Sie erkundigt sich unsicher bei der pflegerischen Leitung, mit wem sie mitgehen soll, und bekommt den Namen Mareike genannt. Da sich ihr nicht alle Pflegefachpersonen mit Namen vorgestellt haben, macht sich Emily erst mal auf die Suche nach dieser Mitarbeiterin, die, wie sie dann erfährt, auch ihre Bezugsperson während des Einsatzes sein wird. Leider hat diese wenig Zeit für Emily und kann ihr kaum etwas erklären oder zeigen. Emily versucht so gut sie kann mit ihrer Bezugsperson zusammenzuarbeiten und lernt viel durch Zuschauen. Betrübt geht sie nach dem Dienst nach Hause, weil sie nicht so recht weiß, ob sie auf dieser Station willkommen ist und wie sie die Kollegen und Kolleginnen einschätzen soll. Sie wundert sich über das komische Arbeitsklima und hofft auf den nächsten Tag.

4.5 Vom Lernen zum Wissen zum Können: Theorie-Praxis-Transfer

DEFINITION

Theorie-Praxis-Transfer (lat. *transferre* = hinüberbringen): Übertragung von Wissen oder wissenschaftlichen Erkenntnissen in die Praxis.

Wenn eine neue Handlung gelernt werden soll, dann besteht der erste Schritt darin, zu lernen, wie diese korrekt ausgeführt werden kann. Durch Lernen eignen sich Auszubildende Wissen an, das sie durch Reflexion zum Können führt. Der Theorie-Praxis-Transfer muss gewährleistet sein, damit **Performanz** (➤ 2.3) entstehen kann.

Kompetenz kann entstehen, wenn Wissen, Können und Wollen vorhanden sind und sich gegenseitig ergänzen. Wenn eine dieser Komponenten fehlt, entsteht keine Kompetenz. Ohne Wissen nützt das beste Können und das innigste Wollen nichts. Man muss wissen, was und warum man etwas tut. Ohne Können hingegen nützt das beste Wissen und das stärkste Wollen nichts. Und schließlich sind das größte Wissen und das beste Können nutzlos, wenn die Auszubildende nicht will.

- **Lernen:** Die Auszubildenden eignen sich zunächst die theoretischen Grundlagen an. Ohne diese kann keine Performanz aufgebaut werden. Zum Lernen gehören die Sinnhaftigkeit und die Motivation vonseiten der Auszubildenden (➤ 4.1.2). Zum Lernen gehören zudem:
  - Kommunikation als gegenseitiger Austausch von Lehrenden und Lernenden (➤ Kap. 5)
  - Kreativität im Lehren von den Praxisanleitenden, z. B. neue Wege gehen, Neues ausprobieren, auch Unkonventionelles
  - Kooperation mit anderen, z. B. Lerngemeinschaften bilden
  - Kritisches Denken: nicht alles einfach hinnehmen, sondern auch kritisch hinterfragen, um so neue Erkenntnisse zu erlangen
- **Wissen:** Das Wissen entwickeln die Auszubildenden auf konstruktivistische Weise (➤ 4.2.1) selber, dazu gesellen sich auswendig Gelerntes, z. B. Fachbegriffe, und kognitiv erarbeitetes Wissen. Schlussendlich verfügt jede über einen anderen Wissensschatz, dies hat auch mit Interesse, Motivation und Emotionen zu tun.
- **Können:** Das Können ist die Fähigkeit, etwas zu tun, die Performanz zu zeigen und das Wissen anzuwenden. Dabei kann die Lernende ihr Wissen auch unterschiedlichen Situationen anpassen und in diesen anwenden und wird so mit der Zeit von der Anfängerin zur Expertin (➤ 2.3.5).

Der oben beschriebene Prozess geht immer in eine Richtung. Am Schluss steht der Transfer in die Praxis, sonst bleibt es beim „toten“ Wissen.

Die Übertragung von theoretischem Wissen in die Pflegepraxis geschieht durch Förderung und Nutzung aller Synergien, die zwischen Theorie und Praxis bestehen. Das Hauptmerkmal des Theorie-Praxis-Transfers ist die **beständige Wissenszirkulation** zwischen Expertinnen (Anleitenden, Pflegefachpersonen, Pflegepädagoginnen) und den Auszubildenden und geschieht mittels Konzepten und Instrumenten, deren Effizienz wissenschaftlich nachgewiesen ist.

Beispiele für **Theorie-Praxis-Transfer-Instrumente** sind:

- Vorsatzbildung sowie ausgewählte Lern- und Arbeitsaufgaben:
  - **Vorsatzbildung:** Ein Vorsatz unterstützt die Absicht, von der Theorie zur Praxis zu kommen und den Transfer anzubahnen. Der Vorsatz, z. B. eine atemstimulierende Einreibung bei einer bettlägerigen zu pflegenden Person durchzuführen, wird von den Auszubildenden so konkret wie möglich, verständlich und eindeutig formuliert.
  - **Transferaufgaben** (als Beispiel für eine Lern- und Arbeitsaufgabe): Am Ende des Unterrichts stellen Pflegepädagoginnen den Auszubildenden diese Aufgaben mit dem Auftrag, das Lernthema in der Praxis anzuwenden. Das bedeutet, eine Handlung, die bereits im Unterricht gezeigt wurde, sollen die Auszubildenden nun im Beisein einer Pflegefachperson in der Praxis ausführen. Die durchgeführte Aufgabe wird dann im nächsten Theorieblock mit dem Kurs nachbesprochen.
- Pflegediagnostische Fallbesprechungen (➤ 7.4.5)
- Lernwerkstatt
- Lernen auf der Ausbildungsstation (➤ 1.1.2)
- Instrumente zur Kommunikation und Dokumentation
- Handbücher für Auszubildende
- Notizen
  - Ausbildungsmanual/-ordner (➤ 3.2.3)
  - **Beutebuch:** In einem Notizbuch dokumentieren Auszubildende ihren persönlichen Lernprozess sowie Transferaufgaben und Vorsätze, um sich nach dem Unterricht wiederholt mit den Inhalten auseinanderzusetzen
- Beurteilungsbögen der praktischen Einsatzorte
- Handlungsbewertungsprotokolle
- Leitfäden der praktischen Einsatzorte
- Lernangebotskataloge/Lernzielkataloge (s. unten)
- Interne Fortbildungsangebote
- Gruppenanleitungen mit Kontakt mit zu pflegenden Menschen (➤ 7.3)
- Anwendung von Schulungen, Anleitungen, Mikroschulungen und Beratungskonzepten (➤ 7.6) im Lernsetting Praxis
- Pflegezentrierte Modellprojekte
- Pflegetheorie und deren Erkennung als analytischer, problemlösender Vorgang

Erstellung und Einführung eines Lernzielkatalogs

Als Beispiel für die Anwendung eines Instruments, das den Theorie-Praxis-Transfer fördert, wird im Folgenden die Erstellung eines **Lernzielkatalogs** beschrieben. Dieser stellt eine wesentliche Erleichterung für die Auszubildenden dar, da er ihnen hilft, sich in einem praktischen Einsatzgebiet schneller zurechtzufinden und den größtmöglichen Lerneffekt aus dem Einsatz zu ziehen. Es empfiehlt sich, alle Lernzielkataloge in einer Gesundheitseinrichtung nach der gleichen Struktur aufzubauen, damit sich Lernende schnell darin zurechtfinden können.

Bei der Erstellung ist zu beachten:

- Systematischer Aufbau
- Entwicklung einer Strategie zur Einführung des Lernzielkatalogs
- Beschreibung der Anwendung des Lernzielkatalogs muss für Auszubildende, Praxisanleitende und Bezugspersonen transparent gemacht werden

Vorteile für die Auszubildenden

- Lernchancen des kommenden praktischen Einsatzgebiets vorab kennenlernen
- Gezielte Vorgabe für den praktischen Einsatz
- Gezieltes Beobachten, Erlernen und Einüben von Tätigkeiten
- Überblick über die noch auszubildenden Fähigkeiten
- Anstoß, die eigenen Lernprozesse zu kontrollieren und sich somit selbst Lernziele zu setzen

Vorteile für Praxisanleitende und Bezugspersonen

- Überblick über das Demonstrieren, Einüben und Erlernen grundlegender Tätigkeiten in diesem Einsatzgebiet.
- Vorgegebene Strukturen erleichtern das Geben eines klaren Feedbacks.
- Das Feedback wird transparent gemacht, basiert auf Fakten und wird als Lernchance wahrgenommen.
- Leichtere Kontrolle der Lernbegleiterinnen über den Lernprozess des Auszubildenden, da schriftlich vorliegt, was gelernt wurde und was gelernt werden soll.
- Lernchancen der praktischen Einsatzgebiete können gezielter genutzt werden, weil sie für die Lehrenden und die Auszubildenden transparent sind.
- Praxisanleitende können gezielter Fragen stellen und Lernchancen einfordern.

Tipps für die Erstellung und die Anwendung

- Der Lernzielkatalog wird von den zuständigen Praxisanleitenden des jeweiligen Einsatzgebiets in Absprache mit der Pflegeschule gemäß dem spiralförmigen Kompetenzaufbau der theoretischen Ausbildung (➤ 1.2.3) erstellt.
- Optimalerweise wird der Lernzielkatalog von Pflegepädagoginnen und Praxisanleitenden gemeinsam in einem vorgegebenen Zeitrahmen erstellt.
- Die Lernfelder werden beim Erstellen des Lernzielkatalogs klar formuliert.
- Die Schwerpunkte des praktischen Einsatzgebiets werden von Pflegefachpersonen geschrieben und in regelmäßigen Abständen auf Aktualität und Praktikabilität überprüft.
- Grundlagen und Inhalte sind auf die Kompetenzentwicklung abgestimmt.
- Den Aufbau kompetenzorientiert zu gestalten, erleichtert das Einfinden in die Kompetenzentwicklung während der gesamten Ausbildung.
- Der Lernzielkatalog wird von den Auszubildenden selbst geführt.
- Lernziele und Tätigkeiten werden in die Handlungsmöglichkeiten integriert.
- Die Auszubildenden werden angeregt, sich um die Lernzielformulierung selbst zu kümmern.
- Einziger Zweck des Lernzielkatalogs ist, die Auszubildenden mit dem Einsatzgebiet schneller vertraut zu machen und ihnen zu ermöglichen, ihren Lernzuwachs selbst zu überprüfen.

Tipps für die Einführung

- Der Lernzielkatalog wird von den Praxisanleitenden der praktischen Einsatzorte an die Auszubildenden per E-Mail oder Post gesendet. Somit wissen die Auszubildenden, dass das Einsatzgebiet über ihren Einsatz informiert ist.
- Der Versand erfolgt mit ausreichend Vorlauf in Absprache mit der Pflegeschule, sodass sich die Auszubildenden bereits vor dem praktischen Einsatz Ziele setzen können.
- Um den Auszubildenden den Einstieg zum Lernzielkatalog zu erleichtern, vermitteln Praxisanleitende den Lernzielkatalog strukturiert und aufbauend.

REFLEXION

1. Mit welchen Themen beschäftigt sich die Neurobiologie?
2. Welche drei Gedächtnisarten gibt es?
3. Beschreiben Sie fluide und kristalline Intelligenz und deren Unterschiede.
4. Was versteht man unter inneren und äußeren Motivationsfaktoren? Zählen Sie mindestens drei auf.
5. Was versteht man unter Modelllernen?
6. Beschreiben Sie kurz die vier Sinneslerntypen.
7. Welche Elemente des spielenden Lernens gibt es?
8. Wofür steht die Abkürzung PBL, und aus welchen Schritten besteht diese Art des Lernens?
9. Was sind die Vorteile eines Lernzielkatalogs?
10. Schreiben Sie Ihre persönlichen Highlights dieses Kapitels auf.

LITERATUR

1. Buschmeyer J. Kompetenzlernen und Lernprozessbegleitung. Eine Einführung. München: GAB, 2015.
2. Deci EL, Ryan RM. Die Selbstbestimmungstheorie der Motivation und ihre Bedeutung für die Pädagogik. Zeitschrift für Pädagogik. 1993; 39(2): 223–238. Aus: www.pedocs.de/volltexte/2017/11173/pdf/ZfPaed_1993_2_Deci_Ryan_Die_Selbstbestimmungstheorie_der_Motivation.pdf (letzter Zugriff: 1.6.2025).
3. Denzel S. Praxisanleiter. 4. A. Stuttgart: Thieme, 2019.
4. Dwarakanath A, Panagiotaropoulos T. Wie das Gehirn entscheidet, was wir wahrnehmen. 2023. Aus: www.mpg.de/20169332/wie-das-gehirn-entscheidet-was-wir-wahrnehmen (letzter Zugriff: 1.6.2025).
5. Edelmann W, Wittmann S. Lernpsychologie. 8. A. Weinheim: Beltz, 2019.
6. Finger-Hamborg AN. Selbstorganisiertes Lernen (SoL) in der Praxis: Das SoL Konzept angewendet in einem Seminar „Präsentationstechniken" für Führungskräfte. Aus: https://www.finger-hamborg.de/wordpress/wp-content/uploads/2014/09/SoL-SG.pdf (letzter Zugriff: 13.10.2024).
7. Fischer S, Reichmuth A. Gamification. Spielend lernen. Bern: hep, 2020.
8. Gesundheitsförderung Schweiz. Motivation und Leistung. Aus: https://fws-apprentice.ch/fileadmin/user_upload/materialien/04_motivation-leistung.pdf (letzter Zugriff: 28.9.2024).
9. Jäncke L. Ist das Hirn vernünftig? Erkenntnisse eines Neuropsychologen. 2. A. Bern: Hogrefe, 2016.
10. Jäncke L. Vortrag am 5.11.2019. Zürich: Schulthess Klinik.
11. Karrierebibel. Vergessenskurve: Kaum gelernt, schon vergessen. 2025. Aus: https://karrierebibel.de/vergessenskurve-ebbinghaus/ (letzter Zugriff: 1.6.2025).
12. Lindenhofgruppe. Lean Management in der Pflege. Powerpoint-Präsentation. 2017.
13. Mayer H. Pflegeforschung anwenden. 5. A. Wien: acultas.wuv, 2019.
14. Nolting HP, Paulus P. Psychologie lernen. 15. A. Weinheim: Beltz, 2018.
15. Personalwirtschaft. lernkultur. 2025. Aus: www.personalwirtschaft.de/produkte/hr-lexikon/detail/lernkultur.html (letzter Zugriff: 1.6.2025).
16. Quernheim G. Spielend anleiten und beraten. Praktische Pflegeausbildung kompetent gestalten. 6. A. München: Elsevier, 2022.
17. Rothermund K, Eder A. Motivation und Emotion. Wiesbaden: Springer VS, 2011.
18. Thomas Lauszus. Formelles und informelles Lernen – Abgrenzung und Verbindung beider Lernformen. München: GRIN, 2012.
19. University of Michigan. Brain-training to improve memory boosts fluid intelligence. 2008. Aus: https://news.umich.edu/brain-training-to-improve-memory-boosts-fluid-intelligence (letzter Zugriff: 1.6.2025).
20. Wagenschein M. Verstehen lehren. 8. A. Weinheim: Beltz, 2011.
21. zweikern Blog. Fluide und kristalline Intelligenz: Die Macht des Lernens. 2022. Aus https://media.zweikern.com/de/index/fluide-und-kristalline-intelligenz-die-macht-des-lernens (letzter Zugriff: 1.6.2025).

KAPITEL

5

Christian Braunschweiger

Kommunikation

Man kann nicht nicht kommunizieren, konstatierte der Kommunikationswissenschaftler Paul Watzlawick [13]. Denn auch wer nichts sagt, kommuniziert mit Gestik, Mimik, Tonlage und Verhalten. Eine **offene und direkte Kommunikation** ist die Grundlage einer vertrauensvollen Beziehung zwischen Praxisanleitenden und Auszubildenden. Durch Kommunikation kann (fast) jedes Problem gelöst werden, daher ist es wichtig, dass die Auszubildenden Vertrauen zu ihren Praxisanleitenden haben, um frühzeitig ihnen gegenüber Probleme anzusprechen.

5.1 Grundlagen

Die Grundlagen der Kommunikation sind zum einen die **Fähigkeit** zur Kommunikation und die **Art** der Kommunikation. Die Kommunikationskompetenz beschreibt die Fähigkeit, konstruktiv, effektiv und bewusst zu kommunizieren. Man unterscheidet folgende **Kommunikationsarten:**

- **Verbal** (sprachlich): Inhalt der Nachricht
- **Nonverbal:** Nicht sprachliche Kommunikation durch
  - Mimik
  - Gestik
  - Körperhaltung
  - Blickkontakt
  - Berührung
  - Olfaktorik

MERKE

- Die nonverbale Kommunikation hat den **größten Anteil** an der Gesamtkommunikation. Nicht umsonst heißt es: „Der Körper sagt mehr als tausend Worte."

- **Paraverbal:** Wie wird etwas gesagt? Dazu gehören u. a.:
  - Stimmlage
  - Lautstärke
  - Sprechtempo
  - Intonation
  - Sprechpausen

Bei jedem Gespräch gibt es einen Empfänger und einen Sender. Der Sender setzt eine in Worte gefasste *(codierte)* Nachricht ab, der Empfänger nimmt diese auf und entschlüsselt *(decodiert)* sie (Sender-Empfänger-Modell, ➤ Abb. 5.1). Der Empfänger gibt wiederum eine Antwort und wird damit zum Sender. So entsteht Kommunikation.

5.1.1 Quadratur der Nachricht

Es kann auch Störungen in diesem Modell geben. Der Kommunikationspsychologe Friedemann Schulz von Thun führt diese darauf zurück, dass eine Nachricht immer vier Seiten hat und deren Empfänger mit vier Ohren hört [12].

Die vier Seiten einer Nachricht (➤ Abb. 5.2):

- **Sachinhalt:** ist der reine Sachinhalt der Nachricht, ohne diesen zu werten.
- **Selbstoffenbarung:** enthält das, was der Sender von sich aus preisgibt.
- **Beziehung:** bezeichnet wie der Sender der Nachricht zum Empfänger steht, was für Gefühle seinerseits mitschwingen.
- **Appell:** beinhaltet das, was der Sender der Nachricht mit seiner Aussage fordert.

Das Nachrichtenquadrat gibt jedoch noch keinen Aufschluss darüber, wie der Empfänger die Nachricht versteht. Nicht immer gibt es eine Übereinstimmung zwischen dem, was der Sender sagen will, und dem, was der Empfänger versteht. Dies ist darin begründet, dass der Empfänger mit vier Ohren „hört", was zu Konflikten führen kann.

Die vier Ohren des Empfängers (Vier-Ohren-Modell, Vier-Seiten-Modell, ➤ Abb. 5.3):

- **Sachohr:** hört die reine Botschaft ohne mitschwingende Gefühle.
- **Selbstoffenbarungsohr:** hört die Botschaft unter Mitschwingen eigener Gefühle.

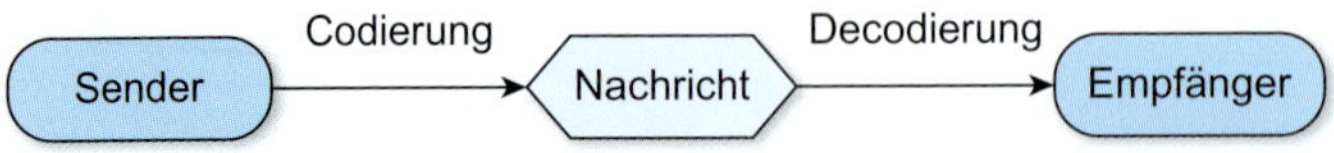

Abb. 5.1 Sender-Empfänger-Modell. [L231]

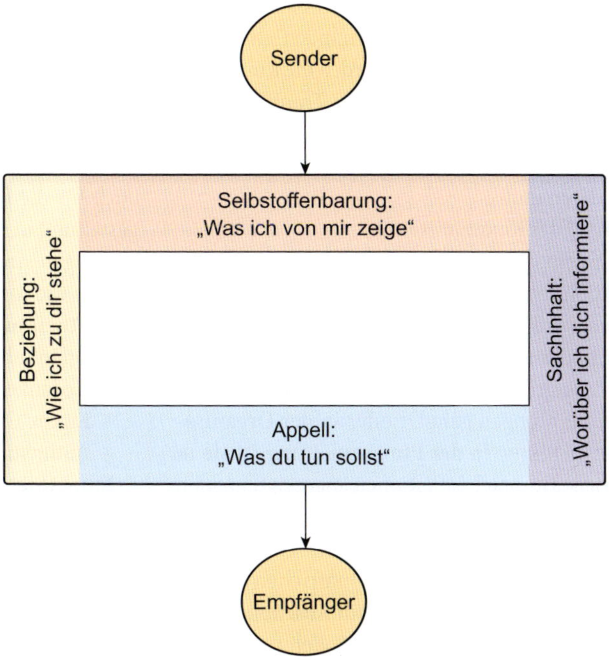

Abb. 5.2 Das Nachrichtenquadrat. [X333]

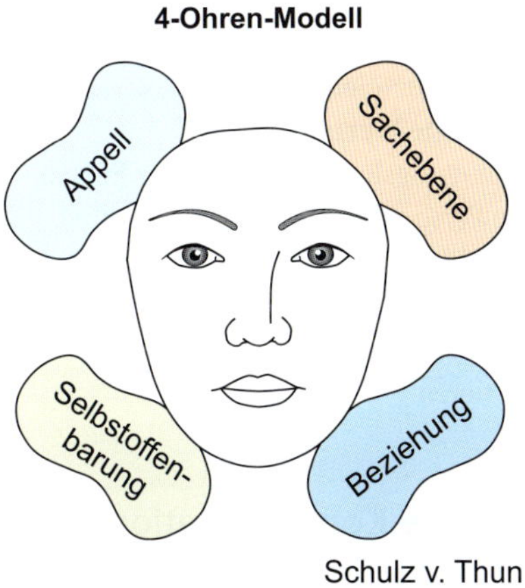

Abb. 5.3 Die vier Empfängerohren. [X333]

- **Beziehungsohr:** hört, wie der Empfänger zum Sender steht.
- **Appellohr:** hört, was getan werden soll.

Ob der Sender eine Nachricht so gemeint hat, wie sie beim Empfänger angekommen ist, hat viel mit der Beziehung zwischen den beiden zu tun.

PRAXISBEISPIEL

Die Praxisanleiterin sagt zu Holger, nachdem dieser einen Kompressionsverband bei Frau Yildirim angelegt hat: *„Das Bein ist fest eingebunden.“*
Was hat die Praxisanleiterin mitgeteilt, wenn man die vier Seiten dieser Nachricht betrachtet?

- **Sachinhalt:** Das Bein ist fest eingebunden.
- **Selbstoffenbarung:** Ich würde es nicht so fest einbinden.
- **Beziehungsaspekt:** Ich kann es besser als du.
- **Appell:** Binde das Bein weniger stark ein!

Was hat Holger mit seinen vier Ohren gehört?

- **Sachohr:** Das Bein ist zu fest eingebunden.
- **Selbstoffenbarungsohr:** Ich habe es nicht richtig gemacht.
- **Beziehungsohr:** Sie muss es immer besser wissen.
- **Appellohr:** Ich muss das Bein weniger fest einbinden.

5.1.2 Kommunikationsmodelle und -techniken

Transaktionsanalyse

Die Transaktionsanalyse ist ein System, mit dem sich die **Kommunikation** zwischen zwei Personen **ver-**

stehen und gegebenenfalls verändern lässt, und bietet zudem die Möglichkeit, den Kommunikationsverlauf vorhersagen zu können. Dabei werden die Kommunikationseinheiten, die sogenannten Transaktionen, näher beleuchtet und analysiert, was
- in einem selbst,
- in anderen und
- während des Kommunizierens

vor sich geht. Ziel ist zu verstehen, wie die Kommunikation funktioniert, was sie auslöst und wie sie verändert werden kann. Die Transaktionsanalyse geht von einem positiven Menschenbild (➤ 2.1.3) aus und davon, dass sich jeder Mensch ändern kann. Sie wird z. B. bei Beratungen genutzt oder in der Organisationsentwicklung. In der Praxisanleitung ist sie in schwierigen Gesprächssituationen angezeigt, um den Kern kommunikativer Schwierigkeiten zu ergründen und zu lösen.

Es gibt eine Vielzahl von pragmatischen Modellen, um die Transaktionsanalyse mit Auszubildenden durchzuführen. Das Vier-Seiten-Modell (➤ 5.1.1), aktives Zuhören (➤ 5.2.1), das Johari-Fenster (➤ 5.5.1) oder das Eisbergmodell sind die bekanntesten Beispiele. Nach dem **Eisbergmodell** sind beispielsweise nur 20 % des Verhaltens sichtbar und werden bewusst wahrgenommen, indem sie sich in Worten, aber auch in Körpersprache und Handlungen zeigen. Die 80 %, die sich im Verborgenen abspielen, werden nonverbal geäußert und können vom Gegenüber leicht missverstanden und fehlinterpretiert werden, was wiederum zu Konflikten führen kann.

Auszubildenden muss aufgezeigt werden, dass sie nicht alles über die Personen wissen können, mit denen sie einen Konflikt haben. Die Analyse von Gefühlen, Werten, Normen, Bedürfnissen, Unsichtbarem, Unbewusstem und Ängsten soll deutlich machen, dass Konflikte mit dem Gegenüber etwas mit der eigenen Person zu tun haben können, aber nicht zwangsläufig müssen. Wissen zwei Parteien in einem Konflikt über den Gewinn der Transaktionsanalyse, kann der Konflikt mithilfe der oben genannten Modelle gemeinsam analysiert werden. Wichtig ist, dass die Beteiligten dabei sachlich bleiben. Praxisanleitende können anbieten, mit in ein Analysegespräch zu gehen und/oder das Gespräch zu analysieren, denn Auszubildende haben oftmals keine Vorstellung davon, wie ein solches Gespräch lösungsorientiert und sachlich geführt werden kann.

Beziehungsgestaltung nach Rogers

Carl Rogers begründete den **klientenzentrierten Ansatz in der Kommunikation.** Da Auszubildende Klienten der Praxisanleitenden sind und deshalb zum Klientensystem gehören, eignet sich dieser Ansatz auch für die Kommunikation und die Beziehungsgestaltung in der Praxisanleitung. Folgende Grundhaltungen sind bei der Beziehungsgestaltung nach Rogers wichtig:
- **Echtheit und Kongruenz**
  - Offen sein gegenüber sich selbst und seinen Gedanken
  - Eigene Gefühle akzeptieren und äußern
  - Authentisch sein, keine Rolle spielen
- **Empathie**
  - Wahrnehmen, was der Klient bzw. Auszubildende kommuniziert, z. B. auf Körperhaltung, Äußerungen achten
  - Versuchen, den Antrieb und das innere Erleben zu erfassen, um so Vertrauen entstehen zu lassen
  - Aktiv zuhören (➤ 5.2.1)
  - Eigene Schwierigkeiten ausblenden, in diesem Moment geht es nur um den Klienten bzw. Auszubildenden
- **Unbedingte Wertschätzung**
  - Bedingungslose Akzeptanz der Person
  - Die Person als vollwertig ansehen
  - Geduld zeigen
  - Das Schicksal der Person als echt anerkennen, d. h. deren Sichtweise eines Sachverhalts akzeptieren

Gewaltfreie Kommunikation (GFK)

Gewaltfrei ist eine Kommunikation, bei welcher der Sender eine **wertschätzende und wohlwollende Haltung** den Empfängern seiner Nachricht gegenüber einnimmt und dies sowohl **verbal als auch nonverbal** zum Ausdruck bringt. Sie geht vom personenzentrierten Ansatz von Rogers aus und hat als Kernelement das **aktive Zuhören** (➤ 5.2.1). Daneben werden in der gewaltfreien Kommunikation alle Botschaften vermieden, die zu möglichen Konflikten führen können, z. B. Schuldzuweisungen, Vorwürfe, Vergleiche mit anderen Personen, (sanktionsbehaftete) Forderungen.

Die vier Komponenten der gewaltfreien Kommunikation sind:
- Beobachtungen äußern
- Gefühle äußern
- Bedürfnisse äußern
- Bitten äußern

In der Praxisanleitung kann nur eine Kommunikation, welche durch Empathie, Vertrauen und Wertschätzung geprägt ist, zum Erfolg führen. Hier ist die Anwendung der gewaltfreien Kommunikation besonders fördernd in der Zusammenarbeit und besonders in schwierigen Gesprächssituationen.

MERKE

Die (negative) Kraft der Worte

Worte sind mehr als nur aneinandergereihte Laute. Worte können begeistern, Hoffnung machen oder Vertrauen auslösen. Worte können jedoch auch lähmen, traurig oder missmutig machen. Die Kraft der Worte löst Bilder, Gefühle und Handlungen aus: schwächende oder stärkende. Praxisanleitende müssen manchmal in die Rolle des Vermittlers schlüpfen, um Redegewohnheiten zu reflektieren und Auszubildenden aufzuzeigen, dass sie nicht jede negative Äußerung auf sich beziehen müssen.

Der **falsche Umgang** mit Worten hat negative Folgen:
- **Unbedachtes Reden:** Überhastet geäußerte Worte nehmen dem Zuhörer die Zeit zum Nachdenken. Auszubildende können den Anleitungsschritten nicht folgen und die Anleitung eventuell als unstrukturiert einstufen.
- **Schmeicheleien:** Auszubildende merken sofort, ob man es ernst mit ihnen meint oder ob sie „ein Klotz am Bein" sind. Bei Übergaben wird viel über andere Personen –nicht nur zu pflegende Menschen – geredet. Und nicht wenige Auszubildende äußern: „Ich weiß nicht, was sie über mich reden, wenn ich aus dem Raum gehe!"
- **Klatsch und Tratsch:** Wer Anvertrautes preisgibt, ist nicht vertrauenswürdig. Verrat kann das Verhältnis zwischen zwei Menschen zerstören. Auszubildende haben einen berechtigten Anspruch darauf, dass mit ihren Äußerungen und Fragen an Anleitende und Pflegefachpersonen vertrauensvoll umgegangen wird.
- **Unnütze Worte und zu viel Gerede:** Auszubildende benötigen klare Anweisungen. Alles andere verunsichert. Es sind also nicht die Vielredner, die Lernenden eine Hilfe sind, sondern die Pflegefachpersonen, die sich präzise ausdrücken und eine klare Richtung vorgeben können.
- **„Faule" Worte:** Gesagt, aber nicht gemeint. Auszubildende durchschauen sehr schnell, was ernst gemeint und was nur leeres Geschwätz ist. Sie haben sich für die Ausbildung im Pflegeberuf entschieden, weil sie durchstarten und gebraucht werden möchten – und mit ihren Intentionen und Zielen ernst genommen werden wollen.

Umgang mit Störungen

Störungen haben immer Vorrang. Sie müssen angesprochen und angegangen werden, bevor das geplante Programm fortgesetzt wird. Solange Störungen im Raum sind, kann keine konstruktive Zusammenarbeit erfolgen.

Störungen können subtil und vielfältig sein. Während einer Unterrichtssequenz in einer Lerngruppe mit Auszubildenden können z. B. folgende Störungen auftreten:
- Dazwischenreden
- Wiederholt die Toilette aufsuchen
- Widerstände
- Passivität

Als Anhaltspunkt kann gesagt werden, dass Praxisanleitende intervenieren müssen, sobald ein Verhalten sie oder ein Gruppenmitglied stört. Natürlich ist es nicht sinnvoll, bei jeder einzelnen noch so kleinen Störung gleich einzugreifen, da die Intervention selbst den Ablauf und die Konzentrationsfähigkeit stärker beeinträchtigen würde als die Störung selbst. Wenn solche geringfügigen Störungen aber wiederholt vorkommen, ist dies anzusprechen.

5.2 Kommunizieren in der Praxisanleitung

Die **mündliche** und **schriftliche Kommunikation** ist ein zentrales Element der Praxisanleitung. Ohne Kommunikation ist es z. B. nicht möglich, zu instruieren oder auch zu reflektieren. Dabei ist auf eine **klare, verständliche Sprache** zu achten, zu der auch der angemessene Einsatz von Fachwörtern gehört, denn der Anteil der fachsprachlichen Begriffe soll sich im Lauf der Ausbildung stetig erhöhen. Langjährig tätige Pflegefachpersonen haben mit der Zeit Mühe, das deutsche Äquivalent für einen Fachbegriff zu finden und so bestimmte Sachverhalte auch Berufseinstei-

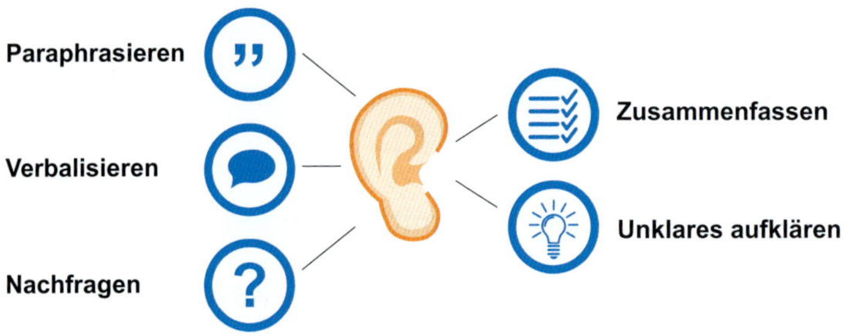

Abb. 5.4 Aktives Zuhören. [L143]

gern verständlich zu erklären. Eine jederzeit zugängliche Liste mit häufig gebrauchten Fachbegriffen und deren deutscher Entsprechung bzw. Definition sowie Abkürzungen in dem jeweiligen Einsatzbereich kann hier Abhilfe schaffen.

5

5.2.1 Aktives Zuhören

Aktives Zuhören bedeutet, ein **lebendiges Gespräch** zu führen und **offen** für die Mitteilungen zu sein. Wer aktiv zuhört, nimmt den Gesprächspartner ernst. Viele Pflegefachpersonen laufen in ihrem hektischen Alltag Gefahr, die Aussage eines zu pflegenden Menschen zu überhören, weil sie denken zu wissen, was dieser sagen will. Das gilt mitunter auch für Gesprächssituationen zwischen Anleitenden und Auszubildenden. Gefordert ist dagegen, sich in die Gefühls- und Gedankenwelt des Gegenübers einzufühlen. Dies gelingt durch **Blickkontakt,** der Wertschätzung zeigt und signalisiert, dass man zuhört, sowie durch:

- Verbalisieren
- Paraphrasieren
- Zusammenfassen
- Klären von Unklarheiten
- Nachfragen (Stellen von W-Fragen; vor allem Warum-Fragen regen zum Nachdenken und Reflektieren an, ➤ Abb. 5.4)

Aktives Zuhören schafft Vertrauen.

PRAXISBEISPIEL

Holger vertraut seiner Praxisanleiterin ein Problem an, für das er keine Lösung findet. Die Praxisanleiterin hört aktiv zu, indem sie das Gehörte wiederholt *(verbalisiert)*, mit eigenen Worten beschreibt *(paraphrasiert)* und *zusammenfasst*, um sicher zu sein, dass sie Holger richtig verstanden hat, und *fragt nach*, wenn sie etwas nicht versteht. Das verhindert, dass sie das Gehörte falsch interpretiert und unbegründete Schlussfolgerungen zieht. Unklarheiten räumt die Praxisanleiterin durch Nachfragen aus, damit keine Missverständnisse entstehen. Sie signalisiert so zudem, dass sie sich Zeit nimmt und eine empathische Haltung eingenommen hat. Holger fühlt sich deshalb verstanden und wertgeschätzt.

5.2.2 Feedback und Kritik

Feedback

DEFINITION

Feedback (engl. Rückmeldung): Rückkopplung des Empfängers einer Nachricht an den Sender.

Im Gegensatz zur Kritik (s. unten) wird ein Feedback nur dann gegeben, wenn darum gebeten wurde. Ratschläge sind nicht sinnvoll, wenn sie unerwünscht sind. Auch wenn ein Feedback kritisierende Aspekte enthält, sollte es immer **wertschätzend und sachlich** sein. Das gelingt, wenn folgende Regeln beachtet werden:

- **Nicht bewerten:** Das Geschehene bzw. Erlebte wird sachlich beschrieben. Die Auszubildenden entscheiden schlussendlich selbst, ob sie die erhaltenen Informationen verwenden möchten oder nicht.
- **Klar und präzise:** Das Feedback muss für die Auszubildenden verständlich sein, um Missverständnisse zu vermeiden. Alle Aussagen werden begründet.
- **Nachvollziehbar:** Das Beobachtete und Beschriebene muss für alle nachvollziehbar sein.

- **Nicht moralisch (ver-)urteilen:** Bei Verurteilungen besteht die Gefahr, dass sich die Auszubildenden verteidigen und das Feedback ablehnen.
- **Konkret:** Das Feedback muss sich auf den konkreten Einzelfall beziehen, nicht auf allgemeine Begebenheiten.
- **Objektiv:** Das Feedback sollte sachlich und unvoreingenommen erfolgen.
- **Fokus auf Veränderbarem:** Der Fokus liegt auf veränderbaren Verhaltensweisen. Es hat keinen Wert, sich auf Umstände zu konzentrieren, die nicht geändert werden können.
- **Nützlich:** Das Feedback soll den Auszubildenden nützen und sie weiterbringen, nicht die Vertrauensbasis zerstören.
- **Unmittelbar:** Feedbacks sollten unmittelbar zu einem naheliegenden, aber passenden Zeitpunkt erfolgen.

Kritik

DEFINITION

Kritik: prüfende Beurteilung, deren Ergebnis in entsprechenden Worten geäußert wird.

Kritik zu äußern, ist nicht einfach. Eine Regel besagt, dass für eine negative Rückmeldung, also für eine Kritik, fünfmal Lob geäußert werden muss, damit das Verhältnis stimmt. Was aber tun, wenn es nicht so viel zu loben gibt? Hier lässt sich das **Sandwichmodell** anwenden. Das bedeutet, mit einem Lob zu beginnen und mit einem Lob abzuschließen und dazwischen die Kritik zu äußern. Die Auszubildenden hören zu Beginn Positives und sind aufmerksam, sie können die Kritik besser annehmen und gehen aufgrund des abschließenden Lobs mit einem nicht ganz so unguten Gefühl aus dem Gespräch. Durch Hinweise, wie man sich verbessern kann, lassen sich schon Handlungsoptionen für ein nächstes Mal aufzeigen. Diese Methode ist jedoch auch kritisch zu hinterfragen. Sie sollte nicht zu häufig angewendet werden, da die „verpackte" Kritik weniger präsent sein kann, nicht mehr kongruent scheint und sich der Nutzen dieser Methode abschwächen kann. Es gibt Handlungen, welche nicht gut oder sogar gefährlich für den zu pflegenden Menschen waren und einer sofortigen und klaren Rückmeldung bedürfen.

Kritische Rückmeldungen sind immer zu begründen und erfolgen nach den Feedbackregeln (s. oben), sonst besteht die Gefahr, auf Widerstand zu stoßen und dass die Kritik abgelehnt wird. Anleitende achten darauf, dass die Kritik verständlich und für die Auszubildenden sinnvoll ist, da sonst keine Haltungs- und Handlungsänderungen zu erwarten sind.

5.3 Gespräche im Rahmen der Praxisanleitung

In der Praxisanleitung gibt es zu verschiedenen Zeitpunkten Gesprächsbedarf, z. B. zu Beginn des praktischen Einsatzes (Erstgespräch, ➤ 5.3.1), während eines Praxiseinsatzes (Zwischengespräch, ➤ 5.3.2) und an dessen Ende (Abschlussgespräch, ➤ 5.3.3) sowie vor und nach einer Anleitungssequenz (Vor- und Nachgespräch, ➤ Kap. 7). Diese Gespräche sind sehr wichtig, da sie nicht nur eine Struktur in die Ausbildung bringen, sondern auch helfen, die Beziehung zwischen Praxisanleitenden und Auszubildenden herzustellen und zu vertiefen. Zudem erhalten die Praxisanleitenden Aufschluss darüber, wo die Auszubildenden stehen und welche Leistungen sie erbringen konnten. Ein Gespräch gibt Orientierung, die beide Seiten benötigen, um den Lernprozess voranzutreiben. Um diese Gespräche konstruktiv zu gestalten, sind eine gute Vorbereitung, ein klar strukturierter Ablauf und eine lösungs- und zielorientierte Haltung unerlässlich.

5.3.1 Erstgespräch

Das Erstgespräch findet idealerweise in den ersten beiden Tagen im praktischen Einsatz zwischen Praxisanleitenden und Auszubildenden statt, um den kommenden Einsatz zu besprechen und Fragen wie Dienstplangestaltung, Lernziele, Anleitungswünsche und Erwartungen beiderseits zu klären. Idealerweise werden Vereinbarungen aus dem Gespräch schriftlich festgehalten und als Grundlage für das Zwischengespräch (➤ 5.3.2) verwendet.

5.3.2 Zwischengespräch

Zwischengespräche werden ungefähr in der Mitte eines Praxiseinsatzes geplant, um mit den Auszubildenden zu besprechen,

- wo sie aktuell stehen,
- was sie schon können,
- was ihre Lernfelder/Themenschwerpunkte sind,
- was gut oder schlecht läuft,
- was lernförderlich oder -hinderlich ist.

Zu diesem Zeitpunkt haben die Auszubildenden bereits einen Einblick in die Gegebenheiten an ihren Einsatzorten gewonnen, und auch die Praxisanleitenden konnten sich einen Eindruck von den Auszubildenden und deren Fähigkeiten machen. Die Auszubildenden bekommen im Gespräch Gelegenheit, sich selbst zu beurteilen (➤ 9.1). So können Anleitende feststellen, ob die Auszubildenden sich selber richtig einschätzen können oder ob sie hier korrigierend eingreifen müssen.

5

Folgende Punkte sind Inhalte des Zwischengesprächs:

- Was gefällt dem Auszubildenden?
- Was stört ihn?
- Wie wohl fühlt er sich
  - im Team,
  - mit den zu pflegenden Menschen,
  - mit den Arbeitsbedingungen,
  - mit der Arbeit allgemein und spezifisch?

Am Schluss werden Ziele für den zweiten Teil des praktischen Einsatzes gesetzt.

5.3.3 Abschlussgespräch

Ein Abschlussgespräch findet am Ende des praktischen Einsatzes statt und soll dem Auszubildenden einen Überblick über das Geleistete geben. Es enthält ein qualitatives Element, wo das Geleistete mit einer summativen Note bewertet wird. Als Grundlage für ein Abschlussgespräch werden die Selbst- und Fremdeinschätzungsbögen (➤ 9.1.2) verwendet. Im Gespräch wird die endgültige Benotung mit dem Auszubildenden besprochen und mit dem Eindruck von beiden (Auszubildenden und Praxisanleitenden) ergänzt. Wenn beide Beurteilungen übereinstimmen, wirkt sich dies sowohl auf Auszubildende als auch auf Praxisanleitende motivierend aus.

Im Gespräch wird ein Resümee gezogen, wie sich Kompetenzen des Auszubildenden entwickelt haben hinsichtlich:

- Qualität
- Quantität
- Fachwissen
- Organisationstalent
- Methodenkompetenzen
- Soziale Kompetenzen
- Selbstkompetenzen

In der Schweiz erfolgt die Beurteilung mit Buchstaben: A = übertroffen, B = vollumfänglich erfüllt, C = knapp erfüllt, D = nicht erreicht (Sekundarstufe 2). In der Sekundarstufe 3 reicht die Skala von A bis F, wobei C Kompetenzen erfüllt bedeutet. In Deutschland werden die klassischen Schulnoten von 1 (sehr gut) bis 6 (ungenügend) verwendet.

5.3.4 Entwicklungs- und Fördergespräch

Ziel von Entwicklungs- oder Fördergesprächen ist es, **Lernprozesse** klar zu **strukturieren** und **Auszubildende** aktiv an ihren Lernfortschritten zu **beteiligen.** Sie erfordern eine gute Vorbereitung, da Praxisanleitende wissen müssen, welchen Entwicklungsstand die Auszubildenden haben und wie ihre adäquate Förderung aussehen könnte. Sie unterstützen die Auszubildenden bei der Festlegung, bis wann sie welche Kenntnisse erwerben möchten. Finden regelmäßig Entwicklungs- und Fördergespräche statt, können Auszubildende ihre Lernerfolge oder auch Misserfolge klarer erkennen und darauf basierend weitere Lernziele planen. Darüber hinaus bieten diese Gespräche die Möglichkeit, Konflikte und Probleme anzusprechen und eventuell Hilfe anzubieten. Als Dokumentationshilfe bieten sich Lernjournale (➤ 7.4.15) oder die Ausbildungsnachweise (➤ 3.2.3) an, deren Führen in der Hand der Auszubildenden liegt.

Entwicklungs- und Fördergespräche finden in einem von der Pflegeschule und den Praxisanleitenden gemeinsam festgelegten Turnus statt. In manchen Einrichtungen führen Praxisanleitende und die Kursleitungen der Pflegeschule alle sechs Monate mit jedem Auszubildenden ein Entwicklungs- oder Fördergespräch, in anderen Betrieben kommen nur Pflegepädagogen und Auszubildende zu diesen

Gesprächen zusammen, stützen sich dabei aber auf die schriftlichen Rückmeldungen der Praxisanleitenden und die Auswertungsbögen der Praxisanleitungen.

5.4 Besondere Kommunikationsbedürfnisse

Die zunehmende Diversität (➤ Kap. 11) im Gesundheitswesen, sowohl was die zu pflegenden Menschen betrifft als auch die Zusammensetzung der Pflege- bzw. behandelnden Teams, erfordert von allen Beteiligten Bereitschaft, sich für das „Fremde", „Unbekannte" zu öffnen, und die Kompetenz, **diversitätssensibel zu kommunizieren.** Das bedeutet, sich mit anderen auf Augenhöhe auszutauschen und sie auf der gleichen Gesprächsebene einzubeziehen. **Kommunikation auf Augenhöhe** bedeutet, den Gesprächspartner ernst zu nehmen und als ebenbürtig zu verstehen. Die statusorientierte Kommunikation stellt das entsprechende Gegenteil dar, da sie sich an einer klaren Hierarchieordnung orientiert und dem Rang der Gesprächspartner mehr Gewicht als den Inhalten ihrer Äußerungen zumisst (➤ 5.1.2).

5.4.1 Kultursensible Kommunikation

DEFINITION

Interkulturell: Beziehungen zwischen zwei oder mehreren verschiedenen Kulturen betreffend.
Transkulturell: kulturübergreifende Beziehungen betreffend. Transkulturalität geht davon aus, dass Kulturen nicht klar voneinander abgrenzbar sind, sondern sich miteinander vermischen, insbesondere aufgrund der Globalisierung.

Kommunikation ist ein Angebot für den gegenseitigen Austausch. In erster Linie mittels Sprache, aber auch mithilfe von non- und paraverbalen Elementen (➤ 5.1). Diese sind nicht universell, sondern von Kultur zu Kultur verschieden. So gesellen sich in der **inter- oder transkulturellen Kommunikation** zu den sprachlichen Hürden auch solche auf nicht sprachlicher Ebene. Das zeigt sich z. B. an der Vielfalt der Begrüßungsrituale: Während man sich in Deutschland, Österreich und der Schweiz mit einem Händedruck begrüßt, tauscht man in Frankreich und Polen Wangenküsschen aus, in der Türkei werden Händedruck und Wangenkuss kombiniert, und in Japan senkt man den Kopf oder verbeugt sich.

Kommunikationselemente, die innerhalb einer Kultur eine eindeutige Bedeutung besitzen, können bei der Interaktion mit Bezugspersonen einer anderen Kultur für Unverständnis oder Missverständnisse sorgen. Eine unmissverständliche Kommunikation zwischen Bezugspersonen verschiedener Kulturen kann nur stattfinden, wenn alle Beteiligten wissen, was bestimmte Gesten in einer Kultur bedeuten und wie sie zu verstehen sind bzw. wie sie in einer anderen Kultur missverstanden werden können. Voraussetzung dafür sind Offenheit und die Bereitschaft, sich über die jeweiligen kulturellen Gepflogenheiten zu informieren, um zunächst befremdlich wirkendes Verhalten richtig deuten zu können. Bezugspersonen anderer Kulturen (nicht nur) im pflegerischen Kontext offen zu begegnen und mit dem eigenen Unverständnis professionell umgehen zu können, setzt zudem Empathie, Toleranz und die Bereitschaft zur Selbstreflexion (➤ 2.3.2) voraus.

Praxisanleitende müssen dies nicht nur bei zu pflegenden Menschen und Teammitgliedern, die aus einer anderen Kultur kommen, sondern in besonderem Maße auch bei der Kommunikation mit Auszubildenden mit Migrationsgeschichte berücksichtigen. Anleitende müssen über eine transkulturelle (Kommunikations-)Kompetenz verfügen, um mit diesen Auszubildenden effektiv kommunizieren und gegebenenfalls einschätzen zu können, inwieweit befremdlich wirkendes oder auch unprofessionelles Verhalten kulturell oder persönlichkeitsbedingt ist, um entsprechend zu intervenieren.

Grundsätzlich achten Praxisanleitende beim Anleiten und Unterstützen von Auszubildenden mit Migrationsgeschichte auf folgende Aspekte, welche die Kommunikation erschweren können:

- **Sprache:** Auch wenn für die Zulassung zur Ausbildung ausreichende Kenntnisse der deutschen Sprache Voraussetzung sind, sind viele Lernende mit Migrationsgeschichte nicht auf dem sprachlichen Niveau von Muttersprachlern. Praxisanleitende berücksichtigen dies, indem sie in der direkten Kommunikation mit ihnen

- in angepasstem Tempo, klar artikuliert sprechen, kurze und einfache Sätze bilden und aktives Zuhören praktizieren (➤ 5.2.1),
- Synonyme vermeiden und möglichst für eine Sache oder einen Sachverhalt nur einen Begriff nutzen,
- die Auszubildenden anhalten, neu gelernte Begriffe und Abkürzungen in ihrem Ausbildungsnachweis, einem Vokabelheft o. Ä. zu notieren,
- ein Wörterbuch bereithalten, damit unbekannte Begriffe nachgeschlagen werden können.

- **Kommunikationsverhalten:** Es gibt Auszubildende, die sich z. B. im Team oder in Anleitungssituationen nur sehr zurückhaltend äußern, weil sie so erzogen wurden, dass sie sich im Beisein von älteren Personen oder Vorgesetzten eher im Hintergrund halten. Hier sind Praxisanleitende gefordert, das Vertrauen der Auszubildenden zu gewinnen, ihr Selbstbewusstsein zu fördern und eine Lernumgebung zu schaffen, in der sich die Auszubildenden trauen, sich frei zu äußern und zu agieren.

Andere Auszubildende mit Migrationsgeschichte scheuen sich, auf zu pflegende Menschen zuzugehen und sie z. B. im Rahmen des Anamnesegesprächs zu befragen. Vor allem gilt dies, wenn es um Selbstpflegedefizite geht, die intime oder sehr persönliche Bereiche betreffen. Anleitende ermöglichen in diesem Fall, das Führen von Anamnesegesprächen oder auch anderen Gesprächen mit sensiblen persönlichen Inhalten z. B. in Gruppenanleitungen zu üben.

Das **Sprechen über Gefühle** fällt Auszubildenden oft schwer. Dabei ist es wichtig, sich über belastende Erfahrungen und dadurch hervorgerufene Gefühle mit anderen Teammitgliedern z. B. im Rahmen kollegialer Gespräche (➤ 5.5.1) auszutauschen, um diese Erlebnisse verarbeiten zu können. Praxisanleitende motivieren Auszubildende, über ihre Gefühle zu sprechen. Viele Lernende möchten gefragt werden, wie es ihnen z. B. bei der Pflege Schwerkranker geht und inwiefern sie diese Situation als belastend empfinden. Geschieht dies nicht, suchen sie nicht von sich aus das Gespräch, sondern ziehen sich zurück.

- **Mimik und Gestik:** Kulturelle Unterschiede gibt es auch bei der Deutung von Mimik und Gestik. Emotionen wie Ärger, Frust, Freude, Trauer, Überraschung oder Ekel werden in Westeuropa vor allem mit der Mundpartie ausgedrückt, in asiatischen Ländern geschieht dies hauptsächlich mit den Augen. Ein Kopfschütteln wird nicht überall auf der Welt als Nein interpretiert. Um hier Missverständnissen vorbeugen zu können, müssen Anleitende beobachten, ob Auszubildende Mimik und Gestik ihres Gegenübers richtig deuten und zugleich vom Gegenüber richtig verstanden werden. Ist dies nicht der Fall, müssen die Auszubildenden über die Bedeutung von bestimmten Gesichtsausdrücken und Gesten aufgeklärt werden.
- **Nähe und Distanz:** Auch wie nah Menschen einander kommen können, ohne dass dies von den Beteiligten als unangenehm empfunden wird, ist kulturell unterschiedlich. Während in Nord- und Mitteleuropa ungefähr eine Armlänge Abstand als „normal“ empfunden wird, kommt man sich in südlicheren Kulturen deutlich näher. Welche Distanz in einer Situation als angenehm empfunden wird, ist aber auch hierarchiebedingt (je höher der Status des Gegenübers, desto größer der Abstand zu ihm) und von der gegenseitigen Vertrautheit abhängig (je enger das Verhältnis, desto geringer der Abstand). Da das Gegenüber einen als nicht angenehm empfundenen Abstand normalerweise durch Zurückweichen oder Annähern korrigieren kann, kommt es hier weniger zu Missverständnissen. Praxisanleitende weisen Auszubildende dann darauf hin, wenn z. B. zu pflegende Menschen körperlich oder kognitiv nicht in der Lage sind, selbst die nötige Distanz zu wahren und sich eventuell bedrängt fühlen könnten.

Das Einhalten von Nähe und Distanz muss auch auf sprachlicher Ebene beherrscht werden: So hängen Wortwahl, Intonation, Lautstärke etc. vom Gesprächspartner, der Beziehung zu diesem und von Gesprächssituation und -anlass ab. Ein älterer zu pflegender Mensch erwartet z. B. eine andere Ansprache als ein Kind oder ein Jugendlicher. Allein die Entscheidung, ob eine Person mit Du oder Sie anzureden ist, kann für Nichtmuttersprachler schwierig sein. Auch hier klären Praxisanleitende gegebenenfalls auf und geben Hinweise und Tipps für eine der Person und dem Kontext angemessene Sprache.

5.4.2 Kommunikation bei eingeschränktem Hörvermögen oder einer Aufmerksamkeitsstörung

Haben Auszubildende ein eingeschränktes Hörvermögen oder eine Aufmerksamkeitsstörung wie ADHS (Aufmerksamkeitsdefizitstörung mit Hyperaktivität) oder ADS (Aufmerksamkeitsdefizitstörung), gilt es in der Kommunikation einiges zu beachten.

Das Anleiten von **Auszubildenden mit einer Hörbeeinträchtigung** erfordert, Hintergrundwissen, Einfühlungsvermögen und individuell angepasste Strategien. Es ist wichtig, hörbeeinträchtigten Personen, die keinerlei kognitive Einschränkungen haben, Informationen so zu liefern, dass sie alles verstehen können, sich aber nicht als „dumm" behandelt fühlen. Folgendes kann helfen:

- Nicht laut, aber deutlich sprechen
- Darauf achten, dass die Mundpartie des Sprechenden zu sehen ist, da viele Betroffene vom Mund absehen

Bei **Lernenden mit AD(H)S** ist es dagegen wichtig, sie bei der Verarbeitung der Informationen zu unterstützen, da ihre Aufmerksamkeitsspanne geringer ist und sie schneller ermüden. Auch hier gilt, gemeinsam mit den Auszubildenden die besonderen Bedürfnisse zu identifizieren und herauszufinden, welche Methoden zum gewünschten Erfolg führen. Folgendes sollte beachtet werden:

- Nicht zu viele Informationen auf einmal vermitteln
- Wichtige Informationen (auch) schriftlich geben
- Informationen mehrmals wiederholen
- Auszubildenden mündlich gegebene Informationen wiederholen lassen
- Verschiedene Kanäle der Informationsvermittlung (Hören, Sehen, Lesen) nutzen

5.5 Beratende Gespräche

Beratende Gespräche helfen in verschiedensten Situationen, Klarheit zu erlangen. Gelingt es den Anleitenden, eine vertrauensvolle Beziehung zu den Auszubildenden aufzubauen, können Probleme frühzeitig besprochen und ausgeräumt werden. Die kollegiale Beratung ist eine Sonderform des beratenden Gesprächs, die in schwierigen Situationen angewandt werden kann. Dazu zählen auch Supervision und Intervision (➤ 5.5.1).

5.5.1 Kollegiale Beratung

Die kollegiale Beratung kann in einer Gruppe von Auszubildenden stattfinden, in der Probleme besprochen werden. Der Sinn ist, sich unter „Kollegen" zu beraten, denn auf einer hierarchisch gleichen Ebene können Ratschläge besser angenommen werden. Die Problemstellungen werden den Kollegen vorgestellt, und die Gruppe entscheidet, welche Probleme im gegebenen Zeitrahmen gemeinsam besprochen werden. Es ist wichtig, dass in der Runde Fragen gestellt werden, um so das Problem möglichst genau einzugrenzen. Dann überlegen die Teilnehmenden, welche Möglichkeiten der Problemlösung infrage kommen. Es soll ein Prozess in Gang kommen, der den Fallgeber im besten Fall selbst auf die Lösung bringt, analog zur lösungsorientierten Beratung (➤ 8.3.1). Ratschläge der Kollegen sind dagegen nicht zielführend, da sie vom Fallgeber eventuell nicht eins zu eins umgesetzt werden können oder er diese so nicht akzeptiert, weil sie nicht seiner eigenen Überzeugung entsprechen.

Supervision

Es gibt verschiedene Arten der Supervision, eine davon ist die **Supervision nach Balint,** bei der es darum geht, die Zahl der blinden Flecken zu minimieren. Der **blinde Fleck** ist dem Betroffenen selbst unbekannt, aber für die anderen ersichtlich. Welche Anteile eines Problems Betroffene selbst erkennen und welche nicht und welche dagegen andere Personen erkennen und welche sie nicht erkennen, bildet das sogenannte Johari-Fenster (➤ Abb. 5.5) ab.

Eine Supervision wird von einem **externen Supervisor** geleitet, der einen neutralen Blick auf die zu besprechende Situation hat. Bei der Supervision nach Balint sitzen die Teilnehmenden am besten im Kreis. Jeder stellt kurz seinen Fall vor, dann wird sich auf einen Fall geeinigt, der für alle interessant ist und vom Fallgeber detailliert präsentiert wird. Im nächsten Schritt wird der Fallgeber aus der Gruppe

5

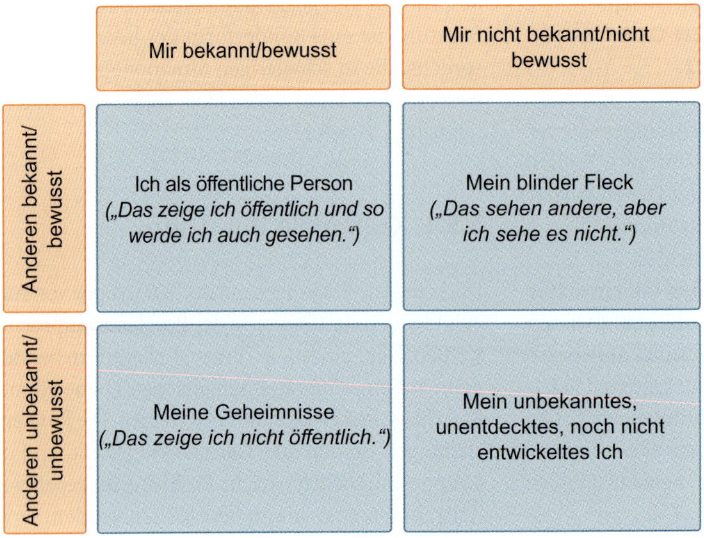

Abb. 5.5 Der blinde Fleck im Johari-Fenster [6]. [L143]

ausgeschlossen, verbleibt aber im Raum. Die Gruppe diskutiert die Eindrücke, die die Mitglieder erhalten haben, und zwar nicht nur die verbalen, sondern auch die non- und paraverbalen Eindrücke (s. oben). Wichtig dabei ist, dass keine Lösungsvorschläge gegeben werden. Hier muss der Supervisor unter Umständen korrigierend eingreifen. Dann kommt der Fallgeber wieder in den Kreis. Er kann, wenn er will, Stellung zu den geäußerten Eindrücken nehmen und Lösungsvorschläge verlangen, beides ist freiwillig. Er kann die Fallbesprechung an dieser Stelle aber auch beenden, wenn er bereits durch seine eigenen Überlegungen und Gedankenblitze eine Lösung gefunden hat, die er vorher nicht bedacht hat, d. h. sein blinder Fleck ausgeräumt wurde. Am Schluss wird reflektiert, wie die Besprechung für den Fallgeber und die Restgruppe verlief.

Intervision

Die Intervision, eine **interne Besprechung** schwieriger Fälle, wird in den **Teams selber durchgeführt.** Dies hat den Vorteil, dass sensible Daten nicht hinausgetragen werden und der Datenschutz gewährleistet ist. Nachteilig ist jedoch, dass kein Teilnehmender eine Sicht von außen hat. Die blinden Flecken werden hier gegebenenfalls weniger gut aufgedeckt, da alle Teilnehmenden in die Situation involviert sind und unter Umständen die gleichen „blinden" Flecken haben.

PRAXISTIPP

Weiterführende Literatur

Bamberger GG. Lösungsorientierte Beratung. 5. A. Weinheim: Beltz, 2015.

5.5.2 Lernberatung

In der Lernberatung werden Auszubildenden Lernstrategien gezeigt, wie sie gemäß ihrem Lerntyp (➤ 4.2.2) am besten lernen und das Gelernte auch behalten. Die Einführung in das Thema Lernen mit Ermittlung des Lerntyps und Vorstellung passender Lernstrategien geschieht im ersten Theorieblock der Pflegeausbildung. Haben Auszubildende Lernschwierigkeiten oder -blockaden, ist eine individuelle und ausführlichere Beratung indiziert, die Lösungsmöglichkeiten aufzeigt.

Umgang mit Lernblockaden

Als Lernblockade wird die **Unfähigkeit, sein Potenzial** zu einem bestimmten Zeitpunkt **auszuschöpfen** und **Gelerntes abzurufen,** bezeichnet. Ein häufiger Grund ist die Angst, zu versagen und nicht gut genug zu sein und deshalb ausgegrenzt oder bestraft zu werden. Die Ursachen solcher Ängste sind vielfältig. Großer Ehrgeiz und überzogene Anforderungen an sich selbst, aber auch unbewusster oder bewusster Druck vom privaten Umfeld, Eltern, Pflegepädagogen oder Kollegen (Pflegefachpersonen) können Auslöser dieser Ängste sein. Eine Möglichkeit, Lernblockaden zu lösen, ist das Neurolinguistische Programmieren (NLP, s. unten). Wichtig ist in jedem Fall, dass die Betroffenen sich ein klares und realistisches Ziel setzen.

Umgang mit Prüfungsangst

Praxisanleitende müssen wissen, welche Ursachen Prüfungsangst haben kann, um sie bei Lernenden erkennen und so früh wie möglich dagegen vorgehen zu können. Das Störungsmodell der Prüfungsangst nach Fehm und Fydrich [2] stellt auslösende und beeinflussende Faktoren von Prüfungsängsten einfach und praxisnah dar (➤ Abb. 5.6), sodass es Anleitenden einen sehr guten Überblick verschaffen kann, wie sie Lernenden bei Prüfungsängsten frühzeitig Hilfe anbieten können. Die **prädisponierenden Faktoren** in diesem Modell umfassen personenbezogene Faktoren, physische Reaktionen und die Lerngeschichte, die **auslösenden Faktoren** liegen in negativen Prüfungserlebnissen und der bewussten Inkompetenz während der Vorbereitung begründet, und die **auf-**

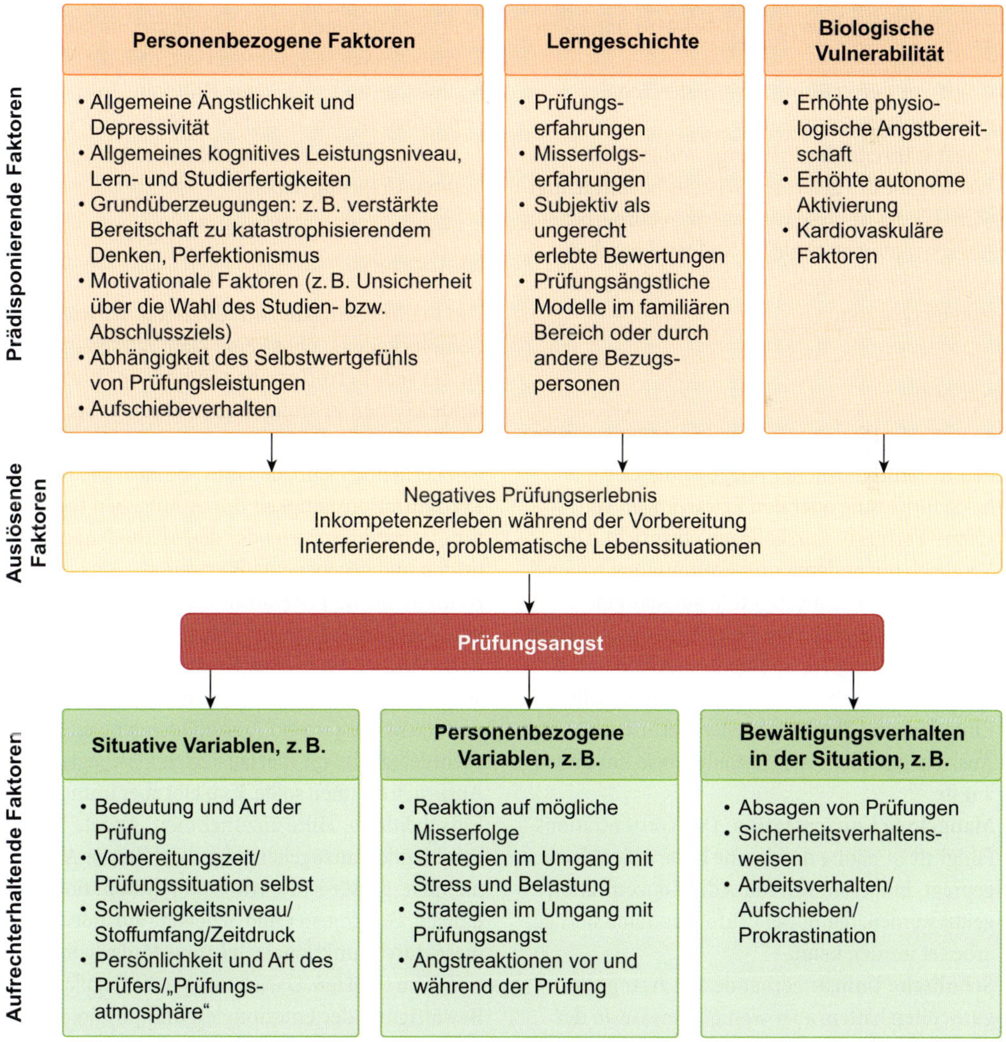

Abb. 5.6 Störungsmodell der Prüfungsangst nach Fehm und Fydrich. [G1096, L143]

rechterhaltenden Faktoren beschreiben das Bewältigungsverhalten, welches das Verschwinden der Angst verhindert.

Prüfungsangst hat viele Erscheinungsformen: Sie reichen von der beengenden, bedrängenden Angst, Befürchtungen und dem Gefühl von zukünftigen bedrohlichen Situationen, die nicht kontrolliert werden können, bis hin zur Phobie, die sich in dem intensiven Wunsch äußert, die gefürchtete Situation zu vermeiden. Auszubildende, die angesichts einer Prüfungssituation in Panik geraten, haben körperliche Reaktionen und vernichtende Gefühle. **Prüfungsstress,** wie Lernende es ausdrücken, stellt eine belastende Reaktion dar, die Prüfungsangst auslösen kann. Prüfungsangst entsteht individuell und muss deshalb spezifisch behandelt werden. Dabei wird unterschieden zwischen

- **Angst vor der Prüfung,** also in der Zeit der Prüfungsvorbereitung und
- **Angst während der Prüfung,** wodurch die Wiedergabe des gelernten Wissens beeinträchtigt wird. Häufig ist diese von massiven körperlichen Angstsymptomen begleitet und wird durch die negative Bewertung des eigenen Prüfungsverhaltens verstärkt.

5

Ursachen

- **Versagensängste:** Angst, dass die Leistung nicht den Anforderungen der Pflegeschule/Gesundheitseinrichtung oder den Erwartungen von Eltern, Partnern, Kurskollegen entspricht. Der Vergleich mit anderen und Entmutigung bauen ein niedriges Selbstwertgefühl auf, das eine große Prüfungsangst zur Folge haben kann. Dazu kommen Scham, vor anderen Auszubildenden schlecht dazustehen, die Sorge vor finanziellen Einbußen und dem eventuellen Verlust einer in Aussicht gestellten Arbeitsstelle sowie Zukunftsängste.
- **Mangelnde Konzentration:** Die Konzentrationsfähigkeit ist häufig durch eine hohe Ablenkbarkeit geprägt. In diesem Fall muss die Konzentration geübt werden, damit bei Prüfungen fokussiert gearbeitet werden kann.
- **Schulische Unlust:** Lernende, die zwar gern gute Noten hätten, aber wenig Interesse an der Wissensaneignung an sich zeigen, versagen bei Prüfungen schneller, was ihnen schlechte Erfahrungen bringt und die Angst vor den folgenden Prüfungen steigert. Ihre Erwartungen an sich selbst sind fast unerreichbar hoch, denn sie möchten mit wenig Aufwand beste Noten erhalten.
- **Falsche Lernmethode:** Ein begrenzter Pool an Lernstrategien kombiniert mit Angst vor der Prüfung beeinflusst den Erwerb und die Anwendung von Wissen. Lernende, die davon betroffen sind, haben häufig keinen Zeitplan und machen wenig Pausen.
- **Soziale Unerwünschtheit:** Drittpersonen den eigenen Gemütszustand zu offenbaren, ist nicht immer einfach, denn andere Auszubildende und Praxisanleitende sind nicht immer auch Vertrauenspersonen. Angst suggeriert, dass die Situation unlösbar und auch keine Hilfe von Drittpersonen möglich ist. Die Ursachen dafür können im privaten Umfeld oder bei Konflikten in der Ausbildung ihren Ursprung haben.

Methoden

Um Prüfungsängste zu reduzieren, ist wie bei der Lernblockade (s. oben) eine klare Zielsetzung nötig, an die sich Betroffene halten können. Praxisanleitende können Prüfungsangst abbauen oder ihr vorbeugen, indem sie eine Beziehung und Vertrauen zu den Lernenden aufbauen und – je nach Ursache – die Konzentrationsfähigkeit durch Aufgaben trainieren, für Motivation sorgen oder den Methodenpool überprüfen und gegebenenfalls erweitern. Auch das Neurolinguistische Programmieren (NLP, s. unten) ist eine gute Methode, gegen Prüfungsangst vorzugehen.

Da Ängste als breites Netzwerk wirken, müssen sie genauer unter die Lupe genommen werden, um zu entscheiden, wo ein Auszubildender weitere Hilfe, eventuell auch von spezialisierten Lernbegleitern, in Anspruch nehmen sollte. Es bleibt aber immer dessen Entscheidung, Hilfe anzunehmen. Ängste bei Auszubildenden anzugehen, kann viel Zeit in Anspruch nehmen. Besser ist es, frühzeitig dysfunktionale Gedanken, Denkmuster und Schemata aufzudecken und diese durch funktionale, leistungsförderliche Kognitionen zu ersetzen. Dazu kommen die Regulation und Bewältigung der emotionalen und physiologischen Symptome, die mit dem Erleben von Leistungsstress

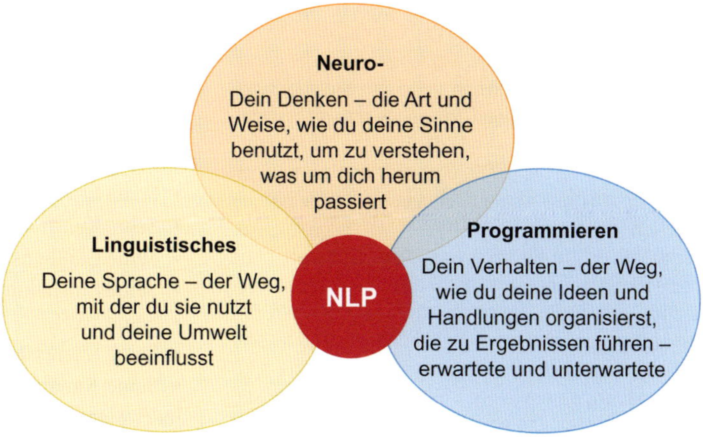

Abb. 5.7 Neurolinguistisches Programmieren bedeutet das Ändern von Denken, Sprache und Verhalten. [L143]

einhergehen. Auszubildende werden zu einem effektiven, gezielten Lernverhalten ermutigt.

Neurolinguistisches Programmieren (NLP)

Das Neurolinguistische Programmieren (NLP) erfordert Zeit und Durchhaltevermögen, um zum Erfolg zu führen. Daher ist sinnvoll, mit NLP frühzeitig zu beginnen und es über die ganze Ausbildung hinweg zu praktizieren. Die Auszubildenden sind dabei gefordert, ihre (Lern-)Zukunft aktiv mitzugestalten, das vergangene Lernverhalten hinter sich zu lassen und selbst die Entscheidung zu treffen, ob und was sie an ihrem Lernverhalten ändern möchten.

NLP hat zum Ziel, Blockaden und Ängste zu lösen, bewusst und zielgerichtet zu kommunizieren, persönliche Entfaltung zu ermöglichen und erfolgreich in Ausbildung und Beruf zu sein [9]. Es bietet eine Sammlung von Kommunikationstechniken zur Veränderung von psychischen Abläufen, damit das richtige Handeln erfolgen kann. Vereinfacht gesagt, lassen sich damit Denken, Sprache und Verhalten neu programmieren (➤ Abb. 5.7).

NLP wurde in den 1970er-Jahren von John Grinder, Richard Bandler und Frank Pecelik entwickelt. Es geht die unterbewussten, negativen Sätze, Lernblockaden und Ängste an, welche Lernende daran hindern, ihr Lernpensum zu bewältigen. Die grundlegende Annahme dafür ist, dass Gelerntes in vier Phasen ins menschliche Unterbewusstsein gelangt:

1. Unbewusste Inkompetenz
2. Bewusste Inkompetenz
3. Bewusste Kompetenz
4. Unbewusste Kompetenz

Dabei verhilft NLP in erster Linie dazu, persönliche Freiheit, Zufriedenheit und Selbstvertrauen zu erlangen, was sich auch auf das Lernverhalten auswirkt. Um dies zu erreichen, müssen **negative Glaubenssätze in positive verwandelt werden.**

Dabei spielen Fragen wie
- Wo sehe ich mich in einem Jahr?
- Was fällt mir schwer?
- Was hilft mir?

eine zentrale Rolle.

PRAXISBEISPIEL

Erfahrungsbericht Marlene (Name geändert) – Teil 1

Mein schulisches Ziel war das Fachabitur. Ich galt als fleißige Schülerin und lernte jeden Tag. Ich habe so viel gelernt, dass ich Textpassagen wörtlich wiedergeben konnte. Meine Mutter musste mich mehrmals täglich abfragen. Aber all mein Wissen half mir nicht, meine Versagensangst zu überwinden. Das ging so weit, dass ich nicht mehr zur Schule ging, wenn Klassenarbeiten anstanden. Meine Angst wuchs mit der Zeit so stark, dass ich irgendwann überhaupt nicht mehr zur Schule ging. In dieser Zeit hörte ich auch auf, regelmäßig zu essen, denn ich hatte dazu keine Zeit. Meine Mutter musste mich zum Essen zwingen. Ich saß nur zu Hause und las den ganzen Tag.
Nach vier Monaten bewarb ich mich schließlich für ein Freiwilliges Soziales Jahr und entdeckte meine Liebe zum Beruf der Pflegefachfrau. In der Ausbildung wollte ich alles

richtig machen, doch ich lernte nur selten. Meine erste Note war eine Sechs. Nun ging der Kampf ums Bestehen der Probezeit los. Und schnell war ich wieder in der Angst-vor-dem-Versagen-Schleife drin. In der Zeit lernte ich einen wichtigen Menschen kennen. Ich weinte sehr oft in seinen Armen. Im Gespräch zum Ende der Probezeit überraschte mich die Pflegeschule damit, dass sie den Kampf gegen diese Angst mit mir neu aufnehmen wollte. Sie bot mir eine Lernberatung an.
Der größte Schritt für mich war, allein zu lernen, ohne meine Bezugspersonen mit der Bitte um Abfragen zu belästigen, und regelmäßig an Klausuren teilzunehmen. Das war anstrengend und meine Beziehung litt darunter sehr und zerbrach. Meine Praxisanleiterin unterstützte mich kontinuierlich, zudem lernte ich zeitgleich einen christlichen Psychologen und eine Gruppe junger Erwachsener kennen. Dass auch Gott Glaubensgrundsätze über mich hat, musste ich neu lernen und darüber meditieren. Ich habe sehr viel Fleiß investiert. Die richtigen Glaubensgrundsätze über mich und mein Lernverhalten halfen mir, überhaupt wieder handlungsfähig zu werden. Es war die Voraussetzung, dass ich mich auf den Lernstoff konzentrieren konnte.

Lernblockaden lösen

Das Lösen von Lernblockaden und Prüfungsangst mittels NLP geschieht in vier Schritten:

1. Schritt: Orientierung

In dieser Phase soll der Blick der Lernenden weg von Problemen **hin zu Zielen** gelenkt werden. Das bedeutet herauszufinden,

- was sie selbst möchten,
- was die anderen möchten,
- welche Ressourcen zu diesem Ziel führen.

Eingeprägte Negativsätze führen dazu, nach jemandem oder etwas zu suchen, der bzw. das an der persönlichen Lernblockade schuld ist. Einen Schuldigen zu suchen, führt jedoch nicht wirklich zu einem Ergebnis, denn man fühlt sich mit dieser Erkenntnis in keiner Weise besser und auch das Problem der Lernblockade ist nicht gelöst.

„Wenn du tust, was du schon immer getan hast, wirst du bekommen, was du schon immer bekommen hast. Wenn du das, was du möchtest, nicht bekommst, dann tue etwas anderes.“

Richard Bandler [zit. n. 8, S. 99]

Die menschlichen Sinne speichern Erfahrungen wie eine Landkarte. Ein Mensch kann nicht alles gleichzeitig wahrnehmen, sowie er nicht an allen Orten gleichzeitig sein kann.
Der Mensch lernt durch:

- Seine Wahrnehmung
- Seine Erfahrungen
- Seine Kultur
- Seine Glaubenssätze
- Seine Einstellungen
- Seine Werte
- Seine Interessen
- Seine Annahmen

Jeder Mensch lebt in seiner eigenen Welt und handelt auf der Grundlage dessen, was er wahrnimmt. Seine Sprache spiegelt sein Denken und Verhalten wider. Die Welt ist reich oder arm, je nach individueller Wahrnehmung. NLP ermutigt, über sich und andere nachzudenken.

2. Schritt: Richtige Fragestellung

Die Aufmerksamkeit wird von der **„Wie lösen wir?“**-Frage hin zur **„Was lösen wir?“**-Frage gelenkt. Wie-Fragen bringen Einsicht, und mit der Frage „Was lösen wir?“ wird ein Ziel vor Augen geführt. Warum-Fragen haben dagegen Rechtfertigungen und das Suchen von Gründen ohne Lösungen zur Folge.

3. Schritt: Den Blick auf das Ziel richten

An dieser Stelle wird begonnen, statt des Versagens Ergebnisse zu evaluieren. Diese können als Feedback genutzt werden. Es besteht zumindest die Chance, hilfreiche Korrekturen einzubringen und einen Lerneffekt zu bewirken. Eingeschränkte Vorstellungen machen die Welt arm, doch diese kann reich und kostbar sein. Der Unterschied liegt in der individuellen Wahrnehmung. Dabei ist der Blick auf die Ziele zu richten und nicht auf die Probleme, weil Versagen eine Sackgasse ist. Oder, wie ein arabisches Sprichwort sagt, wie ein Stück Brot aussieht, hängt davon ab, wie hungrig du bist.

4. Schritt: Welt der Möglichkeiten erkunden

Im vierten Schritt wird nach Handlungsmöglichkeiten gesucht, wobei Begrenzungen gesprengt werden. Die Barrieren, die den Weg zu versperren scheinen, sind oftmals weniger gewaltig, als sie erscheinen. Das Lösen der Blockaden soll keine Notwendigkeit für

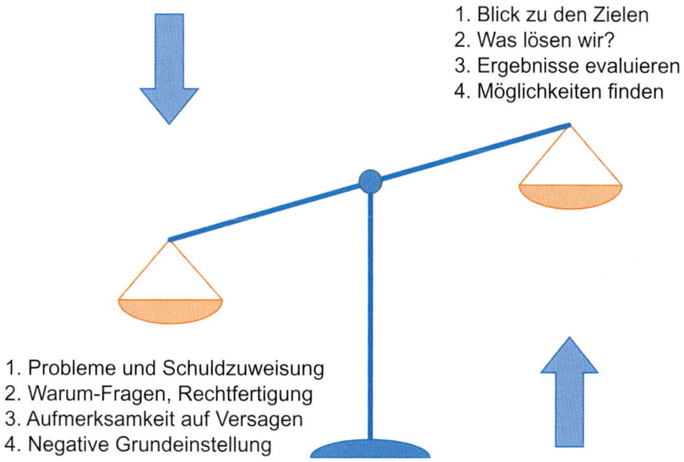

Abb. 5.8 Die Schritte des Neurolinguistischen Programmierens. [M1093, L143]

den Betroffenen darstellen, sondern eine Hoffnung wecken, dass die Lernblockade gelöst und die Ausbildung o. Ä. erfolgreich durchlaufen werden kann.

➤ Abb. 5.8 gibt einen zusammenfassenden Überblick. Die vier Phasen des NLP, die ineinander übergehen, werden langsam durchlaufen. Je nach Schweregrad des Lerninhalts und Wissensstands finden sich Lernende immer wieder neu in einer der verschiedenen Phasen.

PRAXISBEISPIEL

Erfahrungsbericht Marlene (Name geändert) – Teil 2

Als Marlene ihre Glaubenssätze genauer betrachtete, kam zum Vorschein, was beim Lernen schieflief. Ihre intensiven negativen Gedanken hielten sie gefangen. Marlene wollte innerlich nicht mehr aufstehen. Sie fühlte sich, als wenn sie jemand festhalten würde, merkte aber zunächst nicht, dass es nur ihre Gedanken waren.
Während der Ausbildung zur Pflegefachfrau wurde ihr Zustand lange nicht besser. Doch ihre Lernbegleiterin ermutigte sie und wies immer wieder darauf hin, dass es besser werden würde. Diese Worte holte sich Marlene mehr und mehr ins Bewusstsein, und sie begann, laut auszusprechen, was lange nicht greif- und sichtbar gewesen war.

Lernsituationen zusammenfassen und korrigieren

In ihrer Pflegeschule wurde Marlene nach Lernsituationen ausgebildet. Eine Lernsituation dauert ca. sieben bis zehn Tage. Sie bekam über ein halbes Jahr die Aufgabe, jede Lernsituation zusammenzufassen und ihrer Lernbegleiterin vorzulegen. So erstellte Marlene z. B. eine 50-seitige Power-Point-Präsentation zu Tag 1 und 2 der Prüfung.

Feste Termine während des Schulblocks

Marlenes Lernbegleitung war von intensiveren und weniger intensiven Zeiten geprägt. Während der Schulblöcke bekam sie feste Termine. Ein wichtiger Schritt war das Probeschreiben der Zwischenprüfung. So konnte Marlene frühzeitig mit der Examensstruktur vertraut werden.

Zusammenhänge erkennen lernen

Marlene lernte, ihr Wissen auf die Fallbeispiele zu übertragen und in die vorgegebenen Strukturen einzuarbeiten, damit sie es in der Prüfung anwenden konnte.
Da Marlene bildlich lernt, legte sie sich zu Hause auf einen großen Bogen Papier, und ihre Mutter fuhr ihre Körperkonturen mit einem dicken Filzstift nach. Im Anschluss ordnete Marlene alle Organe und Krankheitsbilder in ihren Körperumriss ein und hängte das selbst erstellte Schaubild an die Wand, sodass sie es immer vor Augen hatte. Auch die zu Beginn der Lernbegleitung von ihr formulierten und auf Kärtchen notierten Vorsätze hängen bis heute sichtbar in ihrem Zimmer. Ihr Ziel ist: „Mein Examen werde ich erfolgreich abschließen."

Fazit

Marlene begann im ersten Lehrjahr nach der gerade so bestandenen Probezeit mit der Lernbegleitung. Wichtig für sie war, eine Struktur zu bekommen, wie sie lernen kann, und die beständige Rückmeldung und Ermutigung durch ihre Lernbegleiterin. Durch die Umformulierung negativer Glaubenssätze in positive erhielt Marlene eine neue Zielsetzung und Mut, dieses Ziel zu erreichen.

REFLEXION

1. Was versteht man unter gewaltfreier Kommunikation?
2. Welche Kommunikationsmodelle gibt es? Nennen Sie zwei Beispiele.
3. Zu welchem Zeitpunkt im praktischen Einsatz ist es sinnvoll, mit den Auszubildenden Gespräche zu führen?
4. Nennen Sie Konflikte, die aufgrund kulturell unterschiedlicher Kommunikationsweisen entstehen können.
5. Was können Ursachen von Prüfungsangst sein?
6. Was ist der Nutzen von NLP, und zu welchem Zeitpunkt in der Ausbildung ist es sinnvoll, mit NLP zu beginnen?

LITERATUR

1. Berlitz. Interkulturelle Kommunikation: Der Körper spricht mit. 2017. Aus: www.berlitz.com/de-de/blog/interkulturelle-kommunikation-mimik-gestik (letzter Zugriff: 10.7.2025).
2. Fehm L, Fydrich T. Prüfungsangst. Fortschritte der Psychologie. Band 44. 2. A. Göttingen: Hogrefe, 2022.
3. Gausmann U. Reden und Verstehen: Kommunikation. Aus: https://ulfgausmann.de/ablage/redenundverstehen-ulfgausmann.pdf (letzter Zugriff: 10.7.2025).
4. IKUD Seminare. Interkulturelle Kompetenz. Aus: www.ikud-seminare.de/veroeffentlichungen/interkulturelle-kompetenz.html (letzter Zugriff: 10.7.2025).
5. Landsiedel NLP Training – NLP und Coaching. Handlungskompetenz. Aus: www.landsiedel-seminare.de/coaching-welt/wissen/lexikon/handlungskompetenz.html (letzter Zugriff: 10.7.2025).
6. Luft J, Ingham H. The Johari window: a graphic model of interpersonal awareness. Proceedings of the western training laboratory in group development. Los Angeles: UCLA, 1955.
7. Lunk S. Praxisanleitung. In Altenpflegeeinrichtungen kompetent ausbilden. München: Elsevier, 2019.
8. Maywald F. Einfach exzellent! Lustvoll zu Spitzenleistungen. Wien: Edition Va Bene, 2003.
9. O'Connor J, Seymour J. Neurolinguistisches Programmieren: Gelungene Kommunikation und persönliche Entfaltung. 20 A. Kirchzarten: VAK, 2015.
10. Saft K. Grundhaltungen nach C. Rogers. 2013. Aus: www.heilpaedagogik-info.de/spieltherapie/18-grundhaltung-rogers-empathie.html (letzter Zugriff: 10.7.2025).
11. Salzmann Coaching. Geschichte des NLP – ein einzigartiges Kommunikationsmodell. 2024. Aus: https://salzmanncoaching.de/nlp-geschichte (letzter Zugriff: 10.7.2025).
12. Schulz von Thun F. Miteinander reden. Band 1: Störungen und Klärungen. 51. A. Reinbek bei Hamburg: Rowohlt, 2014.
13. Watzlawick P. Man kann nicht nicht kommunizieren. Bern: Hans Huber, 2011.

KAPITEL

6

Christian Braunschweiger

Evidenzbasiert anleiten

DEFINITION
Evidenzbasiert: nach neusten wissenschaftlich belegten Erkenntnissen.

Gemäß § 5 Abs. 2 PflBG hat die Ausbildung zum/zur Pflegefachmann/-frau „entsprechend dem allgemein anerkannten Stand pflegewissenschaftlicher, medizinischer und weiterer bezugswissenschaftlicher Erkenntnisse auf Grundlage einer professionellen Ethik" zu erfolgen. Das bedeutet, dass auch die Praxisanleitung nach den neusten evidenzbasierten Wissensfakten ausgerichtet werden muss. Praxisanleitende müssen also wissenschaftliche Publikationen heranziehen können, um ihr Pflegewissen aktuell zu halten und Auszubildende gemäß dem aktuellen Erkenntnisstand anleiten zu können. Zudem müssen auch die Auszubildenden lernen, wissenschaftliche Quellen zu nutzen, um im Lauf ihres Berufslebens ihre Kenntnisse kontinuierlich aktualisieren zu können, was gerade im Zuge der Professionalisierung (➤ Kap. 12) an Bedeutung gewinnt.

6.1 Evidenzbasierte Pflege (Evidence-Based Nursing, EBN)

DEFINITION
Evidence-Based Nursing (engl. *evidence* = Beweis; *based* = beruhend, basierend; *nursing* = Pflege): Pflege, die auf in der Praxis gesammelte (empirischen) und wissenschaftlich belegten Erkenntnissen basiert.
Deduktiv (lat. *deducere* = fortführen, ableiten): Schlussfolgerung aufgrund der logisch zwingenden Konsequenz eines Sachverhalts (➤ 12.2.2).

Evidence-Based Nursing ist eine beweisbasierte Pflege, die der Prämisse des deduktiven Ansatzes folgt. EBN basiert auf der EBM (Evidence-Based Medicine), die vorhandene empirische Beweise überprüft und bewusst abwägt, um zu entscheiden, wie Menschen am besten zu therapieren sind. Der EBN-Prozess ist ein Problemlösungsprozess, in den verschiedene Faktoren einbezogen werden:

- Aktuelle Forschungsergebnisse
- Nationale Expertenstandards
- Pflegediagnosen
- Professionelles Wissen und klinische Erfahrung
- Kontext
- Umgebung
- Bedürfnisse und Selbsterfahrungen der zu pflegenden Menschen

Der Problemlösungsprozess des EBN besteht aus sechs Schritten (➤ Abb. 6.1):

1. **Auftragsklärung:** Hier geht es darum, das zu untersuchende Thema zu definieren und es gegebenenfalls gegen andere Themenbereiche abzugrenzen, also zu klären, was erforscht werden soll. Bei diesem Schritt ist es wichtig, sich zu überlegen, ob sich das zu bearbeitende Problem überhaupt im Aufgabenbereich befindet oder ob es einen anderen Bereich betrifft. So können Ressourcen geschont werden. Darüber, ob sich die Problemstellung im eigenen Bereich befindet, kann ein Pflegeleitbild der Einrichtung Auskunft geben.
2. **Fragestellung:** Eine präzise Fragestellung ist grundlegend für die EBN-Methode, um zu einem brauchbaren Ergebnis zu kommen und sich nicht im „Literaturdschungel" zu verlieren. Je präziser die Fragestellung, desto genauer das Ergebnis. Es

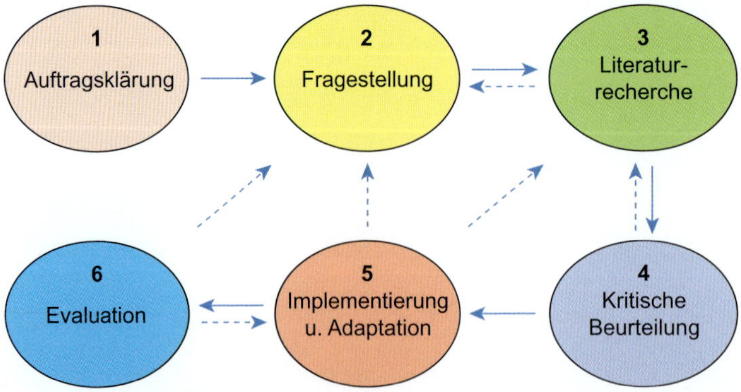

Abb. 6.1 Die sechs Schritte des EBN-Prozesses. [G066-002, L143]

empfiehlt sich, für die Formulierung der Frage das PIKE-Schema (➤ 6.3.1) anzuwenden.
3. **Literaturrecherche:** Mithilfe der Literatur wird versucht, die Frage zu beantworten. Auch hierbei ist es essenziell, nur evidenzbasierte Informationen heranzuziehen. Hinweise auf Literatur, die diesen Anspruch erfüllt, geben Online-Datenbanken (➤ 6.3.1).
4. **Kritische Beurteilung (kritisches Denken):** Mittels kritischen Denkens *(Critical Thinking)* werden die ausgewählten Studien bewertet. Dies ist ein zentraler Punkt des Evidence-Based Nursing, denn es ist nicht zielführend, Interventionen aufgrund von Studien zu entwickeln, die Mängel im Forschungsdesign (Auswahl des Ansatzes, der Methoden etc.) aufweisen oder die Zielgruppe nicht genügend widerspiegeln.
5. **Implementierung und Adaption an die Gegebenheiten:** Die Ergebnisse bzw. ausgearbeiteten Interventionen werden in der Praxis implementiert. Dies kann geschehen durch:
   - Informationsweitergabe
   - Fort- und Weiterbildung
   - Strukturveränderungen
   - Anpassung eines Standards
   - Prozessveränderungen
6. **Evaluation:** Es wird überprüft, ob die in Schritt 4 ermittelten und in Schritt 5 implementierten Interventionen den erwünschten Effekt erzielten. Folgendes ist in die Evaluation einzubeziehen:
   - Ergebnisse
   - Finanzieller Einsatz
   - Personeller Einsatz
   - Struktur
   - Prozesse

PRAXISBEISPIEL

Verbesserung der Ausbildungsqualität durch das Anwenden von EBN

Ein Praxisanleiter bereitet eine Lernsequenz vor, in der es um atemunterstützende Maßnahmen geht. Er möchte für seine Vorbereitung nur evidenzbasierte Fachliteratur nutzen und sucht daher die Informationen in PuBMed und anderen Datenbanken (➤ 6.3.1). Dort findet er genügend Fachliteratur mit Forschungsergebnissen, die Vorschläge und Handlungsanweisungen für atemstimulierende Maßnahmen zur Verfügung stellen. Mit diesem Wissen kann er nun seine Lernsequenz vorbereiten und sicher sein, nur Infos aus evidenzbasierten Quellen weiterzugeben.

Pflegehandlungen müssen aufgrund der Evaluation gegebenenfalls entsprechend angepasst werden. Wenn z. B. eine atemstimulierende Einreibung nach mehreren Anwendungen keine Atemvertiefung und auch keinen verbesserten Sauerstoffgehalt im Blut bewirkt, kann eine Analyse durch ein Assessmentinstrument durchgeführt werden und die bisherigen Maßnahmen durch andere Methoden ersetzt und dann wieder neu evaluiert werden.

Vorteile des Evidence-Based Nursing

- Pflegefachpersonen werden zu Expertinnen und können ihre Pflegehandlungen belegen und begründen.
- Pflegeroutinen können hinterfragt werden.
- Forschungswissen kann in die Pflege einfließen.
- Zu pflegende Menschen werden in die Entscheidungen der Pflegefachpersonen miteinbezogen.
- Pflegefachpersonen entwickeln sich stetig weiter.
- Berufsanfängerinnen in der Pflege können sich leichter und effizienter zu Pflegeexpertinnen entwickeln und erfahren von Anfang an mehr Sicherheit.
- Bei den Auszubildenden wird das Interesse am Beruf und an der interdisziplinären Zusammenarbeit geweckt, und Letztere erfährt mehr Anerkennung.
- Die Pflege bekommt einen höheren Stellenwert in der Gesellschaft und der Politik.

MERKE

Auszubildende benötigen Pflegeexpertinnen, die ihre Expertise, ihre Erfahrungen und ihre Erkenntnisse weitergeben. So werden Pflegeschritte für Lernende gezielt, planbar und durchführbar, und Auszubildende können ihre Tätigkeiten und Entscheidungsfindungen evaluieren. EBN gibt Entscheidungshilfen für den Pflegealltag.

6.1.1 Forschungsansätze

Im Lauf der Zeit haben sich zwei Forschungsansätze, die **quantitative** und die **qualitative Forschung** herausgebildet.

6

Quantitativer Forschungsansatz

DEFINITION

Quantitativ (lat. *quantus* = wie groß): die Menge betreffend.
Prädeterminiert (lat. *prä* = vor; *terminare* = begrenzen): erforscht wird nur, was vorher durch theoretische Überlegungen festgelegt wurde.

Ziel der quantitativen Forschung ist das **Messen der Wirklichkeit,** und sie wird definiert als:
- Objektiv
- Ursächlich
- Deduktiv (➤ 12.2.2)
- Theorieprüfend
- Nach Gesetzmäßigkeit suchend
- Erklärend
- Standardisiert
- Prädeterminiert

PRAXISBEISPIEL

Eine quantitative Forschungsfrage könnte lauten: „Wie viel Prozent der über 75-Jährigen stürzt bei einem Aufenthalt in der stationären Akutpflege innerhalb der ersten 48 Stunden?" Oder: „Wie viele Personen erkranken auf einer Dialysestation an einem nosokomialen Infekt innerhalb der ersten sechs Monate nach Therapiebeginn?"

Qualitativer Forschungsansatz

DEFINITION

Qualitativ (lat. *qualitas* = Qualität): die Beschaffenheit betreffend.
Induktiv (lat. *inducere* = hineinführen): vom Einzelfall auf das Allgemeine schließend (➤ 12.2.2).

Der qualitative Forschungsansatz geht davon aus, dass die Realität das Ergebnis von Zusammenhängen ist, die durch die soziale Interaktion von allen Mitgliedern einer Gesellschaft hergestellt werden. Das subjektive Verstehen der Realität wird untersucht. Da jeder Mensch die Wirklichkeit auf seine eigene und einzigartige Weise wahrnimmt, gibt es keine objektive Wirklichkeit, sondern diese ist immer Interpretation des einzelnen Individuums. Um diese Wirklichkeit erfassen zu können, ist aus der Sicht der Betroffenen ein bestimmtes Phänomen zu erkunden, indem ein ganzheitliches, von innen heraus gesteuertes Verständnis dafür entsteht, welche Bedeutung das Phänomen für die Betroffenen hat. Ziel der qualitativen Forschung ist das **Verstehen der Wirklichkeit,** und sie wird definiert als:
- Subjektiv
- Idiografisch (das Einmalige beschreibend)
- Ganzheitlich (der Blick richtet sich nicht auf Details, sondern auf den individuellen Ausdruck)
- Auf das Relevanzsystem der Betroffenen bezogen (Was ist für diese von Bedeutung?)
- Theoriebildend
- Induktiv (➤ 12.2.2)
- Offen und flexibel im Vorgehen
- Interpretativ

PRAXISBEISPIEL

Eine qualitative Forschungsfrage könnte lauten: „Welche Faktoren in der Pflege palliativer zu pflegender Menschen in der finalen Phase finden Sie besonders wichtig?" Oder: „Welche Elemente der Basalen Stimulation® in der Mundpflege sind Ihrer Erfahrung nach besonders effektiv?"

6.1.2 Datenerhebung

Es gibt verschiedene Methoden, um Forschungsdaten zu erheben (➤ Abb. 6.2), z. B.:
- Schriftliche Befragung
- Interview
- Beobachtung
- Inhalts- und Dokumentenanalyse
- Biophysikalische Messung

Schriftliche Befragung

Die schriftliche Befragung mittels Fragebogen ist ein gängiges Mittel zur Datenerhebung, auch in der quantitativen Pflegeforschung. Fragebögen sind auch im Pflegealltag etabliert, z. B. bei Aufnahmen in der stationären Akutpflege, Mitarbeiterbefragungen (➤ Abb. 6.3). Der Unterschied zwischen Aufnahme-Fragebögen *(Pflegeassessment)* und wissenschaftlichen Fragebögen ist, dass Letztere wesentlich freier gestaltet werden können.

Die schriftliche Befragung ist in der Pflegeforschung die am häufigsten angewandte Methode und dient meist der Sammlung von quantitativem Datenmaterial. Der Fragebogen muss strukturiert, stan-

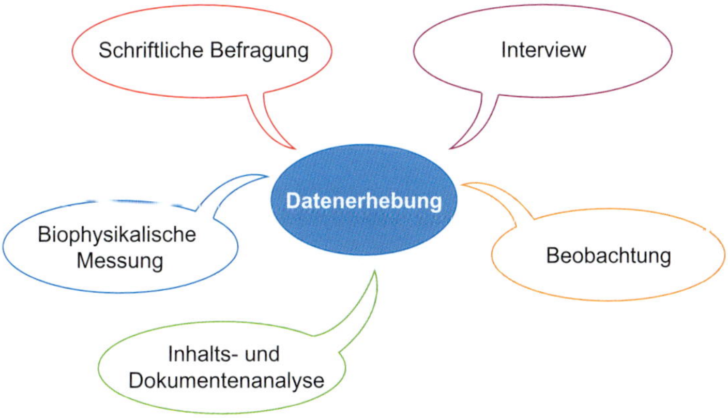

Abb. 6.2 Möglichkeiten der Datenerhebung zu Forschungszwecken. [L143]

dardisiert und nach theoretischen Gesichtspunkten erstellt worden sein. Die Forschende legt diesen dann den Probanden zur selbstständigen Beantwortung vor.

MERKE

Im Pflegeprozess wählen Pflegefachpersonen für das Problem eines zu pflegenden Menschen eine wissenschaftlich abgesicherte Intervention aus, setzen sie um und bewerten sie. Der erste Schritt des Pflegeprozesses ist die Informationssammlung (Assessment), um den Pflegebedarf zu ermitteln. Dies kann auch mittels standardisierter Fragebögen geschehen. Somit gehört eine Pflegeerhebung zur evidenzbasierten Pflege und stellt eine Art wissenschaftlicher Fragebogen dar.

➤ Tab. 6.1 zeigt Vorteile und Nachteile der schriftlichen Befragung mittels eines Fragebogens zur Datenerhebung.

Je höher die **Rücklaufquote,** also die Zahl der beantworteten Fragebögen, ist, desto aussagekräftiger ist eine Befragung. Durch Ankündigung der Befragung mit entsprechenden Hintergrundinformationen und/oder der Verknüpfung mit einem Gewinnspiel kann die Rücklaufquote erhöht werden, ist aber auch vom Thema und der Qualität des Fragebogens abhängig.

Erstellung eines Fragebogens

Damit der Fragebogen seinen Zweck erfüllen kann, ist es essenziell, dass dieser logisch gegliedert ist und die Forschenden sich bewusst sind, dass es sich dabei um ein Messinstrument handelt. Die Entwicklung des Fragebogens ist immer Teil des Forschungsprozesses und geschieht in drei Phasen:

1. Konzeptphase
2. Konstruktionsphase
3. Testphase

Konzeptphase

Leitend für die Konzeptphase ist die Frage: Worum geht es hier konkret? Davon ausgehend formulieren die Forschenden Fragen, mit deren Antworten die Aspekte gemessen werden können, die zur Beantwortung der Forschungsfrage beitragen (s. oben). Sämtliche Begriffe müssen also definiert sein, bevor danach gefragt werden kann.

PRAXISBEISPIEL

Forschende möchten wissen, was eine gute Praxisanleitung ausmacht. Ihre Recherchen ergeben, dass dies von verschiedenen Faktoren abhängt, u. a. von der Praxisanleitenden, den Rahmenbedingungen und der Gruppe der Auszubildenden. Die Forschenden beschließen, zuerst den Faktor Praxisanleitende zu untersuchen, und überlegen, welche Anforderungen diese erfüllen müssen, was z. B. fachliche Kompetenz oder Unterrichtsgestaltung betrifft. Um beispielsweise Aufschluss über die Fachkompetenz zu bekommen, überlegen sich die Forschenden Aspekte, die auf die Fachkompetenz der Anleitenden hinweisen und beobachtbar sind, z. B. ob diese Fragen zulassen und die gestellten Fragen beantworten können. Nun formulieren die Forschenden Fragen, die auf die Fachkompetenz der Praxisanleitenden abzielen und sich objektiv beantworten lassen (➤ Tab. 6.2).

Strukturqualität	Ja, das ist so	Nein, so ist das nicht	Trifft nicht zu	Fragen, Anmerkungen
S1 Können Sie das Sturzrisiko bei Ihrem Kunden identifizieren?				
S2 Sind Sie in der Lage, mit dem Kunden ein Beratungsgespräch zu führen und ggf. Schulungen durchzuführen, um ihn auf das Sturzrisiko hinzuweisen und entsprechende Maßnahmen einzuleiten?				
S3 Wissen Sie, was Sie als Pflegekraft tun können, um die Sturzgefahr zu minimieren?				
S4a Ermöglicht Ihre Einrichtung zielgruppenspezifische Möglichkeiten, um z. B. Sport zu treiben oder Sitzgymnastik durchzuführen?				
S4b Sorgen Sie dafür, dass die räumliche und technische Ausstattung in dem Zimmer Ihres Bewohners so ausgelegt ist, dass er sich möglichst keiner Sturzgefahr aussetzt?				
S4c Hat Ihr Kunde alle notwendigen Hilfsmittel zu einer sicheren Fortbewegung zur Vefügung?				
S4d Sind Sie autorisiert, eigenständig Maßnahmen zu planen und durchzuführen?				
S5a Informieren Sie den Hausarzt über die vorliegende Sturzgefahr?				
S5b Informieren Sie den Betreuer über die vorliegende Sturzgefahr?				
S5c Informieren Sie die Therapeuten des Kunden über die vorliegende Sturzgefahr?				
S5d Informieren Sie die Angehörigen des Kunden über die vorliegende Sturzgefahr, wenn dies gewünscht ist?				
S6a Können Sie die Sturzgefahr erkennen und die erkennbaren Risikofaktoren deutlich in der Dokumentation dokumentieren?				
S6b Können Sie aufgetretene Stürze systematisch erfassen?				
S6c Sind Sie in der Lage, aufgetretene Stürze zu analysieren?				
S6d Sind Sie in der Lage, die aufgetretenen Stürze statistisch auszuwerten?				

Abb. 6.3 Fragebogen zur Sturzgefahr im Rahmen des Erstgesprächs zur Erhebung des Pflegebedarfs. [W1183, L143]

Tab. 6.1 Vor- und Nachteile der Datenerhebung mittels eines Fragebogens

Vorteile	Nachteile
Der Grad der Standardisierung ist hoch	Die Erstellung eines aussagekräftigen Fragebogens ist zeitaufwendig
Die Anonymität ist gewährleistet	Keine Kontrolle, wer den Fragebogen tatsächlich ausfüllt
Es kann auf einfache Weise eine große Menge an Daten gewonnen werden	Bei anonymen Befragungen keine Möglichkeit, Rückfragen zu stellen
Es können beliebig viele Befragungen parallel durchgeführt werden	Kein persönlicher Kontakt zu den Befragten
Die Kosten der Durchführung sind gering	Die Befragten müssen die jeweilige Sprache beherrschen und fähig sein, den Fragebogen auszufüllen → zu pflegende Menschen ohne entsprechende Sprachkenntnisse oder mit kognitiven Einschränkungen fallen als Informantinnen weg

Tab. 6.2 Konzept eines Fragebogens zur Qualität von Praxisanleitungen

Forschungsfrage	Faktor	Indikator	Fragen
Was macht eine gute Praxisanleitung aus?	Fachwissen des/der Praxisanleitenden	Der/Die Praxisanleitende konnte die gestellten Fragen beantworten	• Räumte der/die Praxisanleitende genügend Zeit für Fragen ein? • Beantwortete der/die Praxisanleitende alle Fragen? • Konnte der/die Praxisanleitende die Fragen beantworten?

MERKE

Je präziser ein Thema definiert ist, desto gezielter lassen sich Fragen formulieren, deren Antworten zur Beantwortung der Forschungsfrage führen.

Konstruktionsphase

In der Konstruktionsphase geht es um den Aufbau und die Gestaltung des Fragebogens sowie um die **Formulierung der Fragen.** Dabei sind folgende Aspekte zu beachten:

- Fragestellung
- Art der gesuchten Informationen
- Formale Strukturen

Die Fragen sollen

- konkret,
- eindeutig interpretierbar und
- eindimensional (nur nach einem Aspekt fragend)

formuliert sein.

Fragebögen dienen auch dazu, Missstände aufzudecken und Handlungsbedarf aufzuzeigen. Die Fragestellung richtet sich nach der **Art** der gesuchten Informationen. Ein Fragebogen beginnt meistens mit sozialdemografischen Fragen nach Alter, Geschlecht, Familienstand.

- **Faktfragen** beziehen sich auf überprüfbare Tatsachen, z. B. ob die Befragte Mitglied in einer Gewerkschaft ist.
- **Wissensfragen** ermitteln überprüfbare Kenntnisse.
- Mittels **Beobachtungs-, Einstellungs-** oder **Beurteilungsfragen** sowie **Handlungsfragen** ermitteln Forschende Handlungsabfolgen, z. B. die sinnvolle Abfolge eines Verbandwechsels bei einer PEG-Sonde.

Die **formalen Strukturen** bestimmen z. B. die Gestaltung des Fragebogens, ob er digital und/oder in Papierform vorliegt und ob geschlossene oder **offene Fragen** gestellt werden. Geschlossene Fragen sind mit Ja und Nein zu beantworten, offene Fragen sind W-Fragen. Im Setting der Forschung versteht man unter **geschlossenen Fragen** nicht nur Ja-/Nein-Fragen, sondern auch Fragen mit vorgegebenen Antwortmöglichkeiten. Bekannt ist z. B. die Skala von „trifft zu“ bis „trifft überhaupt nicht zu“, dazwischen gibt es Abstufungen. Geschlossene Fragen eignen sich gut für die quantitative Forschungsarbeit, da sie leichter kategorisierbar sind. Andererseits bergen sie die Gefahr, dass sie aufgrund der vorgegebenen Antworten nur einen Teil der Wirklichkeit abbilden. Möglich sind auch Fragebögen mit einer Mischung aus geschlossenen und offenen Fragen.

Testphase

Die Testphase ermöglicht die Überprüfung, ob mit dem Fragebogen die gewünschten Daten erhoben werden können, und beginnt mit dem sogenannten Prätest. Dieser wird in einer Gruppe aus 10–20 Personen durchgeführt, die der Zielgruppe ähnlich ist. Hier haben die Forschenden im Blick, ob
- der zur Beantwortung vorgesehene Zeitrahmen realistisch ist,
- die Fragen verständlich und eindeutig formuliert sind,
- es Fragen gibt, die nur von wenigen beantwortet werden.

Testphasen werden auch bei anderen Methoden der Datenerhebung, z. B. Interviews (s. unten), durchgeführt.

6

Interview

Auch diese Form der Befragung ist in der Pflegeforschung sehr beliebt und eignet sich als **Erhebungsmethode bei einem qualitativen Forschungsansatz.** Dabei werden
- Erfahrungen
- Meinungen
- Erlebnisse
- Gefühle
- Kenntnisse

in Erfahrung gebracht.

Interviewarten

Interviews können **schriftlich** mittels eines Fragebogens (s. oben) oder mündlich durchgeführt werden. Bei den **mündlichen Interviews** unterscheidet man **standardisierte (strukturierte) Interviews** mit vorgegebenen Fragen, **halb standardisierte Interviews,** die in erster Linie als Leitfaden für den Interviewer dienen und das Stellen spontaner Fragen erlauben, und **offene Interviews,** bei denen sich Interviewte und Interviewerin über ein Thema unterhalten. Letztere sind allerdings nur für geübte Interviewerinnen geeignet, da ein Interview zunehmend schwieriger zu führen ist, je weniger es standardisiert ist.

Die im Interview gestellten Fragen können offen oder geschlossen sein (s. oben).

Interviewstile

- Auch der Stil eines Interviews wird im Vorfeld festgelegt und ist abhängig von der Art der zu gewinnenden Daten und der interviewten Zielgruppe.
- Beim **weichen** Interview schaffen die Forschenden eine Vertrauensbasis und führen empathisch durch das Gespräch, indem sie sich einfühlsam und respektvoll verhalten sowie aktiv zuhören. Ein Interview, das im **neutralen** Stil geführt wird, zeichnet sich durch ein unpersönliches Verhalten der Interviewenden aus und zeigt die soziale Distanz zwischen den Interviewpartnerinnen.
- Der **harte** Interviewstil ist bei Befragungen gängig. Die Interviewerin gewinnt die Antworten durch verhörartiges Abfragen.
- Daneben unterscheidet man **Gruppen-** von **Einzelinterviews** und **persönliche** *(Face-to-Face-)* von **telefonischen Interviews.**

➤ Tab. 6.3 zeigt eine Übersicht über die verschiedenen Aspekte eines Interviews und dessen Eignung für qualitative oder quantitative Befragungen.

Beobachtungen

Die Urform der Datenerhebung ist die Beobachtung. Jeder Mensch erhält durch Beobachtungen Informationen aus seiner Umwelt, z. B. über Vorgänge in der Umgebung oder das Verhalten von anderen Menschen. Im Gegensatz zu alltäglichen Beobachtungen werden Beobachtungen in der Wissenschaft systematisch geplant und folgendermaßen unterschieden:
- **Offene Beobachtung:** Die beobachteten Personen wissen, dass sie beobachtet werden. Das kann den Nachteil haben, dass sie sich anders verhalten.
- **Verdeckte Beobachtung:** Die beobachteten Personen wissen nicht, dass sie beobachtet werden. Die Forschungsperson kann das natürliche Verhalten beobachten.
- **Teilnehmende Beobachtung:** Die Forschungsperson ist unmittelbar in der Situation aktiv, sei es in einem Gespräch oder bei einer Handlung, oder arbeitet mit.

Tab. 6.3 Interviewaspekte [7, S. 176]

Unterscheidungsdimensionen	Bezeichnung	Qualitativ	Quantitativ
Standardisierungsgrad	standardisiert	–	+
	halb standardisiert	+	(–)
	offen	+	–
Art der Fragen	geschlossen	(–)	+
	offen	+	(+)
Kommunikationsstil	weich	+	–
	neutral	+	+
	hart	–	(–)
Zahl der Befragten	Einzelinterviews	+	+
	Gruppeninterviews	+	(+)
Kommunikationssituation	Face-to-Face	+	+
	telefonisch	–	+

+ = geeignet, – = nicht geeignet, () = eingeschränkt geeignet

- **Nicht teilnehmende Beobachtung:** Die Forschungsperson beobachtet nur und beteiligt sich nicht am Geschehen.
- **Strukturierte Beobachtung:** Im Vorfeld wurden Kriterien definiert, welche anhand einer Liste beobachtet und notiert werden.
- **Nicht strukturierte Beobachtung:** Die Forschungsperson notiert alle Beobachtungen von Ereignissen und Handlungen, wobei keinem Schema gefolgt wird.
- **Natürliche Beobachtung (Feldbeobachtungen):** Die Beobachtung findet im natürlichen Umfeld der zu Beobachtenden statt.
- **Beobachtungen unter Laborbedingungen:** Beobachtungen finden in künstlich herbeigeführten Situationen statt.
- **Fremdbeobachtungen:** Die Forschungsperson beobachtet andere Personen.
- **Selbstbeobachtung:** Die Forschungsperson beobachtet sich selbst, d. h., Beobachterin und Beobachtete sind ein und dieselbe Person.

Biophysikalische Messverfahren

Im pflegerischen Alltag werden Forschungsdaten auch mittels biophysikalischer Messverfahren gewonnen. Dazu zählen:

- Physikalische Messverfahren mittels
  - Thermometer
  - Blutdruckmessgerät
  - Pulsoxymeter
  - Waage
- Bildgebende Verfahren
  - Röntgen
  - Computertomografie
  - Magnetresonanztomografie
- Chemische Verfahren, z. B. Blutzuckermessung
- Mikrobiologische Verfahren, z. B. Anlegen von Urinkulturen

Die mittels dieser Verfahren gewonnenen Daten geben Auskunft über Erkrankungen, körperliche Funktionen und Dysfunktionen und bilden die Grundlagen für pflegerische Entscheidungen. Diese Verfahren werden zudem in der Pflegeforschung angewendet, um Daten zu gewinnen. Dabei geht es um den Nachweis der Effektivität bestimmter Pflegehandlungen. Die Forschenden gehen der Frage nach Ursache und Wirkung nach. Die Wirkung von bestimmten pflegerischen Handlungen oder Medikamenten lässt sich nicht ausschließlich mit einem Fragebogen messen, sondern es müssen auch biophysikalische Messungen durchgeführt werden, die oft auch mit Befragungen kombiniert werden. Schließlich sind nicht nur objektive Daten ausschlaggebend, sondern auch das subjektive Befinden der zu pflegenden Menschen. Bei **In-vivo-Messgrößen** werden die Daten direkt am zu pflegenden Menschen gemessen, z. B. das Gewicht, bei **In-vitro-Messgrößen** werden z. B. Ausscheidungen oder das Blut der zu pflegenden Menschen untersucht.

Der Vorteil dieser Art der Datenerhebung ist, dass sie sehr genaue und exakte Daten liefert, nämlich Messwerte. Sie sind objektiv und valide, d. h., ein Blutzuckertest zeigt immer die Höhe des Blutzuckerspiegels und niemals etwas anderes an. Der Nachteil biophysikalischer Messverfahren liegt darin, dass sie zum Teil teuer und/oder invasiv sind, d. h., sie sind mit einem Eingriff in die körperliche Unversehrtheit und mit Unannehmlichkeiten für die zu pflegenden Menschen verbunden. Zudem sind die Ergebnisse nicht unmittelbar miteinander vergleichbar, wenn sie mit verschiedenen Messgeräten ermittelt wurden. Eine Tatsache, die bei der Datenanalyse unbedingt zu berücksichtigen ist.

6.1.3 Datenauswertung

Die Datenauswertung einer Forschungsarbeit beinhaltet bei **qualitativen** Studien das Vorstellen der in der Forschungsarbeit **verwendeten Testverfahren,** bei **qualitativen** Studien die Beschreibung der **Datenanalyse.** Die Art und Weise, wie die Erkenntnisse gewonnen wurden, muss nachvollziehbar und auch überprüfbar dargelegt werden. Die Ausführungen dazu müssen so formuliert sein, dass sie verständlich und auch für das Projekt relevant sind. Die Erkenntnisse müssen auch von den Leserinnen der Studie anhand festgelegter Kriterien und Ergebnisse überprüfbar sein.

6.1.4 Interpretation der Ergebnisse

Vor allem in der **qualitativen Forschung** spielt die Interpretation der Ergebnisse eine wichtige Rolle. Diese lassen sich nicht überprüfen und beweisen wie Rechenergebnisse, da sie nicht von quantitativer Natur sind, sondern müssen mit Argumenten begründet werden. Auch die Argumentation muss nachvollziehbar sein.

6.1.5 Fehlerquellen

Fehler können sowohl bei der Datensammlung passieren als auch bei der Auswertung der Daten. Wichtig ist z. B. bei der Datenerhebung, die richtige Zielgruppe zu wählen, deren Mitglieder die Fragen des Forschungsthemas kompetent bzw. aus eigener Erfahrung beantworten können, da sonst die Ergebnisse nicht eindeutig sind.

Fehler bei der Auswertung passieren vor allem bei sehr vielen Daten. Zu große Datenbanken, welche mit Unterdatenbanken bestückt sind, werden irgendwann unübersichtlich und fehlerträchtig. Zudem nimmt die Auswertung großer Datenmengen sehr viel Zeit in Anspruch.

6.2 Forschungsergebnisse in der Pflegepraxis und im Rahmen der Praxisanleitung nutzen

Praxisanleitende unterrichten nach dem neusten evidenzbasierten Wissensstand und haben sich daher mit entsprechender Fachliteratur, Newslettern etc. stets auf dem neusten Stand zu halten. Es gilt zudem abzuwägen, welche Ergebnisse für ihr Praxisgebiet von Nutzen sind. Zusätzlich gibt es auf dem Gebiet der Pädagogik aktuelle Forschungen und dementsprechende evidenzbasierte Ergebnisse, welche Einzug in die Praxis finden und die Anleitende bei der Vermittlung ihrer Inhalte berücksichtigen müssen.

Praxisanleitende führen die Auszubildenden in die evidenzbasierte Pflege ein und erläutern die Hintergründe.

PRAXISBEISPIEL

Eine stationäre Akutpflegeeinrichtung versorgte jahrelang alle zu pflegenden Menschen präoperativ mit Antithrombosestrümpfen, bis in einer Metaanalyse [8] der Nutzen von Thrombosestrümpfen zusätzlich zur medikamentösen Therapie als nicht evident analysiert wurde. Die Umsetzung dieser Erkenntnis führte zu Zeit- und Kostenersparnis.

Evidenzbasierte Entscheidungsfindung

Die Entscheidungsfindung, welche Studien für das **Evidence-Based Nursing** im Rahmen von Praxisanleitungen genutzt werden können, stützt sich auf vier Wissensquellen:

- **Expertise der Pflegefachpersonen/Praxisanleitenden:** Die Fachexpertise hängt stark von der jeweiligen Berufs- und Lebenserfahrung ab und ist die wichtigste Wissensquelle erfahrener Pflegefachpersonen bzw. Praxisanleitender, die Auszubildende nutzen können. Sehr oft werden pflegerisch relevante Entscheidungen intuitiv gefällt, auch wenn Pflegefachpersonen wissen, dass Sie für eine evidenzbasierte Pflege eigentlich die Bedürfnisse der zu pflegende Menschen im Vorfeld ermitteln und ihre Entscheidung mittels geeigneter Instrumente begründen müssten, um die jeweilige beste Pflege erbringen zu können. Erfahrungswissen ist jedoch in den meisten Fäl-

len vorhanden und wird intuitiv angewandt, muss aber kritisch hinterfragt und laufend weiterentwickelt werden.
- **Erfahrungen der zu pflegenden Menschen und ihrer Familien:** Das Umfeld der zu pflegenden Menschen, ihre Erfahrungen und Beobachtungen und die ihrer Bezugspersonen sind wichtige Informationsquellen, die Pflegefachpersonen erfragen müssen.
- **Ergebnisse aus der Pflege- und Gesundheitsforschung:** Dabei handelt es sich primär um wissenschaftliche Studien und Artikel, die gültig und verlässlich sind, also überprüfte Literatur und aktuelle veröffentlichte Erkenntnisse. Die Umsetzung der Erfahrungswerte und Normen ist jedoch von der Pflegefachperson abhängig und lässt somit einen breiten Ausführungsrahmen zu.
- **Lokaler Kontext:** Dieser umfasst u. a. die Zusammensetzung eines interdisziplinären Teams, die gesamte Pflegedokumentation, Kommunikation und Ökonomie der Versorgungseinheit, die bei der Entscheidungsfindung berücksichtigt werden müssen. Auch die gesellschaftliche Beachtung und berufspolitische Themen gehören dazu.

6.3 Auswahl relevanter Forschungen

Die Auswahl der zielführenden Forschungsarbeiten für die jeweilige Pflegesituation aus der Fülle der zur Verfügung stehenden Publikationen ist ein komplexes Verfahren. Die anfängliche Suche mittels Schlagwörtern in den Datenbanken grenzt die Zahl der infrage kommenden Forschungsarbeiten ein. Es gibt auch Forschungsarbeiten, bei denen die Suche widersprüchliche Ergebnisse erzielt, was die Auswahl erschwert. Hier kann das PIKE-Schema (➤ 6.3.1) weiterhelfen.

6.3.1 Literaturrecherche

Um Forschungsergebnisse in der Praxis anwenden zu können, muss man diese kennen. Dies geschieht mittels der Literaturrecherche, deren Ziel es ist, den **aktuellen Stand der Forschung** zu einem bestimmten Thema zu erfassen. Davon ausgehend können weitere Schritte für die Anwendung von Maßnahmen in der Praxis geplant und bestimmt werden. Zudem bildet die Literaturrecherche die Grundlage für weitere Forschungen. Literaturrecherche wird also betrieben, um
- einen Überblick über das bereits bestehende Wissen zu einem Thema zu gewinnen,
- ein Thema einzugrenzen,
- ein vergleichendes und zuverlässiges Messinstrument zu finden,
- den theoretischen Rahmen für eine Forschungsarbeit zu definieren.

MERKE

Die Literaturrecherche ist unverzichtbar für die Anwendung, aber auch für die Gewinnung eigener Forschungsergebnisse.

Voraussetzungen

Für eine zielführende Literaturrecherche müssen gewisse Voraussetzungen gegeben sein:
- **Zeit:** Die Literaturrecherche nimmt einige Zeit in Anspruch und ist mit den ersten Ergebnissen noch nicht abgeschlossen, sondern begleitet den gesamten Forschungsprozess. Aktive Phasen, in denen gezielt nach Quellen gesucht wird, wechseln sich ab mit passiven Phasen, in denen man für Informationen offen sein sollte, auf die man eher zufällig stößt. Dies geschieht umso mehr, je mehr Zeit in die Literaturrecherche investiert wird. Mitunter kommt es auch vor, dass Informationen schnell zur Verfügung stehen müssen, z. B. bei Themen, zu denen schon eine fundierte Meinung gebildet wurde. Schnell ermittelte Informationen können den momentanen Stand darstellen, müssen aber unter Vorsicht genutzt und zu gegebener Zeit überprüft werden.
- **Zugang zu Bibliotheken, Internet und Datenbanken:** Um auf der Basis wissenschaftlicher Erkenntnisse arbeiten zu können, bedarf es einer gut ausgestatteten Bibliothek mit gesundheitsspezifischen Schwerpunkten. Aufgrund der vielen Erkenntnisse, welche die Forschung weltweit immer schneller hervorbringt, gibt es zunehmend mehr Online-Literaturdatenbanken (s. Praxistipp), deren Nutzung teils gebührenpflichtig, teils frei ist.

- **Informationskompetenz:** Für eine erfolgreiche Literaturrecherche muss die Forschende über die Fähigkeit, relevante Informationen zu erkennen, zu bewerten und effektiv zu nutzen, verfügen.
- **Sprachkenntnisse:** Bei den meisten Publikationen im Wissenschaftsbereich sind englische Sprachkenntnisse unabdingbar.
- **Geld:** Viele Bibliotheken verlangen Nutzungsgebühren. Datenbanken sind meist kostenpflichtig und Fachbücher häufig teuer. Dies muss beim zur Verfügung stehenden Budget berücksichtigt werden.
- **Offenheit und kritisches Denken:** Offenheit ist wichtig, um alle zur Verfügung stehenden Literaturhinweise zu beachten. Oft bilden sich Forschende schon im Lauf der Literaturrecherche eine Meinung und laufen so Gefahr, die Gegenargumente zu übersehen. Daher ist es wichtig, nicht nur offen für neue Erkenntnisse zu sein, sondern sich auch immer zu prüfen, ob die Literatur zum Thema im Ganzen erfasst und nichts ausgeblendet wird. Dies ist eine Kompetenz, die bewusst angewendet werden muss.

PRAXISTIPP

Datenbanken, die Evidenz garantieren

- AMED: www.ebsco.com/products/research-databases/allied-and-complementary-medicine-database-amed
- bibnet.org (kostenlos): https://bibnet.org/
- CareLit: www.carelit.de
- Google Scholar: https://scholar.google.com
- CINAHL Complete: www.ebsco.com/de-de/produkte/datenbanken/cinahl-complete
- Cochrane Library: www.cochranelibrary.com
- Embase: www.embase.com
- Ovid Emcare: www.wolterskluwer.com/en/solutions/ovid/ovid-emcare-14007
- Free Medical Journals (kostenlos): www.freemedicaljournals.com
- Grateful Med (kostenlos): www.ncbi.nlm.nih.gov/pmc/articles/PMC225867
- LIVIVO: www.livivo.de
- Primal Pictures: www.primalpictures.com
- PubMed Central: https://pmc.ncbi.nlm.nih.gov
- PubMed mit der Datenbank MEDLINE (kostenlos): https://pubmed.ncbi.nlm.nih.gov
- UpToDate: www.uptodate.com.

Ablauf

Nach Eingabe der relevanten Schlagwörter mithilfe des PIKE-Schemas (s. unten) in die Suchmaschine einer der Evidenz garantierenden Datenbanken (s. Praxistipp) werden die Veröffentlichungen ausgeworfen, welche die eingegebenen Suchbegriffe enthalten. Ist die Menge der erhaltenen Ergebnisse zu groß, wird versucht, die Suche einzugrenzen, indem mehr Suchbegriffe kombiniert werden, was das Suchergebnis spezifiziert. Bei zu wenigen Ergebnissen sind eventuell die Suchbegriffe anzupassen und/oder die Suche in weiteren Datenbanken fortzusetzen. Dann gilt es, sich einen Überblick über die so ermittelte Literatur zu verschaffen, diese zu bewerten und die geeigneten Veröffentlichungen auszuwählen (➤ 6.3.2).

Mithilfe der **Booleschen Operatoren,** die i. d. R. in Großbuchstaben geschrieben werden, wird die Suche präzisiert:

- **AND**
  - Verbindung von zwei oder mehr beliebigen Begriffen
  - Zeigt nur die Treffer, die alle eingegebenen Wörter enthalten
  - Zwei oder mehrere Konzepte werden in Verbindung gebracht
  - Trefferanzahl wird dadurch in der Regel reduziert
- **OR**
  - Verbindung von Wörtern, um unzureichend verschlagwortete Datensätze zu finden
  - Zeigt alle Treffer an, die einen der eingegebenen Suchbegriffe enthalten
  - Erweiterung von Suchwörtern oder Konzepten
  - Trefferanzahl wird dadurch in der Regel erweitert
- **NOT**
  - Ausschluss bestimmter Suchbegriffe oder Konzepte
  - Trefferanzahl wird dadurch in der Regel reduziert

PIKE-Schema

Das PIKE-Schema ist ein Instrument zum Formulieren einer effektiven Forschungsfrage, es kann aber auch zur Auswahl geeigneter Literatur herangezogen werden. Folgende vier Elemente muss die Forschungsfrage bzw. die Frage zur Literatursuche enthalten:

- **P**flegeempfänger: bildet das Forschungsobjekt.
- **I**ntervention: Was ist zu tun? Meist ist es die Implementierung einer neuen Maßnahme.
- **K**ontrollintervention: Eine zweite Intervention (meist eine bisherige Maßnahme) wird der ersten (neuen) Maßnahme gegenübergestellt.
- **E**rgebnis: Erwartung, die mit dieser Intervention verbunden wird.

PRAXISBEISPIEL

Literatursuche nach dem PIKE-Schema

Forschungsfrage: „Kann bei bettlägerigen zu pflegenden Menschen über 65 Jahre **[P]** bei Verwendung einer normalen Matratze **[I]** statt einer superweichen Matratze **[K]** die Zahl der postoperativen Delirs verringert werden **[E]**?"
In die Suchmaschine werden folgende Schlagwörter eingegeben:

- Bettlägerige zu pflegende Menschen
- Über 65 Jahre
- Matratze
- Superweiche Matratze
- Postoperative Delirs

Das ergibt z. B. bei Google Scholar ein Ergebnis (Stand: August 2025). Die Suche in mehreren Datenbanken kann weitere Treffer ergeben.

6.3.2 Bewertung und Auswertung von Studien

Bewertung

Die **Qualität** von quantitativen und qualitativen Forschungsarbeiten einzuschätzen ist anfangs nicht leicht. Die unten aufgeführten Gütekriterien helfen bei der Bewertung. Zudem ist bei den in evidenzbasierten Datenbanken (➤ 6.3.1) enthaltenen Studien gewährleistet, dass sie in wissenschaftlicher Hinsicht überprüft wurden und diese Kriterien erfüllen.

Gütekriterien einer Forschungsarbeit

Um als seriöse Datenquelle für die evidenzbasierte Pflege infrage zu kommen, muss eine Studie in erster Linie vollständig sein, d. h., sie muss folgende Elemente enthalten:

- **Einleitung:** Hier wird in einleitenden Worten erklärt, worum es geht und was das Ziel der Arbeit sein soll, und es werden die Forschungsfrage sowie die Intention der Studie genannt.
- **Theoretischer Teil:** Herzstück der Arbeit, in dem die Sachlage dargestellt wird.
- **Methodologie:** Erläuterung der angewandten Forschungsmethode.
- **Ergebnisdarstellung:** Das Ergebnis wird präsentiert.
- **Diskussion:** Zu welchen Erkenntnissen führen die Ergebnisse? Welche Schlussfolgerungen lassen sich daraus ziehen? Sind für eine abschließende Beurteilung noch weitere Erkenntnisse nötig? Was bedeuten die Ergebnisse für die (Pflege-) Praxis?
- **Fazit:** Alle wichtigen Informationen und Ergebnisse werden nochmals kurz und knapp beschrieben.

Auswertung

Häufig trifft man bei der Literaturrecherche auf **Zusammenfassungen/Abstracts** von Forschungsarbeiten. Diese haben den Nachteil, dass sie unter Umständen für das Forschungsthema wichtige Informationen unterschlagen, aber gleichzeitig den Vorteil, dass sie eventuell die Lektüre einer umfangreichen Studie ersparen. Da sich Praxisanleitende in erster Linie für Handlungsempfehlungen bei einem bestimmten Problem interessieren, sind für sie die **Ergebnisdarstellung** und auch die **kritische Diskussion** wichtig. Damit können sie sich eine Meinung bilden, ob die Ergebnisse für ihre Praxisanleitung zielführend sind und mit den theoretisch gelehrten Inhalten übereinstimmen.

Die neu gewonnenen Erkenntnisse können dann in der Praxisanleitung genutzt werden, unter der Voraussetzung, dass diese von der Gesundheitseinrichtung anerkannt sind und in der Praxis bereits implementiert wurden oder werden und auch in der Pflegeschule so unterrichtet werden. Dies kann u. a. eine neue Desinfektionstechnik bei einer chronifizierten Wunde sein oder der Umgang mit neu eingeführten Infusionsmaterialien (z. B. Swap-Caps®).

6.4 Statistische Daten

Da Statistik, die für Forschungen mit quantitativem Ansatz relevant ist, ein komplexes Feld ist, wird im Folgenden nur auf Häufigkeiten und die Masse der zentralen Tendenzen eingegangen, da beides Werte sind, die einem in Studien häufig begegnen.

Häufigkeiten

Die Häufigkeitsverteilung ist die einfachste Möglichkeit, **Daten zu ordnen.** Man zählt dabei, wie oft das Ereignis auftritt. Die Ergebnisse werden als Zahlen (➤ Tab. 6.4 oder in Prozent ➤ Tab. 6.5) angegeben.

Durch diese Angaben (Zahlen und Prozente) kann ein schneller Überblick geschaffen werden.

Tab. 6.4 Darstellung eines Ergebnisses in Zahlen

n = Gesamtmenge der Zahlen	Ja	Nein	Keine Antwort
200	80	90	30

Tab. 6.5 Darstellung eines Ergebnisses in Prozent

n = Gesamtmenge der Zahlen	Ja	Nein	Keine Antwort
100 %	40 %	45 %	15 %

Masse der zentralen Tendenzen

Die Masse der zentralen Tendenzen bezeichnet den **Mittel- oder Durchschnittswert.** Man entscheidet dabei:

- **Modalwert (Modus):** häufigster Wert
- **Medianwert:** Punkt, an dem 50 % der Werte darüber und 50 % der Werte darunter liegen
- **Arithmetisches Mittel:** Summe der Werte geteilt durch die Anzahl der Werte

PRAXISBEISPIEL

Modalwert: 22 % (der häufigste Wert) der Praxisanleitenden sind 30 Jahre alt.

Medianwert: Das Durchschnittsalter der Praxisanleitenden ist 30 Jahre, 50 % der Praxisanleitenden sind jünger als 30, 50 % der Praxisanleitenden älter als 30.

Arithmetisches Mittel: 30 Praxisanleitende haben durchschnittlich 5 Auszubildende zu betreuen, das arithmetische Mittel beträgt in diesem Fall 6. Die Notenbildung der Examensbewertung mit den Vornoten geschieht auch arithmetisch.

6.5 Assessments

DEFINITION

Assessment (engl.): Einschätzung, Bewertung.

In der Pflege gibt es eine Vielzahl von Assessmentinstrumenten, die zur Einschätzung und Bewertung der Risiken eines zu pflegenden Menschen dienen, z. B.:

- Schmerzassessment
- Sturzassessment
- Wundassessment
- Angstassessment

Bevor Assessmentinstrumente eingesetzt werden können, muss deren Tauglichkeit anhand der **Gütekriterien** Validität (Gültigkeit), Reliabilität (Zuverlässigkeit) und Objektivität (Unabhängigkeit) ermittelt werden. Das bedeutet, ein Assessmentinstrument wird daraufhin überprüft, ob es das misst, was es messen soll, zuverlässig und unabhängig davon, wer es anwendet.

Entwickelt wurden Pflegeassessments durch die Pflegeforschung. Sie helfen Pflegefachpersonen, bestimmte Situationen richtig zu klassifizieren und anhand von evidenzbasierten Erkenntnissen empfohlene Interventionen anzuwenden, deren Wirksamkeit durch eine Reflexion (➤ 7.5.1) wiederum mittels des Assessments überprüft wird. Diese neuen Erkenntnisse liefern wieder Informationen.

Dieser pflegediagnostische Prozess ist für Praxisanleitende nicht nur aus pflegepraktischer, sondern auch aus pädagogischer Sicht relevant, denn er ist identisch mit dem Lernprozess. Auch in diesem gibt es Assessments, die eine Einschätzung des Lernstands ermöglichen, z. B. Prüfungen, und daraus ergeben sich die Lernfelder, welche durch Interventionen bedient werden können.

6.6 Digitalisierung und KI in der Bildung

Die Digitalisierung und in zunehmendem Maße auch die Etablierung der KI (künstlichen Intelligenz) schreitet in allen gesellschaftlichen Bereichen voran. In der Bildung sind digitales Lernen und künstliche Intelligenz (KI) selbstverständliche Bestandteile des Lernalltags (➤ Abb. 6.4) und können nutz- und gewinnbringend sein, wenn sie umsichtig und zielgerichtet eingesetzt werden. Manchmal ist es gerade bei Jugendlichen, die ohnehin digitale Medien nutzen und deren Einfluss in hohem Maße ausgesetzt sind, ratsam, bewusst auf analoge Lernformen zurückzukehren. Das digitale Lernen mit Einsatz von KI auch in der Pflegeausbildung Chancen, Herausforderungen und Risiken.

Chancen

- Bessere Lernergebnisse
- Individuellere Gestaltung der Lernprozesse
- Einfacher zugängliche Informationen
- Besseres Verständnis für und besserer Umgang mit persönlichen Stärken und Schwächen
- Massgeschneiderte Unterstützung
- Anwendung von VR (Virtual Reality), um Handlungen gezielt zu üben

Herausforderungen

Unterschiedliche Bildungsniveaus der Schülerinnen/Auszubildenden und vor allem finanzielle Aspekte setzen der Digitalisierung der einzelnen Bildungseinrichtungen Grenzen. Die Gesellschaft spaltet sich hier in „wollen, aber nicht können" und „können, aber nicht wollen". Auch müssen die Lehrenden

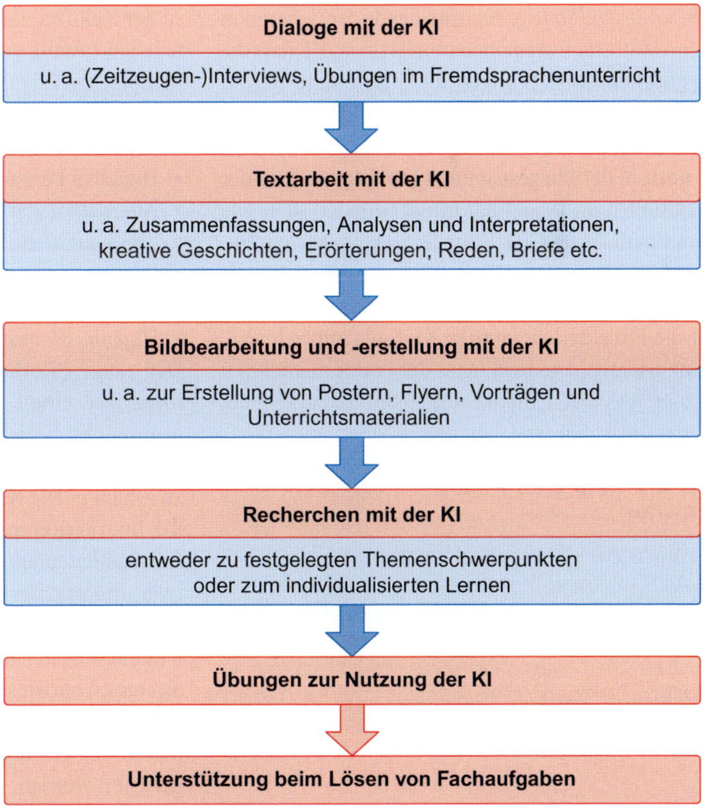

Abb. 6.4 KI im Unterricht. [W1370, L143]

selbst über ausreichende Kenntnisse verfügen, um die neuen Möglichkeiten der KI und der digitalen Transformation gezielt und gewinnbringend für die Auszubildenden nutzen zu können.

Mögliche Gefahren

Risiken beim Einsatz von digitalen Medien und KI bestehen vor allem im **Datenschutzbereich.** Für folgende Probleme müssen praktikable und gesetzeskonforme Lösungen gefunden werden:

- Wo gelangen die Daten hin?
- Ist die Cloud sicher?
- Wer hat alles Zugang zu den Daten?
- Was passiert mit den Daten?

6.6.1 KI in der Pflegeausbildung

Die KI ist aus dem (Bildungs-)Alltag vor allem jüngerer Menschen nicht mehr wegzudenken. So verfassen z. B. so viele zukünftige Auszubildende der Generation α ihre Motivationsschreiben mittels ChatGPT, dass die Gesundheitseinrichtungen mehr und mehr darauf verzichten und stattdessen das persönliche Gespräch favorisieren.

Auch in der Pflegeausbildung und somit auch der Praxisanleitung bringt der Einsatz von KI-Tools wie dem Chatbot ChatGPT Vorteile: So können sich Praxisanleitende z. B. Inspirationen den Aufbau und die Ausgestaltung von Anleitungsssequenzen holen. Auch für die Projektarbeit können KI-Tools nützlich sein. Ganz wichtig ist jedoch, dass die Praxisanleitenden sich im jeweiligen Thema auskennen und erkennen, ob die KI richtige Angaben liefert.

PRAXISBEISPIEL

ChatGPT

- **You:** Wie definierst du Praxisanleitende?
- **AI:** Praxisanleitende sind Personen, die praktische Anleitungen oder Anleitungen für die Umsetzung von bestimmten Aufgaben oder Tätigkeiten geben. Sie unterstützen andere dabei, etwas konkret umzusetzen oder zu lernen, indem sie praktische Tipps, Ratschläge und Anleitungen bereitstellen.

KI kann Praxisanleitenden u. a. dabei helfen,

- Unterrichtsvorbereitungen zu verschriftlichen,
- Lerninhalte zu definieren,
- Ziele zu definieren.

MERKE

ChatGPT ist ein hilfreiches Instrument, um Ideen zu sammeln und hilfreiche Inputs zu bekommen. Praxisanleitende können es auch nutzen, um eine Praxisanleitung zu planen oder einen roten Faden für ein schwieriges Gespräch zu bekommen. Auch für Projekte wie in ➤ 6.6.2 beschrieben, kann ChatGPT hilfreich sein. Immer sind jedoch die mit von der KI erzielten Ergebnisse auf ihre Richtigkeit zu prüfen und kritisch zu hinterfragen.

6.6.2 Beispiel für ein KI-gestütztes Lehrmittel

Careum in Zürich, eine Berufsschule mit Verlag für die sekundäre und tertiäre Stufe in der Pflege (➤ 13.4.1), entwickelte mit dem „Fage-Pilotband" ein KI-gestütztes Lehrmittel, das auf die Lernbedürfnisse der Zukunft ausgerichtet ist. Auf rund 80 Seiten wurden Inhalte zu zwei pflegerischen Handlungskompetenzen strukturiert umgesetzt und mit neuen digitalen Inhalten versehen:

- Digitalen Arbeitsblättern
- Digitalen Lernaufgaben
- Alternativtexten in einfacher Sprache A2 und B1
- Links auf Websites
- Podcast
- Animationsfilm
- Digitale, KI-basierte Lernassistentin

Der „Fage-Pilotband" ist in den Edubase-Reader integriert, eine E-Book-Plattform, die es dank KI ermöglicht, gezielte Suchanfragen durchzuführen und damit präzise Antworten aus den Lehrmitteln zu erhalten. Die Nutzung des „Fage-Pilotbands" und die Interaktion mit der E-Book-Version erlaubt es Praxisanleitenden z. B., Anleitungssequenzen effektiver und präziser vorbereiten. Die Auszubildenden können mit der Kombination von Lehrmittel und KI das Neugelernte spielerisch festigen und eigene Strategien entwickeln.

Dabei wurde Wert auf höchste Evidenz und Transparenz gelegt: Alle Antworten, welche durch die KI generiert wurden, verlinkt das System mit der Quelle im Lehrmittel. Dies wiederum macht den Einsatz von

ChatGPT möglich und generiert so ein persönliches und individualisiertes Lernerlebnis für die Auszubildenden.

MERKE

Wichtig ist, dass die Nutzung digitaler Medien und der KI für alle gleichermaßen möglich ist und kein Missbrauch stattfinden kann.

REFLEXION

1. Welche Faktoren berücksichtigt der EBN-Prozess?
2. Nennen Sie die sechs Schritte des EBN-Prozesses.
3. Beschreiben Sie in fünf Sätzen die zentralen Unterschiede zwischen dem qualitativen und dem quantitativen Forschungsansatz.
4. Welche Methoden der Datenerhebung kennen Sie? Nennen Sie mindestens drei.
5. Wie erfolgt die Literatursuche nach dem PIKE-Schema?
6. Nach welchen Gütekriterien werden Forschungsarbeiten bewertet?
7. Welchen Zweck haben Assessmentinstrumente?
8. Was gilt es im Umgang mit ChatGPT zu hinterfragen?
9. Was sind mögliche Gefahren im Umgang mit KI?

LITERATUR

1. Careum Verlag. Der Fage-Pilotband ist da. Update. 2023. Aus: https://careum.ch/bereiche/verlag/news/fage-pilotband-erschienen (letzter Zugriff: 17.7.2025).
2. Edubase. Tipps zur Nutzung von Edubot. 2025. Aus: www.edubase.ch/edubot (letzter Zugriff: 17.7.2025).
3. Eidgenössische Hochschule für Berufsbildung (EHB). Künstliche Intelligenz in der Berufsbildung. Aus: https://mailchi.mp/ehb.swiss/aktuelles-an-der-ehb-mai2024?e=5756284e5b (letzter Zugriff: 17.7.2025).
4. Fleischmann N, Seismann-Petersen S, Dichter M. Einfach Besser Nursen. Altenpflege. 2017; 8: 26–29. Aus: https://app.carelit.de/carelit_article.php?doc_id=178009 (letzter Zugriff: 13.10.2024).
5. German Center for Evidence-Based Nursing „sapere aude". Ein paar Definitionen … Aus: https://www.umh.de/einrichtungen/institute/gesundheits-und-pflegewissenschaften/leistungsspektrum/wissenswertes/ebn-zentrum (letzter Zugriff: 13.10.2024).
6. IT-P. Künstliche Intelligenz in der Schule: Die Zukunft des Lernens. 2024. Aus: www.it-p.de/blog/ki-schule-lernhilfe/#:~:text=Der Einsatz von KI bietet,helfen%2C sein Potenzial voll auszuschöpfen (letzter Zugriff: 17.7.2025).
7. Mayer H. Pflegeforschung anwenden. Elemente und Basiswissen für Studium und Weiterbildung. 5. A. Wien: facultas Verlag, 2019.
8. Schellong S. Nutzen von Kompressionsstrümpfen bleibt zweifelhaft. Ärztezeitung 2015. Aus: www.aerztezeitung.de/Medizin/Nutzen-von-Kompressionsstruempfen-bleibt-zweifelhaft-235065.html (letzter Zugriff: 28.09.2024).
9. Stiftung Risiko-Dialog (Hrsg.). Mobiliar #Digital Barometer 2024. Die Stimme der Schweizer Bevölkerung. 2024. Aus: www.digitalbarometer.ch/uploads/digitalbarometer_2024_de.pdf (letzter Zugriff: 17.7.2025).

KAPITEL

7

Maren Höpfner

Der Praxisanleitungsprozess

DEFINITION

Anleitungsprozess: Verlauf der gezielten Anleitung von Tätigkeiten und Handlungsabläufen in definierten, aufeinander abgestimmten Einzelschritten, um Lernende zu befähigen, Handlungskompetenz zu erlangen und bestehende Probleme bei zu Pflegenden zu lösen.

Mit Anleitungsprozess wird in der Pflegeausbildung der Verlauf gezielter Anleitungen von Tätigkeiten und Handlungsabläufen in definierten, aufeinander abgestimmten Einzelschritten bezeichnet, der Lernende befähigt, Handlungskompetenz zu erlangen und bestehende Probleme bei zu pflegenden Menschen zu lösen. Er bildet die Grundlage für die Vorbereitung, Durchführung und Nachbereitung von Anleitungen und ist ähnlich wie der Pflegeprozess (➤ Abb. 7.4) strukturiert. Deshalb spricht man bei der Anleitung in der Pflege auch vom **prozessorientierten Anleiten.** Der Anleitungsprozess gliedert sich in folgende Schritte (➤ Abb. 7.1):

- **Vorbereitung**
  1. Informieren, beobachten, analysieren (→ richtiger Lerninhalt)
  2. Ziele bestimmen, formulieren (→ richtiges Lernziel)
  3. Inhalte und Methoden festlegen (→ richtige Lerngestaltung)
- **Durchführung**
  4. Anleitung planen und durchführen (→ richtige Durchführung)

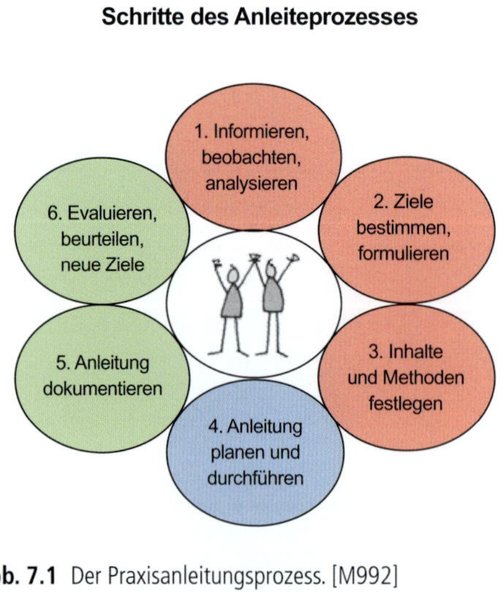

Abb. 7.1 Der Praxisanleitungsprozess. [M992]

- **Nachbereitung**
  5. Anleitung dokumentieren (→ richtiger Nachweis)
  6. Evaluieren, beurteilen, neue Ziele (→ richtige Erfolgskontrolle, richtige Transfersicherung)

Tätigkeiten und Handlungsabläufe werden jeweils aus dem Arbeitszusammenhang komplexer Handlungssituationen herausgelöst und als abgegrenzte Handlungseinheit didaktisch für die Anleitung durch Praxisanleitende aufbereitet.

7.1 Vorbereitung und Planung

Anleitungen werden frühzeitig von den Praxisanleitenden der praktischen Ausbildungsstätte gemeldet und dort fest im Dienstplan – am besten mit einem offiziellen Kürzel – vermerkt. Dabei wird nicht nur das Datum festgelegt, sondern auch eine Zeiteinheit und die inhaltlich vorgegebenen Ziele der Anleitung. Die Praxisanleitenden schlagen Prozessbeschreibungen vor, die im Ausbildungsordner (➤ 3.2.3) nach dem jeweiligen Einsatzbereich sortiert abgeheftet sind, damit die Aufgaben und Verantwortungsbereiche auch für die Auszubildenden transparent sind.

Die Aufgaben der Praxisanleitenden **vor der Anleitungssituation** haben drei Schwerpunkte:

- Vorgespräch (➤ 7.1.1)
- Zielgruppenanalyse (➤ 7.1.2)
- Auswahl von Sozialform und Methode (➤ 7.1.3)

Vorbereitung und Planung von Praxisanleitungen richten sich nach dem Lernthema, das durch die Praxisanleitenden oder die Auszubildenden ausgewählt und im Vorgespräch festgelegt wird. Neben der Themenwahl müssen im Vorfeld

- Ort
- zu pflegender Mensch (Auswahl im Vorgespräch)
- Zeitplanung
- Fachliteratur zur Ergänzung
- Reflexionsmethode
- Beobachtungsschwerpunkt (allgemein oder spezifische Themen)

bestimmt werden.

Sollen Lernthemen in einer Praxisanleitung (zunächst) theoretisch bearbeitet werden, sind dafür ein

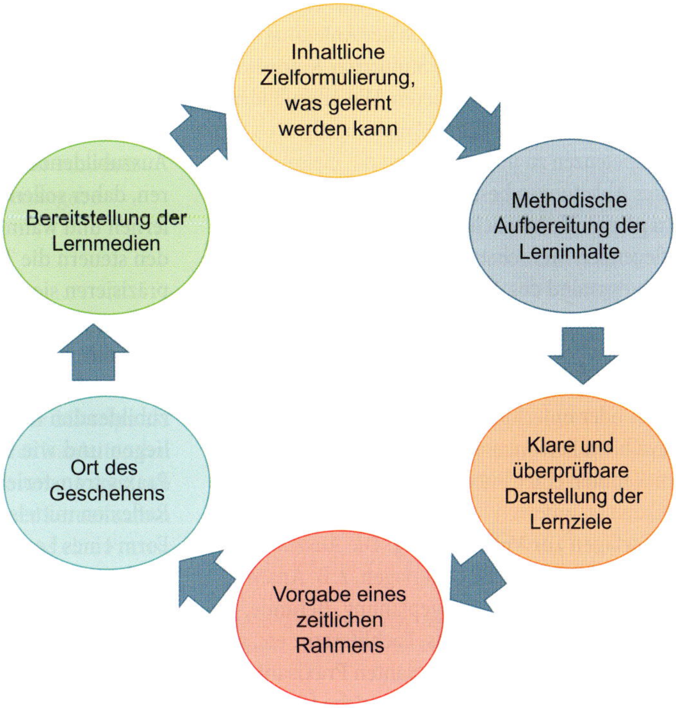

Abb. 7.2 Ablauf der Vorbereitung. Wichtig ist eine genaue Absprache zwischen Praxisanleitenden und Auszubildenden, damit Letztere die Anleitungseinheit planen können. [M1093, L143]

ruhiger Ort und Fachliteratur, eventuell auch andere Lernmedien nötig.

Umfasst die Anleitung nicht nur die Versorgung einer Person, sondern einer Gruppe von zu pflegenden Menschen, erhöht dies die Komplexität der Anleitung und damit auch den Umfang der Vorbereitung, denn es handelt sich dabei um eine pflegerische Handlungskette, die sich über mehrere Stunden erstrecken kann. Beinhaltet die Anleitung nur eine Anleitungssequenz **(Micro-Learning-Einheit),** in der z. B. eine Einzelhandlung wie die hämatologische Mundpflege, die Nasenpflege nach Septumwandbegradigungen oder die Einnahme eines bestimmten Medikaments angeleitet wird, reduziert sich die Vorbereitungszeit entsprechend.

7.1.1 Vorgespräch

Am Vortag der Praxisanleitung besprechen die Praxisanleitenden mit den Auszubildenden den Ablauf der Vorbereitungen (➤ Abb. 7.2). Je nach Ausbildungsstand werden einfache oder komplexere Fälle ausgesucht. So kann z. B. im Orientierungseinsatz des Auszubildenden der Schwerpunkt der Praxisanleitung auf der Erstellung eines Ablaufplans oder einer Informationssammlung über einen zu pflegenden Menschen nach den hausinternen Erhebungsgesprächen liegen, während bei der Anleitung im letzten Ausbildungsdrittel im Vertiefungseinsatz auch (Mikro-) Schulungen (➤ 7.6.3) oder sogar ausgedehnte Beratungen von zu pflegenden Menschen Inhalte der Anleitung sein können. Da die Ausbildung spiralförmig (➤ 1.2.3) erfolgt, können immer wieder dieselben Inhalte, jedoch mit unterschiedlicher Komplexität, Schwerpunkten und Zielen Thema der Praxisanleitung sein. Die Anzahl der zu pflegenden Menschen und der Schweregrad werden kontinuierlich gesteigert.

Inhalte des Vorgesprächs

- **Lernthema:** wird durch Auszubildende, Praxisanleitende oder gemeinsam festgelegt (s. unten).
- **Lernziel:** Das Lernziel vorab zu setzen, ist essenziell, damit Auszubildende wissen, worauf sie hin-

Was?	• Thema der Anleitung
Wer?	• Welche Auszubildende? • Welche/r Praxisanleitende?
Wo/Wann/Wie oft?	• Ort, Zeitplan, Häufigkeit und Wiederholungen der Anleitungen
Weshalb?	• Formulierung des Lernziels
Wie?	• Methodische Vorgehensweise, benötigte Materialien, Demonstration, Reflexion, Möglichkeit zur Selbsterfahrung, Möglichkeit zur Wiederholung ...
Womit?	• Notwendige Hilfsmittel, Geräte, Unterlagen und Materialien zur Informations-vermittlung ...
Woran ist die Zielerreichung erkennbar?	• Beurteilungskriterien gemäß den zu erreichenden Kompetenzen

Abb. 7.3 W-Fragen helfen beim Planen des Anleitungsprozesses. [M1093, L143]

Anhand dieser Informationen suchen Praxisanleitende passende Methoden für die Auszubildenden (➤ 7.1.3) aus und wecken so deren Neugier.

MERKE

Je besser die Zielgruppenanalyse durchgeführt wird, desto besser kann die Praxisanleitung gestaltet werden.

Bei manchen Auszubildenden müssen sich Praxisanleitende mehr im Hintergrund halten, da die Anleitungssituation bei ihnen Nervosität hervorruft. Aufgrund der Aufregung sinkt die Leistung und Fehler schleichen sich ein, welche sonst nicht passieren würden. Hier empfiehlt es sich, mit einem gewissen Abstand im Rücken der Auszubildenden zu stehen, was auch für die zu pflegenden Menschen angenehmer ist.

PRAXISBEISPIEL

Wenn der Auszubildende Christoph einen zu pflegenden Mensch bei der Körperpflege unterstützt, steht seine Praxisanleiterin Maren vor der Tür und verfolgt von dort aus die Pflegehandlung. Christoph kommentiert sein Vorgehen, was in der Regel nicht stört. So sagt er z. B.: „Ich kontrolliere jetzt noch Ihre Haut ... Alles in Ordnung, keine Rötungen." Die Praxisanleiterin erhält auf diese Weise die Informationen, dass Christoph an die Hautkontrolle denkt und diese durchführt, dass die Hautverhältnisse in Ordnung sind und dass der Auszubildende weiß, dass er nach Rötungen suchen muss.

7.1.3 Auswahl von Sozialform und Methode

Praxisanleitende wählen die für die geplante Praxisanleitung passende Sozialform (Einzel- oder Gruppenanleitung, ➤ 7.2.1), und Anleitungsmethode (➤ 7.4) aus, wobei auch mehrere Varianten miteinander kombiniert werden können. Einen Überblick über geeignete Methoden und die damit geförderte Kompetenzentwicklung (➤ 1.2.1) gibt ➤ Tab. 7.1 für Einzelanleitungen sowie ➤ Tab. 7.2 für Gruppenanleitungen.

7.2 Durchführung

Für die Durchführung der Einzel- oder Gruppenanleitungen können die in ➤ Tab. 7.1 und ➤ Tab. 7.2 aufgezeigten Methoden eingesetzt werden. Zunächst wird der Ablauf der Praxisanleitung festgelegt, die Beobachtungsschwerpunkte mit allen beteiligten Personen abgesprochen und anschließend die gezielte Anleitung durchgeführt.

7.2.1 Ablauf der Praxisanleitung

Einzelanleitung

Bei der klassischen **Einzelanleitung** über mehrere Stunden sind verschiedene Abläufe möglich, die im Voraus mit dem Auszubildenden ausgewählt und besprochen werden. Daraufhin erstellt der Auszubildende seine Pflegeplanung und einen **Ablaufplan.** In diesem werden auch berufsgruppenübergreifende Pflegeelemente berücksichtigt, z. B. die Begleitung der Visite des ärztlichen Personals, sowie Untersuchungs- oder Therapietermine. Zu Beginn der Anleitung legt der Auszubildende die Pflegeplanung sowie seinen Ablaufplan dem Praxisanleitenden vor. Dieser achtet darauf, dass die Planung so geschieht, dass ausreichend Zeit für die Beantwortung von Fragen, die Wissensvermittlung, das gemeinsame Recherchieren von Assessmentinstrumenten oder Standards sowie das Aufzeigen von Zusammenhängen etc. bleibt. Auch die Mitarbeit der zu pflegenden Menschen bei den durchzuführenden Maßnahmen und deren Reaktion bilden einen zeitlichen Faktor, der – individuell nach deren Ressourcen – im nötigen Umfang eingeplant wird.

Tab. 7.1 Für die Einzelanleitung geeignete Methoden und die dadurch geförderte Kompetenzentwicklung

	Fachkompetenz	Sozialkompetenz	Personale Kompetenz	Methodenkompetenz
Cognitive Apprenticeship (CAS) (➤ 7.4.14)	✓	✓	✓	✓
Demonstration (➤ 7.4.3)	✓			✓
Elaborieren (➤ 7.4.10)	✓	✓	✓	✓
Fallbesprechung (➤ 7.4.5)	✓	✓	✓	✓
Gezielte Anleitung: Pflegesituation (➤ 7.4.1)	✓	✓	✓	✓
Instruktion *(Micro-Learning-Einheit)* (➤ 7.4.1)				✓
Leittextmethode (➤ 7.4.9)	✓		✓	✓
Lernen aus Fehlern (➤ 7.4.7)	✓	✓	✓	✓
Modell der vollständigen Handlung (➤ 7.4.13)	✓			✓
Präsentation (➤ 7.4.4)	✓			✓
RITA-Modell (➤ 7.4.15)	✓	✓	✓	✓
Simulation (➤ 7.4.2)	✓			✓
Strukturlege-technik (➤ 7.4.11)	✓			✓
Rollenspiel (➤ 7.4.8)	✓	✓	✓	✓
Vier-Stufen-Methode (➤ 7.4.12)	✓	✓	✓	✓

Tab. 7.2 Für die Gruppenanleitung geeignete Methoden und die dadurch geförderte Kompetenzentwicklung

	Fachkompetenz	Sozialkompetenz	Personale Kompetenz	Methodenkompetenz
4K-Modell (➤ 7.4.16)	✓			✓
Cognitive Apprenticeship (CAS) (➤ 7.4.14)	✓	✓	✓	✓
Demonstration (➤ 7.4.3)	✓			✓
Elaborieren (➤ 7.4.10)	✓	✓	✓	✓
Fallbesprechung (➤ 7.4.5)	✓	✓	✓	✓
Instruktion *(Micro-Learning-Einheit)* (➤ 7.4.1)	✓			✓
Leittextmethode (➤ 7.4.9)	✓		✓	✓
Lernen aus Fehlern (➤ 7.4.7)	✓	✓	✓	✓
Modell der vollständigen Handlung (➤ 7.4.13)	✓			✓
Präsentation (➤ 7.4.4)	✓			✓
RITA-Modell (➤ 7.4.15)	✓	✓	✓	✓
Simulation (➤ 7.4.2)	✓			✓
Strukturlege-technik (➤ 7.4.11)	✓			✓

Vor der Durchführung der Pflegehandlung plant der Praxisanleitende noch Zeit für ein kurzes Gespräch ein, in dem er noch offene Fragen des Auszubildenden beantwortet und Unklarheiten beseitigt. Gegebenenfalls müssen aufgrund dieses Gesprächs Ablaufplan und Pflegeplanung noch einmal angepasst oder umgestaltet werden. Die beteiligten Personen legen vorab auch fest, ob eine schriftliche Rückmeldung und/oder Anmerkungen unmittelbar bei der Durchführung der Pflege erwünscht sind.

Im nächsten Schritt wird die **geplante Pflege durchgeführt.** Dazu gehören auch die Erfassung und Dokumentation aller Daten und eventuell erforderliche Kontrollen. Der Praxisanleitende nimmt dabei die **Beobachterrolle** ein, um die Pflegehandlungen auf Richtigkeit und Vollständigkeit zu prüfen und am Ende zu bewerten. Die Anleitung stellt somit einen wichtigen Baustein der Ausbildung dar, der Lernende handlungskompetent werden lässt. Dabei achten Praxisanleitende auch auf die Ausprägung der verschiedenen Kompetenzen.

Einzelanleitungen bieten eine breitere Möglichkeit der Kompetenzentwicklung, da eine 1:1-Betreuung möglich ist. Der Vorteil ist, dass die selbstständige schriftliche Ausarbeitung der Anleitung am Vortag Fragen und Wissenslücken zutage fördert, die im Zuge der Anleitung umfassend bearbeitet werden können, weil Zeit und Raum dafür gegeben sind. Ein Nachteil der Einzelanleitung ist die zeitintensivere Vorbereitung und Konzentration der Auszubildenden, welche diese überfordern könnten.

Gruppenanleitungen

Bei einer Gruppenanleitung kommen mindestens drei, maximal fünf Auszubildende für eine Anleitungssituation zusammen. Die Auszubildenden können in heterogenen oder auch homogenen Gruppen zusammen eine Fallsituation bearbeiten, um das gemeinsame Lernziel zu erreichen. Vorteile der Gruppenanleitungen sind, dass durch einen Austausch oder verschiedene Erfahrungsberichte Lerninhalte in der Gruppe einfacher aufgefasst werden können und das Engagement höher ist. Die Auszubildenden können sich zudem gegenseitig bei der Bewältigung der Aufgabe unterstützen.

Gezielte Anleitung

Findet eine gezielte Anleitung statt, verläuft diese in drei Phasen:

- **Phase 1:** Der Auszubildende beobachtet den Praxisanleitenden bei der Durchführung der (Pflege-)Maßnahme, der diese zunächst ohne

Unterbrechung durchführt. In einem eventuellen zweiten Durchgang wiederholt der Praxisanleitende die (Pflege-)Maßnahme in Einzelschritten, die erklärt und begründet werden. Der Auszubildende beobachtet aufmerksam, damit er bei der gedanklichen Reflexion direkt im Anschluss den Handlungsablauf beschreiben und aufgekommene Fragen klären kann.
- **Phase 2:** Der Auszubildende führt die (Pflege-)Maßnahme unter Anleitung selbstständig durch. Fehler sind in dieser Phase erlaubt; der Praxisanleitende greift nur ein, wenn der zu pflegende Mensch Schaden zu nehmen droht. Der Praxisanleitende beobachtet die fachliche Richtigkeit, die Genauigkeit und die Sorgfalt der Durchführung. Auch hier findet nach der Durchführung der gedankliche Austausch über den Handlungsablauf statt.
- **Phase 3:** Der Auszubildende führt die (Pflege-)Maßnahme selbstständig durch und reflektiert seine Handlung. Auch hier achtet der Praxisanleitende auf Richtigkeit, Genauigkeit, Sorgfalt und kann mit zunehmender Erfahrung weitere Kriterien des Kompetenzerwerbs beurteilen, z. B. Zielgerichtetheit, Gegenstandsbezug, Selbstreflexion, Selbstständigkeit, kommunikatives Verhalten etc.

Trainings-/Übungsphasen

Die Trainings- und Übungsphasen werden mithilfe der W-Fragen (➤ 7.1.1) vorbereitet.

Beobachtungsschwerpunkte

Praxisanleitende beobachten während der Anleitung:
- Wie hat der Auszubildende die durchzuführende Pflegehandlung analysiert? Wurden die Pflegeschwerpunkte evidenzbasiert festgelegt, und kann er begründen, warum er diese gewählt hat?
- Stimmt die Durchführung mit der Pflegeplanung überein?
- Wie gestaltet sich die Interaktion zwischen Auszubildendem und zu pflegenden Menschen? Wie spricht er die zu pflegenden Menschen an? Ist er ihnen zugewandt, zeigt er Höflichkeit und Wertschätzung? Welche Fragen stellt der Auszubildende den zu pflegenden Menschen, wie geht er auf deren Bedürfnisse, Wünsche und Probleme ein und bemerkt der Auszubildende auch nonverbale Äußerungen der Betroffenen?
- Führt der Auszubildende die Tätigkeiten korrekt aus, beachtet er die gängigen Regeln und Abläufe? In welchen Fällen weicht er von diesen ab, und kann er diese Abweichungen begründen? Wie lange dauert die Ausführung der gesamten Pflegehandlung?
- Wie sind Mimik und Gestik, Bewegung, Sprache, Tonfall und Ausdruck des Auszubildenden, wie reagiert er bei ethisch-moralisch schwierigen Äußerungen des zu pflegenden Menschen? Und wie gestaltet der Auszubildende die Umgebung im Zimmer der zu pflegenden Person?
- Wie reagiert der Auszubildende auf unvorhersehbare Ereignisse oder Reaktionen des zu pflegenden Menschen?

Darüber hinaus können im Vorfeld besondere Beobachtungsschwerpunkte zwischen Auszubildendem und Praxisanleitendem vereinbart werden (➤ 7.1.1).

Aufgaben der Praxisanleitenden während der Anleitung

Praxisanleitende behalten bei einer Anleitung stets **alle Akteure in diesem Setting** im Blick:
- Den Auszubildenden
- Die Kollegen (Pflegefachpersonen, ärztliches Personal, FSJler und andere Berufsgruppen, die an der Pflege der ausgesuchten Personen beteiligt sind)
- Die zu pflegenden Menschen und deren Bezugspersonen

Das heißt, der Praxisanleitende richtet seine Aufmerksamkeit auf das gesamte Umfeld, da dem Lernenden – je nach Ausbildungsstand – der Blick und das Bewusstsein dafür noch fehlen und er zudem bei der Anleitung auf seine Arbeit fokussiert ist.

Praxisanleitende stehen den Auszubildenden während der Anleitung bei. Sie greifen ein, sobald sie bei der Durchführung Lücken oder Fehler ausmachen, halten sich aber grundsätzlich etwas im Hintergrund. Bei Auszubildenden im ersten Ausbildungsdrittel beruht die Anleitung auf der vormachenden Anleitung, während Auszubildende im letzten Ausbildungsdrittel Handlungen selber ausführen und die Praxisanleitenden mehr und mehr die Beobachterrolle einnehmen.

Um einen **Lernzuwachs** während der Anleitung bei Auszubildenden zu erzielen, sind **steuernde Maßnahmen** vonseiten der Praxisanleitenden nötig:

- Sie lassen sich vor jeder Handlung von den Auszubildenden wiedergeben, welche Schritte sie unternehmen werden. Somit lernen Auszubildende, Wissen wiederzugeben, was eine Verfestigung des Gelernten bewirkt, und die Anleitenden können vorab die Handlung auf Vollständigkeit prüfen.
- Praxisanleitende und Auszubildende sprechen im Vorgespräch ab, ob die Anleitenden während der Anleitung gegebenenfalls eingreifen oder Tipps geben sollen oder ob nach Möglichkeit auf Unterbrechungen verzichtet wird, sodass Auszubildende den roten Faden nicht verlieren.
- Anleitende achten auf möglichst viele Trainingsphasen während der Anleitung, damit Auszubildende ausreichend Übungsmöglichkeiten haben, um Fertigkeiten zu erlernen und Fähigkeiten zu erwerben. Im Berufsalltag sind Lernende häufig Zuschauer.
- Damit Auszubildende das erforderliche theoretische Wissen während der Anleitung parat haben, können Praxisanleitende anregen, dass pflegerelevante Standards, Verfahrensanweisungen oder Infomaterial vor den Handlungen nochmals gelesen werden.
- In der Kommunikation mit anderen Berufsgruppen hat das Lernen am Vorbild einen hohen Stellenwert, um Unsicherheiten bei den Auszubildenden abzubauen. Praxisanleitende spielen hier eine bedeutende Rolle, weil sie den Überblick haben, welche Berufsgruppen zu einem multiprofessionellen Team gehören, und sie es gewohnt sind, mit diesen zu kommunizieren.
- Belastende Krankheitsumstände und ethisch schwierige Problemstellungen, die sich während der Praxisanleitung ergeben, sind zeitnah anzusprechen, damit der Verarbeitungsprozess bei den Auszubildenden in Gang gesetzt wird.
- Auszubildende hoffen auf Neutralität, Kollegialität und Lösungsvorschläge seitens der Praxisanleitenden, wenn sich Teamprobleme eingestellt haben. Doch diese werden von den Auszubildenden nur thematisiert, wenn sie die Lernatmosphäre während der Anleitung als vertraulich empfinden. Auch das Erarbeiten von Problemlösungsansätzen kann als Teil einer Anleitung gewertet werden.
- Praxisanleitende achten darauf, dass sie die Auszubildenden von ihrer Fachexpertise profitieren lassen.
- Während einer Anleitung ergeben sich mitunter spontan Gelegenheiten für eine berufsgruppenübergreifende Anleitung oder die Möglichkeit für Auszubildende, bei einer Operation, therapeutischen Stunde o. Ä. zuzuschauen. Hier sollten Praxisanleitende flexibel reagieren, abwägen und gegebenenfalls zulassen, dass Auszubildende wenige Stunden anderweitig angeleitet werden sowie den Ablaufplan neu anpassen.

Bei einer längeren Anleitung, die sich über mehrere Stunden erstreckt, steuern Praxisanleitende, welche Inhalte zusätzlich zu den von den Auszubildenden geplanten einfließen sollen, um folgende Ziele zu erreichen:

- Zusätzliche Lerneinheiten schaffen
- Gelegenheit für Auszubildende, sich ergebende Fragen unmittelbar während der Anleitung der praktischen Tätigkeit stellen
- Neuen Sachverhalten theoretisch auf den Grund gehen

Im Rahmen der Praxisanleitung findet die praktische Ausbildung direkt an den zu pflegenden Menschen statt, und zwar in einem Rahmen, den Pflegefachpersonen, die im Alltag Auszubildende anleiten, so nicht schaffen können. Trotz eventuell zusätzlicher Inhalte achten die Anleitenden darauf, dass der Anleitungsprozess vollständig durchlaufen wird.

7.2.2 (Pflege-)Didaktik

DEFINITION

Didaktik (griech. *didaskein* = lehren): Lehre vom Lehren und Lernen. Dazu gehören alle Theorien der Bildungsinhalte, Methoden des Unterrichtes sowie die Abhandlung.
Didaktisches Modell: Modell zur Analyse und Planung didaktischen Handelns.

Didaktische Modelle transportieren Lerninhalte und helfen, den Unterricht bzw. die Praxisanleitung so zu konzipieren, dass Auszubildende mit „Kopf, Herz und

Hand" dabei sind. (Pflege-)Didaktik dient nicht nur dazu, pflegerisches Fachwissen zu vermitteln, sondern auch in der Praxis anzuwenden.

Im Folgenden werden ausgewählte didaktische Modelle vorgestellt, die in der Praxisanleitung am häufigsten eingesetzt werden und sowohl beim arbeitsgebundenen als auch beim arbeitsorientierten Lernen (➤ 1.1.2) angewendet werden können. Sie regen Lernende an, selbst Lösungen zu entwickeln und Antworten zu finden, und unterstützen eine reflektierende Grundhaltung, indem das Gelernte im Anschluss besprochen wird. Sie eignen sich auch, um in einer Gruppe den gegenseitigen Austausch zu initiieren. Lernen in der Gruppe meint dabei, vom Wissen anderer zu profitieren. Deshalb bieten sich die verschiedenen didaktischen Modelle auch für einen kursübergreifenden Einsatz an, bei dem Auszubildende voneinander lernen. Die Anwendung aller didaktischen Modelle muss von Experten, in diesem Fall Praxisanleitenden, moderiert werden, die den themenfokussierten Verlauf steuern und sicherstellen, dass am Ende die Lerninhalte vollständig vermittelt wurden.

- **Gesprächsorientierter Unterricht:** Austausch und Dialog stehen im Vordergrund. Dieses didaktische Modell wird in der Praxis vor allem durch Fachgespräche oder Fallbesprechungen ungesetzt:
  - **Fachgespräch:** Das Fachgespräch ist sowohl ein didaktisches Modell als auch eine Anleitungsmethode. Es ist eine gute Möglichkeit, um Wissen abzufragen und in einen Kontext zu bringen (= didaktisches Prinzip), und wird gern am Ende einer Arbeitssituation, Präsentation oder eines Rollenspiels sowie von Lehr- und Lernprozessen eingesetzt (= Methode).
  - **Fallbesprechung in der Praxis:** Die Fallbesprechung (Supervision, ➤ 5.5.1) wird von einem Supervisor oder Fallbesprecher geleitet mit dem Ziel, neue Erkenntnisse zu generieren. Sie zählt sowohl zu den didaktischen Modellen als auch zu den Anleitungsmethoden (➤ 7.4.5), weil sie sowohl im Setting der Lehre als auch in der Praxisanleitung angewendet werden kann.
- **Handlungsorientierter Unterricht:** Das Handlungsprodukt steht im Zentrum des Unterrichts.
- **Lernzielorientierter Unterricht:** Das Erreichen der Lernziele steht im Vordergrund.
- **Kompetenzorientierter Unterricht:** Wissen und Können werden beim selbstorganisierten Lernen miteinander verknüpft.
- **Situationsorientierter Unterricht:** Das Lernen findet in realen (Pflege-)Situationen statt.

PRAXISTIPP

Um Praxisanleitungen abwechslungsreich und auf die jeweiligen Lernbedürfnisse abgestimmt gestalten zu können, ist es wichtig, verschiedene didaktische Modelle zu kennen und anwenden zu können.

Gesprächsorientierter Unterricht

Der gesprächsorientierte Unterricht ist sehr effektiv, da ein Austausch und ein gemeinsames Nachdenken stattfinden. Es entsteht ein echter **Dialog,** was sich positiv auf das Lernen und den Wissenszuwachs auswirkt. Fachgespräch und Fallbesprechungen sind Methoden, die in Gesprächen zu Erkenntnissen führen.

Im **Fachgespräch** überprüfen Praxisanleitende das Fachwissen, wodurch Defizite aufgedeckt werden, und initiieren eine Diskussion über bestimmte Themen. Der Austausch ist eine wertvolle Methode, Wissenszuwachs zu generieren.

- Es gibt verschiedene Fragemöglichkeiten:
  - Fachfrage: Abfrage theoretischen Fachwissens.
  - Handlungsfragen: Abfrage von Handlungsabläufen ohne praktische Durchführung.
  - Transferfragen: Fragen, wie Wissen über die Handlung in einem spezifischen Setting in einem anderen angewendet werden kann, z. B. wie die Körperpflege bei einem zu pflegenden Menschen mit Fieber durchzuführen ist.
  - Zukunftsfragen: Wie wird sich z. B. die Pflege in den nächsten zehn Jahren entwickeln?
  - Berufspolitische Fragen: Was spricht z. B. für und was gegen die Etablierung einer Pflegekammer?

Fallbesprechungen dienen auch dem Austausch, und mit der Technik der Supervision (➤ 5.5.1) können blinde Flecken erkannt und beseitigt werden. Es werden neue Perspektiven eröffnet, die zu neuem Wissen verhelfen, dazu kommen Recherche und Reflexion (➤ 7.5.1). Von einer übergeordneten Metaebene werden alle Faktoren beleuchtet, um so Zusammenhänge besser erkennen zu können.

7

Handlungsorientierter Unterricht

DEFINITION

Handlungsorientierter Unterricht: ganzheitlicher und schüleraktiver Unterricht, in dem die zwischen dem Pädagogen und den Auszubildenden vereinbarten Unterrichtsinhalte die Organisation des Unterrichtsprozesses leiten, sodass Kopf, Herz und Hand der Auszubildenden in ein ausgewogenes Verhältnis zueinander gebracht werden.

Der handlungsorientierte Unterricht stellt das selbstbestimmte Handeln der Auszubildenden in den Vordergrund, um so deren Neugier und Motivation zu wecken. Bei dieser Form des Unterrichts steht eine **problemhaltige Situation mit angepasster Komplexität** (je nach Ausbildungsdrittel) im Fokus. Die Auszubildenden werden Lehrende ihrer selbst, indem sie in einer zuvor vom Lehrenden aufbereitenden Struktur die Lerninhalte erarbeiten:

- Ausgangssituationen analysieren
- Aufgaben verstehen und Ziele setzen
- Handlungen planen und Ideen sammeln
- Pläne bewerten und Aufgaben teilen
- Handlungen durchführen
- Ergebnisse zusammentragen
- Ergebnisse ordnen und präsentieren
- Ergebnisse reflektieren, ggf. revidieren und anschließend dokumentieren

Handlungsorientierter bzw. fachpraktischer Unterricht bietet eine Grundlage für Gruppenanleitungen (➤ 7.2.1). Die fachliche und methodische Vorbereitung bleibt in den Händen der Praxisanleitenden, doch es ist unbedingt erwünscht, dass Auszubildende ihre Kreativität mit einfließen lassen. Da handlungsorientierter Unterricht eine praktische Komponente beinhalten soll, bietet es sich an, diesen arbeitsplatznah abzuhalten und Tätigkeiten am zu pflegenden Menschen durchzuführen. Die Beobachtungsgabe sowie der Schwerpunkt der Lernberatung der Praxisanleitenden wird geschult, das Beobachtete zeitnah reflektiert. Der fachpraktische Unterricht wird entsprechend dem theoretischen Lernstand geplant und enthält eine inhaltliche Thematik, die das Interesse der Auszubildenden weckt und prüfungsrelevant ist.

PRAXISBEISPIEL

Thema einer eintägigen handlungsorientierten Gruppenanleitung ist die Wundbehandlung. Praxisanleiterin Maren plant die Gruppenanleitung folgendermaßen:

- Zunächst werden Physiologie und Pathophysiologie zum Thema Haut und Wunde wiederholt/vertieft sowie die Wundbehandlungsmöglichkeiten erläutert.
- Für die konkrete Pflegesituation werden anschließend Ziele formuliert und ein Handlungsablauf erstellt.
- Dann führen die Auszubildenden selbst Pflegemaßnahmen bei den zu pflegenden Menschen durch und sind offen für die Anliegen, Bedürfnisse, Ängste und Sorgen der Betroffenen. Sie zeigen Empathie und gehen auf die zu pflegenden Menschen ein.
- In einer anschließenden Reflexionsrunde werden die Ergebnisse der Pflegesituation zusammengetragen, sortiert und reflektiert.

Lernzielorientierter Unterricht

DEFINITION

Lernzielorientierter Unterricht/Curriculare Didaktik: Bei der Konzeption des Unterrichts steht das zu erreichende Ziel im Fokus, wodurch Transparenz und Präzision angestrebt werden. Erst nach Festlegung des Ziels werden die Methoden, Inhalte und Medien ausgewählt, mit denen dieses zu erreichen ist.

Lernziele werden aus der Perspektive der Auszubildenden definiert und geben an, auf welchem **Niveau** sie am Ende einer Unterrichtseinheit welche **Kompetenz** durch die Auseinandersetzung mit bestimmten Lerninhalten besitzen sollten. Die erworbenen Kompetenzen können die Auszubildenden aktiv bei der Bewältigung ihrer allgemeinen Lernaufgabe und der Gestaltung des Pflegealltags anwenden. In der alltäglichen Unterrichtspraxis entscheidet gewöhnlich der Pflegepädagoge, was unterrichtet wird. Gerade bei der Praxisanleitung bietet es sich jedoch an, Auszubildende in die Findungs- und Entscheidungsprozesse bezüglich ihrer Lernziele mit einzubeziehen (➤ 7.1.1).

PRAXISBEISPIEL

Praxisanleitende gestalten einen Tag, an dem Auszubildende Gelegenheit haben, die praktische Umsetzung des Pflegeprozesses in theoretischen und praktischen Übungen zu wiederholen und zu trainieren.

Ablauf des arbeitsgebundenen Lernens am Beispiel des Pflegeprozesses (➤ Abb. 7.4)

- Zu Beginn des praktischen Unterrichts wird der Tagesablauf vorgestellt. Der Pflegeprozess wird mit praktischen und theoretischen Inhalten vorgestellt.

- Jeder Auszubildende legt zu Beginn sein Lernziel für diesen Tag fest. Dies muss für alle sichtbar sein, damit am Ende des Tages eruiert werden kann, ob die Lernziele erreicht wurden.
- Zum Einstieg werden Informationen zum Thema Pflegeprozess gegeben. Das kann eine didaktische Aufarbeitung zum Thema sein oder eine Gruppenarbeit über die Grundlagen des Pflegeprozesses aus dem theoretischen Unterricht.
- Die Sammlung von Informationen findet in Form eines Aufnahmegesprächs bei einem zu pflegenden Menschen statt. Häufig wissen Auszubildende nicht, wie sie fragen müssen, damit sie die relevanten Antworten bekommen. Den Aufnahmebogen vorab zu besprechen, ist daher unbedingt notwendig. Zusätzlich wird ein Video gezeigt, das den Auszubildenden eine erste Vorstellung des Aufnahmegesprächs vermittelt.
- Das Aufnahmegespräch/Sammeln der Informationen mit dem zu pflegenden Menschen geschieht in der Kleingruppe *(Schritt 1)*. Dies nimmt Auszubildenden die Scheu, mit ihnen zunächst fremden Menschen Kontakt aufzunehmen. Die Praxisanleitenden stehen zur Verfügung, halten sich aber im Hintergrund und intervenieren nur, wenn sie von den Auszubildenden gefragt werden. Die Rückmeldung geschieht in der Kleingruppe.
- Probleme/Pflegediagnosen und Ressourcen werden aus den Informationen durch Clustern (➤ Abb. 7.5) und Zueinander-in-Beziehung-Stellen gefunden *(Schritt 2)*.
- Die Pflegeziele werden in der Kleingruppe festgelegt, z. B. mithilfe von:
  - SMART (➤ 7.1.1)
  oder
  - NANDA-Pflegediagnosen *(Schritt 3)*.
- In verschiedenen Pflegelehrbüchern finden die Auszubildenden Beispiele für geeignete Pflegemaßnahmen. Die Anleitenden begleiten diesen Schritt eng und geben Impulse, in welche Richtung die Maßnahmen sinnvoll auf die zu pflegenden Menschen abgestimmt ausgesucht werden. Die Auszubildenden behalten ihren gewählten Schwerpunkt und legen ihr Hauptaugenmerk entsprechend auf die Ausarbeitungen oder die Pflegemaßnahmen *(Schritt 4)*.
- Die Durchführung der für den zu pflegenden Menschen ausgewählten Maßnahmen geschieht wieder in der Kleingruppe. Vorher wird abgesprochen, wer welche Tätigkeit durchführt. Ist das Thema z. B. eine Mobilisation, müssen die Transfers in der Planung der Maßnahmen genau beschrieben sein und unter Beobachtung der Kleingruppe und der Praxisanleitenden durchgeführt werden *(Schritt 5)*.
- Die Reflexion findet wieder in der Kleingruppe statt. Dabei soll die Handlung evaluiert und deren Wirkung reflektiert werden. Wichtig dabei ist, dass der durchführende Auszubildende mit der Reflexion beginnt und jeder Teilnehmende der Kleingruppe eine wertschätzende Rückmeldung gibt *(Schritt 6)*.

Am Ende des Tages steht die Überprüfung an, ob jeder Auszubildende tatsächlich sein Tagesziel erreicht hat. Auf einer Zielscheibe lassen sich Lern- und Misserfolge anschaulich darstellen. Die Praxisanleitenden beschließen die Gruppenanleitung, indem sie eine wertschätzende Rückmeldung geben und eventuell neue Lernziele benennen.

Kompetenzorientierter Unterricht

DEFINITION

Kompetenzorientierter Unterricht: Das Lernen soll praktisch anwendbar, handlungsrelevant sowie für die ausführende Tätigkeit relevant sein.

Kompetenzorientiertes Lernen gilt als Lernen der Zukunft und wird – nicht nur in der Pflegeausbildung – verstärkt zum Einsatz kommen. Kompetenzorientiertes Lernen ist selbstorganisierendes Lernen, d. h., abhängig von ihren Kompetenzen organisieren die Auszubildenden ihre individuellen Lerneinheiten selbst. Die Praxisanleitenden sind während der Anleitung in einer beobachtenden und beratenden Rolle tätig. Auf diese Weise werden die Auszubildenden so gefördert, wie ihre Kompetenzen es zulassen, und ein selbstorganisierendes Lernen durch Problemlösen wird möglich.

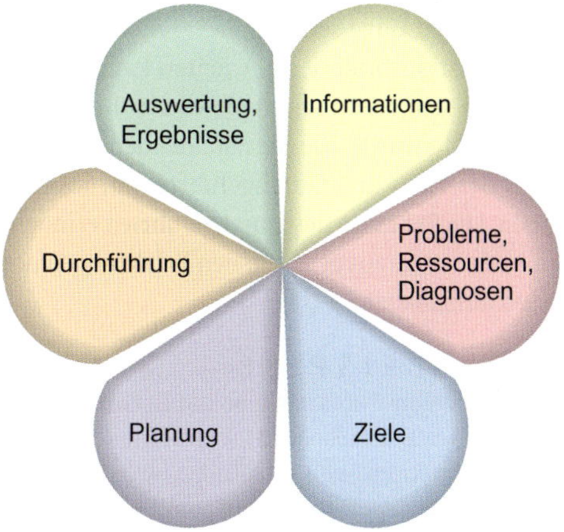

Abb. 7.4 Der sechsschrittige Pflegeprozess nach Fiechter und Meier. [L143]

PRAXISBEISPIEL

Die Auszubildende Songül bekommt den Auftrag, am nächsten Tag eine Ganzkörperpflege an einem zu pflegenden Menschen mit geringer Pflegebedürftigkeit durchzuführen. Songül besorgt sich selbst die Fachliteratur sowie die Standards der Gesundheitseinrichtung und lernt den Ablauf, sodass sie die Handlung selbstständig durchführen kann. Ihre Praxisanleiterin Katha macht keinerlei Vorgaben bezüglich Songüls Lernziele. Songül weiß jedoch, dass der Lerninhalt praktisch anwendbar und handlungsrelevant für die Tätigkeit sein muss.

Situationsorientierter Unterricht

DEFINITION

Situationsorientierter Unterricht: Das Lernen erfolgt in realen (Pflege-)Situationen, indem Auszubildende in neuen Lernsituationen auf konkrete Erfahrungen zurückgreifen, mit denen bereits andere Situationen (erfolgreich) bewältigt wurden.

Situationsorientierter Unterricht vermittelt die Lerninhalte in realen (Pflege-)Situationen, in denen die Lernenden weniger konkretes Wissen als allgemeingültige Prinzipien erfahren, die sie auf andere Situationen übertragen sollen. Die Lerninhalte werden beispielhaft und möglichst universell ausgewählt, damit situationsbezogenes Lernen stets auch exemplarisches Lernen ist [4]. Dabei geht es nicht um Vollständigkeit des vermittelnden Wissens, sondern darum, dass sich die Lernenden gründlich und tiefgehend mit anschaulichen Beispielen auseinander- und damit den Lernprozess in Gang setzen.

Das situationsorientierte Anleiten kann nur dann erfolgreich sein, wenn schon praktische Berufserfahrung gemacht wurde. Die Auszubildenden müssen auf bereits Gelerntes und Durchgeführtes zurückgreifen können. Die Reflexion des Durchgeführten ermöglicht es, mittels der daraus gewonnenen Erfahrungen neues Wissen aufzubauen.

PRAXISBEISPIEL

Für seine nächste Praxisanleitung hat Timo die Aufgabe bekommen, eine Intimpflege bei einer Frau durchzuführen. Seine Praxisanleiterin Ulrike weiß, dass Timo bereits mehrere Male die Intimpflege bei einem Mann durchgeführt hat. Timo kann also auf diesem Wissen aufbauen, da die Grundsätze bis auf wenige Ausnahmen gleich sind.

7.2.3 Situationsorientiertes Anleiten

Konkrete (Pflege-)Situationen, die wesentliche Elemente der praktischen Ausbildung sind, gibt es im Pflegealltag unzählige. Für Praxisanleitungen ist es wichtig, dass Praxisanleitende geeignete Lernsituationen ausfindig machen, diese abgrenzen und mit klaren Kriterien versehen, bevor die Auszubildenden mit deren Bewältigung konfrontiert werden. Theoretisches Wissen kann nur durch Anwendung in praktischen Lernsituationen gefestigt werden, und ohne diese ist auch der Theorie-Praxis Transfer (➤ 4.5) nicht möglich.

Die Rahmenpläne, die von der Fachkommission nach § 53 PflBG erarbeitet wurden, sind nach dem Situationsprinzip strukturiert (➤ 1.2.3). Die zu vermittelnden Inhalte werden dabei verschiedenen allgemeinen Situationsmerkmalen zugeordnet [4], die Pflegepädagogen und Praxisanleitende berücksichtigen müssen.

Situationsmerkmale

Handlungsanlässe

Während Pflegeanlässe durch das Begriffssystem der Pflegediagosen beschrieben werden, zielen Handlungsanlässe auf die Zuständigkeit der Pflegefachpersonen gemäß **Situation** und **Notwendigkeit** des Handelns ab. Ein Beispiel für einen Handlungsanlass wäre das Einschalten eines Stomatherapeuten bei Neuanlage eines Stomas. Die Situation ist in diesem Fall die soeben erfolgte Operation etwa bei einer Krebserkrankung im Darm, die Notwendigkeit das Erlernen der selbstständigen Versorgung durch den zu pflegenden Menschen.

Kontextbedingungen

Mit Kontextbedingungen ist das pflegeberufliche Handeln der Pflegefachpersonen innerhalb der Rahmenbedingungen, die ein Betrieb institutionell und gesellschaftlich bieten kann, dargestellt. Beispielsweise bekommen in der ambulanten Langzeitpflege Menschen mit Diabetes nur ein bestimmtes Kontingent an Penkanülen von der Krankenkasse bezahlt. Daher verwenden die Betroffenen die für den einmaligen Gebrauch vorgesehenen Kanülen oft mehrmals, ungeachtet dessen, dass die Kanülen stumpf werden und sich durch Insulinrückstände das Lumen verändert, wodurch eine geringere Insulinmenge injiziert wird. Die Pflegefachperson hat die Aufgabe, die zu pflegenden Menschen darüber aufzuklären, kann aber den Missstand, dass nur eine bestimmte Anzahl an Kanülen von den Krankenkassen finanziert wird, nicht ändern.

Ausgewählte Akteure

Mit ausgewählten Akteuren sind die an der Situation beteiligten Akteure mit ihren individuellen Denk- und Handlungslogiken sowie Rollenerwartungen und Rollenverpflichtungen gemeint. Im Ausbildungsverlauf stellt eine höhere Zahl an Akteuren eine gesteigerte Anforderung an die Handlungskompetenz der Auszubildenden dar. Dabei sind mit „Akteuren" nicht nur zu pflegende Menschen und deren Bezugspersonen gemeint, sondern auch alle in die Versorgung involvierten Personen.

PRAXISBEISPIEL

Eine hohe Handlungskompetenz erfordert z. B. folgende Anleitungssituation: Ein an Demenz und Diabetes mellitus erkrankter Mann wird zu Hause von seiner Ehefrau pflegerisch versorgt. Übers Wochenende reist regelmäßig sein jüngerer Bruder an, um die Ehefrau zu entlasten. Doch wiederholt muss der zu Pflegende aufgrund einer BZ-Entgleisung in der stationären Akutpflege behandelt werden. Es stellt sich heraus, dass der Bruder des Erkrankten, dessen Muttersprache Farsi ist, nicht so recht weiß, wie der Insulinpen bedient wird, und die Insulinmenge nicht exakt einstellt. Aufgabe der Pflegefachperson ist es nun, den Bruder in der korrekten Handhabung des Pens zu schulen. Da dieser aber kaum Deutsch versteht, muss ein Übersetzer bestellt werden, der zusammen mit der Pflegefachperson die Schulung in der richtigen Handhabung des Insulinpens durchführt.

Erleben, Deuten, Verarbeiten

Das Erleben, Deuten und Verarbeiten von (Pflege-) Situationen ist subjektiv. Persönliche Denkmuster, Erfahrungen, Bewältigungsstrategien und erlebte Ressourcen beeinflussen (Pflege-)Situationen, sodass diese von allen daran Beteiligten verschieden interpretiert und rezipiert werden. Ziel ist es, ein möglichst gemeinsames Situationsverständnis zu entwickeln. So wird die folgende Situation vermutlich von allen Akteuren als dramatisch empfunden, aber jede beteiligte Person erlebt, deutet und verarbeitet diese anders.

PRAXISBEISPIEL

Eines Morgens halten sich eine Pflegefachperson und ein Auszubildender im Zimmer eines 31-jährigen Mannes mit einer Krebserkrankung auf, als ein Tumordurchbruch bei diesem zu massiven Blutungen führt. Sofortige Notfallmaßnahmen durch die Pflegefachperson und weiteren Kollegen sowie das herbeigerufene ärztliche Personal bleiben wirkungslos, der junge Mann verstirbt. Dessen Ehefrau wird benachrichtigt und vom seelsorgerischen Team der Gesundheitseinrichtung betreut.

Um kompetent (pflegerisch) handeln zu können, müssen die verschiedenen Situationsdeutungen aufeinander bezogen werden, und die Akteure müssen versuchen, möglichst ein gemeinsames Situationsverständnis zu entwickeln. In den Praxisanleitungen sollten daher wechselnde Akteure in ihrem Erleben, Deuten und Verarbeiten im Mittelpunkt stehen.

Handlungsmuster

In den Handlungsmustern werden die Situationen, welche in den curricularen Einheiten vorgegeben sind (➤ 1.2.4), weiter fokussiert und konkretisiert. Dabei wird der Pflegeprozess stets als berufsspezifische Arbeitsmethode genutzt.

PRAXISBEISPIEL

In der curricularen Einheit 07 „Rehabilitatives Pflegehandeln im interprofessionellen Team" könnte der Schwerpunkt der Anleitungssituation die Vermeidung der schmerzhaften Schulter bei Personen mit einer Hemiplegie sein. Falsches Handling ist dabei ein häufiger Pflegefehler. Eine Praxisanleitung, die nach dem Handlungsmuster den Fokus und die Konkretisierung auf die Vermeidung der schmerzhaften Schulter legt, taucht tiefer in die Anatomie der Muskeln der Schulter ein und erklärt das Entstehen dieser Komplikation. Die sich daraus ergebenden Pflegehandlungen finden im Pflegeprozess ihre Begründung, Analyse, Planung, und daraus ergibt sich die anleitende Durchführung.

7.3 Sozialformen

Die individuellen Lernprozesse werden durch die Anwendung verschiedener Sozialformen gefördert. Zu den Sozialformen in der Praxisanleitung gehören Einzelanleitung, Tandem und Gruppenanleitung.

Die **Einzelanleitung** ist eine individuelle Anleitung, die spezifisch auf die Auszubildenden, ihrem Lerntyp und Erfahrungsstand abgestimmt werden können. Sie ist die am häufigsten eingesetzte Lernform. Die Arbeit im **Tandem** hat viele Vorteile und ist bei Auszubildenden beliebt. Es gibt zwei Tandemarten:

- **Praxisanleitender und ein Auszubildender:** Praxisanleitender und Auszubildender arbeiten im Pflegealltag zusammen in einem pflegerischen Bereich. Dies hat gegenüber der klassischen Einzelanleitung Vorteile, denn in extra angesetzten Praxisanleitungen arbeiten die Auszubildenden anders; sie sind hochkonzentriert und versuchen, keine Fehler zu machen. Wenn sie dagegen mit den Anleitenden im gleichen Zimmer arbeiten, also der Praxisanleiter sich z. B. um einen zu pflegenden Menschen und der Auszubildende sich um einen anderen kümmert, ist das eine alltägliche Situation und die Auszubildenden arbeiten wie immer mit allen Stärken, Schwächen und Fehlern. Bei groben Fehlern können Anleitende sofort eingreifen, bevor zu pflegende Personen zu Schaden kommen. Die weitere (Pflege-)Situation wird anschließend ausführlich besprochen.
- **Praxisanleitender und eine Gruppe von Auszubildenden:** Dieses Modell ist besonders für Auszubildende im letzten Ausbildungsdrittel geeignet, welche mit Unterstützung des im Hintergrund stehenden Praxisanleiters während einer Schicht eine oder mehrere Auszubildende im ersten Ausbildungsdrittel anleiten. Die fortgeschrittenen Auszubildenden lernen hier, Verantwortung für die weniger erfahrenen Auszubildenden zu übernehmen, die von ihrem Wissen und von ihrer Arbeitsweise profitieren. Für die Praxisanleitenden stellt diese Sozialform allerdings eine Herausforderung dar, weil verschiedene Lerntypen mit verschiedenen Ansprüchen aufeinandertreffen.

Gruppenanleitungen sind sehr wertvoll, da die willkürliche oder auch geplante Zusammensetzung zu neuen Lernimpulsen beiträgt und einen regen Austausch ermöglicht. Dabei können sich die Gruppen aus Auszubildenden mit dem gleichen Ausbildungsstand zusammensetzen oder aus Auszubildenden in verschiedenen Ausbildungsstadien *(Skill-Grade-Mix)*. Das Thema der Anleitung wird entweder vorgegeben, oder die Auszubildenden wählen ein Thema, das in ihrer Ausbildung, z. B. in der Pflegeschule, gerade aktuell ist. Lernen in der Gruppe macht sicherlich mehr Spaß als allein, jedoch ist zu bedenken, dass dies nicht allen Auszubildenden gleich gut gelingt. Das Lernen in einer Gruppenanleitung ist daher als Abwechslung zu betrachten.

7.4 Methodik

Es gibt viele verschiedene Herangehensweisen, um etwas zu „zeigen“. Das beschreibt die Methodik. Im Folgenden werden einige Methoden vorgestellt.

7.4.1 Instruktion

Bei der Instruktion (gezielten Anleitung) geben die Praxisanleitenden den Auszubildenden mündliche Anweisungen. Sie erklären eine Intervention und erläutern den Ablauf. Dabei können ebenfalls passende Modelle herangezogen werden. Die Instruktion ist eine mündliche Anleitung und setzt ein gutes Vorstellungsvermögen voraus. Ihr kann auch eine Demonstration (➤ 7.4.3) folgen.

7.4.2 Simulation

Das möglichst realitätsnahe Nachbilden von Geschehen der Wirklichkeit ist eine neuere Methodik in der Pflegeausbildung und findet in Simulationsräumen, Skillslabs oder Lernwerkstätten statt. Auch Schauspieler, die in die Rolle von zu pflegenden Menschen schlüpfen, können zum Einsatz kommen, was Auszubildenden z. B. die Gelegenheit bietet, die Durchführung eines Pflegeanamnesegesprächs zu führen. In einer „sicheren“ und geschützten Lernumgebung können (Pflege-)Situationen optimiert und eingeübt werden.

7.4.3 Demonstration

Die Demonstration eignet sich, um z. B. den Ablauf einer Pflegemaßnahme anschaulich zu vermitteln oder vorzutragen. Die Praxisanleitenden führen den Ablauf vor und kommentieren die einzelnen Handlungsschritte. So fällt es den Auszubildenden leichter, sich den Ablauf vorzustellen als bei einer Instruktion (➤ 7.4.1). Die Praxisanleitenden zeigen und erläutern eine (Pflege-)Handlung unter folgenden Aspekten:

- Wieso wird die Pflegehandlung so ausgeführt?
- Wieso wird die Pflegehandlung nicht so ausgeführt?
- Welche Fehler können passieren?
- Welche Komplikationen können sich ergeben?
- Auf was ist speziell und/oder besonders zu achten?
- Was ist bei anderen, leicht abweichenden Vorgehensweisen zu beachten?

Die Auszubildenden verfolgen den Ablauf, üben diesen im Anschluss und machen so erste Erfahrungen. Die Methode der Demonstration ist in der Praxisanleitung immer dann geeignet, wenn bereits theoretisches Grundlagenwissen vorhanden ist. Nur so können die Lernenden Verknüpfungen herstellen und Inhalte verbinden. Sie verstehen dann besser, wieso etwas so und nicht anders gemacht wird, d. h., ein Theorie-Praxis-Transfer (➤ 4.5) findet statt.

PRAXISBEISPIEL

Praxisanleiter Thorsten demonstriert den Ablauf einer 30°-Seitenpositionierung bei einem zu pflegenden Menschen, der nach einem Schlaganfall alle zwei Stunden neu positioniert werden muss. Dazu kommentiert Thorsten alle einzelnen Schritte. Er ist dem Auszubildenden zugewandt und beantwortet in der Situation alle seine Fragen. Bei der nächsten Umpositionierung zwei Stunden später übt der Auszubildende die 30°-Positionierung auf der anderen Körperseite des zu pflegenden Menschen.

7.4.4 Präsentation

Die Präsentation ist ein Kurzvortrag, in welchen die Zuhörenden/Auszubildenden miteinbezogen werden. Wie bei der Demonstration zeigen und beschreiben die Praxisanleitenden eine Handlungsanweisung. Doch im Unterschied zur Demonstration werden die Auszubildenden aufgefordert, während der Präsentation ihre Gedanken und Ideen miteinzubringen. Die Präsentation wird von den Praxisanleitenden strukturiert vorbereitet und sollte einen zeitlichen Rahmen von 10–15 Minuten nicht überschreiten.

7.4.5 Fallbesprechung

Die Fallbesprechung ist eine Methode, um schwierige Situationen oder Sachverhalte in den Blick zu nehmen. Fallbesprechungen sind nicht nur zum Lernzuwachs für Auszubildende geeignet, sondern haben auch zum Ziel, in der professionellen Behandlung von zu pflegenden Personen eine Weiterentwicklung und einheitliche Ausrichtung der Pflege zu bewirken. Am Ende einer Fallbesprechung werden konkrete Pflegemaßnahmen festgelegt, an die sich die Pflegefachpersonen halten. Im Folgenden wird jedoch nur auf die Fallbesprechung zu Ausbildungszwecken eingegangen.

Das gewählte Thema wird während einer ca. einstündigen Sitzung mit mehreren Teilnehmenden besprochen, z. B. mit Auszubildenden, die im gleichen Versorgungsbereich im Einsatz sind. Diese Art der Fallbesprechung kann somit kursübergreifend und regelmäßig, z. B. einmal Im Monat, stattfinden.

Praxisanleitende nehmen bei der Fallbesprechung eine **moderierende Rolle** ein und stellen zunächst die zu pflegende Person oder das Thema vor, unter dem die Besprechung erfolgt, und deren Ziel. Im Anschluss haben die Auszubildenden Gelegenheit, Lernfragen wie *„Was kann ich tun, wenn ein zu pflegender Mensch die Körperpflege verweigert?“* zu stellen. Diese werden für alle sichtbar auf einem Whiteboard o. Ä. notiert. Themen einer Fallbesprechung können z. B. sein:

- Aktualität und Veränderungsbedarf einer Maßnahmenplanung: Hier empfiehlt es sich, den Input in zwei verschiedenen Spalten („hilfreich“ und „nicht hilfreich“) festzuhalten.
- Umsetzung der Expertenstandards und pflegerische Risiken, die mit deren Missachtung verbunden sind.
- Herausforderungen in der Pflege und Umgang mit den zu pflegenden Menschen.

- Palliative Phase und lindernde Maßnahmen.
- Fragen der Auszubildenden.
- Beschreibung der Ressourcen.
- Ethische Dilemmasituationen.

Die Praxisanleitenden achten in ihrer Rolle als Moderatoren auf die Redelänge der einzelnen Beteiligten. Ergeben sich zu viele offene Fragen, wählen die Praxisanleitenden nach Zielsetzung und Wichtigkeit aus, welche beantwortet werden können.

PRAXISTIPP

Befindet sich die zu pflegende Person aus der Fallbesprechung momentan in der Gesundheitseinrichtung, können die Ergebnisse direkt nach der Fallbesprechung durch den Praxisanleitenden mit der zuständigen Pflegefachperson besprochen und in der Dokumentation/Pflegeplanung schriftlich fixiert werden.

7.4.6 Lehrgespräch

Das Lehrgespräch ist eine Methode, um sich ein Bild vom Wissen der Auszubildenden zu verschaffen. Die Praxisanleitenden geben den Inhalt und das Ziel des Lehrgesprächs vor. Durch geschickte und vor allem offene Fragen ermuntern sie die Auszubildenden, sich ein Thema selbstständig zu erarbeiten. Die Antworten geben den Anleitenden eine unmittelbare Rückmeldung, ob die Inhalte verstanden wurden oder ob Wiederholungsbedarf besteht. Diese Art des Gesprächs regt die Auszubildenden zudem an, Problemlösungen zu entwickeln und eigene Erfahrungen einfließen zu lassen.

- **Vorbereitung:** Die Praxisanleitenden wählen Fragen mit verschiedenen Schwierigkeitsgraden aus. Es dürfen auch Fragen dabei sein, die einfach zu beantworten sind, denn richtige Antworten steigern das Selbstbewusstsein der Auszubildenden und wirken motivierend.
- **Durchführung:** Im Rahmen eines Gruppen- oder Einzelgesprächs führen die Praxisanleitenden die Auszubildenden zur Lösung, indem sie nicht nur Wissen abfragen, sondern logische Folge- und Vertiefungsfragen stellen. Wenn eine Antwort nicht befriedigend ausfällt, ergänzen die Praxisanleitenden diese und die Auszubildenden machen sich Notizen, um diesen Aspekt nacharbeiten zu können.
- **Nachbereitung:** Die Praxisanleitenden geben ein Feedback und wiederholen, was nicht gewusst wurde und noch zu lernen ist. Die Auszubildenden schließen ihre Wissenslücken und bekommen bei einem der nächsten Lehrgespräche noch mal Gelegenheit, das (neu erworbene) Wissen zu diesem Thema einzubringen.

7.4.7 Lernen aus Fehlern

In jeder Gesundheitseinrichtung und in allen Berufen kann es zu Fehlern kommen. Ziel aller Gesundheitseinrichtungen ist es, so wenig Fehler wie möglich zu machen. Wenn es jedoch dazu kommt, ist der Umgang und das Feedbackverhalten aller Beteiligten von enormer Wichtigkeit. Fehler können im Lernprozess der Auszubildenden lernwirksam genutzt werden. Somit sorgen Praxisanleitende für eine Lernumgebung, in der Fehler erlaubt sind, neue Lernmöglichkeiten geschaffen werden und eine anschließende Leistungssteigerung erreicht wird.

7.4.8 Rollenspiel

Bei der Methodik des Rollenspiels werden Pflegesituationen in realitätsnahen, aber konsequenzfreien Szenarien simuliert. Die Auszubildenden nehmen während des Rollenspiels unterschiedliche Positionen und Rollen ein. Diese Anleitungsmethode bietet sich vor allem für Gruppenanleitungen an und eignet sich gut, um Beratungsgespräche mit Bezugspersonen einzuüben, z. B. von Eltern eines Kindes bei dem neu ein Diabetes mellitus Typ 1 diagnostiziert wurde.

7.4.9 Leittextmethode

Die Leittextmethode fördert anhand von schriftlichen **Arbeitsaufträgen** und **Arbeitsblättern** das selbstgesteuerte Lernen und gliedert sich in sechs Schritte:

1. Informieren
2. Planen
3. Entscheiden
4. Ausführen
5. Kontrollieren
6. Beurteilen

Das macht diese Methode etwas aufwendiger und ist der Grund, weshalb sie eher in der theoretischen Ausbildung ihren Platz findet. Dabei bestehen die Leittexte in erster Linie aus Leitfragen. Da die Methode durch die Auszubildenden selbst gesteuert wird, hängt das Ergebnis von deren Motivation und Können ab.

7.4.10 Elaborieren

Elaborieren bedeutet, ein Thema sehr differenziert oder sorgfältig auszuarbeiten. Im Rahmen der praktischen Ausbildung zur Pflegefachperson kann die Methodik so eingesetzt werden, dass eine Vertiefung von in der Schule erworbenem Wissen erreicht wird. Ein mögliches Thema für die Praxisanleitung sind z. B. die Gesprächsführungsgrundlagen nach Carl Rogers bei einem Anamnesegespräch eines zu pflegenden Menschen. Vorab könnten Praxisanleitende die Fragetechniken und Gesprächsmethode abfragen und während der Anleitung beobachten, wie diese von den Auszubildenden eingesetzt werden. Haben die Auszubildenden im Anamnesegespräch auf diese Weise pflegerelevante Antworten erhalten, mit denen die weitere Pflege gestaltet werden kann? Ziel des Elaborierens bei diesem Beispiel ist, die Auszubildenden zu befähigen, die nötigen Pflegediagnosen anhand des Anamnesegesprächs für den zu pflegenden Menschen zu identifizieren und so die korrekten Pflegemaßnahmen in die Wege zu leiten.

7.4.11 Strukturlegetechnik

Bei dieser Technik werden in spielerischer Weise die einzelnen Schritte einer Handlung strukturiert und die Inhalte in logische Zusammenhänge gebracht. Die Auszubildenden tauschen sich untereinander aus und diskutieren alternative Strukturen. Sie erleben, dass es mehrere Möglichkeiten einer Verknüpfung gibt. So kann zum einen z. B. der Ablauf der Intimpflege von den Praxisanleitenden oder einer Gruppe von Auszubildenden in rund 20 Teilschritte zerlegt werden. Jeder dieser Schritte wird auf einem Kärtchen notiert, diese werden gemischt und müssen dann von einer (anderen) Auszubildendengruppe wieder in die richtige Reihenfolge gebracht werden.

Zum anderen kann diese Technik ebenfalls genutzt werden, um auch bei komplexen Sachverhalten eine Struktur zu visualisieren. Dann geht es nicht darum, einen logischen Ablauf herzustellen, sondern die einzelnen Elemente zu strukturieren und Zusammenhänge herzustellen.

7.4.12 Vier-Stufen-Methode

Die Vier-Stufen-Methode ist eine der am häufigsten in der praktischen Pflegeausbildung eingesetzten Methoden, die sich vor allem für das systematische Wiederholen und Reflektieren von Abläufen eignet. Dabei werden in vier Stufen die ausgewählten Inhalte vermittelt und überprüft, die Praxisanleitenden demonstrieren und erläutern die Abläufe.

1. Stufe – vorbereiten und erklären: Die Praxisanleitenden stellen Lernmaterial zur Verfügung, wecken das Interesse der Auszubildenden, erläutern den theoretischen Hintergrund und geben weitere erforderliche Informationen.

2. Stufe – demonstrieren und erklären: Die Praxisanleitenden demonstrieren die Handlung und beschreiben dabei die einzelnen Schritte.

3. Stufe – nachmachen und erklären lassen: Die Auszubildenden führen die Handlung unter Aufsicht durch und erklären dabei, was sie machen und warum. Die Praxisanleitenden greifen bei Fehlern korrigierend ein.

4. Stufe – eigenständig üben und vertiefen: Die Auszubildenden üben die Handlung, bis sie sie sicher beherrschen, und werden dabei punktuell von den Praxisanleitenden kontrolliert und gegebenenfalls korrigiert.

PRAXISBEISPIEL

Das Schreiben eines EKGs kann nach der Vier-Stufen-Methode folgendermaßen angeleitet werden:

1. Stufe: erklären, wie ein EKG geschrieben wird, welche Ableitungen es gibt, wie und wo dementsprechend die Elektroden angelegt werden etc.

2. Stufe: an einem zu pflegenden Menschen das Anlegen und Schreiben des EKGs demonstrieren.

3. Stufe: die Auszubildenden selbst die Elektroden anbringen und das EKG schreiben lassen.

4. Stufe: die Auszubildenden selbstständig üben lassen, bis alle Unsicherheiten beseitigt wurden.

7.4.13 Modell der vollständigen Handlung

Das Modell der vollständigen Handlung erweitert die Vier-Stufen-Methode (➤ 7.4.12) und ist ein Denkmodell, das die Schlüsselqualifikationen der Auszubildenden, z. B. Leistungsbereitschaft, Kommunikationsvermögen, Teamfähigkeit, Medienkompetenz etc., und deren Selbstständigkeit/Selbstlernkompetenz fördern soll. Die Praxisanleitenden stehen den Auszubildenden je nach Wissensstand und Kompetenzausprägung unterstützend zur Seite. Das Modell der vollständigen Handlung besteht aus sechs Stufen:

1. Stufe – informieren: Die Praxisanleitenden führen die Auszubildenden in die Thematik ein und stellen die komplexe Aufgabenstellung vor. Die Auszubildenden beschaffen sich (möglichst selbstständig) die zur Lösung der Aufgabe benötigten Informationen.

2. Stufe – planen: Die Auszubildenden legen ihre Handlungsschritte fest, überlegen, welche Materialien sie zum Lösen der Aufgabe benötigen, und beschaffen diese. Verschiedene Alternativen werden abgewogen.

3. Stufe – entscheiden: Nach Abschluss der Planung überprüfen und entscheiden die Auszubildenden – in der Regel mithilfe der Praxisanleitenden –, ob der Lösungsweg zielführend und umsetzbar ist. Die Praxisanleitenden geben nur bei Bedarf Verbesserungshinweise.

4. Stufe – ausführen: Die Auszubildenden erstellen ihre finale Arbeitsplanung und setzen diese in der Praxis um, gegebenenfalls mithilfe oder unter Anleitung der Praxisanleitenden.

5. Stufe – kontrollieren: Die Auszubildenden überprüfen selbstständig anhand eines Soll-Ist-Vergleichs, ob sie die Aufgabe fach- und sachgerecht gelöst haben.

6. Stufe – bewerten: Hier findet ein Gespräch zwischen den Auszubildenden und den Praxisanleitenden statt. Die Auszubildenden bewerten das erzielte Ergebnis zunächst eigenständig, indem sie ihr Handeln reflektieren (➤ 7.5.1) und sich fragen, was gut lief und was sie zukünftig besser/anders machen sollten. Anschließend bewerten die Praxisanleitenden das Ergebnis und die Handlungsweise der Auszubildenden. Am Ende des Gesprächs werden gemeinsam Schlussfolgerungen für die Zukunft gezogen.

7.4.14 Cognitive Apprenticeship (CAS)

Cognitive Apprenticeship (engl. *cognitive* = erkennend; *apprenticeship* = Ausbildung) bezeichnet das Sichtbarmachen von kognitiven Prozessen für Lernende. Die Methode wird auch als „Meister-Lehrling-Verhältnis“ zusammengefasst. Es bleibt nicht nur beim theoretischen Wissen, sondern die Praxisanleitenden setzen einen Prozess in Gang, der eine Performanz herausbilden soll. Das Lernen geschieht anhand einer praktischen, aufbauenden Situation und wird Schritt für Schritt begründet (➤ Tab. 7.3). Der Ursprung dieser Methode ist konstruktivistisch (➤ 4.2.1). Folgende sechs Arbeitsschritte sind zu bewältigen, bis eine reflektierte, selbstständige Performanz der Auszubildenden möglich ist.

PRAXISBEISPIEL

Der Auszubildende Finn besitzt die Kompetenz, die Körperpflege bei einem zu pflegenden Menschen am Waschbecken zu erlernen. Dazu wendet sein Praxisanleiter Mathias die CAS-Methode an.

Modelling: Finn schaut Mathias zu, wie er die Körperpflege bei einem zu pflegenden Menschen am Waschbecken durchführt. Dabei erläutert Mathias all seine Handlungen.

Coaching: Finn führt die Pflegehandlung nun in Begleitung von Mathias durch. Dieser hat vorher mit ihm das Vorgehen durchgesprochen und bietet während der Handlung Unterstützung an.

Scaffolding/Fading: Finn führt die Pflegehandlung selbstständig durch, Mathias schaut aus der Distanz zu. Finn hat die Möglichkeit, Fragen zu stellen. Als er bei der Auswahl eines Körperpflegeprodukts unsicher ist, greift Finn auf sein „Sicherheitsnetz“ zurück und fragt Mathias, ob dieses Produkt für den zu pflegenden Menschen geeignet ist.

Articulation: Finn reflektiert mündlich wie auch schriftlich seine Performanz und beschreibt sein Handeln.

Reflection: Finn beurteilt sich kritisch, identifiziert gelungene und nicht gelungene Schritte der Pflegehandlung und denkt darüber nach, was er zukünftig besser machen kann.

Exploration: Finn überlegt sich, wie er seine Erkenntnisse auf andere Situationen, z. B die Körperpflege im Bett, transferieren kann.

MERKE

Beim CAS erreichen die Auszubildenden eine **Performanz** aufgrund ihrer **Reflexionsfähigkeit.** Die Performanz entwickelt sich Schritt für Schritt und hat ihren Anfang im theoretischen Wissen.

Tab. 7.3 Die einzelnen Schritte des Cognitive Apprenticeship (CAS) [10]

Schritte der Methode	Erläuterung
Modelling (modellieren, Modell sein)	• Die Praxisanleitenden zeigen in einer Praxissituation, wie die Pflegehandlung richtig durchgeführt wird, und erläutern währenddessen die einzelnen Schritte • Die Auszubildenden schauen und hören zu und lernen am Vorbild. Dies erfordert Konzentration auf mehreren Ebenen
Coaching (begleiten, beraten)	• Die Auszubildenden führen die Pflegehandlung in Begleitung und mit Unterstützung der Anleitenden selbst aus • Die Praxisanleitenden sprechen die Pflegehandlung zuvor mit den Auszubildenden durch und bieten Unterstützung an
Scaffolding (Lerngerüst geben) **Fading** (zurückziehen)	• Die Anleitenden ziehen ihre Unterstützung nach und nach zurück, die Auszubildenden können jedoch bei Unsicherheiten nachfragen und auf Hilfen wie Checklisten oder Assessments zurückgreifen • Dadurch entsteht ein „Sicherheitsnetz" für die Auszubildenden. Sie können die Pflegehandlung ohne Scheitern oder Frustration zu Ende bringen • Je sicherer die Auszubildenden werden, desto schmaler fällt das „Sicherheitsnetz" der Praxisanleitenden aus
Articulation (beschreiben, verbalisieren)	• Die Auszubildenden erläutern mit eigenen Worten, was sie bei der Ausführung der Pflegehandlung wahrgenommen haben • Die Praxisanleitenden überprüfen die lückenlose Beschreibung und erkennen den Stand der Handlungskompetenz
Reflection (hinterfragen, vergleichen)	• Die Auszubildenden beurteilen ihre Performanz • Von den Auszubildenden werden Verbesserungsvorschläge gemacht und ein Transfer auf andere Situationen angebahnt • Aufgabe der Anleitenden ist es, den Reflexionsprozess zu begleiten und zu kommentieren
Exploration (erforschen, untersuchen, weiterentwickeln)	• Die Auszubildenden können ihr Wissen auf andere Situationen transferieren und verbessern sich eigenständig durch Erweiterung ihres Handlungsrepertoires • Die Auszubildenden können eigene Lösungswege entwickeln • Die Praxisanleitenden schaffen die Rahmenbedingungen zur persönlichen Weiterentwicklung

7.4.15 RITA-Modell

Das in der **Schweiz** entwickelte und eingesetzte RITA-Modell ist für die Durchführung von Lernsequenzen in der Gruppe oder in der Einzelbegleitung gedacht. **RITA** steht für **R**essourcen aktivieren, **I**nformationen verarbeiten, **T**ransfer anbahnen, **A**uswerten [12]. Das Modell geht davon aus, dass das Bewältigen von konkreten Lebens- und Arbeitssituationen nur dann möglich ist, wenn Kompetenzen aufgebaut werden. Dazu müssen die Auszubildenden die Faktoren Wissen, Können und Wollen aufweisen.

- **Wissen** ist nötig, um Probleme oder Aufgaben zu verstehen und zu lösen. Es umfasst:
  - Erfahrungen
  - Sachwissen
  - Handlungs- und Anwenderwissen
  - Orientierungswissen
- **Können** ist nötig, um Handlungen ausführen und Probleme bewältigen zu können. Dazu gehören:
  - Kognitive Fähigkeiten
  - Soziale Fähigkeiten
  - Emotionale Fähigkeiten
  - Sensomotorische Fähigkeiten
- **Wollen** ist nötig, um das Lernen effektiv zu organisieren. Es umfasst:
  - Motivation
  - Bedürfnisse
  - Erwartungen
  - Selbstkritische Reflexion
  - Eigene Überzeugungen

MERKE

Kompetenz = Wissen × Können × Wollen.
Fehlt einer dieser Faktoren, können Auszubildende keine Kompetenz aufbauen. Das heißt z. B., wenn jemand über Wissen und Können verfügt, aber nicht will, wird er keine Kompetenz ausbilden. Auch wenn Wissen und Wollen vorhanden sind, nicht aber das Können, entsteht keine Kompetenz und schlussendlich keine **Performanz,** die praktische Umsetzung der Kompetenz.

Die vier Schwerpunkte des RITA-Modells sind:
- Ressourcen aktivieren
- Informationen verarbeiten
- Transfer anbahnen
- Auswerten [12]

Ressourcen aktivieren

Wissen ist die einzige Ressource, die sich durch Gebrauch vermehrt.

Gilbert Probst, Professor für Unternehmungsorganisation

Lernen ist besonders wirksam, wenn an Bekanntes angeknüpft werden kann. Praxisanleitende beginnen daher eine Anleitungssituation am besten, indem sie vorhandene Ressourcen aktivieren. So steigern sie die Motivation und die Selbstwirksamkeit der Auszubildenden, die schnell erkennen, dass sie etwas wissen und etwas können. Sie werden auf ihrer aktuellen Entwicklungsstufe des Lernens abgeholt, was ihr Interesse steigert. Vorwissen zu aktivieren, gelingt am besten durch Problemstellungen aus der Alltags- und Arbeitswelt.

Es gibt drei verschiedene Methoden, um diese Ressourcen zu aktivieren:

- **Brainstorming:** Die Auszubildenden bekommen den Auftrag, alles aufzuschreiben, was ihnen zum Anleitungsthema in den Sinn kommt. Somit kann das Vorwissen aktiviert werden.
- **Fantasiereise:** Die Fantasiereise regt die Kreativität der Auszubildenden in einer entspannten Atmosphäre an. Die Praxisanleitenden erzählen eine Geschichte und fordern die Auszubildenden auf, diese für sich zu visualisieren und „mitzureisen".
- **Clustern:** Beim Clustern werden mithilfe von Karten
  - Ideen
  - Inhalte
  - Themen
  - Lösungsvorschläge
  - Erwartungen

abgefragt und in Gruppen kategorisiert, zwischen denen in einem zweiten Schritt Zusammenhänge hergestellt werden (➤ Abb. 7.5). Die Inhalte stehen dann für die weitere Bearbeitung in der Gruppe zur Verfügung. Praxisanleitende haben beim Clustern eine moderierende Rolle. Der Nachteil diese Methode ist, dass Themen angerissen werden, die eventuell noch nicht in der nötigen Tiefe bearbeitet wurden.

Informationen verarbeiten

Erzähle es mir – und ich werde es vergessen. Zeige es mir – und ich werde mich erinnern. Lass es mich tun – und ich werde es behalten.

Konfuzius

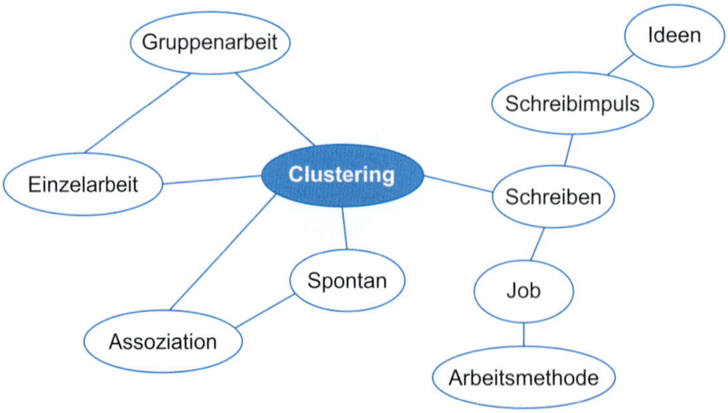

Abb. 7.5 Ein Cluster für den Begriff „Clustering". [L143]

Sind die Ressourcen aktiviert, bekommen die Auszubildenden neue Informationen, welche sie mit ihrem Vorwissen verknüpfen können, wodurch neues, individuelles Wissen entsteht. Zu beachten ist, dass jeder anders lernt (➤ 4.2.2) und ein langfristiges Sichern der Lerninhalte dann gegeben ist, wenn die Auszubildenden viel und abwechslungsreich üben. Hier ist z. B. das problembasierte Lernen (➤ 4.2.1) hilfreich.

Es gibt verschiedene Methoden, um neue Informationen mit vorhandenem Wissen zu verknüpfen, u. a.:

- **Zuordnungsaufgaben:** Mit dieser Methode können die Auszubildenden medizinische Fachbegriffe und ihre Bedeutung auf spielerische Art lernen. Die Praxisanleitenden legen Karten mit medizinischen Fachbegriffen auf, die Auszubildenden sortieren Karten mit den entsprechenden umgangssprachlichen Bezeichnungen dazu.
- **Lerntempoduett:** Hierbei werden soziales und individuelles Lernen miteinander verbunden. Zunächst wird eine Aufgabe in Einzelarbeit ausgearbeitet, und sobald die Aufgabe gelöst ist, wird das Ergebnis mit dem Lernpartner, der als Nächster fertig geworden ist, besprochen und verglichen.
- **Gruppenarbeit:** Die Auszubildenden erarbeiten Wissen in einer Kleingruppe. Ein Skill-Grade-Mix (➤ 7.3) kann hier von Vorteil sein. Die einzelnen Gruppenmitglieder bearbeiten arbeitsteilig oder arbeitsgleich Aufgaben und stellen die Ergebnisse abschließend im Plenum vor.

Transfer anbahnen

Der Mensch hat dreierlei Wege, klug zu handeln: erstens durch Nachdenken, das ist das Edelste, zweitens durch Nachahmen, das ist das Leichteste, und drittens durch Erfahrung, das ist das Bitterste.

Konfuzius

Die Transferanbahnung ist wohl der **wichtigste Schritt** in der praktischen Ausbildung, denn was nützt es, viel Wissen zu haben, dies aber nicht umsetzen zu können? Viele Auszubildende können in Alltagssituationen nicht auf ihr Wissen zurückgreifen. Sie handeln ziellos, nicht fundiert. Aufgabe der Praxisanleitenden ist es, dafür zu sorgen, dass die Auszubildenden das Wissen in die Praxis transferieren können, was mit praxisrelevanten Transferaufträgen erreicht werden kann. In ➤ 4.5 sind Anregungen zu finden, wie der Theorie-Praxis-Transfer angebahnt werden kann. Zusätzlich bietet der RITA-Methodenwürfel (➤ 7.4.15) folgende Methoden für den Schwerpunkt „Transfer anbahnen" an:

- **Micro-Acting:** In einem geschützten Rahmen werden überschaubare Inhalte mit realisierbaren Zielen in Einzel- oder Partnerarbeit eingeübt. Hier können einzelne (kleine) Pflegehandlungen erprobt und eingeübt werden. Die Praxisanleitenden geben direkt Feedback.
- **6 Denkhüte von De Bono:** Eine praxisnahe komplexe Pflegesituation wird mit sechs „Denkhüten" aus sechs definierten Perspektiven bearbeitet.
- **Tandem:** Das Gelernte wird in die Pflegesituationen transferiert und gefestigt. Zwei Auszubildende beraten und beobachten sich gegenseitig bei einer Pflegesituation und führen anschließend eine gegenseitige kollegiale Beratung zur Unterstützung des Transfers durch.

Auswerten

„Der Weise sucht, was in ihm selber ist, der Tor, was außerhalb."

Konfuzius

Ein Lernprozess ohne Reflexion (➤ 7.5.1) ist nicht möglich. Dazu müssen die Praxisanleitenden Rückmeldungen zu den Lernfortschritten der Auszubildenden geben. Für die Auszubildenden ist es wichtig, ihre geleistete Arbeit bewerten zu können. Nur so erkennen sie ihr Potenzial und können sich weiterentwickeln. Praxisanleitende sorgen für die nötige Eigendynamik.

- **Punktabfrage:** Zu einem bestimmten Thema oder nach einer Pflegehandlung werden Erwartungen von allen beteiligten Personen eingeholt. Die Aussagen oder Inhalte werden für alle sichtbar auf einem Flipchart gesammelt und wenn diese zutreffen bzw. bearbeitet worden sind, wird ein Klebepunkt dahinter angebracht.
- **Tabu:** Der Auszubildende umschreibt einen Fachbegriff, ohne diesen selbst nennen zu dürfen. Damit werden Inhalte gefestigt und zusätzlich neue Gedankennetzwerke gebildet.

- **Kopfstand:** Diese spezielle Brainstorming-Methode kann für Ideenfindungen und Problemlösungen eingesetzt werden. Hierbei wird die Aufgabe oder das Pflegeproblem „umgedreht" und damit auf den Kopf gestellt. Beispiel: Die Frage „Wie kann ein Beratungsgespräch erfolgreich umgesetzt werden?" wird umgedreht und zu „Was müssen Pflegefachpersonen tun, damit ein Beratungsgespräch scheitert?". Die Lernenden sammeln im ersten Schritt „Negativ-Ideen", um diese dann zu clustern. Im zweiten Schritt werden diese wieder umgekehrt und dienen als Grundlage, um das Ausgangsproblem zu lösen.

PRAXISTIPP

Lernjournal

Ein Instrument, das bei **jedem Schritt des RITA-Modells** hilfreich ist, ist das Lernjournal. Darin reflektieren und verschriftlichen die Auszubildenden ihren persönlichen Lernprozess, indem sie Folgendes dokumentieren:
- Handlungsablauf
- Ressourcen, die benötigt wurden
  - Normen
  - Kenntnisse
  - Fähigkeiten
  - Haltung
- Vergleich mit ähnlichen Handlungen
  - Parallelen
  - Unterschiede
- Situationsbeurteilung
  - Gelungen – wieso?
  - Nicht gelungen – wieso?
- Erkenntnisse für zukünftige Handlungen

7.4.16 4K-Modell

Das Bildungsmodell 4K wurde 2002 in den USA entwickelt und ähnelt dem RITA-Modell (➤ 7.4.15). Die vier Ks stehen für *skills* (Fähigkeiten), die für ein selbstgesteuertes Lernen und ein ständiges Adaptieren des Wissens an die Herausforderungen der Zukunft benötigt werden und die Unterrichtsgestaltung im Wesentlichen beeinflussen:
- Kritisches Denken und Problemlösen
- Kommunikation
- Kooperation
- Kreativität und Innovation

In der Schweiz werden angehende Pflegepädagogen für den berufskundlichen und allgemeinbildenden Unterricht in dieser Methode ausgebildet. Praxisanleitende können dieses Modell einsetzen, wenn sie z. B. eine Lerngruppe betreuen oder einen Lernnachmittag konzipieren.

Das 4K-Modell funktioniert nach folgender Struktur:
- Gemeinsamer Beginn der Auszubildendengruppe mit einer kurzen Rekapitulation (15–20 Minuten) des bereits bekannten Wissens
- Inputreferat von etwa 30 Minuten mit anschließenden Arbeitsaufträgen
- Bearbeitung der Aufträge durch die Auszubildenden, die dabei von den Praxisanleitenden unterstützt werden
- Schriftliche Reflexion des Lerngewinns durch die Auszubildenden
- Gemeinsamer Abschluss mit Klärung noch offener Fragen

7.4.17 Gelerntes festigen

Beim Festigen des Gelernten spielen die neuropsychologischen und neurobiologischen Elemente (➤ 4.1.1, ➤ 4.1.2) eine große Rolle. Damit neu Gelerntes nicht gleich wieder vergessen, sondern im Langzeitgedächtnis verankert wird, kann es auf folgende Weise verfestigt und damit der Lernerfolg gesichert werden:
- Wiederholen der Pflegetätigkeit durch die Auszubildenden
- Mündliche Prüfungen
- Schriftliche Prüfungen
- Abfragen
- Präsentation (➤ 7.4.4) der Tätigkeit durch die Auszubildenden
- Spiele, z. B. Rätsel etc.

PRAXISTIPP

Eine gute Übersicht über verschiedene Lehrmethoden gibt der Methodenwürfel RITA: www.methodenwuerfel.ch/methodenwuerfel

7.5 Nachbereitung

Die Nachbereitung der Praxisanleitung umfasst folgende Schwerpunkte:

- **Wissen sichern:** Was hat der Auszubildende bei der Praxisanleitung gelernt? Was ist dabei wichtig? Das Wissen und die Antworten auf diese Fragen werden am besten unmittelbar nach der Anleitung in einem Lernbericht oder in einem WWWS-Raster (➤ Tab. 7.4), welches die Qualitätsgrundzüge einer Handlung begründet, festgehalten. Fehlendes Wissen bildet dann das nächste zu bearbeitende Thema in der darauf folgenden Praxisanleitung.
- **Soll-Ist-Vergleich:** Welche Themenschwerpunkte liegen zwischen der idealen Performanz und der des Auszubildenden? Was braucht es noch, damit das Ideal erreicht werden kann? Der Praxisanleiter kann gemeinsam mit dem Auszubildenden die Inhalte aus dem Ausbildungsnachweis (➤ 3.2.3), heranziehen und den Auszubildenden selbst abgleichen lassen, wo er steht und was ihm noch fehlt.
- **Was war lernförderlich, und was war lernhinderlich in dieser Anleitungssituation?** Welches Verhalten, welche Umgebungsfaktoren und welche Bedingungen?
- **Rückmeldung zu Fehlern:** Fehler dürfen bei der Praxisanleitung gemacht werden, das sollte dem Auszubildenden klar sein. Durch Fehler lernt man, wenn diese in strukturierter Weise reflektiert werden. Praxisanleitende können mit der Fragestellung „Gab es auch Situationen, in denen es dir gelang? Was war anders?“ einen Reflexionsprozess (➤ 7.5.1) anregen. Hilfreiche Deutungsmuster sind Sinnzusammenhänge, welche die Wahrnehmung beeinflussen. Hier spielen Werte, Einflussfaktoren, Tiefenstruktur, Einstellungen und Haltungen eine Rolle. Die vom Auszubildenden wahrgenommene Umwelt kann durch diese Muster reduziert und übersichtlicher gemacht werden.
- **Rückmeldung zum Wissensstand:** Verfügt der Auszubildende über ausreichend theoretisches Hintergrundwissen, um die Pflegehandlung fachgerecht ausführen zu können? Hier kommen Beurteilungsbögen zur Rückmeldung, die kompetenz- oder tätigkeitsorientiert strukturiert sind, zum Einsatz.

Tab. 7.4 Beispiel für ein WWWS-Raster, mit dem die vier Pflegequalitätskriterien Wohlbefinden, Wirksamkeit, Wirtschaftlichkeit und Sicherheit erfasst werden

Wohlbefinden	• Die Persönlichkeit wurde in Haltung, Gespräch und Kontakt respektiert • Die Beziehung wurde aufgenommen, aufrechterhalten und gelöst • Der zu pflegende Mensch erhielt umfassende Informationen • Der Auszubildende hat sich für die Belange des zu pflegenden Menschen entsprechend der Situation eingesetzt • Die Entscheidungsfreiheit des zu pflegenden Menschen wurde akzeptiert • Die Selbstständigkeit des zu pflegenden Menschen wurde gefördert • Den zu pflegenden Menschen wird der Kontakt zu seinen Bezugspersonen ermöglicht • Der zu pflegende Mensch wurde in die Planung und Durchführung der Maßnahmen einbezogen und dessen Ressourcen wurden berücksichtigt
Wirksamkeit	• Das aktuelle, wissenschaftsbasierte pflegerische Fachwissen war vorhanden und konnte umgesetzt werden • Das angestrebte Ziel wurde mit der durchgeführten Pflege so weit wie möglich erreicht • Die Ergebnisse der Pflege wurden dokumentiert, reflektiert und an alle beteiligten Personen weitergeleitet
Wirtschaftlichkeit	• Der Material-, Zeit- und Kraftaufwand wurde ökonomisch eingesetzt • Ein ökologisches Verantwortungsbewusstsein war erkennbar • Ein überlegter, koordinierter Arbeitsablauf fand statt
Sicherheit	• Gefahren bei zu pflegenden Menschen, bei sich selbst und der Umgebung wurden vermieden • Die Pflegesituation wurde korrekt und fehlerfrei ausgeführt • Die gewählte Pflegemaßnahme/-methode hat eine angemessene Erfolgschance und beinhaltet die vier Pflegequalitätskriterien • Durch Weitsicht wurden mögliche Komplikationen direkt erkannt und vorgebeugt

- **Theorie-Praxis-Transfer** (➤ 4.5): Der Ablauf mit Vorbereitung, Durchführung und Nachbereitung wird unter diesem Gesichtspunkt reflektiert. Alle Handlungen sollen vom Auszubildenden begründet werden, und er sollte einen Transfer in andere Settings, z. B. die ambulante Langzeitpflege oder die stationäre Akutpflege herstellen können. Hier spielen z. B. die Aspekte Kommunikation, Dokumentation, Hygiene und Einflussfaktoren eine Rolle.

7.5.1 Reflexion (Nachgespräch)

DEFINITION

Reflexion (lat. *reflexio* = Betrachtung): Nachdenken, Überlegung, prüfende Betrachtung.

Um überprüfen zu können, ob die im Vorgespräch vereinbarten Ziele erreicht wurden, ist es für Auszubildende wichtig, dass sie mit den Praxisanleitenden nach der Anleitung diese reflektieren. Eine Reflexion muss nicht zwangsläufig in Textform erfolgen, sie kann auch mithilfe einer Mindmap (➤ Abb. 7.6), einer Zeichnung oder einer Skizze oder mündlich mit Fragen durchgeführt werden. Nicht nur für die Auszubildenden und Studierenden ist das Reflektieren wichtig, auch für Praxisanleitende gilt es immer wieder, ihre **Handlungen zu hinterfragen und zu beurteilen** (➤ 2.3.2). Durch das Besprechen oder Niederschreiben wird ein Prozess in Gang gesetzt, der motivierend wirkt. Der Konstruktivismus (➤ 4.2.1) geht davon aus, dass durch die Reflexion von Situationen neue Erkenntnisse gewonnen werden und das Lernen zum „Selbstläufer" wird (➤ Abb. 7.7).

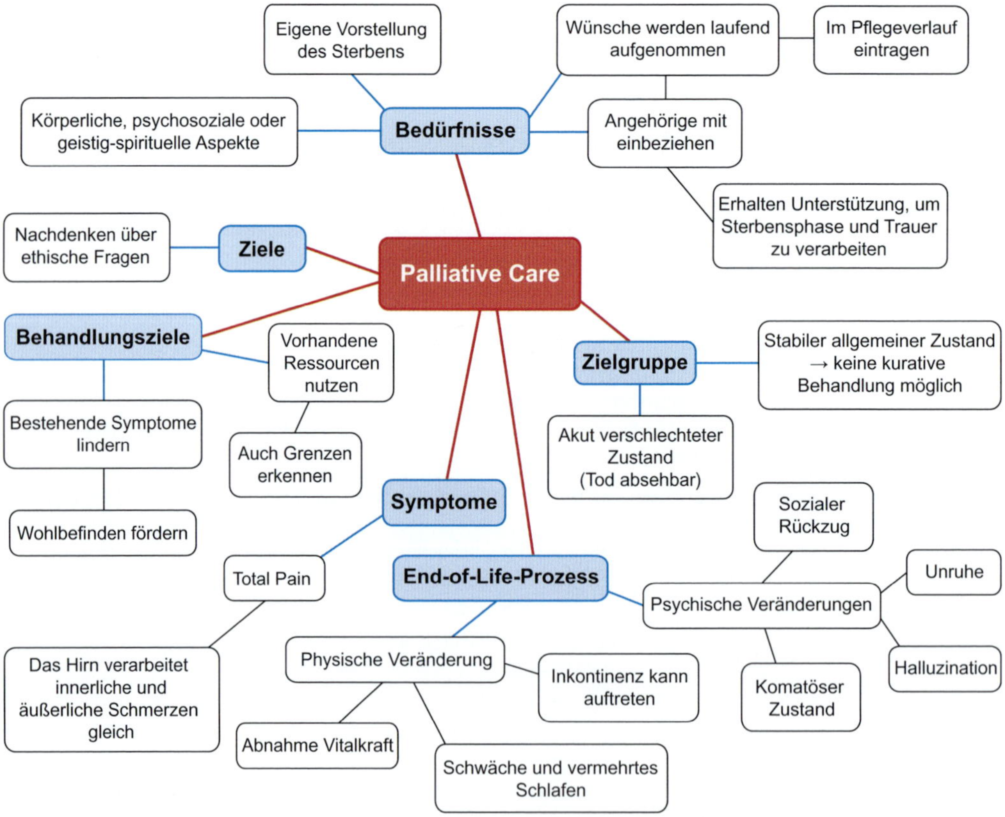

Abb. 7.6 Reflexion eines Anleitungsprozesses zum Thema Palliative Care in Form einer Mindmap. [L143]

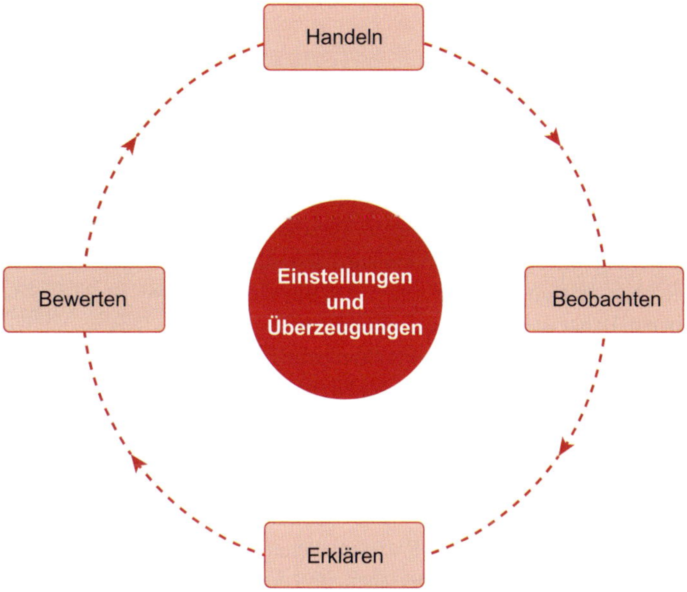

Abb. 7.7 Der Reflexionsprozess. [L143]

Die Praxisanleitenden geben nach der Anleitung in einer ruhigen Umgebung die Rückmeldung nach den Regeln des Feedbacks (➤ 5.2.2). Es ist ratsam, das Gespräch gleich im Anschluss an die Anleitungssituation zu führen, damit diese noch frisch im Gedächtnis sowohl der Praxisanleitenden als auch der Auszubildenden ist. Sollte die Rückmeldung direkt im Anschluss nicht möglich sein, hat sie noch am gleichen Tag zu erfolgen.

Erst nachdem die Auszubildenden die Anleitung und ihre Leistung beurteilt haben, reflektieren die Praxisanleitenden den Verlauf der Anleitung und geben dann ihrerseits eine Rückmeldung. Die Reflexion kann allgemein sein oder spezifisch oder beides, je nachdem was vor der Praxisanleitung vereinbart wurde (➤ 7.1.1). Bei beiden Varianten werden nicht Gelungenes oder Fehler erwähnt und aufgearbeitet.

- **Allgemein** bedeutet, dass Praxisanleitende die gesamte Pflegehandlung im Blick haben und beurteilen.
- Bei einem **spezifischen Schwerpunkt** wird der Fokus auf einen oder mehrere Aspekte, z. B. die Hygiene, gelegt.

Danach werden erneut Lernziele festgelegt (➤ 7.1.1) oder noch zu bearbeitende Themen bestimmt. Auch können in einem Lehrgespräch (➤ 7.4.6) die theoretischen Hintergründe einer Pflegehandlung erfragt werden. Die Dokumentation der Praxisanleitung (➤ 7.5.2) dient den Auszubildenden als Grundlage für eine nochmalige Reflexion, die schriftlich erfolgt und von den Praxisanleitenden ebenfalls schriftlich kommentiert wird.

Möglichkeiten der Reflexion

Reflexion geschieht, indem eine erlebte (Pflege-) Situation analysiert wird: Was lief gut, was lief nicht gut? Dies kann auf verschiedene Arten geschehen:

- Reflexion durch Evaluation mit Selbst- und Fremdbeurteilung
- Reflexion mithilfe eines kompetenzorientierten Auswertungsbogens zur Selbsteinschätzung
- Reflexion eines Sachverhalts
- Reflexion durch Abfrage des Stimmungsbilds
- Reflexion durch Blitzlicht
- Reflexion mittels Fragen
- Reflexion durch Abfrage des Lernerfolgs
- Reflexion mit Impulsfragen

Diese Möglichkeiten, die sich miteinander kombinieren lassen, werden im Folgenden im Detail vorgestellt.

Reflexion durch Evaluation mit Selbst- und Fremdbeurteilung

Die Evaluation (➤ 9.1) ist ein **Bestandteil der Selbst- und Fremdbeurteilung.** Den Auszubildenden wird ein Auswertungsbogen vorgelegt, mit dessen Hilfe sie sich selbst einschätzen. Dazu müssen sie sich evaluieren, d. h., sich selbst bewerten. Diese kritische Beurteilung fällt Auszubildenden zunächst schwer. Viele überschätzen sich oder sehen ihre Schwächen nicht ein. Daher ist es Aufgabe der Praxisanleitenden, den Auszubildenden nach den Praxisanleitungen ein gezieltes Feedback (➤ 5.2.2) zu geben, **davor** aber immer deren **Selbsteinschätzung** (➤ 9.2) einzuholen. Das schult die Fähigkeit der Auszubildenden, die Selbst- mit der Fremdbeurteilung abzugleichen. Was nicht heißen soll, dass zwischen beiden keine Differenz bestehen darf. Auch Praxisanleitende können einmal etwas Wichtiges übersehen, und die Auszubildenden können dies aus ihrer Sicht glaubhaft und korrekt begründen.

PRAXISBEISPIEL

Udo hatte eine Praxisanleitung zum Thema Körperpflege im Bett und am Waschbecken. Im Anschluss bekommt er von seiner Praxisanleiterin Imke folgende Rückmeldung, die sie ihm nach dem Gespräch auch schriftlich aushändigt:

„Ich habe dich bei der Körperpflege bei Frau Meister beobachtet.

Vorbereitung: Du hast das benötigte Material vorbereitet und bist dann zu Frau Meister gegangen. Du hast angeklopft und deine Hände vor dem Betreten des Zimmers desinfiziert. Das hast du sehr gut gemacht. Du hast Frau Meister über dein Vorhaben informiert und ihre Einwilligung eingeholt. Sehr gut. Du hast die Ablagefläche desinfiziert, die Einwirkzeit des Desinfektionsmittels beachtet und dich bei Frau Meister erkundigt, wie warm das Waschwasser sein soll. Dann hast du den Arbeitsplatz in eine saubere und schmutzige Seite eingeteilt, doch wie du das gemacht hast, war nicht korrekt. Lies bitte noch mal nach, wo die schmutzige und wo die saubere Seite sein muss.

Durchführung: Du hast Frau Meister für die Intimpflege entkleidet. Denk zukünftig daran, ein Handtuch über den Intimbereich zu legen, damit die Intimsphäre gewahrt bleibt. Du hast dann die Intimpflege korrekt ausgeführt. Die Einlage sollte gleich entfernt werden, du hast ja noch die Unterlage als Bettschutz. Beim Drehen auf die Seite hätten Impulse gereicht, Frau Meister kann sich noch selbst auf die Seite drehen, sodass es hier gilt, die Ressourcen zu fördern. Die Einlage hast du entfernt. Das Gesäß hast du von hinten nach vorne gewaschen, dies ist nicht korrekt. Wir schauen gleich noch mal im Hausstandard, wie die Intimpflege korrekt durchgeführt wird. Überleg dir bitte auch, welche Komplikationen es bei deiner Waschrichtung geben könnte. Dann hast du die Einlage korrekt angelegt; denk in Zukunft daran, die Einlage zu falten, damit eine Rinne entsteht, die den Urin besser auffängt. Anschließend hast du Frau Meister wieder auf den Rücken drehen lassen und ihr Unterhose, Hose, Socken und Schuhe angezogen. Wenn du Frau Meister die Schuhe im Bett anziehst, musst du unter die Füße eine Unterlage legen, das hast du vergessen. Die Mobilisation ins Bad erfolgte ergonomisch und nach kinästhetischen Prinzipien. Bravo! Im Bad hast du viele Tätigkeiten übernommen – denk daran, Frau Meisters Ressourcen zu fördern, sodass sie möglichst lange selbstständig bleibt. Das Eincremen hast du vergessen, auch die Hautkontrolle war nicht vollständig: Die Zehenzwischenräume und die Haut unter den Achseln hast du ausgelassen. Die Kleidung, die du zusammen mit Frau Meister ausgesucht hast, war wettergerecht.

Nachbereitung: Du hast das Zimmer aufgeräumt, gelüftet und das Bett gemacht. Die Arbeitsflächen bitte bei der Nachbereitung erneut wischdesinfizieren. Positiv zu erwähnen ist, dass du die verdorbenen Lebensmittel weggeschmissen und die Blumen gegossen hast.

Zusammenfassend: Du hast die Vorbereitungen vollständig durchgeführt, und die Kommunikation mit Frau Meister bei der gesamten Körperpflege war sehr gut. Die Intimpflege war nicht korrekt, was die Waschrichtung betrifft, aber das Versorgungssystem hast du korrekt angelegt. Die ressourcenfördernde Pflege solltest du in Zukunft besser umsetzen, und auch deine Organisation und Nachbereitung im Zimmer des zu pflegenden Menschen ist noch verbesserungswürdig. Dass du daran gedacht hast, die verdorbenen Lebensmittel wegzuschmeißen und das Zimmer zu lüften, war sehr gut.

Nachbearbeitungsauftrag:

- Ablauf/Standard Körperpflege der Einrichtung nachlesen
- Hygieneprinzipien in Bezug zur Intimpflege nachlesen inklusive möglicher Komplikationen bei nicht korrekter Durchführung
- Bis zum Ende der Woche die Reflexion schreiben und bei mir abgeben

Reflexion mithilfe eines kompetenzorientieren Auswertungsbogen zur Selbsteinschätzung

Ein kompetenzorientierter Auswertungsbogen (➤ 9.2) kann als Grundlage einer (schriftlichen)

Reflexion dienen. Dieser erfordert, dass die Auszubildenden ihre Selbsteinschätzung begründen und ihre Leistung nicht nach Gefühl bewerten. Ein solcher kompetenzorientierter Auswertungsbogen kann nach den Stuttgarter Kompetenzen (➤ 2.3.1) aufgebaut werden. Soll z. B. die interaktive Kompetenz beurteilt werden, wird bewertet, wie ein Auszubildender Kontakt mit dem zu pflegenden Mensch aufnimmt. Generell können aber auch die Auswertungsbögen, mit denen die Pflegepädagogen der Pflegeschule Praxisbegleitungen und Prüfungen bewerten, genutzt werden. Das trainiert Auszubildende im Umgang mit der Selbsteinschätzung bei Prüfungssituationen und Praxisbegleitungen durch die Pflegepädagogen.

Reflexion eines Sachverhalts

Es muss nicht immer die gesamte Praxisanleitung analysiert werden, es kann auch nur ein Teilaspekt Gegenstand der Reflexion sein, z. B. bei der Vorbereitung der intravenösen Antibiose die Medikamentenvorbereitung.

Reflexion durch Abfrage des Stimmungsbilds

Die Auszubildenden teilen zu Beginn der Reflexion ihre Befindlichkeit mit. Dazu können sie das Gesagte mit Bildern, auf Skalen, mit Smileys oder anderen Pins assoziativ begründen.

Reflexion durch Blitzlicht

Das Blitzlicht eignet sich besonders für das Einleiten einer Reflexion nach einer Gruppenanleitung. Die Auszubildenden äußern in einem kurzen Satz ihre

- Erkenntnisse,
- Interessen,
- Gedanken und
- Vorsätze.

Die Beiträge werden von den Praxisanleitenden nicht kommentiert. Wer nichts zum Reflexionsthema sagen möchte, gibt das Wort weiter. In einer zwanglosen Atmosphäre ist die Chance größer, dass die Auszubildenden ihre ehrliche Meinung äußern.

Reflexion mittels Fragen

Fragen helfen, die Reflexion zu strukturieren, und verhindern das Auslassen von Aspekten. Mögliche Fragen sind:

- Was würden Sie beibehalten?
- Was würden Sie anders machen?
- Hatten Sie selbst Ziele? Haben Sie Ihre Ziele erreicht?
- Haben die Pflegediagnosen gestimmt, oder mussten Sie diese umformulieren?
- Konnten Sie Ihre ausgewählten Pflegediagnosen umsetzen?
- Welche Kompetenzen wurden heute von Ihnen gefordert, und wie empfanden Sie Ihre Umsetzung?
- Welche Berufsgruppen waren heute involviert, und wie empfanden Sie die Zusammenarbeit?
- Welche Assessmentinstrumente konnten Sie anwenden?
- Welche (Experten-)Standards wurden heute angewendet?
- Welche Fragen zur Pflegesituation sind bei Ihnen noch offen? Und welche neuen Fragen sind dazugekommen?
- Wie schätzen Sie Ihr Fachwissen ein?
- Wie hoch war Ihre Motivation zur Vorbereitung, Durchführung und Nachbereitung der Anleitung?

Reflexion durch Abfrage des Lernerfolgs

Dazu werden die Fragen des Vorgesprächs (➤ 7.1.1), die zur Vorbereitung und Planung der Anleitung dienten, wieder herangezogen. Die schriftliche Abfrage zeigt den Auszubildenden und Anleitenden den Wissensstand auf. Praxisanleitende können so Ressourcen erkennen und Defizite angehen.

- Fragen **vor** der Praxisanleitung:
  - Was ist das heutige Ziel?
  - Wie viel weiß ich bereits über das heutige Ziel?
  - Ich denke, dass das heutige Ziel … ist. *(Schwierigkeitsgrad von „sehr leicht“ bis „sehr schwer“ einsetzen)*
  - Wie sehr werde ich mich anstrengen (müssen), um dieses Ziel zu erreichen?
- Fragen **nach** der Praxisanleitung:
  - Was war das heutige Ziel?

  - Inwieweit habe ich dieses Ziel erreicht? *(Zielerreichungsgrad von „gar nicht" bis „vollständig" angeben)*
  - Wie sehr habe ich mich angestrengt? *(Anstrengungsgrad von „nicht" bis „sehr" angeben)*
- Ankreuzfragen zur Lernzielkontrolle:
  - Ich wollte den für heute festgelegten Inhalt lernen.
  - Ich wollte mein heutiges Ziel erreichen.
  - Ich habe aufgepasst.
  - Ich habe meine Aufgabenstellung überprüft.
  - Ich habe selbst Fehler gefunden.
  - Ich habe in folgenden Unterlagen nachgeschaut: …
- Gründe, weshalb das Lernziel nicht erreicht wurde:
  - Ich war abgelenkt.
  - Ich habe aufgegeben.
  - Es war zu schwer.
  - Es war zu leicht.
  - Ich habe nicht verstanden, was von mir verlangt wurde.
  - Ich habe schnell gearbeitet, weil ich schnell fertig werden wollte.
  - Ich fühlte mich heute körperlich nicht fit.
  - Der Praxisanleitende war zu sehr mit anderen beschäftigt.

MERKE

Wenn Auszubildende eine Richtung vorgegeben bekommen, ist das für sie wie eine Landkarte, auf der der Weg eingezeichnet ist. Sie müssen sich zunächst nur ins Auto setzen und mitfahren wollen. Sobald sie den Weg kennen, d. h. Sicherheit erlangt haben, werden sie sich selbst ans Steuer setzen und das Ziel erreichen.

Reflexion durch Impulsfragen

Impulsfragen eignen sich für den **Abschluss des Reflexionsgesprächs,** z. B.:

- Welche Strategie hat heute zum Erfolg geführt (Assessments/vormachende Anleitung/Üben unter Aufsicht etc.)?
- Welche neuen Fragen ergeben sich aus der Anleitungssituation?
- Welche zusätzlichen Informationen sind jetzt erforderlich, um die Erfolgskriterien zu erfüllen? (Beispielsweise wenn der Auszubildende zwar die Blutdruckmessung beherrscht, aber die ermittelten Werte nicht einschätzen kann.)
- Welche Lernziele haben Sie erreicht?
- Was können Sie anderen Auszubildenden beibringen?
- In welche Themenbereiche würden Sie gern tiefer eintauchen?
- Was haben Sie heute erfolgreich gelernt?
- Was ist Ihnen heute misslungen? Und was waren die Störfaktoren?
- Definieren Sie Ihre neuen Lernziele.

Impulsfragen ermöglichen es den Lernenden einerseits, Verständnisprobleme selbst zu identifizieren, und regen sie andererseits an, sich bei der Ausführung ihrer Arbeit noch mehr anzustrengen. Im Gegensatz zu den anderen Reflexionsfragen sollen Impulsfragen zum Weiterlernen und Nacharbeiten nach der Anleitung animieren.

7.5.2 Dokumentation

Die Auszubildenden dokumentieren die Praxisanleitung mit Datum und Uhrzeit sowie Länge der Anleitung als **Bestätigung** in ihrem Ausbildungsmanual/Ausbildungsnachweis (➤ 3.2.3). Die Praxisanleitenden bestätigen den Eintrag mit ihrer Unterschrift als Beleg, dass die Anleitungssequenz stattgefunden hat. In der Summe dienen die Einträge als Nachweis, dass die Praxisanleitung im erforderlichen Umfang von zehn Prozent stattgefunden hat, was Voraussetzung für die Zulassung zur staatlichen Abschlussprüfung ist.

Des Weiteren können Auswertungen von Anleitungen in Form eines **Verlaufsberichts** dokumentiert und an die Pflegeschulen gesendet werden, damit für jeden Auszubildenden regelmäßige Lernstandskontrollen vorliegen und bei eventuellem Unterstützungsbedarf in der praktischen Ausbildung frühzeitig interveniert werden kann. Die Dokumentation des Verlaufsberichts wird von den Praxisanleitenden durchgeführt. Die erbrachte Leistung muss sachlich beschrieben und in Anbetracht des individuellen Lernniveaus beurteilt werden. Doch nicht jede Pflegeschule arbeitet mit schriftlichen Verlaufsberichten der praktischen Ausbildung.

Da es gesetzlich vorgeschrieben ist, die praktischen Einsätze zu benoten (qualifizierte Leistungseinschätzung über den bei der beteiligten Einrichtung durchgeführten praktischen Einsatz unter Ausweisung von Fehlzeiten, § 6 PflAPrV), berufen sich die Pflegeschulen auf die **benoteten Auswertungsbögen** (➤ 9.2), die von jedem Lernenden am Ende des Einsatzes zurück an die Pflegeschule gesendet werden. Die Praxisanleitenden der praktischen Einsatzorte können sich jederzeit mit den Pflegeschulen in Verbindung setzen, wenn sie größeren Unterstützungsbedarf bei Auszubildenden sehen.

Die **Dokumentation des Verhaltens** wird dann wichtig, wenn es in der Ausbildung Schwierigkeiten gibt, z. B. wenn Auszubildende nicht die zu erwartende Leistung zeigen, weil vielleicht Lernblockaden vorliegen oder disziplinäre Probleme auftauchen wie Diebstahl oder Fehlverhalten. Derartige Bestandsaufnahmen erfolgen schriftlich. Die Auszubildenden werden über den Informationsaustausch solcher Art zwischen Praxisanleitenden und Pflegeschule informiert.

Eine weitere wichtige Dokumentation der Praxisanleitenden ist die **Dokumentation der ersten Praxisanleitung** im Orientierungseinsatz eines Auszubildenden, um zu prüfen, ob die praktische Leistung für das Bestehen der Probezeit ausreicht. Diese Dokumentation wird von vielen Pflegeschulen eingefordert.

7.6 Patienten-/Klientenedukation

Die Edukation und die Schulung zu pflegender Menschen und ihrer Bezugspersonen durch Pflegefachpersonen fällt im weiteren Sinn auch unter den Begriff Anleitung. Da nach § 5 Abs. 3 Nr. 1 f PflBG auch die „Beratung, Anleitung und Unterstützung von zu pflegenden Menschen bei der individuellen Auseinandersetzung mit Gesundheit und Krankheit sowie bei der Erhaltung und Stärkung der eigenständigen Lebensführung und Alltagskompetenz unter Einbeziehung ihrer sozialen Bezugspersonen“ zu den Ausbildungszielen gehören, müssen Auszubildende auch in der Schulung und Beratung von zu pflegenden Menschen und ihren Bezugspersonen angeleitet werden.

- Für Schulungen, die sich meist über mehrere Stunden erstrecken, werden meist erfahrene und extra ausgebildete Experten eingesetzt (➤ 7.6.2).
- Mikroschulungen, die auf 10–30 Minuten begrenzt sind, gehören wiederum zu den Aufgaben von Pflegefachpersonen (➤ 7.6.2).
- Bei Beratungen wird Expertenwissen vermittelt, mit dessen Hilfe sich ein spezielles Pflegeproblem lösen lässt (➤ 7.6.3).

Die vorher gemeinsam zwischen Pflegefachperson/Anleitenden und der zu pflegenden Person und/oder ihren Bezugspersonen vereinbarte Zielsetzung wird am Ende der Maßnahme als Kontrollgrundlage herangezogen, ob die Ziele erreicht wurden.

7.6.1 Schulung

Bei einer Schulung werden einer oder mehrerer Personen Inhalte und Fertigkeiten in einem **geplanten, strukturierten** und **schrittweise ablaufenden Prozess** vermittelt. Auch wenn Schulungsinhalte in der Regel von auf diesem Gebiet besonders versierten Experten vermittelt werden, obliegt es (auch) den Pflegefachpersonen, den Schulungs- bzw. Lernbedarf eines zu pflegenden Menschen festzustellen und Betroffene, die ihre Lebensweise zumindest teilweise verändern müssen, emotional aufzufangen und zu begleiten. Auch bei Rückfragen vonseiten geschulter zu pflegender Menschen müssen Pflegefachpersonen adäquat einschätzen können, ob sie die Experten nochmals kontaktieren müssen, um die Sicherheit des zu pflegenden Menschen und seinen Bezugspersonen zu gewährleisten.

Auszubildende müssen lernen, Menschen darauf hinzuweisen, dass sie ihre Lebensweise den selbstpflegerischen Erfordernissen einer neu aufgetretenen (chronischen) Erkrankung oder körperlichen Einschränkung anpassen müssen. Dabei erfahren Auszubildende Momente, die für die Betroffenen möglicherweise sehr schwierig anzunehmen sind, und müssen sich der Herausforderung stellen, Letztere bei diesem Prozess zu unterstützen und zu begleiten. Bei einem zu pflegenden Menschen mit einem neu aufgetretenen insulinpflichtigen Diabetes mellitus Typ 2 z. B. bedeutet das zu berücksichtigen, dass Krankheit und Therapie weitreichende Auswirkungen auf das gesamte Leben haben, u. a. auf den Beruf, das Familienleben, die Freizeitaktivitäten. Praxisanleitende müssen im Fokus behalten, ob Lernende die Auswirkung der Erkrankung auf die verschiedenen Lebensbereiche des Betroffenen sehen, diese entsprechend informieren und in emotional kritischen Situationen auffangen können.

Der Lernbedarf zu schulender Menschen kann anhand der fünf Schritte von Klug Redman [9] eingeschätzt werden:

1. **Einschätzen des Schulungsbedarfs**
   - Durch Fragen bei der Pflegeanamnese Wissen, Körperwahrnehmung und Bewältigungsstrategien ermitteln
   - Motivation/Compliance/Adhärenz einschätzen
2. **Einschätzen von Motivation, Compliance und Adhärenz**
   - Motivation feststellen
   - Bedürfnisse, kognitive Erwartungen, Lernbereitschaft ermitteln
   - Bisherige Bewältigungsstrategien(z. B. wird eine Unterzuckerung erkannt, und welche Gegenmaßnahmen werden ergriffen), ärztliche Versorgung, bisherige Therapie erfragen
3. **Diagnose und Zielsetzung**
   - Konkreten Lernbedarf anhand der notwendigen Fertigkeiten identifizieren
   - Anhand der Pflegediagnosen/Pflegeziele die Maßnahmen evidenzbasiert identifizieren, die der zu pflegende Mensch oder die Bezugsperson benötigen
4. **Lehren und lernen**
   - Geeignete Lernformen wie Einzel- oder Gruppenschulungen (➤ 7.3) wählen
   - Geeignete Schulungsmethoden (➤ 7.4) wie Gespräch, Vortrag, Demonstration, Übungen, Trainingseinheiten, Lern- und Schulungsmaterialien (Medikamente, Sprays, Infomaterial) wählen, z. B. zeigen und üben lassen, wie beim Insulinpen die richtige Dosis eingestellt wird und die Injektion (zunächst an einer Orange) durchgeführt wird
5. **Überprüfung**
   - Geeignete Methoden wählen, z. B. Tests, Befragung, Beobachtung der Handlung
   - Bei nicht erreichten Zielen erneut Lernbedarf identifizieren und weitere Maßnahmen ergreifen, die den Betroffenen zur Selbstpflege befähigen

PRAXISTIPP

Gruppenanleitungen eignen sich z. B. dafür, mit den Auszubildenden Schulungen für die zu pflegenden Menschen auszuarbeiten und diese in Begleitung der Praxisanleitenden bei den Betroffenen durchzuführen. Dabei werden auch die Auszubildenden geschult, und sie bewegen sich in einer sicheren Struktur, in der sie schrittweise in ein Thema eingeführt werden.

7.6.2 Mikroschulung

Mikroschulungen sind kurze und maßgeschneiderte Schulungsmaßnahmen für zu pflegende Menschen und deren Bezugspersonen, in denen bestimmte Verhaltensweisen oder Techniken unterrichtet werden. Beispiele für Mikroschulungen sind:

- Augentropfen applizieren
- Sondenkost verabreichen
- Kompressionsstrümpfe anziehen
- Frauen zum Abtasten der Brust anleiten
- S. c. Injektion anleiten
- Urinausscheidung bilanzieren

Methodisch können Auszubildende nach den **zwölf Schritten nach Abt-Zegelin** (➤ Abb. 7.8) vorgehen [1]:

1. Vorwissen festhalten, Haltung des zu pflegenden Menschen erkennen
2. Richtziel für Schulungsinhalt mit zu pflegendem Menschen bzw. Bezugsperson vereinbaren

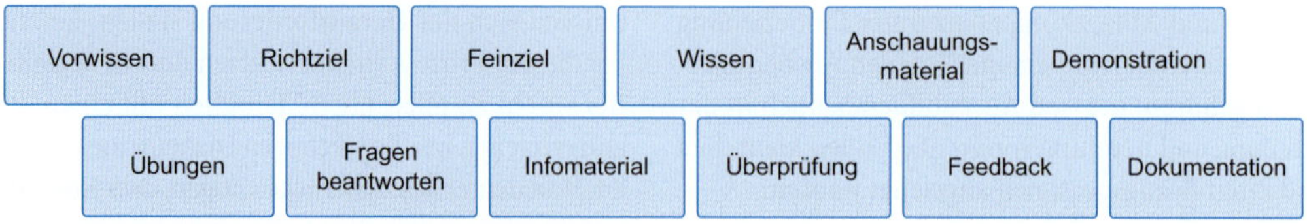

Abb. 7.8 Die zwölf Schritte der Mikroschulung. [O1110, L143]

3. Feinziele für Schulungsinhalte festlegen
4. Wissen ergänzen
5. Anschauungsmaterial vorstellen und erklären
6. Demonstration der jeweiligen Technik
7. Übungen mit zu Schulendem durchführen
8. Fragen beantworten
9. Infomaterial aushändigen
10. Überprüfung zur Ergebnissicherung durchführen, dabei an das Lernziel angepasste Methode wählen (eventuell mit Wissenscheck)
11. Feedback durch zu schulender und schulender Person zu Ablauf, Inhalten, Atmosphäre etc. der Schulung
12. Dokumentation der Schulung zur Qualitätssicherung, als Leistungsnachweis und zur Transparenz für Dritte

PRAXISBEISPIEL

Die Auszubildende Hanna bereitet mit ihrer Praxisanleiterin Flore eine Praxisanleitung für den morgigen Tag vor, in der sie im Rahmen einer Mikroschulung Frau Akinci im Abtasten der Brust zur Krebsvorsorge anleiten möchte. Hanna hat sich schon frühzeitig Gedanken gemacht, wie sie Frau Akinci das Vorgehen anschaulich vermitteln könnte. Das einrichtungseigene Modell der weiblichen Brust ist gerade nicht auffindbar. Hanna entschließt sich kurzerhand, selbst ein Modell zu basteln. Sie verwendet einen festeren roten Luftballon und befüllt diesen mit Pudding und kleinen, festen Plastikteilen, die Knoten darstellen sollen. Anhand der zwölf Schritte von Abt-Zegelin erstellt Hanna einen inhaltlichen und zeitlichen Ablaufplan. Von ihrer Bezugspflegefachperson Ina erhält sie zudem Informationsmaterial.

MERKE

Schulungen wie Mikroschulungen sind inhaltlich auf evidenzbasierten Konzepten aufgebaut. Aus diesem Grund dürfen Auszubildende Schulungsmaterial inhaltlich nicht selbst ausarbeiten, sondern müssen sich an die Infomaterialien der Gesundheitseinrichtungen/Expertenstandards halten.

7.6.3 Beratung

Die Beratung von zu pflegenden Menschen wird in den meisten Pflegeschulen aufgrund ihrer hohen Komplexität im dritten Ausbildungsjahr unterrichtet und angeleitet, denn hierfür benötigen Auszubildende Erfahrung in der Kommunikation und im Umgang mit zu pflegenden Menschen. Den Auszubildenden muss klargemacht werden, dass durch eine Beratung eventuell (weitere) Krisen im Leben von zu pflegenden Menschen verhindert oder ausgelöst werden können. Beratung geschieht in der praktischen Ausbildung in erster Linie durch eine gezielte Anleitung (➤ 7.4.1). Wenn Auszubildende sich eine Beratung zutrauen, müssen sie eng von den Praxisanleitenden begleitet werden.

Die zu Beratenden sind Menschen, die sich aufgrund einer Erkrankung und deren Auswirkung machtlos fühlen und einen totalen Kontrollverlust erleben, z. B. bei einer Tetraplegie nach einem Motorradunfall. Ziel der Beratung ist eine Problemlösung und Entscheidungsfindung des zu pflegenden Menschen. Auch hier bleibt die emotionale Auseinandersetzung nicht aus, was Erfahrungswissen und professionellen Umgang mit den Betroffenen und deren Bezugspersonen erfordert. Oftmals müssen sich Beratende schrittweise vortasten, um den Handlungsbedarf zu ermitteln. Im **sechsschrittigen Beratungsprozess** nach Hummel-Gaatz und Doll [6] stellt dies den ersten Schritt dar:

1. Beziehung herstellen, damit ein zu pflegender Mensch empfänglich für eine Lösungsorientierung wird
2. Beratungsbedarf und -bedürfnisse erfassen
3. Beratungsziele aushandeln
4. Lösungen entwickeln
5. Beratungsprozess reflektieren
6. Beratung beenden

PRAXISTIPP

Lektüre zur Patientenedukation

Hacker M, Slobodenka S, Titzer H. Edukation in der Pflege. 3. A. Wien: Facultas, 2024.
Schieron M, Büker C, Zegelin A (Hrsg.). Patientenedukation und Familienedukation. Praxishandbuch zur Information, Schulung und Beratung. Bern: Hogrefe, 2021.

REFLEXION

1. Welche Schritte beinhaltet die Vorbereitung einer Anleitung?
2. Was hat die Auswahl der zu pflegenden Menschen für eine Anleitungseinheit mit dem spiralförmigen Aufbau der Ausbildung zu tun?
3. Wozu dienen planungsrelevante W-Fragen?
4. Welche (pflege-)didaktischen Modelle gibt es?

7

5. Was sind Handlungsanlässe?
6. Welche Sozialformen gibt es?
7. Welche Kompetenzen werden durch welche Sozialformen gefördert?
8. Was ist der Unterschied zwischen Simulation und Demonstration?
9. Wie fördern Praxisanleitende den Lernzuwachs während der Anleitung?
10. Welche verschiedenen Herangehensweisen/Methoden gibt es, um etwas zu zeigen?
11. Anhand welchen Rasters kann der Lernerfolg festgestellt werden?
12. Welche Fragen eignen sich für ein Reflexionsgespräch?

LITERATUR

1. Abt-Zegelin A. Mikroschulungen. Die Schwester/Der Pfleger. 2006; 45(1): 62–65.
2. AEVO Online GmbH. Ausbildungsmethode: Das Modell der vollständigen Handlung. 2025. Aus: https://aevo-online.com/modell-der-vollstaendigen-handlung/ (letzter Zugriff: 19.10.2025).
3. Braunschweiger C. Ratgeber für Ausbildner. 2. A. Zürich: Eigenverlag, 2019.
4. Bundesinstitut für Berufsbildung (BIBB). Rahmenpläne der Fachkommission nach § 53 PflBG. Rahmenlehrpläne für den theoretischen und praktischen Unterricht. Rahmenausbildungspläne für die praktische Ausbildung. 2. A. Bonn: 2020. Aus: www.bibb.de/dienst/publikationen/de/download/16560 (letzter Zugriff: 19.7.2025).
5. Denzel, S. Praxisanleiter. 4. A. Stuttgart: Thieme, 2019.
6. Hummel-Gaatz S, Doll A. Unterstützung, Beratung und Anleitung in gesundheits- und pflegerelevanten Fragen fachkundig gewährleisten. Themenbereich 3: Analyse und Vorschläge für den Unterricht. München: Elsevier, 2007.
7. Kaiser H. Situationsdidaktik konkret. Bern: EHB, 2019.
8. Klein Z, et al. Empfehlungen für Praxisanleitende im Rahmen der Pflegeausbildung nach dem Pflegeberufegesetz (PflBG). 2021. Aus: www.bibb.de/dienst/publikationen/de/download/17241 (letzter Zugriff: 19.7.2025).
9. Klug Redman B. Patientenedukation. Kurzlehrbuch für Pflege- und Gesundheitsberufe. 2. A. Bern: Hans Huber, 2009.
10. Küng R, Staudacher D, Panfil E-M. Ein zentrales pädagogisches Modell für die Praxisausbildung: „Cognitive Apprenticeship". Das Potenzial des CAS-Modells im Kontext der Kriterien für „guten Unterricht". PADUA. 2018; 13(3): 115–123.
11. Kriesten U. Praxisanleitung – gesetzeskonform, methodenstark & innovativ. Hannover: Schlütersche Verlagsgesellschaft, 2021.
12. Methodenwürfel RITA. 2025. Aus: www.methodenwuerfel.ch/methodenwuerfel (letzter Zugriff: 19.10.2025).
13. Netzwerk Patienten- und Familienedukation in der Pflege e. V. 2023. Aus: https://patientenedukation.de (Letzter Zugriff: 19.7.2025).
14. Pflegezentren der Stadt Zürich. Beobachtungsfehler. Internes Dokument. 2019.
15. Redaktionsteam PELe. Allgemeine Didaktik. 2015. Aus: www.e-teaching.org/didaktik/theorie/didaktik_allg (letzter Zugriff: 19.10.2025).
16. Skript: 10 Prinzipien der Instruktion, Zürcher Methode. Internes Dokument Alterszentrum Uster.
17. Sterel S, Pfiffner M, Caduff C. Ausbilden nach 4 K. Ein Bildungsschritt in die Zukunft. Bern: hep Verlag, 2018.
18. Universität zu Köln. Handlungsorientierung. Merkmale handlungsorientierten Unterrichts. 2023. Aus: https://nawitas.uni-koeln.de/didaktik/bs-didaktik/handlungsorientierung (letzter Zugriff: 19.10.2025).
19. Xiang L. Handlungsorientierter Unterricht – Merkmale & Beispiele. 2021. Aus: www.goethe.de/resources/files/pdf238/lanying-xiang_handlungsorientierter-unterricht.pdf (letzter Zugriff: 19.7.2025).

KAPITEL

8 Umgang mit herausfordernden Situationen und Konflikten

Christian Braunschweiger (8.1–8.3, 8.5–8.7), Maren Höpfner (8.4)

Im Alltag von Praxisanleitenden gibt es immer wieder herausfordernde Situationen sowie, Störungen und Konflikte, mit welchen Praxisanleitende konfrontiert werden. Diese störenden Einflüsse müssen angegangen und nach Möglichkeit beseitigt werden, sonst behindern sie nicht nur den Lernerfolg und das Lernklima, sondern beeinflussen auch die Arbeitszufriedenheit aller Beteiligter negativ. Dies kann Einfluss auf die Fluktuation haben; Mitarbeitende können abwandern, und da es auf dem Arbeitsmarkt nicht genug qualifizierte Pflegefachpersonen gibt, mit denen vakante Stellen wieder besetzt werden können, kann dies zu Überlastung führen. Die Folge sind wiederum häufigere Abwesenheiten, die das Team noch mehr belasten. Ein Teufelskreis entsteht.

8.1 Tätigkeitsbedingte Herausforderungen

Herausfordernde Situationen stellen für Praxisanleitende mitunter eine doppelte Herausforderung dar, da sie diese nicht nur selbst bewältigen müssen, sondern auch gefordert sind, die Auszubildenden in diesen Situationen kompetent zu begleiten und bei deren Bewältigung zu unterstützen. Mitunter stoßen Anleitende aber auch an ihre eigenen (Wissens-)Grenzen und müssen damit professionell umgehen können.

8.1.1 Schwierige Pflegesituationen

Ethisch-moralisch schwerwiegende Pflegesituationen, z. B. die Pflege junger Menschen mit unheilbaren Krankheiten oder die Versorgung von Embryos bei Lebendabtreibungen oder von Totgeburten stellen an alle Beteiligten hohe Ansprüche. Eine starke Persönlichkeit mit hoher Resilienz (➤ 2.1.5) und der Austausch im Team zu ethischen Fragestellungen, z. B. durch Fallbesprechungen, ist essenziell, um psychisch und körperlich gesund zu bleiben. Das Risiko, ein Burnout zu entwickeln, ist unter Pflegefachpersonen aus verschiedenen Gründen sehr hoch. Achtsamkeit für sich und das Umfeld kann hier helfen, die eigenen Bedürfnisse zu erkennen und sich gegebenenfalls frühzeitig Unterstützung zu holen.

8.1.2 Unkooperative zu pflegende Menschen

Vereinzelt kommt es vor, dass zu pflegende Menschen nicht in eine Praxisanleitung involviert werden möchten, da sie – aus ihrer Sicht – keine „Versuchspersonen" sein wollen. Diese Entscheidung ist in jedem Fall zu respektieren. Wenn die Praxisanleitung aber in Form eines Tandems (➤ 7.3) durchgeführt wird und diese Anleitungsform den Betreffenden verständlich erklärt wird, kann es durchaus sein, dass sie nach anfänglichen Bedenken doch in die Teilnahme einwilligen. Nichtsdestotrotz wird es immer zu pflegende Menschen geben, die nicht von Auszubildenden versorgt werden möchten, vor allem bei invasiven Handlungen wie z. B. einer Injektion. Die Erfahrung zeigt aber, dass die Mehrheit gern zur professionellen Ausbildung des Berufsnachwuchses beiträgt.

Es gibt aber auch Situationen, in denen sich zu pflegende Menschen unkooperativ verhalten, weil sie z. B. die geplante Pflege ablehnen, Medikamente nicht nehmen oder nicht an geplanten Aktivierungen teilnehmen wollen. Hier heißt es für Praxisanleitende, Feingefühl walten zu lassen und nach alternativen Lösungen zu suchen. Zum Beispiel können Anleitende zu pflegende Menschen, welche die Anwesenheit einer dritten Person bei der Körperpflege ablehnen, vorschlagen, dass sie sich vor der Badezimmertür aufhalten und einfach zuhören. Auch so lässt sich viel „beobachten". Doch auch hier haben die zu pflegenden Menschen das letzte Wort; stimmen sie einer Maßnahme nicht zu, ist dies zu akzeptieren.

8.1.3 Wissenslücken

Aufgrund der generalistischen Pflegeausbildung und der Vielfältigkeit der Pflegesituationen können Praxisanleitende nicht in jedem Thema gleich kompetent sein und nicht zu jedem Themengebiet oder jeder Pflegesituation aus dem Stegreif Fragen beantworten. Sie müssen Antworten gegebenenfalls recherchieren und diese den Auszubildenden nachliefern. Eine Möglichkeit ist auch, gemeinsam mit den Auszubildenden nach der Antwort zu forschen, denn auch das Aneignen von Wissen ist eine Kompetenz, die Auszubildende mithilfe der Vorbildfunktion der Praxisanleitenden vertiefen können.

8.2 Herausforderungen vonseiten der Auszubildenden

Es gibt Auszubildende, die sich auf verschiedene Weise herausfordernd verhalten. Oft sind es Situationen und Umstände, die diese Verhaltensweisen bei ihnen hervorrufen. Aufgabe der Praxisanleitenden ist es, diese herauszufinden und entsprechend zu reagieren. Für noch unerfahrene Praxisanleitende ist dies erfahrungsgemäß herausfordernd, da sie noch nicht über genügend Erfahrung und Strategien verfügen. Hier hilft das Coaching der vorgesetzten Praxisanleitenden. Sind die Auslöser identifiziert, werden gemeinsam mit den Auszubildenden Strategien entwickelt, um dieses Verhalten nicht mehr anwenden zu „müssen". Zudem befinden sich Lernende in einer Entwicklungsphase, in der sich ihr Frontalkortex umbaut (➤ 3.1.1), was mit Stress verbunden ist. Auszubildende können in dieser Phase rebellisch sein, Grenzen austesten, aber auch Anweisungen ignorieren oder schlicht vergessen. Hier heißt es, geduldig zu sein und die Themen zu wiederholen. Auch die Wohlstandsverwahrlosung (➤ 3.1.4) kann Ursache für herausforderndes Verhalten sein.

8.2.1 Bequemlichkeit

Bequeme Auszubildende erwarten, dass sie alles geliefert bekommen. Sie machen im Praxiseinsatz und in der Pflegeschule nur das Notwendigste und „berechnen" unter Umständen, was sie leisten müssen, um einen ausreichenden Notendurchschnitt zu erreichen. Diese Auszubildenden sind mitunter sehr intelligent, sonst könnten sie sich diese Haltung nicht leisten, oder ihre Ausbildung ist ihnen mehr oder weniger egal. Praxisanleitende achten darauf, sich nicht zum „Diener" dieser Auszubildenden zu machen, sondern fördern deren Eigenverantwortung und Eigeninitiative, indem sie

- ihnen Arbeitsaufträge geben,
- ihnen in der Praxis nicht zu viel abnehmen,
- Fragen mit der Aufforderung, die Antwort selbst zu recherchieren, an sie zurückgeben,
- ihnen klarmachen, dass sie die Verantwortung für nicht erledigte Aufgaben tragen,
- sie immer wieder zum eigenständigen Arbeiten motivieren. Hier kann ein Gespräch nach der lösungsorientierten Beratung (➤ 8.3.1) helfen.

8.2.2 Häufige Krankmeldungen

Wenn Auszubildende auffallend häufig und nur für einen Tag krank sind und deshalb nicht zur Arbeit erscheinen, hat dies mitunter keine gesundheitlichen Gründe, sondern ist ein „Bettkantenentscheid". Das bedeutet, die Auszubildenden entscheiden morgens spontan, ob sie an diesem Tag zur Arbeit oder Schule gehen oder nicht.

Der Grund kann darin liegen, dass diese Auszubildenden unter dem Druck, die Erwartungen von Bezugspersonen, Schule und ausbildender Einrichtung zu erfüllen, leiden. Dies setzt sie einer Dauerbelastung aus, und vor allem wenn Prüfungen anstehen, kann es vorkommen, dass sie sich morgens gegen Arbeit oder Schule entscheiden und sich die Fehltage häufen. Die Grenze zwischen tatsächlichem Kranksein, einer Unpässlichkeit, mit der Arbeiten oder der Schulbesuch durchaus möglich wäre, oder gar Lustlosigkeit verläuft dabei fließend. Auffällig wird es, wenn sich die Auszubildenden immer vor oder nach dem Wochenende krankmelden. Dabei erbringen sie bei der Arbeit oder in der Berufsschule durchaus durchschnittliche bis gute Leistungen, aber auch Abstürze können vorkommen, wenn zu viel Lernstoff oder Praxiseinsatztage verpasst wurden und die Kompetenzerfüllung ins Hintertreffen geraten ist.

MERKE

Gerade zu Beginn der Ausbildung leiden Auszubildende aufgrund des vermehrten Kontakts mit Krankheitserregern häufiger an Infekten, was auch ein Grund für häufigere Krankmeldungen sein kann.

Praxisanleitende suchen bereits bei ersten Auffälligkeiten das Gespräch, um herausfinden, wie es den Auszubildenden geht und was die Gründe für ihre Abwesenheiten sind. Es kann sein, dass tatsächlich gesundheitliche Probleme dahinterstecken. In diesem Fall ist zu prüfen, ob der Pflegeberuf mit all seinen Belastungen wirklich der richtige Beruf für die Auszubildenden ist oder ob private Probleme zugrunde liegen. Auch Motivationsprobleme können der Grund für häufige Abwesenheit sein. Um das ursächliche Problem und dessen beste Lösung zu finden, kann die lösungsorientierte Beratung (➢ 8.3.1) helfen. Auch sollten den Auszubildenden die Konsequenzen ihrer vielen Fehltage aufgezeigt werden. Bei häufigeren einzelnen Krankheitstagen kann die Personalabteilung ab dem ersten Krankheitstag eine Arbeitsunfähigkeitsbescheinigung verlangen.

MERKE

Viele Auszubildende bedenken nicht, dass Sie am Ende wegen zu hoher Fehlzeiten nicht zur staatlichen Abschlussprüfung zugelassen werden. § 13 PflBG beschränkt die Fehlzeiten auf jeweils maximal zehn Prozent der Stunden des theoretischen und praktischen Unterrichts und der praktischen Ausbildung.

8.2.3 Belastetes Vertrauensverhältnis

Der Umgang mit Auszubildenden, die es mit der Wahrheit nicht so genau nehmen, ist eine Herausforderung und beeinträchtigt das Vertrauensverhältnis zwischen Praxisanleitenden und Auszubildenden. In einem Gespräch gilt es herauszufinden, wieso die Auszubildenden es für nötig finden, die Unwahrheit zu sagen, und ihnen zu verdeutlichen, dass eine offene und ehrliche Kommunikation im Team eine vertrauensvolle Arbeitsebene schafft.

Praxisanleitende zeigen auf, dass Fehler in (Pflege-) Situationen entstehen können, diese aber in einem wertfreien Raum nachbesprochen werden. Gemeinsam mit den Auszubildenden suchen sie nach Lösungsansätzen und Möglichkeiten, die Kommunikation zu verbessern, und verinnerlichen diese.

8.2.4 Mangelnde Motivation

Eine Herausforderung können unmotivierte Auszubildende sein, denn um ihre Haltung ändern zu können, müssen Anleitende herausfinden, bei welchen inneren und äußeren Motivationsfaktoren (➢ 4.1.2) Defizite bestehen. Dies geschieht durch eine genaue Analyse der Faktoren in Gesprächssituationen. Praxisanleitende können dann Bedingungen schaffen, die die äußeren Motivationsfaktoren fördern, und so versuchen, auch die inneren Faktoren positiv zu beeinflussen. Wenn dies gelingt, werden Auszubildende in ihrer Motivation wieder gestärkt.

PRAXISBEISPIEL

Holger kämpft im dritten Ausbildungsdrittel mit seiner Motivation. Irgendwie ist sie ihm verloren gegangen, und er weiß nicht weshalb. Durch eine lösungsorientierte Beratung versucht seine Praxisanleiterin Franziska zu eruieren, welche Faktoren die Motivation senken. Sie findet heraus, dass Holger in der Routine feststeckt, und beschließt, ihm eine neue Aufgabe zu geben. Er soll in Zukunft einmal pro Monat die Visite des ärztlichen Personals in Begleitung einer Pflegefachperson übernehmen. Diese neue Aufgabe und die damit verbundene Verantwortung reizen Holger, und er ist wieder motiviert, weil ihm die Aufgabe Spaß macht und die Routine durchbricht. Er schließt seine Ausbildung zum Pflegefachmann erfolgreich *und* motiviert ab.

8.2.5 Gruppendynamik

DEFINITION

Gruppe: Menschen, die in regelmäßigem Kontakt stehen und ein gemeinsames Ziel verfolgen.

Eine Gruppe besteht aus mindestens drei Personen, sie bilden eine Kleingruppe. Wenn sich mehr als 20 Personen versammeln, spricht man von einer Großgruppe. Auch Familien, Schulklassen, Ausbildungskurse und Ethnien sind im sozialwissenschaftlichen Sinn Gruppen. Daneben gibt es noch eine Vielzahl anderer Gruppen.

Eine Gruppe formiert sich für eine bestimmte Zeit, dies können Stunden oder Jahrzehnte sein. Mit der Zeit entwickeln die Mitglieder ein Zusammengehörigkeitsgefühl. Gemeinsame Normen und Werte fördern die Zielerreichung sowie verschiedene Rollen, die innerhalb einer Gruppe entstehen [5]:

- **Mover:** Rolle des Anführers, die nur ein Gruppenmitglied einnehmen kann.
- **Opposer:** Rolle des Gegenspielers. Er steht in Konkurrenz zum Mover und will möglicherweise selbst die Moverrolle. Er fördert die Dynamik der Gruppe durch das Einbringen gegenteiliger Ideen.
- **Follower:** folgen dem Mover und vertreten seine Meinung gegenüber der Gruppe.
- **Bystander:** Zuschauer, die eine eher passive Rolle einnehmen.

8

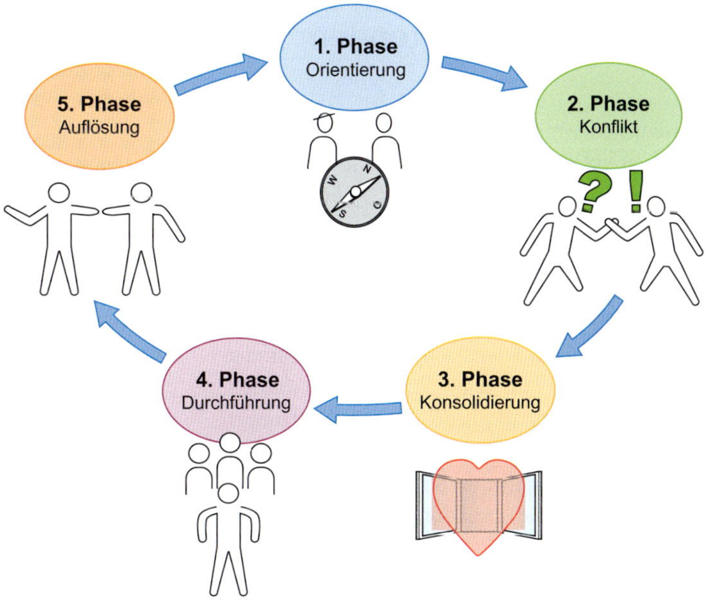

Abb. 8.1 Phasen, die jede Guppe durchläuft. [L143]

Dabei durchlaufen Gruppen verschiedene Phasen (➤ Abb. 8.1), die ebenfalls wenige Stunden bis viele Jahre andauern können:

- **Orientierungsphase** *(Forming):* Die Gruppenmitglieder treffen das erste Mal aufeinander. Sie lernen sich gegenseitig kennen und orientieren sich in der Gruppe.
- **Konfliktphase** *(Storming):* In dieser Phase werden die Gruppenrollen verteilt. Wer ist Mover, wer sind die Follower, wer die Opposer, wer die Bystander? Hier kann es zu Konflikten kommen, bis jedes Mitglied seine Rolle gefunden hat.
- **Konsolidierungsphase** *(Norming):* Die Gruppenregeln werden bestimmt und festgelegt, wie die Gruppe arbeiten und wie sie miteinander umgehen will.
- **Durchführungsphase** *(Performing):* In dieser Phase arbeitet die Gruppe aktiv und kann Ergebnisse erzielen.
- **Auflösungsphase** *(Adjourning):* Jede Gruppe löst sich irgendwann, nach Stunden, Tagen oder auch Jahren, wieder auf, nämlich dann, wenn das Ziel erreicht wurde, weshalb sich die Gruppe gebildet hat oder auch wenn es mit dieser Gruppenkonstellation nicht zu einer Zielerreichung kommt. Optimalerweise löst sich die Gruppe auf, nachdem eine Bilanz gezogen und die Arbeit reflektiert wurde.

Negative Gruppendynamik

Provokante Auszubildende versuchen, Pflegepädagoginnen und Anleitende, teilweise auch andere Auszubildende herauszufordern. Sie testen Grenzen aus oder manipulieren ihre Mitauszubildenden zu ihren Gunsten, stören sie bei ihrer Arbeit oder motivieren sie, sich das Verhalten ebenfalls anzueignen. Hier ist es wichtig, dass sich alle beteiligten Personen nicht herausfordern lassen und die Gruppendynamik (s. oben) zu deren Gunsten zu nutzen. Praxisanleitende müssen das Gespräch mit dem „Mover" (Anführer) der Gruppe suchen und sich um dessen Verständnis bemühen. Wenn er davon überzeugt wird, sein Verhalten zu ändern, beeinflusst dies auch die gesamte Gruppe positiv. Wichtig ist hier eine ehrliche und offene Kommunikation.

PRAXISTIPP

Weiterführende Literatur

Brocher T. Gruppenberatung und Gruppendynamik. 2. A. Wiesbaden: Springer, 2015.

8

8.3 Herausforderungen vonseiten der Mitarbeitenden

Praxisanleitende müssen sich oft erst in ihrer Rolle behaupten, weil sie, sofern sie nicht zu hundert Prozent für die Anleitung freigestellt sind, nicht nur für diese Aufgabe zuständig sind, sondern zudem auch für alle anderen auf der Station anfallenden (Pflege-)Aufgaben und zudem im Rahmen der Praxisanleitung Abläufe und Maßnahmen einführen, die mit zusätzlicher Arbeit für die anderen Pflegefachpersonen verbunden sein können. Um vom Team akzeptiert zu werden, müssen Praxisanleitende ihre Rolle in Teamsitzungen erklären und begründen können. Transparenz und Kommunikation sind hier die Schlüsselwörter. Wichtig ist, dass Teams um die Ausbildungsarbeit wissen sowie die Vorteile eines gut qualifizierten Pflegenachwuchses und den eigenen Ausbildungsauftrag erkennen, den sie als Mitarbeitende eines Ausbildungsbetriebs haben.

8.3.1 Konflikte zwischen Praxisanleitenden, Auszubildenden und Mitgliedern des Pflegeteams

Nicht alle in einem Arbeitsbereich Tätigen sind begeistert, dass für die Ausbildung Zeit zur Verfügung gestellt werden muss. Nicht selten geraten Praxisanleitende in einen Konflikt, weil die zu erledigenden Aufgaben überhandnehmen, Mitarbeitende erkrankt sind und die Arbeitskraft der Auszubildenden dringend gebraucht wird, weil sie z. B. die zweite Arbeitskraft in der gesamten Schicht sind. Lösungen benötigt es leider immer sofort. Praxisanleitende, die Erfahrung mit verschiedenen Anleitungsmethoden (➤ 7.4) haben, können schnell umschalten und auch in Zeiten von Mehrarbeit Auszubildende anleiten. Schließlich müssen diese auch das Pflegen unter Zeitdruck lernen.

Konflikte und Konfliktpotenzial

Haltungen und Einstellungen von Teamkolleginnen können zu Konflikten zwischen Praxisanleitenden und Auszubildenden auf der einen und den Teammitgliedern auf der anderen Seite führen, z. B. wenn Pflegefachpersonen

- Praxisanleitung in ihrer zeitlichen Größe als Zeitverschwendung betrachten,
- der Meinung sind, dass Praxisanleitende mehr Arbeit bewältigen könnten, da sie Auszubildende zur Seite haben, und somit das Verständnis für Ausbildungsarbeit fehlt,
- es als belastend empfinden, sich wiederkehrend auf neue Auszubildende einstellen und sie einarbeiten zu müssen, was neben zeitlichem Aufwand auch einen beständigen Neuaufbau von Beziehungen erfordert,
- während der Praxisanleitung nicht auf die Hilfe der Auszubildenden zurückgreifen können, was unter Umständen mit Mehrarbeit verbunden ist,
- sich durch Praxisanleitende beobachtet fühlen,
- sich verantwortlich für das fühlen, was Auszubildende machen oder nicht machen,
- Mehraufwand haben, um sich in pädagogische Themen einzuarbeiten und eventuell Formulare auszufüllen,
- sich durch Auszubildende, die auf fehlerhafte Ausführungen von Pflegemaßnahmen oder generelle Missstände hinweisen, ertappt und kritisiert fühlen,
- der Ausbildung gegenüber kritisch eingestellt sind und somit auch gegenüber Auszubildenden, die neu in ein Team kommen,
- sich über Auszubildende ärgern, die nicht die erwartete Leistung bringen oder sich unangemessen verhalten.

Oftmals werden diese Vorbehalte gar nicht oder nicht gegenüber den Praxisanleitenden geäußert, sondern an den Auszubildenden „ausgelassen“, mit mehr oder weniger gravierenden Auswirkungen. Auszubildende, die in ihrer Persönlichkeit gefestigter sind, werden in diesen Fällen selbst das Gespräch mit ihren Bezugspersonen suchen oder Pflegefachpersonen auf Ausbildungswünsche und -bedürfnisse aufmerksam machen. Oftmals wenden sich Auszubildende an Personen, die ihnen zuhören und eventuell gemeinsam mit ihnen nach Lösungen suchen. Die introvertierteren Auszubildenden überlassen dagegen das Ansprechen von Missständen oder Konflikten eher den Praxisanleitenden, weil sie Angst vor Streitgesprächen oder schlechten Beurteilungen haben. Wenn praktische Einsatzorte wenig zur Ausbildung beitragen und es an Respekt gegenüber Auszubildenden mangelt, wird sich das in den Rückmeldebögen der Auszubildenden widerspiegeln. Eine weitere gravierende Folge ist, dass Auszubildende die Ausbildung abbrechen.

Umgang mit Konflikten

Der Umgang mit Konflikten benötigt Feingefühl und die Bereitschaft, für die Sichtweisen aller beteiligten Personen offen zu sein. Das Lösen von Konflikten kostet vor allem Zeit, um die Zusammenarbeit zu optimieren. Um Verständnis füreinander zu entwickeln, zeigen alle Personen **Transparenz** und bringen **Verständnis** füreinander auf.

Handelt es sich um Konflikte zwischen einem Team und den Praxisanleitenden, sollten die Konflikte übergeordnet mit der Teamleitung angesprochen werden. Sind es Konflikte, die vor allem die Auszubildenden betreffen, sollten die Praxisanleitenden das persönliche Gespräch mit allen Beteiligten in einem ruhigen Rahmen suchen. Um die Zusammenarbeit zu fördern, benötigt es ein gegenseitiges Verständnis und Respekt vor dem Gegenüber, egal auf welcher hierarchischen Ebene jemand steht. Es können jedoch nicht alle Konflikte, in die Anleitende involviert sind, zwangsläufig von ihnen gelöst werden, z. B. wenn diese strukturell bedingt sind. Es gibt Rahmenbedingungen, die eingehalten werden müssen, damit verschiedene Berufsgruppen arbeitsfähig bleiben, und dafür gibt es Verantwortliche, die gegebenenfalls hinzugezogen werden können.

Der Umgang mit Versagen oder mit Fehlern zeichnet letzten Endes ein Team aus. Wenn dieses es schafft, auch bei Konflikten offen zu bleiben, und immer das Ziel hat, Konflikte konstruktiv zu lösen, können sich Auszubildende glücklich schätzen. Sie werden sich wohlfühlen und auch keine Angst haben, sich im Arbeitsalltag und im Team einzubringen. Nicht zuletzt fungieren Pflegefachpersonen und vor allem Praxisanleitende auch in diesem Punkt als Vorbilder für Auszubildende, die sich an deren Verhalten abschauen, wie sie zukünftig mit Konflikten umgehen.

Lösungsorientierte Beratung

DEFINITION

Lösungsorientierte Beratung: Methode, durch gezielte Fragestellungen den Fragenden in einen Denkprozess zu bringen, der ihn selbst auf eine für ihn stimmige Lösung bringt.

In herausfordernden Anleitungs- und Konfliktsituationen ist eine konstruktive Gesprächsführung essenziell. Es gibt verschiedene Methoden zur Konfliktlösung, eine davon ist die lösungsorientierte Beratung. Bei dieser Methode wird durch **gezielte Fragestellung** versucht, die Lösung eines Problems oder Konflikts zu entwickeln. Es wird davon ausgegangen, dass die Beteiligten die Lösung bereits in sich tragen und diese dank der richtigen Fragen „hervorholen" bzw. entwickeln.

Um eine lösungsorientierte Beratung initiieren und durchführen zu können, muss man jedoch mit der Anwendung dieser Methode vertraut sein. Es ist von großem Vorteil, wenn Praxisanleitende diese beherrschen, da die lösungsorientierte Beratung nicht nur bei Konflikten, sondern auch bei Problemen angewandt werden kann.

PRAXISTIPP

Weiterführende Literatur

Bamberger GG. Lösungsorientierte Beratung. 5. A. Weinheim: Beltz, 2015.

Konflikten vorbeugen

Um Konflikten vorzubeugen, ist die Transparenz der Rollen und der Aufgaben von Praxisanleitenden für das (Pflege-)Team von Anfang an unumgänglich. Klare Strukturen seitens der Gesundheitseinrichtungen bilden den notwendigen Rahmen. Hilfreich ist zudem, wenn Praxisanleitende selbstbewusst, freundlich, offen und bei Bedarf auch kompromissbereit gegenüber dem Team auftreten.

Organisation

Vielen Konflikten können Praxisanleitende durch eine gute Organisation vorbeugen. Es ist ratsam, Praxisanleitungen so in den Arbeitsalltag zu integrieren, dass zu pflegende Menschen im Rahmen der Anleitung komplett durch Praxisanleitende und Auszubildende versorgt werden und Pflegetätigkeiten nicht an die Pflegefachpersonen des Teams übertragen werden. Feste Termine wie z. B. Visite oder die OP-Vorbereitung sollten nicht aufgrund einer Anleitung verschoben werden (müssen). Denn dies bringt viel Unruhe in den Alltag, und Pflegefachpersonen müssen unter Umständen Mehrarbeit leisten. Andererseits achten Praxisanleitende auch darauf, nicht zu viele Pflegetätigkeiten in eine Anleitungssequenz zu integrieren, damit genug Zeit für die Anleitung bleibt. Zeitdruck nimmt den Auszubildenden die Möglichkeit, Gelerntes zu üben und so zu vertiefen, was wiederum auf Kosten der Sicherheit der zu pflegenden Menschen gehen kann. Verknüpfungen herzustellen, um Gelerntes in anderen Pflegesituationen anwenden zu können, benötigt Vertiefungswissen und dieses wiederum Aneignungszeit.

Teamkultur

Wenn Auszubildende in ein gut funktionierendes Team kommen, das in jeder Hinsicht offen ist – für Auszubildende, für Veränderungen, für konstruktive Problemlösungen –, ist die Wahrscheinlichkeit, dass es zu größeren Konflikten kommen wird, gering. Dank der Bereitschaft, Auszubildende als vollwertige Mitglieder ins Team zu integrieren sowie vertrauensvoll mit externen Praxisanleitenden zusammenzuarbeiten, und eines konstruktiven Umgangs mit Problemen entstehen Konflikte erst gar nicht oder werden frühzeitig angegangen. Auszubildende werden sich wohlfühlen, motiviert arbeiten und lernen und keine Angst haben, sich einzubringen. Oft spürt eine außenstehende Person nur, dass Konflikte bestehen, kann aber die Ursache nicht erkennen.

Auszubildende möchten herausfinden, wer sie sind und zu was sie fähig sind. Je besser sie gefördert werden, umso mehr entfalten sie ihr Potenzial und umso mehr sind sie bereit, zu lernen und zu arbeiten und sich gut ins Team zu integrieren. Somit haben Praxisanleitende und Pflegefachpersonen einen wesentlichen Anteil daran, Konflikte zu vermeiden, was die Auszubildenden jedoch nicht von der Verantwortung entbindet, ihren Beitrag zu leisten.

Anders ist es, wenn die Atmosphäre im Team nicht stimmt. Lernende werden dann ihre Arbeit erledigen, aber nur sehr zurückhaltend z. B. Fragen zum Einsatzgebiet stellen, weil sie die Stimmung nicht noch zusätzlich belasten möchten. Auszubildende tauschen sich dann eher mit anderen Auszubildenden, Freundinnen etc. aus und warten einfach ab, bis der praktische Einsatz vorbei ist.

PRAXISBEISPIEL

Tom macht seine Ausbildung zum Pflegefachmann in einem Bundeswehrkrankenhaus und ist während seines Orientierungseinsatzes einem Praxisanleiter zugeteilt, der Soldat ist. Er und das Team in Toms Einsatzbereich kommunizieren militärisch knapp miteinander und erst recht mit Tom, der sich eher wie ein Befehlsempfänger als wie ein Auszubildender fühlt. Insgesamt herrscht eine kühle, ablehnende Atmosphäre. Das ist Tom nicht gewohnt, und nach der ersten Woche merkt er, wie die Arbeit und der Befehlston ihm zu schaffen machen. Tom tauscht sich in der Schule mit den anderen Auszubildenden aus, die ihn ermutigen abzuwarten, wie es ihm in den nächsten Einsätzen ergehen wird. Tom überlegt sich indes ernsthaft, ob er die Ausbildung weiterführen möchte, obwohl er eigentlich nichts gegen Soldaten hat.

In jedem Fall sollten sich Praxisanleitende nicht nur auf die Auszubildenden fokussieren, sondern auch auf die Atmosphäre in den Einsatzbereichen. Sie achten auf die Auszubildenden und wie diese ins Team integriert werden. In regelmäßigen Abständen erkundigen sich die Praxisanleitenden bei den Auszubildenden, wie es ihnen im Team und im Einsatzbereich ergeht. Auszubildende **fühlen sich wohl** und **profitieren** von einem Praxiseinsatz, wenn sie

- wie Auszubildende und nicht wie Hilfskräfte behandelt werden,
- Vertrauen, Interesse und Respekt erfahren,
- Fachwissen erwerben können,
- eine Bezugsperson haben, an die sie sich mit allen Belangen wenden können,
- wissen, dass Fehlermachen erlaubt ist und dass sie Fehler berichtigen können,
- Teamplayer sein dürfen,
- gefordert werden,
- Freude bei der Arbeit haben,
- Ideen einbringen können,
- unterschiedliche Meinungen hören und erfahren, dass auch ihre Meinung gefragt ist,
- eine gute Beziehung zu Vorgesetzen aufbauen können.

Das erfordert eine hohe personelle und interaktive Kompetenz von Pflegefachpersonen und zeigt gleichzeitig, wie wichtig auch sie für die Auszubildenden sind. Es ist essenziell, dass den Teammitgliedern bewusst ist, dass sie nicht nur Leistung von den Auszubildenden fordern dürfen, sondern diesen auch wertschätzend begegnen müssen. Dabei vermitteln Pflegefachpersonen den Auszubildenden, dass sie

8

willkommen sind, und schaffen ihnen Strukturen, die sie zum Handeln und dem Ausbau ihrer Kompetenzen befähigen. Wie dies geschieht, ist im Detail unterschiedlich, hängt aber auch von der Kultur im Gesamtteam ab, die stark durch die Vorgesetzten (Pflegedienst-/Bereichsleitung) geprägt wird.

Nicht zielführend für einen **gewinnbringenden** und **konfliktfreien Praxiseinsatz** ist es dagegen, wenn

- wenig mit den Auszubildenden kommuniziert wird,
- sie unangemessene Kommentare zu ihrer Arbeit anstelle von konstruktiver Kritik erhalten,
- in ihrem Beisein über Mitarbeitende und andere Berufsgruppen negativ gesprochen wird,
- sie nicht ins Team integriert werden,
- sie mit belastenden Pflegesituationen konfrontiert werden, ohne darüber reden zu können,
- ihnen wenig erklärt wird und Pflegefachpersonen nicht ansprechbar wirken,
- sie nur zugucken und Tätigkeiten nie selbst ausführen dürfen,
- sie Tätigkeiten nur isoliert ausführen dürfen, z. B. bei allen zu pflegenden Menschen Temperatur messen sollen,
- sie miterleben, wie zu pflegende Menschen von Pflegefachpersonen übergangen oder schlecht behandelt werden.

Die große Mehrheit der Auszubildenden ist in einem Alter, in dem sie sich selbst wenig zutrauen und viel Bestätigung benötigen, um im Pflegealltag zu zeigen, was sie tatsächlich können.

8.3.2 Mobbing

DEFINITION

Mobbing (engl. *to mob* = jemanden anpöbeln, schikanieren): bewusste Ausgrenzung, Belästigung oder Schikanieren einer Person über einen längeren Zeitraum.

Mobbing kann in jeder Berufsgruppe geschehen und von Kolleginnen oder Vorgesetzten ausgehen, geschieht aber niemals zufällig, sondern ist Folge von Missständen wie Arbeitsüberlastung und/oder Führungsschwäche. Frust, Überforderung, aber auch Gefühle wie Antipathie oder Neid werden dann an einer bestimmten Person ausgelassen. Zum Mobbingopfer kann jeder werden, häufig sind es jedoch Frauen, ältere Teammitglieder und Auszubildende. Mobbing verschafft den Ausübenden eine Machtposition und kann bei den Gemobbten zu schweren gesundheitlichen Schäden führen. Es darf daher niemals hingenommen werden, sondern muss entschieden bekämpft werden. Dies ist in erster Linie Aufgabe der Vorgesetzten und geschieht in konfliktlösenden Gesprächen, in denen nach Ursache und Lösungsansätzen gesucht wird. Zusätzlich sind alle Mitarbeitenden angehalten und verpflichtet, einzuschreiten, wenn sie Mobbinghandlungen beobachten. Die Mobbingliste (➤ Abb. 8.2) hilft, mögliche Mobbinghandlungen zu identifizieren.

Wenn Praxisanleitende den Verdacht haben oder eindeutig feststellen, dass Auszubildende gemobbt

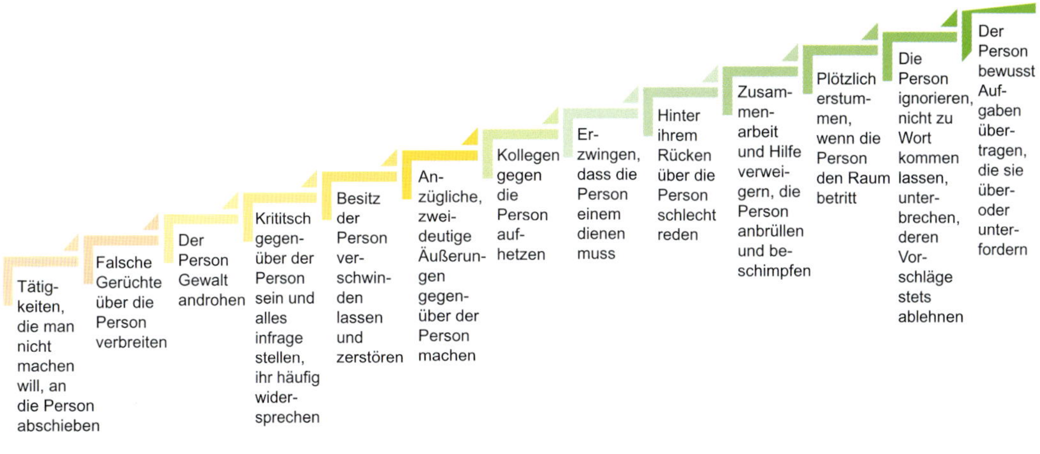

Abb. 8.2 Die Mobbingliste gibt einen Überblick über gezielte Angriffe gegenüber Personen, die das Mobbinggeschehen eskalieren lassen. [L143]

werden, oder ihnen Auszubildende davon berichten, gehen sie in jedem Fall der Sache nach:

- Sie signalisieren, dass sie die Angelegenheit ernst nehmen, und hören aufmerksam zu.
- Sie suchen das Gespräch separat mit beiden Parteien, um herauszufinden, was Ursache des Mobbinggeschehens ist und ob es dafür eine naheliegende Lösung gibt. Wichtig ist, niemanden zu beschuldigen, sondern sich zu bemühen, die verschiedenen Sichtweisen und Interessen herauszufinden und zu verstehen.
- Ist dies nicht der Fall, überlegen sie, welche weiteren Personen zum Beenden dieser Situation beitragen können, und sprechen diese gezielt an. Das können neben der zuständigen Pflegedienst-/Bereichsleitung u. a. auch die eigenen Vorgesetzten, der Betriebs- oder Personalrat oder die Gleichstellungsbeauftragte sein. In größeren Betrieben gibt es auch Personal, zu dessen Aufgaben es gehört, sich dieser Problematik anzunehmen.

Doch auch die Betroffenen können und sollen selbst aktiv werden und sich keinesfalls mit der Opferrolle abfinden. Folgendes Vorgehen wird empfohlen:

- Zunächst vergewissern, ob es sich tatsächlich um Mobbing handelt, indem man überlegt, was einen verletzt hat und wie der gewünschte Umgang aussähe. Die Mobbingliste (➤ Abb. 8.2) kann dabei helfen.
- Aufschreiben, welche Mobbinghandlungen wann stattgefunden haben. Dabei genauen Wortlaut und eventuelle Zeuginnen notieren.
- Sich an Vorgesetzte oder Vertrauenspersonen wenden, um das weitere Vorgehen zur Lösung des Mobbingproblems zu besprechen.

Suchen Betroffene das Gespräch, ist das Ziel der zuhörenden Person immer die Lösung des Problems, nicht die Verteidigung des Mobbingopfers.

Praxisanleitende sensibilisieren Auszubildende für die Mobbingproblematik und ermutigen sie einzuschreiten, wenn sie Mobbingverhalten in einem Team wahrnehmen. Dazu brauchen die Auszubildenden jedoch die Gewissheit, dass sie keine Sanktionen zu befürchten haben, wenn sie sich zu einem solchen Thema äußern oder sich in die jeweilige Situation einmischen.

8.3.3 Sexuelle Belästigung

PRAXISBEISPIEL

Vanessa beginnt ihren Praxiseinsatz in der stationären Akutpflege. Harald, ihre Bezugsperson in diesem Einsatzbereich, begrüßt sie herzlich, führt sie herum und zeigt und erklärt Vanessa vieles, was für sie neu ist. Bereits kurz nach Beginn ihres Rundgangs bemerkt sie, dass Haralds Hand scheinbar zufällig ihren Oberschenkel berührt, was ihr sehr unangenehm ist. Als Vanessa deutlich von ihm abrückt, bemerkt sie, dass Harald bestrebt ist, den Abstand wieder zu verringern. Vanessa schildert am nächsten Tag einer Kurskollegin diesen Vorfall. Ihre Kollegin ist sehr entrüstet und empfiehlt Vanessa, sich Hilfe bei ihrer Praxisanleiterin Inge zu holen.

Sexuelle Belästigung ist immer noch ein Tabuthema, da Betroffene häufig Schamgefühle haben und deshalb den Vorfall lieber verschweigen, als sich Hilfe zu suchen. Doch ein sexuell belästigendes Verhalten muss unverzüglich unterbunden werden. Eine sexuelle Belästigung liegt immer dann vor, wenn die betroffenen Personen ein Verhalten als solche empfinden, dies können schon aufdringliche Blicke sein. Betroffene wenden sich am besten an eine Person im Betrieb, zu der sie Vertrauen haben. Für Auszubildende könnten das Praxisanleitende sein. Im Idealfall wird ihnen zu Beginn der Ausbildung in der Pflegeschule vermittelt, dass es sexuelle Belästigung am Arbeitsplatz geben kann und wer in der Gesundheitseinrichtung bei sexueller Belästigung die zuständige Ansprechpartnerin ist, z. B. die Gleichstellungsbeauftragte.

MERKE

Liegt ein Fall von sexueller Belästigung vor, muss mit dem oder der Auszubildenden ein gemeinsamer Weg gefunden werden, welche Personen einzuschalten sind. Da es ein sensibles Thema ist, wird auch hier die Gesprächskompetenz der Praxisanleitenden benötigt.

8.4 Generation Z – eine Herausforderung?

DEFINITION

Generation Z: zwischen 1995 und 2009 Geborene, die sich durch die Nutzung digitaler Technologien und sozialer Medien auszeichnen.

Wenn von Generationen gesprochen wird, dann geht es im Allgemeinen um Gruppen, deren Mitglieder in der gleichen **Zeitspanne** geboren wurden. Zudem weist jede Generation **umgebungsbedingte Prägungen** auf. Dadurch entstehen bei den Angehörigen dieser Altersgruppe typische Wertemuster, welche dann die Generation dominieren.

Die Angehörigen der Generation Z, also die heute 15- bis 30-Jährigen gelten als anspruchsvolle Arbeitnehmende, die bestimmte Anforderungen an ihren Arbeits- bzw. Ausbildungsplatz stellen und sich mit Gegebenheiten, die ihnen nicht zusagen, nicht einfach arrangieren wollen. Dies liegt zum einen daran, dass ihnen in Zeiten des Arbeitskräftemangels, gerade im Pflegebereich, auf dem Arbeitsmarkt viele Optionen zur Verfügung stehen, zum anderen an ihren Prägungen und den daraus resultierenden, für viele **typischen Eigenschaften und Werte** (➤ Abb. 8.3):

- Hohes Bedürfnis nach Work-Life-Balance
- Risikofreudig
- Selbstbewusst
- „Digital Natives", die es von klein auf gewohnt sind, mit neuen Medien wie Handy, Tablet und den sozialen Medien umzugehen, und dadurch eine hohe Technologiekompetenz haben
- Hohe Leistungsbereitschaft und Innovationspotenzial
- Räumliche Unabhängigkeit
- Umweltbewusst
- Gleichberechtigung und soziale Gerechtigkeit haben hohen Stellenwert [9]

Gleichzeitig sieht sich die Generation Z in hohem Maße auch mit folgenden **Schwierigkeiten und Herausforderungen** konfrontiert:

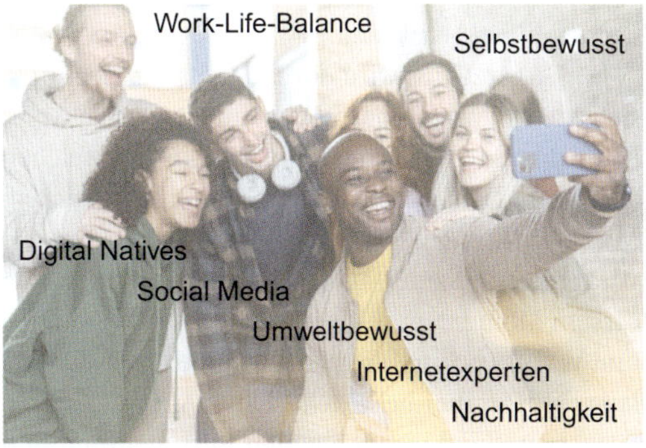

Abb. 8.3 Eigenschaften der Generation Z. [J787-266, L143]

- Cybermobbing und Cyberbulling/Druck durch soziale Medien
- (Teilweise) geringere Aufmerksamkeitsspanne
- Schwierigkeiten, Entscheidungen zu treffen (bedingt durch die Anzahl der Möglichkeiten)
- Schwierigkeiten, mit Kritik umzugehen

Für die Ausbildungseinrichtungen im Gesundheitswesen bedeutet die Einstellung von Angehörigen der Generation Z, dass diese (meist) gewisse Ansprüche an ihre Arbeitgeber und Ausbildenden, zu denen auch die Praxisanleitenden zählen, haben. Für diese Auszubildenden sind flexible Arbeitsbedingungen und persönliche Freiheiten im beruflichen Kontext essenziell. Sie wünschen sich, dass die pflegerische Leitung und die Praxisanleitenden auf ihre individuellen Bedürfnisse Rücksicht nehmen und sie individuell gefördert werden. Durch die sozialen Medien und die leichte Zugänglichkeit von Informationen sind diese Auszubildenden bestrebt, (pflegerische) Probleme effizient und schnell zu lösen. Durch die ständige Verfügbarkeit von Informationen weisen sie dank der Möglichkeit, KI zu nutzen (➤ 6.6), auch ein anderes Lernverhalten als die Generationen vor ihnen auf, worauf Praxisanleitende bei der Gestaltung der Anleitungssituationen Rücksicht nehmen müssen.

MERKE

Für Praxisanleitende und Gesundheitseinrichtungen bedeutet der Eintritt der Generation Z ins Berufsleben die Notwendigkeit, neue Strategien zu entwickeln, um die Vertreterinnen dieser dynamischen Generation am Ende der Ausbildung im jeweiligen Unternehmen zu halten. Dazu gehören z. B. flexible Dienstpläne, Freizeitangebote etc.

8.5 Herausforderungen vonseiten der Gesundheitseinrichtung

In einer Umfrage, die von 2012 bis 2017 vom DGB (Deutschen Gewerkschaftsbund) durchgeführt wurde, wurde der enorme Zeitdruck, unter dem Pflegefachpersonen in Krankenhäusern und Altenheimen arbeiten müssen, erfasst [1]. Gründe dafür sind der generelle Personalmangel in den Pflegeeinrichtungen und der Mangel an ausgebildeten Praxisanleitenden, die die Ausbildungsarbeit übernehmen und überwachen. Es gibt Betriebe, in denen Anleitende auf

8

freiwilliger Basis und in ihrer Freizeit Anleitungssequenzen vorbereiten und in den Pflegealltag implementieren. Sie sind gezwungen, Überstunden zu machen oder vermehrt Gruppenanleitungen durchzuführen, weil Zeit und Personal nicht zur Verfügung stehen. Die Anleitung von studierenden Lernenden durch Anleitende mit akademischem Abschluss ist in der Realität noch nicht sehr weit gediehen, wird aber die nächsten Jahre von den Einrichtungen auf den Weg gebracht werden müssen.

Pflegefachpersonen neigen dazu, auch bei systembedingter Belastung zunächst eigene Lösungen zu suchen, bevor sie Vorgesetzte informieren und um Hilfe bitten. Dies birgt Konfliktpotenzial, z. B. wenn sie zudem Rücksicht auf Anleitungstermine nehmen müssen, die unter Umständen die gewohnte Routine durchbrechen und mit Mehraufwand verbunden sind. Praxisanleitende zeigen dafür Verständnis, können aber keinen Personalmangel kompensieren, indem sie z. B. Anleitungstermine ausfallen lassen oder verkürzen. Schlussendlich muss die Gesundheitseinrichtung die Rahmenbedingungen für Praxisanleitung schaffen, damit diese im erforderlichen Rahmen stattfinden kann, denn sonst können die für die Prüfungszulassung geforderten zehn Prozent von qualifiziertem Personal angeleiteter Ausbildungszeit nicht gewährleistet werden. Wenn Praxisanleitende ihre Aufgabe transparent machen, schafft dies Verständnis und Einsicht für Forderungen.

8.6 Umgang mit Ärger

Auch eine noch so gelassene Persönlichkeit wird immer wieder in Situationen geraten, in denen sie sich über andere oder auch sich selbst ärgert. So werden z. B. durch Unfreundlichkeit und schlechte Kommunikation die eigenen Grenzen überschritten, oder man überschreitet die Grenzen von anderen, und manchmal verhindert offen gezeigter Ärger auch, dass in Gesprächen Lösungen gefunden werden.

Praxisanleitende ärgern sich häufig, wenn

- die Kommunikation in der Zusammenarbeit mit anderen Lernorten nicht reibungslos verläuft,
- sich das Pflegeteam beschwert, dass es anleitungsbedingt zu einem erhöhten Arbeitsaufwand kommt, und sich Mitglieder sogar in die Anleitung einmischen,
- die Unterstützung vonseiten der Leitung fehlt,
- es zu einer Diskrepanz von Wünschen, Vorstellungen, Erwartungen zwischen Lernenden und Anleitenden kommt,
- die eigene Rolle als Praxisanleitende ein Gefühl der Überforderung auslöst,
- ethisch schwierige Pflegesituationen vorliegen und keine Lösungen oder Konzepte dafür vorhanden sind,
- Fehler mit potenziellen gesundheitlichen Auswirkungen für zu pflegende Menschen während der Anleitung passieren, was auch für die Auszubildenden eine traumatische Erfahrung sein kann und dazu führt, dass sie sich nicht mehr ausreichend betreut fühlen,
- die Diskrepanz zwischen korrekter und nicht korrekter Arbeitsweise im Team groß ist, was häufig zu Streit oder sogar Mobbing (s. oben) führt.

Dabei ist Ärger zwar eine verständliche Gefühlsregung, führt aber nicht zu konstruktiven Lösungen, sondern bindet Energie und Ressourcen und bewirkt durch den zyklenhaften Verlauf, dass man darin verhaftet bleibt [6], wie ➤ Abb. 8.4 zeigt.

Ärger bringt Menschen dazu, dass sie

- ungeduldig werden,
- alles kritisieren,
- kurz angebunden und wenig empathisch mit anderen umgehen,
- schweigen,
- sich zurückziehen und
- streitlustig sind.

Letztendlich zerstört Ärger Beziehungen bzw. verhindert, dass sie aufgebaut werden können, und bringt die sich ärgernde Person um Freude und Zufriedenheit bei ihren Aktivitäten.

Der Ärgerzyklus wird durchbrochen, indem man sich zuerst bewusst macht, ob man tatsächlich Ärger hat. Schließlich entscheidet man selbst, in welchen Gefühlen und in welche Kämpfe man sich verwickelt. Mitunter ist es eine Gratwanderung, Menschen, die verärgert sind oder auch provozieren wollen, in diesem Moment zu respektieren. Die Entscheidung und Verantwortung, ob man sich auf einen Streit einlässt, liegt immer bei einem selbst. Auch das Lösen des Ärgers liegt in der eigenen Entscheidung und muss durch Loslassen-Wollen durchbrochen werden.

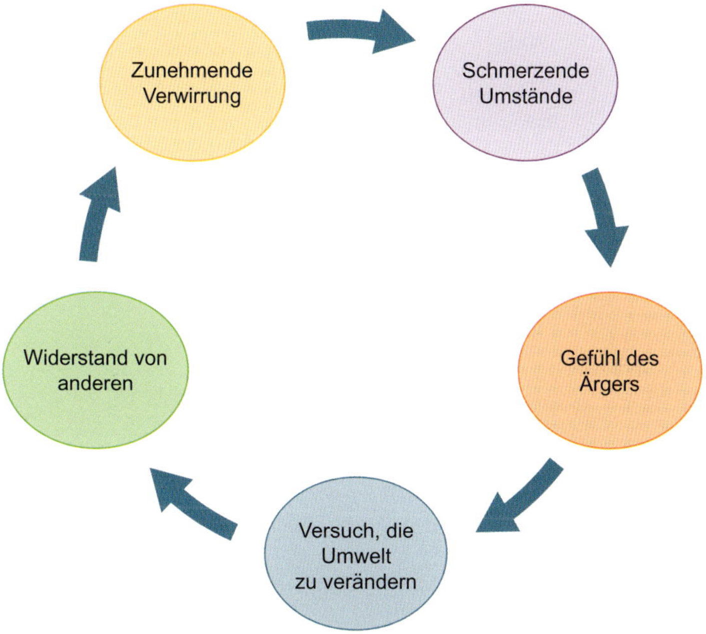

Abb. 8.4 Nicht produktiver Ärgerzyklus, der Energie und Ressourcen bindet, aber nicht zu Lösungen führt. [L143]

Menschen, die sich ärgern, sind laut und verbreiten unangenehme Stimmungen.

Menschen, die ihres Ärgers überdrüssig sind, möchten ihn auch lösen. Der einzige Schlüssel hierfür ist, sich und den anderen zu vergeben. Bei Ärger, der sich auf andere Menschen erstreckt, ist es das Beste, eine Entschuldigung auszusprechen, und, falls Situationen Lösungen brauchen, dies zu kommunizieren. Hier wird deutlich, dass man nach einer Situation, in der man sich geärgert hat, wieder neu starten bzw. ansetzen kann. Voraussetzung dafür ist jedoch, dass beide Parteien Frieden stiften und ihre Haltung ändern wollen (➤ Abb. 8.5).

Praxisanleitende müssen sensibel für Grenzverletzungen gegenüber Auszubildenden sein und sind oft Vertrauenspersonen, an die sich Auszubildende wenden. Anleitende identifizieren Grenzverletzungen bei Auszubildenden, schlagen ihnen Lösungsschritte vor und begleiten sie bei deren Umsetzung.

PRAXISBEISPIEL

Als Vorbereitung für eine Praxisanleitung versucht Jens während der Nachmittagsschicht, die geforderte schriftliche Ausarbeitung zu erstellen. Seine Bezugsperson hat jedoch immer wieder neue Aufgaben für ihn, sodass er die Ausarbeitung ständig unterbrechen muss und nicht vorankommt. Verärgert beschließt er, die Ausarbeitung am Abend in seiner Freizeit zu machen.

Am nächsten Tag kommt Jens erschöpft und unsicher zur Anleitung, weil er zu wenig Schlaf bekommen hat und sich nicht richtig vorbereitet fühlt. Seine Praxisanleiterin Tatjana bemerkt das und spricht ihn darauf an. Jens macht seinem Unmut Luft, und der Praxisanleiterin wird klar, dass es sich hier nicht um einen Einzelfall handelt und sie ein Gespräch mit der pflegerischen Leitung führen muss, damit dem Team nochmals klargemacht wird, warum Auszubildende Zeit für die Vorbereitung einer Praxisanleitung benötigen.

8.7 Theorie-Praxis-Konflikt

Die Auszubildenden lernen in der Theorie Inhalte und Fertigkeiten, die sie mitunter nicht eins zu eins in die Praxis übertragen können. Folgende Faktoren können verhindern, dass gelerntes theoretisches Wissen im vollen Umfang in der Praxis umgesetzt werden kann:

- Zeitressourcen
- Material
- Abläufe im pflegerischen Arbeitsbereich
- Fehlende Qualifikation des Personals
- Bedürfnisse der zu pflegenden Menschen

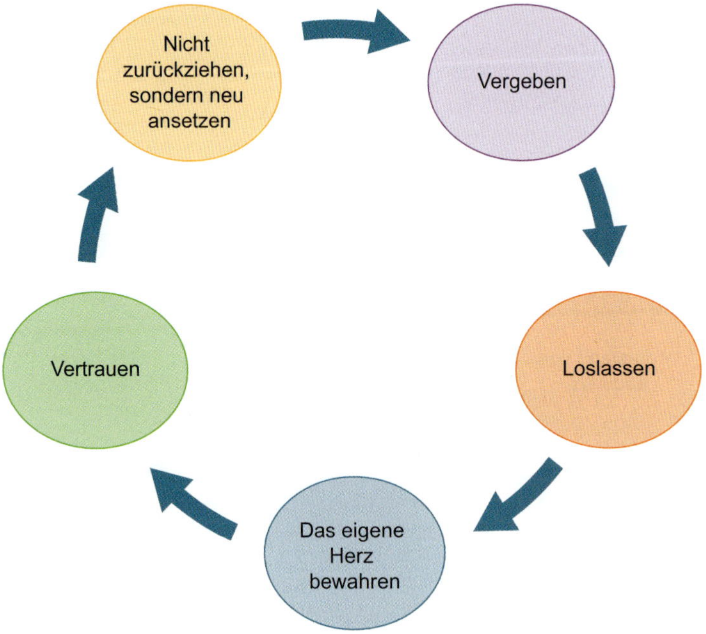

Abb. 8.5 So lässt sich der nicht produktive Ärgerzyklus durchbrechen und Ärger lösen. [L143]

- Hohe Personalfluktuation
- Häufige Krankheitsausfälle beim Personal

Dies kann bei den Auszubildenden zu Unsicherheit und Zweifeln führen, ob die Pflegepädagoginnen der Pflegeschulen auf dem aktuellen Stand der Ausbildungsinhalte sind. Es kann aber auch sein, dass bei den Auszubildenden eine Blockade besteht, das Wissen praktisch anzuwenden. Hier haben Praxisanleitende die Aufgabe, das in der Theorie Gelernte eingehender zu beleuchten und mit dem Auszubildenden zu überlegen, wie das neue Wissen in der Praxis umzusetzen ist. Hier profitieren Lernende von der Berufserfahrung der Praxisanleitenden und dem Lernen am Modell (➤ 4.3.1).

PRAXISBEISPIEL

Finn hat in der Schule gelernt, wie die Ganzkörperpflege mit Einbezug von Prophylaxen korrekt durchgeführt wird. Heute ist ein stressiger Tag, eine Pflegefachperson ist krankheitsbedingt ausgefallen. Finn hat vier Personen zu betreuen, die eine Ganzkörperpflege benötigen, und noch andere Aufgaben zugeteilt bekommen. Wenn er die Pflege so durchführen würde, wie es gemäß den Expertenstandards richtig wäre, würde er dies zeitlich nicht schaffen. So muss er Prioritäten setzen und die Ganzkörperpflege effizienter gestalten, indem er Teilschritte oder die Prophylaxen auslässt. Er gerät in einen Konflikt, da er nicht so pflegen kann, wie er es gelernt hat. Um damit besser umgehen zu können, reflektiert er die Situation schriftlich und bittet seine Praxisanleiterin, mit ihm gemeinsam Lösungsmöglichkeiten zu suchen.

REFLEXION

1. Mit welchen Konflikten werden Praxisanleitende im Alltag konfrontiert?
2. Welche Voraussetzungen müssen erfüllt sein, damit ein Team die Tätigkeit der Praxisanleitenden anerkennt und unterstützt?
3. Welche Lösungsansätze können helfen?
4. Wie ist der nicht produktive Ärgerzyklus aufgebaut, und wie kann er unterbrochen werden?
5. Nennen Sie vier Eigenschaften der Generation Z.
6. Wie verändert die Generation Z die Sicht auf das Berufsleben?

LITERATUR

1. aerzteblatt.de. Mehrheit der Pfleger leidet unter Arbeitsdruck. Aus: www.aerzteblatt.de/nachrichten/97710/Mehrheit-der-Pfleger-leidet-unter-Arbeitsdruck (letzter Zugriff: 22.09.2024).
2. Bamberger GG. Lösungsorientierte Beratung. 5. A. Weinheim: Beltz, 2015.
3. Bohrer A. Mobbing – ein eskalierter Konflikt mit schwerwiegenden Folgen. Forum Ausbildung. 2008; 2(1): 40–42.
4. Braunschweiger C. Ratgeber für Ausbildner. Zürich: Eigenverlag, 2019.
5. Brocher T. Gruppenberatung und Gruppendynamik. 2. A. Wiesbaden: Springer, 2015.
6. Clark G. Vaterherz. Nicht produktiver Ärgerzyklus. Illertissen-Jedesheim: Gemeinde Guter Hirte, 2015.
7. König O, Schattenhofer K. Einführung in die Gruppendynamik. 10. A. Heidelberg: Carl Auer Verlag, 2020.
8. Martens J. Was bedeutet Generation Z: Merkmale, Werte und Einflussfaktoren. 2024. Aus: https://die-generation-z.de/was-bedeutet-generation-z-merkmale-werte-und-einflussfaktoren/ (letzter Zugriff: 2.8.2025).
9. Scholz C. Generation Z. Wie sie tickt, was sie verändert und warum sie uns alle ansteckt. Weinsheim: Wiley, 2014.
10. Schulz von Thun F. Miteinander reden. Band 1: Störungen und Klärungen. 51. A. Reinbek: Rowohlt, 2014.

8

KAPITEL

9

Maren Höpfner

Evaluieren und Prüfen

DEFINITION

Evaluation (lat. *valere* = stark sein, wert sein): Beurteilung und Bewertung, ob und in welchem Umfang ein vorab festgelegtes Ziel nach einer durchgeführten Intervention erreicht wurde.
Beurteilung: erheben von **Ergebnissen,** die durch Beobachtung, Erfragung und Messung erlangt wurden, um Zusammenhänge zu erkennen und passende Maßnahmen auswählen zu können.
Bewertung: erfassen und prüfen von **Werten, Zahlen** oder der **Qualität** anhand eines vorher definierten Maßstabs, z. B. eines Punkte- oder Notenschemas.

9.1 Beurteilen und Bewerten (Evaluation)

Anleitungen bzw. Anleitungstage sind für Auszubildende Tage des „Geprüftwerdens" und erfordern von ihnen Konzentration, Disziplin und Durchhaltevermögen. Eine Pflegesituation zu prüfen, bedeutet genau zu untersuchen, zu testen und zu kontrollieren etc. (➤ Abb. 9.1). Nicht alle, aber viele Auszubildende stehen bei Anleitungen unter innerer Anspannung, weil ihr Lernstand eingeschätzt, alles, was sie ausarbeiten, durchgesehen, jede ihrer Handlungen verfolgt und deren Wirkung beurteilt wird – kurz, sie stehen permanent unter Beobachtung. Praxisanleitende möchten das Hintergrundwissen genau in Erfahrung bringen und sehen, ob die Auszubildenden ihr Handeln mit der Theorie verknüpfen können. Somit können Anleitungssituationen in Bereichen, in denen Lernende Kompetenzlücken haben und unsicher sind, unangenehm oder gar beängstigend sein.

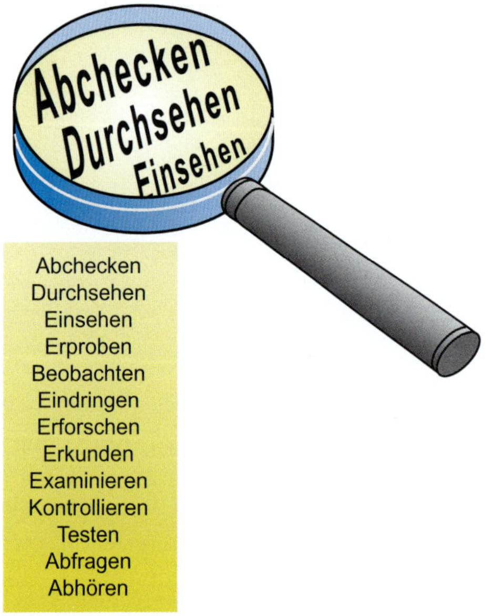

Abb. 9.1 Geprüft werden bedeutet, genau unter die Lupe genommen zu werden. [M1093, L143]

Die Aufgabe von Praxisanleitenden ist es daher, eine fördernde Lernatmosphäre (➤ 4.4) zu gestalten, damit Auszubildende sich wohlfühlen und Sicherheit für die spätere praktische Abschlussprüfung erhalten. Die Beobachtungsschwerpunkte (➤ 7.2.1) bei Anleitungen oder Prüfungen von Auszubildenden sind entweder mit positiven oder negativen Gefühlen besetzt. Haben Auszubildende generell Angst, geprüft oder beobachtet zu werden, fühlen sie sich wahrscheinlich auch bei Anleitungen nicht wohl. Praxisanleitende berücksichtigen hier, dass Ängste die Aufnahmekapazität deutlich reduzieren können.

Beurteilt und bewertet wird nach vorher festgelegten Kriterien, um die Anleitung oder Handlung am Ende auswerten zu können. Beurteilungs- und Bewertungskriterien werden in der **Evaluation** eingesetzt. Auszubildenden muss klar sein, dass nicht ihre Person, sondern ihre **Performanz** (➤ 2.3) bewertet wird.

Beurteilung

Beurteilungen stützen sich auf:

- Beobachtungen (➤ 7.2.1) von
  - Arbeitsqualität
  - Arbeitsquantität
  - Erfüllung der Kompetenzen
  - Motivation
  - Eigeninitiative
  - Eigenverantwortung
  - Belastbarkeit
  - Sorgfalt
  - Umgang mit Materialien
  - Ökologischen und ökonomischen Verhalten
  - Lernstrategien
  - Reflexionsfähigkeit
  - Teamverhalten
- Aufgabenstellungen
- Erfragen von theoretischem Wissen

Die **Beurteilung** der Auszubildenden geschieht mittels Auswertungsbögen
- in Zwischengesprächen (➤ 5.3.2),
- beim Abschlussgespräch (mündlich, ➤ 5.3.3).

Bewertung

Wenn eine Pflegesituation bewertet wird, müssen dem Praxisanleitenden und den Auszubildenden die Bewertungskriterien im Vorhinein bekannt sein.

Folgende **Bewertungskriterien** können vorher gemeinsam besprochen werden:
- Genauigkeit der geleisteten Arbeit
- Sorgfalt der geleisteten Arbeit
- Zeitaufwand für die sachgerechte Ausführung der Arbeit
- Verbindung von Theorie und Praxis
- Organisation des Arbeitsplatzes
- Einsatz von Material und Hilfsmitteln
- Materialverbrauch
- Einhaltung der Hygieneregeln
  - Händehygiene
  - Flächenhygiene
  - Hygienische Arbeitsweise
- Einhaltung der Ergonomieregeln
- Einhaltung der sicherheitstechnischen Vorkehrungen, z. B.
  - Tragen von Handschuhen bei Tätigkeiten, die dies erfordern
  - Nutzung von Kanülenabwurfbehältern
- Materialentsorgung
- Umgang mit dem Inventar
- Kommunikation, Weiterleitung von Informationen (schriftlich und mündlich)
- Dokumentation
- Umgang mit zu pflegenden Menschen, Erfassung der Bedürfnisse
- Freundlichkeit und Hilfsbereitschaft
- Situationsgerechtes Auftreten
- Angemessene äußere Erscheinung
  - Kurze, saubere Nägel
  - Zusammengebundene/Hochgesteckte Haare
  - Keine hängenden/großen Ohrringe
  - Keine langen Ketten
- Verständnis von Arbeitsablauf und -prozess
- Selbstreflexion
- Fähigkeit, Prozesse und Sachverhalte zu erklären oder allenfalls zu präsentieren

MERKE

Alle beobachteten Kriterien sind in einem Bericht festzuhalten, mit einer Begründung zu bewerten und mit dem Auszubildenden zu besprechen.

9.2 Auswerten

Zur Auswertung der beobachteten Kriterien können nach Kompetenzen gegliederte Auswertungsbögen der Pflegeschule herangezogen werden. Damit wird sowohl die Qualität der Handlung beurteilt als auch die Leistung der Auszubildenden bewertet. Ergibt sich bei der Evaluation z. B., dass ein Auszubildender Defizite in der kommunikativen Kompetenz hat, weil er z. B. beim Pflegeerhebungsgespräch nicht die Fragen stellte, die die für die Pflegeplanung benötigten Antworten generieren, sollte er seine Fragen bzw. die Art und Weise der Fragestellung mit seinem Praxisanleiter überarbeiten. Für die Auszubildenden muss die Auswertung transparent sein, damit sie selbst ihren Lernbedarf erkennen und überlegen können, wie sie Lücken schließen können. Praxisanleitende geben also Hilfestellung in der Neudefinierung des Handlungsbedarfs, denn sie kennen das Ziel, das die Auszubildenden erreichen müssen. Erkennen Auszubildende ihren Handlungsbedarf, werden sie sich aktiv an die Umsetzung machen.

Selbsteinschätzung und Fremdeinschätzung

Während die Selbsteinschätzung (SE) die Vorstellung ist, die man von sich selbst entwickelt hat, ist die Fremdeinschätzung (FE) die Vorstellung, die ein anderer von einem hat. Bei der Beurteilung von Auszubildenden nehmen die Praxisanleitenden die Fremdeinschätzung vor.

Instrumente zur Leistungseinschätzung in der praktischen Pflegeausbildung (ILEPA)

Mit den Instrumenten zur Leistungseinschätzung in der praktischen Pflegeausbildung (ILEPA) können Praxisanleitende ihren Auszubildenden verständlich und sachlich ein entwicklungsorientiertes Feedback geben. Mit einer qualifizierten Leistungseinschätzung werden dem Auszubildenden seine Lernfortschritte und seine Weiterentwicklung kompetenzorientiert aufgezeigt. Die Bewertung erfolgt für jeden Praxiseinsatz eines Versorgungsbereichs. Die Bewertungen mittels ILEPA-Leistungseinschätzungsbogen bauen über die drei Ausbildungsjahre prozessorientiert aufeinander auf. Die Instrumente können sowohl zur Fremdeinschätzung als auch zur Selbsteinschätzung (s. oben) eingesetzt werden.

ILEPA wurden für folgende Einsätze entwickelt:

- Orientierungseinsatz
- Pflichteinsätze im ersten Ausbildungsdrittel
- Pflichteinsätze im zweiten Ausbildungsdrittel
- Vertiefungseinsatz im dritten Ausbildungsdrittel
- Pflichteinsatz Psychiatrie
- Pflichteinsatz Pädiatrie

PRAXISTIPP

Die einzelnen Instrumente sind im Anhang der unter www.bibb.de/dienst/publikationen/de/20483 kostenfrei downloadbaren Broschüre „Instrumente zur Leistungseinschätzung in der praktischen Pflegeausbildung (ILEPA)" [1] enthalten.

Die Formulierungen der Kompetenzschwerpunkte wurden sehr allgemein gehalten, um allen Versorgungssituationen gerecht zu werden. Die Praxisanleitenden dürfen diese Schwerpunkte für ihren Praxisbereich jederzeit anpassen und verändern. Zusätzlich werden in dem Instrument die methodischen, sozialen und persönlichen Kompetenzen (➤ 1.2.2) mitbewertet. Unter jedem Kompetenzbereich gibt es ein offenes Feld für Bemerkungen. Hier können weitere Aspekte oder individuelle Begründungen ergänzt werden. Die Bewertungsskala kann von „nicht beurteilbar" (wenn eine Einschätzung des Kompetenzschwerpunkts im Praxisfeld nicht möglich war) über „trifft gar nicht zu/0 Punkte" bis „trifft vollständig zu/5 Punkte" genutzt werden. Am Ende der Bewertung ist es möglich, eine Gesamtnote zu erstellen.

MERKE

Für die Vorgaben, die für die Notengebung in der praktischen Ausbildung relevant sind, sind nach § 6 PflAPrV die Länder zuständig, sodass die Praxisanleitenden die Leistungseinschätzungsbögen gegebenenfalls für ihr jeweiliges Bundesland modifizieren müssen.

9.3 Beobachtung und Beobachtungsfehler

Die **Beobachtungsgabe** ist ein wichtiges Instrument von Praxisanleitenden, denn damit können sie gezielt Informationen über die Performanz der Auszubildenden sammeln. Grundsätzlich werden zwei Beobachtungsarten unterschieden (➤ 6.1.2):

- **Teilnehmende Beobachtung:** Die Praxisanleitenden handeln selbst, während sie die Auszubildenden beobachten. Diese Form der Beobachtung findet in den meisten Pflegesituationen statt.
- **Nicht teilnehmende Beobachtung:** Die Praxisanleitenden haben nur eine beobachtende Rolle und greifen nicht in das Geschehen ein, z. B. in einer Prüfungssituation.

Die Vor- und Nachteile der beiden Beobachtungsarten zeigt ➤ Tab. 9.1.

Beobachtungsfehler

Beobachtungsfehler stehen immer im Zusammenhang mit der beobachtenden Person und können das Beobachtete verfälschen und zu einer fehlerhaften Beurteilung, Bewertung und/oder Evaluation führen. Es handelt sich dann nicht mehr um eine objektive Beobachtung, sondern gewisse Faktoren (z. B. Erwartungen, Gefühle oder Einstellungen) des Beobachters beeinflussen die Beobachtung und verzerren das Bild vom Auszubildenden. Auch wenn zwei Personen das exakt Gleiche beobachten, werden sie es verschieden rezipieren und somit auch unterschiedlich bewerten. Schlussendlich ist eine Beobachtung immer der Gefahr ausgesetzt, **subjektiv** geprägt zu sein. Das kann durch Stimmungen oder Vorurteile bedingt sein, z. B. wenn ein bestimmtes Verhalten erwartet wird, da der Anleitende die Auszubildenden schon kategorisiert hat. Hier ist es wichtig, sich in jeder neuen Anleitungssituation bewusst zu machen, dass möglichst neutral vorzugehen ist. Die neutrale, objektive und faire Beurteilung ist nicht immer einfach. **Typische Beobachtungsfehler** sind:

- **Stereotypisierung:** Starre Sichtweisen (Klischees) werden Bezugspersonen bestimmter sozialer Schichten, Gruppen, Ethnien oder Geschlecht zugeordnet.

Tab. 9.1 Vor- und Nachteile der teilnehmenden und nicht teilnehmenden Beobachtung

Merkmale	Teilnehmende Beobachtung	Nicht teilnehmende Beobachtung
Vorteile	• Praxisanleitende und Auszubildende erbringen zusammen eine Arbeitsleistung • Partnerschaftliche und kollegiale Arbeitsatmosphäre • Weniger Zeitaufwand für die korrekte Durchführung der Arbeit	• Konzentration der Praxisanleitenden liegt ausschließlich auf dem Arbeitsablauf • Gedächtnisunabhängige Fixierung von Pflegemaßnahmen/-situation • Gezielte Beobachtung • Auszubildende üben, unter Beobachtung ruhig und konzentriert zu arbeiten (Prüfungsvorbereitung) • Entspricht eher dem Arbeitsalltag, wo meist allein gearbeitet wird
Nachteile	• Zusätzliche Belastung für die Praxisanleitenden aufgrund der Kontrolle von Selbst- und Fremdleistung • Gefahr, Beobachtetes schnell zu vergessen • Gefahr der oberflächlichen Beobachtung • Situation entspricht meist nicht den normalen Gegebenheiten, da nicht immer zu zweit gearbeitet werden kann	• Praxisanleitende erbringen keine direkte Arbeitsleistung • Prüfungscharakter • Zeitaufwendig, da nur die Auszubildenden die Handlung durchführen

- **Halo-Effekt:** Ein sehr stark hervortretendes Merkmal „verdeckt“ die anderen Merkmale, es wird nur das deutlichste wahrgenommen. Beispiel: Bei einer Person mit einer stark blutenden Wunde an der Hand wird die Beule an der Stirn nicht wahrgenommen, da die blutende Wunde deutlicher hervortritt.
- **Ähnlichkeitsfehler:** Merkmale, die der Beobachtende selbst aufweist, werden deutlicher wahrgenommen. Ähnliche Menschen sind einem unbewusst sympathischer. Beispiel: Personen mit gleichen Hobbys fühlt man sich verbunden.
- **Kontrasteffekt:** Merkmale, die der Beobachtende selbst nicht hat oder bei sich selbst gegenteilig vorfindet, werden deutlicher wahrgenommen. Beispiel: Ist eine Person adipös, erscheinen ihr schlanke Personen umso dünner.
- **Logischer Fehler:** subjektive Einschätzung. Persönliche Erfahrungen/Meinungen beeinflussen die Interpretation des Beobachteten. Es kommt zur Vorverurteilung. Beispiel: Vorverurteilung eines Obdachlosen, indem man assoziiert, dass dieser schmutzig ist oder unangenehm riecht.
- **Erwartungsfehler:** Erwartung eines bestimmten Verhaltens bei einer bestimmten Personengruppe. Mitunter wird dieses Verhalten durch die eigene Haltung ausgelöst (= selbsterfüllende Prophezeiung). Beispiel: Wenn einer Person eine andere im ersten Moment unsympathisch erscheint, erwartet sie, dass diese unfreundlich zu ihr ist. Tritt die erstgenannte Person dann mit dieser Erwartung der anderen Person gegenüber, wird diese Erwartung sich wahrscheinlich erfüllen, da sie selbst sich nicht authentisch freundlich verhält.
- **Reziprozität:** Neigung, Menschen zu mögen, von denen man glaubt, dass sie einen mögen. Dies funktioniert auch umgekehrt. Häufig Überbietungswunsch bei Gefälligkeiten.
- **Primacy-Recency-Effekt:** Die erste oder die letzte Information bleibt im Gedächtnis.

Aufmerksame Praxisanleitende und gute Beobachter sind sich dieser Fehler bewusst und vermeiden und/oder minimieren sie. In Praxisanleitungssituationen behandelt der Beobachtende die Auszubildenden neutral und objektiv.

PRAXISTIPP

Vermeiden von Beobachtungsfehlern

Beobachtungsfehler lassen sich nicht vollständig vermeiden, aber mit folgenden Tipps minimieren:

- Nach bestem Wissen und Gewissen versuchen, **neutral** zu bleiben.
- Eigene Befindlichkeiten ausblenden.
- Privates und Berufliches trennen.
- Was nicht (selbst) beobachtet wurde, kann nicht beurteilt werden.
- Keine Vorurteile haben.

- Den ersten Eindruck nicht zu sehr gewichten. Die Auszubildenden sind in dieser Situation nervös und eventuell unbeholfener als gewöhnlich.
- Die Gesamtheit der Eindrücke gleich gewichten, Fortschritte entsprechend beurteilen.
- Nicht zu viele Beobachtungen am gleichen Tag in einer Beurteilung verschriftlichen, am besten nach jeder Beobachtungssituation erst etwas anderes tun.

9.4 Praxisanleitende bei der Prüfungsabnahme

Der praktische Teil der Abschlussprüfung wird in Deutschland in der Regel in der Gesundheitseinrichtung abgelegt, in der der Vertiefungseinsatz durchgeführt wurde. An der Pflegeschule wird gemäß § 10 Abs. 1 PflAPrV ein Prüfungsausschuss gebildet, der für die ordnungsgemäße Durchführung der Prüfung verantwortlich ist. Der Prüfungsausschuss besteht für die praktische Prüfung aus einem oder mehreren Fachprüfern, die zum Prüfungszeitpunkt als praxisanleitende Personen nach § 4 Abs. 1 PflAPrV tätig sind. Von diesen muss mindestens eine Person zum Zeitpunkt der Prüfung in der Einrichtung tätig sein, in der der Vertiefungseinsatz des Auszubildenden durchgeführt wurde. Für jedes Mitglied des Prüfungsausschusses muss mindestens eine stellvertretende Person bestimmt werden, die die zu prüfende Person überwiegend ausgebildet hat, falls die Hauptprüfer am Tag der Prüfung erkranken.

9

9.4.1 Organisation und Durchführung der praktischen Prüfung

Allgemeine Organisation

MERKE
Voraussetzung für die Zulassung zur **Prüfung zur/zum Pflegefachfrau/-mann** ist ein vom Auszubildenden ordnungsgemäß geführter Ausbildungsnachweis, der alle relevanten Daten der praktischen Ausbildung aufzeigt.

Bei der Durchführung der praktischen Prüfung nach § 16 PflAPrV als Teil der **staatlichen Prüfung** haben Pflegepädagogen und Praxisanleitende die gleichen Aufgaben.

Das Regierungspräsidium muss den Prüfungsausschuss genehmigen. Somit steht der **Prüfungsplan** ausreichend lange zuvor fest und ist für Prüfende, Auszubildende und die Beschäftigten im betreffenden Einsatzbereich einsehbar. Voraussetzung eines reibungslosen Ablaufs ist ein schriftlich festgelegter Zeitplan, aus dem klar ersichtlich ist, wer wann wo vor Ort sein muss.

Die Prüfung findet in der Regel in dem Versorgungsbereich statt, in dem auch der Vertiefungseinsatz nach § 6 Abs. 3 Satz 2 PflBG erfolgte. Es müssen mindestens zwei Personen pflegerisch versorgt werden, von denen eine einen erhöhten Pflegebedarf aufweist. Geprüft werden die Kompetenzbereiche I–V (➤ 1.2.2).

Die praktische Abschlussprüfung ist für die Auszubildenden immer eine **Einzelprüfung.**

Durchführung der praktischen Prüfung

Der praktische Teil der Prüfung besteht aus einer Aufgabe der selbstständigen, umfassenden und prozessorientierten Pflege. Die zu prüfende Person zeigt nach § 16 Abs. 2 PflAPrV die erworbenen Kompetenzen
- im Bereich einer umfassenden personenbezogenen Erhebung des Pflegebedarfs,
- in der Planung der Pflege,
- in der Durchführung der erforderlichen Pflege,
- in der Evaluation des Pflegeprozesses,
- im kommunikativen Handeln,
- in der Qualitätssicherung der Pflege,
- in allen anfallenden Aufgaben einer prozessorientierten Pflege.

MERKE
Ein wesentliches Prüfungselement in der praktischen Prüfung sind die Vorbehaltstätigkeiten nach § 4 PflBG.

Die praktische Prüfung gliedert sich in vier Teile und wird an zwei aufeinanderfolgenden Tagen durchgeführt:
- Am **Vortag** der Prüfung:
  - Auswahl und Einwilligung der zu pflegenden Menschen.
  - Information des Prüflings durch die Pflegepädagogen.
  - **Vorbereitungsteil** (beinhaltet die schriftliche oder elektronische Erstellung eines Pfle-

geplans). Für die Pflegeplanung wird den Auszubildenden eine angemessene Zeitspanne unter Aufsicht gewährt (je nach Vorgabe der Pflegeschule).

- **Prüfungstag** (max. 240 Minuten):
  - **Fallvorstellung** durch den Prüfling (max. 20 Minuten).
  - **Durchführung** der praktischen Prüfung.
  - **Reflexionsgespräch** (max. 20 Minuten).

9.4.2 Benotung

Vornoten

Während der Ausbildung bekommen Auszubildende Jahreszeugnisse mit Noten für die im Unterricht und in der praktischen Ausbildung erbrachten Leistungen. Die Noten werden aus den schriftlichen und mündlichen Klassenarbeiten/Lernerfolgsüberprüfungen bzw. der Benotung der Auswertungsbögen aus den Praxiseinsätzen mithilfe des arithmetischen Mittels gebildet (§ 6 PflAPrV). Um zur staatlichen Prüfung zugelassen zu werden, muss die Durchschnittsnote der Jahreszeugnisse mindestens „ausreichend" sein. Die Vornoten werden mit 25 % bei der Abschlussprüfung berücksichtigt.

Bewertung der praktischen Prüfung

Die Benotung der schriftlich ausgearbeiteten Unterlagen und die Durchführung der praktischen Prüfung wird von mindestens zwei Prüfenden vorgenommen. Aus den beiden Noten der Fachprüfer bildet der Vorsitzende des Prüfungsausschusses die Prüfungsnote anhand des arithmetischen Mittels. Der praktische Teil der Prüfung ist bestanden, wenn er mindestens mit der Gesamtnote „ausreichend" benotet wird.

Die Gesamtnote für den praktischen Prüfungsteil wird aus der Prüfungsnote und aus der Vornote nach den in ➤ Tab. 9.2 aufgelisteten Kriterien gebildet.

Die **staatliche Prüfung** zur/zum Pflegefachfrau/-mann ist bestanden, wenn jeder der nach § 19 Abs. 1 PflAPrV vorgeschriebenen Prüfungsteile mit jeweils mindestens „ausreichend" bestanden ist. Jeder Prüfungsteil, welcher Bestandteil der staatlichen Abschlussprüfung ist, kann einmal wiederholt werden, wenn die zu prüfende Person die Note „mangelhaft" oder „ungenügend" erhalten hat (§ 19 PflAPrV).

9.4.3 Dokumentation der Prüfung

Die Notenfindung bei der praktischen Prüfung orientiert sich an den Kompetenzen, deren Ausprägung mittels des von der Pflegeschule erstellten Prüfungsauswertungsbogen beurteilt wird. Es empfiehlt sich, diesen nach den geforderten Kompetenzen (➤ 1.2.2) zu erstellen und sich dabei an den in der Ausbildung verwendeten Auswertungsbögen (➤ 9.2) zu orientieren, sodass Struktur und Inhalte allen an der Prüfung Beteiligten vertraut sind. Somit wird frühzeitig Transparenz im Hinblick auf die Prüfung für die Auszubildenden geschaffen und diese wissen, auf

Tab. 9.2 Notenbildung für die staatliche Prüfung nach § 17 PflAPrV

Erreichter Wert	Note	Notendefinition
Bis unter 1,50	Sehr gut (1)	Eine Leistung, die den Anforderungen in besonderem Maß entspricht
1,50 bis unter 2,50	Gut (2)	Eine Leistung, die den Anforderungen voll entspricht
2,50 bis unter 3,50	Befriedigend (3)	Eine Leistung, die im Allgemeinen den Anforderungen entspricht
3,50 bis unter 4,50	Ausreichend (4)	Eine Leistung, die zwar Mängel aufweist, aber im Ganzen den Anforderungen noch entspricht
4,50 bis unter 5,50	Mangelhaft (5)	Eine Leistung, die den Anforderungen nicht entspricht, jedoch erkennen lässt, dass die notwendigen Grundkenntnisse vorhanden sind und die Mängel in absehbarer Zeit behoben werden können
Ab 5,50	Ungenügend (6)	Eine Leistung, die den Anforderungen nicht entspricht und selbst die Grundkenntnisse so lückenhaft sind, dass die Mängel in absehbarer Zeit nicht behoben werden können

welcher die Grundlage die Bewertung ihrer Leistung stattfinden wird.

MERKE

Prüfungsrecht

Das Prüfungsrecht umfasst alle rechtlichen Aspekte bezüglich einer Prüfung und regelt neben der Rechtmäßigkeit der Prüfung auch die Anfechtung nicht bestandener Prüfungen. Letzteres stellt für die Auszubildenden und die Fachprüfer eine schwierige Situation dar. Deshalb ist es wichtig, sich als Praxisanleitende Notizen während der Prüfung zu machen, um das Nichtbestehen einer Prüfung ausreichend begründen zu können. Ob eine Prüfung rechtmäßig ist, lässt sich an den entsprechenden rechtlichen Grundlagen und Normen feststellen. Dem Prüfungsrecht kommt also eine besondere Bedeutung zu.

REFLEXION

1. Was ist der Unterschied zwischen Beurteilen und Bewerten?
2. Nennen Sie mindestens zehn Bewertungskriterien.
3. Was ist der Nutzen von Selbst- und Fremdeinschätzung?
4. Was sind typische Beobachtungsfehler?
5. Wie können Beobachtungsfehler minimiert werden?
6. Wie setzt sich die Gesamtnote der staatlichen Prüfung zur Berufszulassung zusammen?

LITERATUR

1. Deufel K, Superina D, Reuchenbach B. Instrumente zur Leistungseinschätzung in der praktischen Pflegeausbildung (ILEPA). Entwicklung und Erprobung. Bonn: Bundesinstitut für Berufsbildung (BIBB), 2025. Aus: www.bibb.de/dienst/publikationen/de/20483 (letzter Zugriff: 9.10.2025).
2. ITB Consulting. Beobachtungs- und Bewertungsfehler. Aus: www.itb-consulting.de/HR-Wiki/beobachtungsfehler (letzter Zugriff: 1.8.2025).

KAPITEL

10 Qualitätssicherung und -entwicklung

Maren Höpfner (10.1–10.6), Christian Braunschweiger (10.7)

10.1 Qualitätsmanagement

DEFINITION

Qualität (lat. *qualis* = wie beschaffen): Güte aller Eigenschaften eines Objekts, eines Systems oder eines Prozesses. Im Rahmen des Qualitätsmanagements ist Qualität ein Maß, inwiefern das Produkt oder die Dienstleistung in der Lage ist, Anforderungen und Bedürfnisse zu erfüllen.

Die Qualität der von Einrichtungen im Gesundheitswesen erbrachten Dienstleistungen, also u. a. auch der Pflege und der Ausbildung von Pflegefachpersonen, wird mithilfe des Qualitätsmanagements einer Gesundheitseinrichtung kontinuierlich dokumentiert, überprüft und gegebenenfalls verbessert. Dies erfolgt mittels Instrumenten, die geeignet sind, die Qualität festzustellen und zu beschreiben **(Qualitätssicherung)** und zu verbessern **(Qualitätsentwicklung).**

Dabei werden drei verschiedene Qualitätsdimensionen unterschieden:

- **Strukturqualität:** beinhaltet die Rahmenbedingungen, also personelle, bauliche, technische, organisatorische und finanzielle Ressourcen, die zum Erreichen der Qualitätsziele benötigt werden.
- **Prozessqualität:** stellt die erbrachten Leistungen in den Fokus und gibt Aufschluss über die Art und Weise, wie die Qualitätsziele erreicht werden können.
- **Ergebnisqualität:** benennt die Güte der erzielten Ergebnisse und misst sie an den festgelegten Zielen.

MERKE

An diesen Qualitätsdimensionen von Avedis Donabedian orientieren sich u. a. auch die Expertenstandards und die Qualitätsüberprüfungen von Einrichtungen durch den Medizinischen Dienst (MD).

10

10.1.1 Gesetzliche Grundlagen

Die Grundlagen des Qualitätsmanagements in der Pflege wurden 1988 mit folgenden Gesetzen gelegt:

- § 135a Abs. 2 SGB V – Verpflichtung der Leistungserbringer zur Qualitätssicherung
- § 136a Richtlinien des Gemeinsamen Bundesausschusses zur Qualitätssicherung in ausgewählten Bereichen

Zusätzlich beschloss der Gemeinsame Bundesausschuss (G-BA) eine Qualitätsmanagement-Richtlinie (QM-RL), die 2016 in Kraft trat und seitdem mehrmals überarbeitet wurde [7].

In § 135a SGB V wurden u. a. stationäre Akutpflegeeinrichtungen und medizinische Versorgungszentren verpflichtet, ein internes, der Einrichtung entsprechendes Qualitätsmanagement einzuführen und stets weiterzuentwickeln. Dabei muss der jeweilige aktuelle Stand von wissenschaftlichen Erkenntnissen bedacht werden. Zusätzlich werden die stationären Akutpflegeeinrichtungen verpflichtet, ein **Beschwerdemanagement** für die zu pflegenden Menschen und Bezugspersonen einzurichten.

Der G-BA legt in § 136a SGB V geeignete Maßnahmen zur Sicherung der Qualität fest. Hier werden vor allem Mindestvorgaben für die Ausstattung der Gesundheitseinrichtung und das erforderliche Personal gemacht. Hierzu gehören auch die wesentlichen Maßnahmen, die die Sicherheit der zu pflegenden Menschen verbessern. Zusätzlich werden die Gesundheitseinrichtungen der stationären Versorgung verpflichtet, einrichtungsübergreifende Fehlermeldesysteme einzuführen.

Dabei bleibt es den Einrichtungen überlassen, ein geeignetes Qualitätsmanagementsystem auszuwählen (auch der G-BA gibt keine Empfehlung dazu), und auch eine Zertifizierung (➤ 10.6) ist nicht verpflichtend.

10.1.2 Qualitätsmanagementsysteme

DEFINITION

Qualitätsmanagementsystem/-modell: Sammlung von Regeln, Zuständigkeiten und Prozessen, die beschreiben, wie Qualität im Unternehmen erzeugt wird. Die gewünschte Qualität der Dienstleistungen wird festgelegt, überprüft und stetig verbessert.
Norm: Standard zur Vereinheitlichung von z. B. Gegenständen oder Prozessen.

Es existieren verschiedene Qualitätsmanagementsysteme, die Einrichtungen jeglicher Art, also auch denen im Gesundheits- und Bildungswesen, überprüfbare Kriterien an die Hand geben, damit diese evaluieren und nachweisen können, dass sie mit ihren Maßnahmen auf dem neusten Stand agieren.

Im Gesundheitswesen werden neben der DIN EN ISO 9001, die generell die für das Qualitätsmanagement geltenden Normen vorgibt, am häufigsten das KTQ-Modell, proCUM Cert und das EFQM-Modell genutzt. Während die beiden ersteren Modelle speziell für Einrichtungen im Gesundheitswesen entwickelt wurden, wird das EFQM-Modell, das für den universellen Einsatz vorgesehen ist, z. B. auch von Bildungsinstituten genutzt.

All den genannten Qualitätsmanagementsystemen liegt das TQM-(Total-Quality-Management)-Konzept zugrunde, d. h., sie berücksichtigen die Qualität auf allen Ebenen eines Unternehmens. Das bedeutet für Einrichtungen im Gesundheitswesen, dass sie auch die Qualität der Ausbildung – und somit auch der Praxisanleitung – in den angegliederten Pflegeschulen überprüfen und steuern.

MERKE

Normen sind wichtig, um die Qualität und Sicherheit zu steigern und sicherzustellen, dass alle in einen Prozess Involvierten eine gemeinsame Sprache sprechen. Dadurch gewinnen Kunden Vertrauen, was wiederum den wirtschaftlichen Gewinn einer Bildungsinstitution erhöht.

Betriebe streben nach Exzellenz ihrer Leistung, die sie mittels Qualitätsmanagementsystem erreichen und für die Öffentlichkeit transparent machen möchten. Dabei ist aber der Reifung und Entwicklung über Jahre Beachtung zu schenken. Verlangt ein Betrieb schon beim ersten Audit die beste Exzellenz, bewirkt dies Druck und Versagensängste bei den Mitarbeitenden. Dabei ist es normal, dass ein Betrieb Entwicklungsstufen durchläuft. Möchten Betriebe ihre Beschäftigten zur aktiven Unterstützung des Qualitätsmanagements gewinnen, zielen sie auf eine Reifung über Jahre ab und führen die Beschäftigten durch einen umfassenden Informationsfluss in das Qualitätsmanagement ein.

Praxisanleitenden erleichtern Qualitätsmanagementsysteme das Arbeiten mit Auszubildenden deutlich, weil Arbeitsabläufe und Qualitätsrichtlinien einsehbar werden und für die praktische Ausbildung verwendet werden können. Gesundheitseinrichtungen müssen aufgrund dieser Systeme ihre Abläufe begründen, was wiederum Lernenden Hintergrundwissen vermittelt und bei ihnen Verständnis weckt, das sie für ihre professionelle Pflege benötigen.

10.1.3 Methoden und Instrumente des Qualitätsmanagements

In ➤ Tab. 10.1 werden beispielhaft mögliche Methoden und Instrumente des Qualitätsmanagements vorgestellt. Die Gesundheitseinrichtungen können selbst entscheiden, welche Instrumente oder Methoden angewendet werden, solange die Mindeststandards der gesetzlichen Grundlagen (s. oben) eingehalten werden.

10.2 Sicherung und Entwicklung der Praxisanleitungsqualität

Wie in ➤ 10.1 dargelegt, unterliegt auch die Praxisanleitung als wesentlicher Bestandteil der Pflegeausbildung dem Qualitätsmanagement der Gesundheitseinrichtung. Ein Qualitätsmanagement oder ein Zertifizierungsmanagement speziell für die Praxisanleitung gibt es nicht. Wie die gesamte generalistische Pflegeausbildung ist die Praxisanleitung gesetzlich geregelt (➤ 1.2). Das Bundesinstitut für Berufsbildung (BIBB), das die berufliche Aus- und Weiterbildung in Deutschland erforscht und weiterentwickelt, stellt Informationen in einer Broschüre zur Verfügung [8], die sich an den gesetzlichen Vorgaben orientiert.

Einige Pflegeschulen führen Umfragen unter den Auszubildenden bezüglich der Qualität der praktischen Ausbildung durch. Solche auf die jeweilige Gesundheitseinrichtung zugeschnittenen Erhebungen führen meist zu sofortigen Verbesserungen, da das Verbesserungspotenzial konkret benannt wird und Änderungen schnell durchgeführt werden können. Wie ein Fragebogen aufgebaut sein muss, damit er die gewünschten Erkenntnisse bringt, ist in ➤ 6.1.2 beschrieben.

10.2.1 Ziele

Die Sicherung und Entwicklung der Praxisanleitungsqualität verfolgt folgende **Ziele:**

- Kontinuierliche Sicherung und Steigerung der Kompetenzentwicklung und Handlungssicherheit der Auszubildenden

Tab. 10.1 Methoden und Instrumente des Qualitätsmanagements (G-BA 2024)

Methoden/Instrumente	Erläuterung
Erheben des Ist-Zustands/Selbstbewertung	Ist Voraussetzung zur Festlegung und Überprüfung von Qualitätsmanagementzielen
Regelung von Verantwortlichkeiten und Zuständigkeiten	• Die Festlegung von Verantwortlichkeiten und Zuständigkeiten fördert den sicherheitsrelevanten Prozess • Organisationsstruktur und Verantwortlichkeiten werden schriftlich dokumentiert
Ablaufbeschreibungen	• Die Einrichtungsorganisation und die Prozesse zur Versorgung der zu pflegenden Menschen werden spezifisch ja nach Gesundheitsorganisation identifiziert und schriftlich fixiert • Fachliche Standards für die Versorgung der zu pflegenden Menschen werden erstellt • Die Ablaufbeschreibungen stehen allen Mitarbeitenden zur Verfügung und werden stetig überprüft
Checklisten	• Einzelaspekte eines Prozesses werden systematisiert und detailliert beschrieben • Abläufe können einheitlich und reibungslos durchgeführt werden, was die Sicherheit der zu pflegenden Menschen erhöht
Teambesprechungen	Aktuelle Probleme und Themen werden im gesamten Team besprochen
Schulungs- und Fortbildungsmaßnahmen	• Die Gesundheitseinrichtungen haben ein abgestimmtes Schulungs- und Fortbildungsprogramm mit festgelegtem Umfang für ihre Mitarbeitenden • Die Fortbildungen haben Bezug zur Tätigkeit der Mitarbeitenden
Befragungen von zu pflegenden Menschen	• Die zu pflegenden Menschen werden in festgelegten Abständen zu den Leistungen der Einrichtung befragt • Die Ergebnisse zeigen die Zufriedenheit und die Qualität der Versorgung der zu pflegenden Menschen auf • Dazu werden validierte Befragungsinstrumente eingesetzt

- Ausbildung qualifizierter und flexibler Pflegefachpersonen, die nach ihrer Ausbildung bereichs- und einrichtungsübergreifend einzusetzen sind
- Zuverlässige Einschätzung durch Pflegefachpersonen und Praxisanleitende, wann und welche Tätigkeiten an Auszubildende übertragen werden können
- Zufriedenheit bei Pflegefachpersonen und Auszubildenden

10.2.2 Voraussetzungen

Um die in ➤ 10.2.1 genannten Ziele zu erreichen, benötigen **Praxisanleitende:**

- Regelmäßige Fort-/Weiterbildungen (mithilfe der 24 Stunden an Pflichtfortbildungen und darüber hinaus)
- Genügend Zeitressourcen
- Die Möglichkeit, auf einen Skill-Grade-Mix (Pflegefachpersonen mit verschiedenen Bildungsabschlüssen und Fähigkeiten) im Praxisanleiterteam zurückzugreifen
- Kenntnis und Implementierung der neusten evidenzbasierten Methoden und Erkenntnisse
- Fortwährende Reflexion ihres Handelns

Daneben muss die **Gesundheitseinrichtung** weitere Ressourcen zur Verfügung stellen:

- **Personelle Ressourcen**
  - Adäquater Personalschlüssel, d. h. auf die Anzahl der Auszubildenden abgestimmte Anzahlen an qualifizierten Mitarbeitende, die an der Ausbildung beteiligt sind
  - Genaue Stellenbeschreibungen und Festlegung von Verantwortungsbereichen, damit Ansprechpartnerinnen für die Auszubildenden leicht auszumachen sind
  - Schaffung von Rückmelde- und Austauschstrukturen
  - Etablierung von Fortbildungsmöglichkeiten und geeigneten Arbeitsstrukturen für Praxisanleitende

  - Angemessene Vergütung von Praxisanleitenden
- **Ablauforganisatorische und Ausbildungsressourcen**
  - Kooperation mit anderen ausbildenden Gesundheitseinrichtungen
  - Einhaltung des Arbeitsschutzrechts und der Vorgaben des Jugendarbeitsschutzgesetzes etc.
  - Abfassung eines Ausbildungskonzepts gemäß der PflAPrV
  - Regelmäßiger Austausch und Beratungsgespräche für alle an der Ausbildung Beteiligten
  - Konzeptionelle Zusammenarbeit mit allen an der Ausbildung Beteiligten
  - Ungehinderter Informationsfluss und regelmäßiges Überdenken der Qualität, angepasst an die Entwicklungen der wissenschaftlichen Erkenntnisse und gesamtorganisatorischen Neuerungen der praktischen Einsatzorte und der Pflegeschule
  - Eigene Fokussierung in der Umsetzung durch Fort- und Weiterbildung, um den Anforderungen an die Qualität der Arbeit als Praxisanleitende gerecht zu werden
- **Praktische Ressourcen**
  - Ausreichende Anzahl an Räumlichkeiten
  - Adäquate Ausstattung der Räume mit Medien und Demonstrationsmaterialien
  - Einheitliche Dokumentationssysteme zur Qualitätssicherung
  - Arbeitskleidung und Schutzausrüstungen
  - Organisation von speziellen Schulungen für Auszubildende während der praktischen Einsätze und bei Einsatzbeginn Informationen darüber, welche Angebote es in diesem Einsatzbereich gibt, z. B. Gruppenanleitungen, Herstellereinweisungen, Einführung in die Anwendung von Assessmentinstrumenten oder Computerprogrammen etc.

10.2.3 Überprüfung

Durch das Qualitätsmanagementsystem

Nur wenn bestimmte Merkmale verbindlich festgelegt sind, kann die Qualität und der Interaktionsprozess zwischen Pflegefachpersonen und Auszubildenden überprüft werden. Unter Merkmalen sind hier die kennzeichnenden Eigenschaften einer Einheit bezüglich Dienstleistung, Personen, System, Prozesse und Organisation zu verstehen. Die Qualität der Ausbildung und somit auch der Praxisanleitung hängt vom methodischen Vorgehen in der Organisation, Planung und Durchführung ab. Da sich Strukturen, Prozesse und Ergebnisse verändern, finden initiiert durch die Pflegedienstleitungen **Qualitätsprüfungen** *(Audits)* durch externe Prüferinnen in regelmäßigen Abständen statt. Die Qualitätsprüfungen betreffen die gesamtorganisatorischen Prozesse der Pflegeeinrichtungen inklusive Praxisanleitungen. Praxisanleitende stellen dafür die schriftlich ausgearbeiteten Konzepte zur Verfügung und händigen auf Nachfrage weitere ausbildungsrelevante Unterlagen aus.

Bildungsrelevante Bereiche, die überprüft werden, sind:
- Rahmenbedingungen
- Gesetzliche Vorgaben bezüglich Rahmenverträgen, Kooperationsverträgen, Arbeits- und Jugendarbeitsschutz
- Ausbildungskonzepte und Dreijahrespläne zu deren Optimierung
- Kooperationspartner der Ausbildungseinrichtungen
- Örtlichkeit der Gesundheitseinrichtung und der Pflegeschule
- Verhältnis von qualifizierten Praxisanleitenden zu Auszubildenden
- Führungs- und Kommunikationskultur im Betrieb
- Zusammenarbeit zwischen Lernort Schule und Lernort Praxis
- Räumliche ausbildungsrelevante Ausstattung und zur Verfügung stehendes Arbeitsmaterial
- Ausbildungsqualitätsüberprüfung anhand eines Konzepts bezogen auf den Kompetenzerwerb
- Zufriedenheit der Auszubildenden und der Pflegefachpersonen/Beschäftigten
- Wirtschaftlichkeit der Leistungserbringung
- Qualitätsprüfung betreffend Zwischenmenschlichkeit, wertschätzende Haltungen, pädagogisches Grundverständnis und Umgang mit zu pflegenden Menschen und Beschäftigten
- Ausbildungsstationen

Werden in einem oder mehreren dieser Bereiche Qualitätslücken festgestellt, müssen diese geschlossen werden. Dazu machen die Prüfenden schriftliche **Lösungsvorschläge,** z. B.:

- Stellenbeschreibung der Praxisanleitungstätigkeit mit jährlicher Überprüfung der Aktualität der Tätigkeitsmerkmale mit der pflegerischen Leitung.
- Schriftliche Ausarbeitung und Festlegung von Zielvereinbarungen.
- Informationsweitergabe von Praxisanleitenden als fester Bestandteil der Teambesprechungen.
- Einführung von einheitlichen, transparenten Konzepten für die Praxisanleitung, die für die gesamte Gesundheitseinrichtung gelten. Darin sind z. B. Erstgesprächs- und weitere Gesprächsprotokolle, Feedbackerhebungsbögen, Informationsunterlagen, Praxisanleitungsleitlinien und Erwartungshorizont von Praxisanleitenden gegenüber den Auszubildenden enthalten.
- Etablierung innerbetrieblicher Fortbildungen, Entwicklung eines Leitbilds, vermehrte Integration der Berufsrolle.
- Spezielle Fortbildungen für Praxisanleitende, z. B. EDV-Schulungen, Etablierung von Expertenstandards in der Ausbildung.
- Bereitstellung von Fachliteratur für Praxisanleitende, Literaturvorschläge, Fachzeitschriftenabonnements, Zugang zu digitalen Lehrmitteln.
- Beratungsangebot für neu ausgebildete Praxisanleitende durch erfahrene Praxisanleitende mittels Austauschrunden, Blitzlichtmethode, Arbeitsgruppen.
- Anstoßen des Kommunikations- und Konfliktmanagements, Schaffung eines Raums zur gemeinsamen Lösungssuche.

Durch die Praxisanleitenden

Praxisanleitende haben auch ohne offizielles Audit immer die Aufgabe, **selbst** die Qualität ihrer Arbeit zu prüfen und die Qualität der Ausbildung und der Ausbildungsinhalte in der praktischen Vermittlung zu verbessern. Der Mindestumfang der Fort- und Weiterbildung ist gesetzlich festgelegt, doch die Optimierung von Anleitungsinhalten kann jederzeit geschehen, sobald neue Erkenntnisse und Einblicke in Anleitungsthemen vorhanden sind. Dazu ist es hilfreich, sich mit anderen Praxisanleitenden auszutauschen und bewusst Zeit für Optimierungen einzuplanen, z. B. zu folgenden Themen:

- Überprüfen, ob die Inhalte der Gruppenanleitungen passend sind oder ob zusätzliche Gruppenanleitungen etabliert werden sollten
- Einführungstage für Auszubildende inhaltlich und methodisch anpassen, z. B. wenn Auszubildende rückmelden, keinen Lernerfolg zu sehen
- Überprüfen der Rahmenbedingungen und Möglichkeiten zur Optimierung suchen
- Regelmäßige Personalentwicklungsgespräche einfordern
- Konfliktsituationen lösungsorientiert einschätzen und gegebenenfalls Änderungsbedarf in die Wege leiten

PRAXISBEISPIEL

Die Einführung der generalistischen Pflegeausbildung ist ein gutes Beispiel für die Verbesserung der Qualitätssicherung in der Praxisanleitung:

- Die pflegerischen Leitungen haben im Zuge der Einführung der Generalistik festgestellt, dass sie die Praxisanleitenden in regelmäßigen Intervallen freistellen müssen, um den gesetzlich vorgeschriebenen Umfang an Praxisanleitungen (➤ 1.2) gewährleisten zu können. In vielen Gesundheitseinrichtungen kollaborieren dafür die Praxisanleitenden stationsübergreifend und gestalten die Einführungstage gemeinsam, sodass die Anleitungsstunden auf mehrere Personen verteilt werden.
- Die Anleitungsqualität kann durch die Strukturen des Stuttgarter Modells (➤ 2.3.1) gesichert und der Fokus der Kompetenzorientierung auf die Ausbildung der Handlungskompetenzen gelegt werden. Somit lässt sich die Anleitungsqualität überprüfen und gegebenenfalls neu anpassen.

10.3 Lernerfolgskontrolle

Lernerfolgskontrollen sind Assessmentinstrumente (➤ 6.5), die sichtbar machen, ob die Lernziele erreicht wurden und wo noch Wissenslücken bestehen. Sie werden in formative und summative Beurteilungen unterschieden. Eine **formative Beurteilung** gibt Auskunft über den Lernfortschritt. Hier werden Wissenslücken, Lernstand oder falsches Verständnis von Situationen und Inhalten erkannt. Auf deren Grundlage schließt sich eine individuelle Förderung an. **Summative Beurteilungen** zielen dagegen bewusst auf eine Bilanz ab. Der Lernerfolg wird in Form von Noten oder Punkten festgelegt.

Lernerfolgskontrollen sind sowohl für Auszubildende als auch für Praxisanleitende wichtig. Auszubildende können ihre Kompetenzen unter Beweis stellen und feststellen, wo ihre individuellen Schwachpunkte liegen. Die Praxisanleitenden hingegen bekommen eine Rückmeldung, ob ihre Anleitung erfolgreich war, d. h., ob die Auszubildenden die erforderlichen Kompetenzen erwerben und bei der Prüfung unter Beweis stellen konnten.

MERKE

Lernerfolgskontrollen können auf verschiedene Weise (schriftlich, mündlich, praktisch) durchgeführt werden. Durch die Vornotenregelung (§ 13 Abs. 1 PflAPrV) bekommen Lernerfolgskontrollen in der generalistischen Pflegeausbildung eine größere Bedeutung.

Praxisanleitende bereiten Auszubildende auf die Lernerfolgskontrollen vor. Da auch die Benotung nach der Kompetenzorientierung (➤ 1.2) geschieht, wird die Vorbereitung auf Lernerfolgsbewertungen nach Kompetenzen ausgebildet. Einzelanleitungen wie Gruppenanleitungen können dabei als Vorbereitungszeit genutzt werden. Die Benotung geschieht im Regelfall durch die Pflegepädagoginnen der Pflegeschulen und stellt für Auszubildende immer eine Prüfung dar. Praxisanleitende sollten deshalb wissen, was Pflegeschulen prüfen, damit sie mit den Auszubildenden daraufhin passende Pflegesituationen einüben können.

Die Lernerfolgskontrollen werden entsprechend dem Ausbildungsstand durchgeführt und in ihrem Schwierigkeitsgrad entsprechend der Kompetenzentwicklung gesteigert. Die Notenvergabe beginnt schon nach den ersten Wochen der Ausbildung durch die schriftlichen Lernerfolgsbewertungen in der Pflegeschule. Diese entscheiden neben der praktischen Leistung, die anhand der Auswertungsbögen (➤ 9.2) ermittelt wird, ob die Probezeit bestanden wird oder nicht. Manche Lernerfolgskontrollen sind mit Hausarbeiten und/oder Lern- und Arbeitsaufgaben im praktischen Einsatz verbunden und haben, z. B. den Einsatz von Pflegetheorien zum Thema. Hier können Praxisanleitende Hilfestellung bei der Ausarbeitung leisten.

Lernerfolgskontrollen bilden den Lernstand ab. Das bedeutet für Praxisanleitende, auch darauf zu achten, ob Auszubildende Hinweise auf Lernblockaden geben, um frühzeitig dagegen angehen zu können (➤ 5.5.2).

Die meisten Auszubildenden machen sich frühzeitig Gedanken, mit welcher Note sie die Ausbildung abschließen möchten. Ein Großteil der Lernenden erfährt jedoch früher oder später einen Leistungsabfall, weil sie merken, dass sie die Leistungsanforderungen nicht erreichen oder weil sie sich im beruflichen oder privaten Bereich mit Herausforderungen konfrontiert sehen, die ihnen die Zeit und oder auch die Motivation zum Lernen nehmen. Daher gehört es auch zur Prüfungsvorbereitung, dass sich die Auszubildenden reflektieren und schriftlich festhalten, was ihre Motivation für die Lernerfolgsbewertung darstellt, was ihre Zielnotenvorstellung ist, welchen Lernaufwand sie dafür betreiben möchten und was ihnen bei der inhaltlichen Vorbereitung noch helfen kann. Werden z. B. Bewegungsmuster beim zu pflegenden Menschen in einer Lernerfolgsbewertung geprüft, können Auszubildende Praxisanleitende kontaktieren, um vorab mit ihnen Bewegungsmuster in der Praxis zu üben. Das kann dazu beitragen, dass Lernende ihr Ziel nicht aus den Augen verlieren, ihnen Sicherheit vermitteln und sie motivieren, sich gründlich auf die Prüfung vorzubereiten.

10.4 Sicherheit der zu pflegenden Menschen

Die Sicherheit der zu pflegenden Menschen muss immer gewährleistet sein. Sie dürfen in der Praxisanleitungssituation niemals in Gefahr kommen. Die zu pflegenden Menschen sowie deren Bezugspersonen verlassen sich darauf, dass sie nach dem besten bekannten Wissen (evidenzbasiertem Wissen, ➤ Kap. 6) gepflegt und versorgt werden. Der Beziehungsprozess zwischen Pflegefachperson und zu pflegendem Menschen wird mit verschiedensten Methoden, Modellen und Konzepten gefördert. Dazu gehört z. B. das aktive Zuhören. Auch die in der Schweiz angewandte Methode des „Caring“ kann hier unterstützend wirken.

Es gibt jedoch aus verschiedensten Gründen, Situationen, in denen der zu pflegende Mensch gefährdet sein könnte. Um diese Gefahrensituationen eliminieren zu können, müssen sie jedoch zuerst identifiziert werden. Mögliche Risikofaktoren, welche die Sicherheit der zu pflegenden Menschen gefährden, sind u. a.:

- Nicht ausreichend qualifiziertes Personal
- Mangelnde Sprachkenntnisse
- Stress
- Zeitmangel
- Überforderung
- Lücken/Fehler bei den Daten der zu pflegenden Menschen
- Fehlende Digitalisierung
- Kommunikationsstörungen

Praxisanleitende können dazu beitragen, dass diese Risikofaktoren minimiert werden, indem sie auf die Qualität ihrer Anleitungen achten. Während einer Praxisanleitung in realen Pflegesituationen sind die Praxisanleitenden für die Sicherheit der zu pflegenden Menschen zuständig. Sie begleiten und unterstützen die Auszubildenden vor allem bei ihren ersten Handlungen in einer realen Pflegehandlung, wo ihnen die Routine der Tätigkeit noch fehlt. Praxisanleitende haben in diesem Fall die herausfordernde Aufgabe, die Balance zwischen sich zurückhalten, Tipps geben und eingreifen zu finden. Sie müssen frühzeitig beurteilen, wann eine Situation gefährlich werden könnte, und damit immer einen Schritt vorausdenken und die Situation korrekt einschätzen. Zu frühes Eingreifen verhindert das Lernen, zu spätes Eingreifen schadet dem zu pflegenden Menschen. Ein nicht zu unterschätzender Aspekt ist ebenfalls, dass zunächst Vertrauen zwischen Auszubildenden und zu pflegenden Menschen aufgebaut werden muss. Auszubildende sind Pflegeanfänger, was nicht nur bei den zu pflegenden Menschen Skepsis und Misstrauen auslösen kann, sondern auch bedingt, dass Fehler und Unsicherheiten vorkommen. Dies wird nicht von allen zu pflegenden Menschen akzeptiert, sodass diese nach examinierten Pflegefachpersonen verlangen. Hier ist es Aufgabe der Praxisanleitenden, sensibel Vertrauen bei den zu pflegenden Menschen aufzubauen, indem sie sie aufklären, dass die Auszubildenden zwar noch keine ausgebildeten Pflegefachpersonen sind, jedoch die Handlung in ausreichendem Maß geübt haben.

10.4.1 Haftungsrecht

Haftung und Haftungsgrundsätze

Bei zugesprochenem Schadensersatz durch das Zivilrecht haftet im Schadensfall grundsätzlich der, **der den Schaden verursacht hat.** Zu unterscheiden sind hierbei die Haftung aus unerlaubter Handlung und die vertragliche Haftung (➤ Tab. 10.2).

Dokumentation

Die Dokumentation dient hauptsächlich als **Gewährleistung einer fachgerechten Behandlung,** da sie

Tab. 10.2 Haftungsrecht

Haftung aus unerlaubter Handlung	Vertragliche Haftung
• Schadensersatz kann gegen jede Person, die **widerrechtlich und schuldhaft handelt,** geltend gemacht werden • Eigenes persönliches Verschulden; Ausnahme: Der Arbeitgeber setzt nicht ausreichend qualifiziertes Personal ein • Bei Rechtsfragen im Gesundheitswesen greift in der Regel die vertragliche Haftung, auch weil eine mögliche Zahlung von Schmerzensgeld von Privatpersonen häufig nicht geleistet werden kann	• Anspruch bei **Verletzung eines Vertrags** durch eine der Vertragsparteien • Haftungsgrundlage in Einrichtungen des Gesundheitswesens: Behandlungsvertrag zwischen dem zu pflegenden Menschen und der Einrichtung, der alle Mitarbeitenden zur fachlich einwandfreien Leistungserbringung verpflichtet • Da der Behandlungsvertrag mit der Gesundheitseinrichtung geschlossen wurde, haftet diese bei Schadensersatzanspruch und nicht die Pflegefachperson oder das ärztliche Personal • Das Personal ist Erfüllungsgehilfe der Einrichtung, daher muss diese für dessen Fehler so haften, als hätte die Einrichtung selbst bzw. der Träger den Fehler begangen

10

ersichtlich macht, was getan wurde, noch getan werden soll und wie es dem zu pflegenden Menschen ging bzw. geht. Zusätzlich nützt sie der **Qualitätssicherung** und dient gleichzeitig als **Beweissicherung** über die Richtigkeit der durchgeführten Maßnahmen.

Eine lückenhafte oder nachträglich veränderte Dokumentation kann zur **Beweiserleichterung** oder sogar zur Beweislastumkehr führen. Beweiserleichterungen ergeben sich aus Dokumentationsmängeln, Aufklärungsfehlern sowie groben Behandlungsfehlern, sodass sich nicht nachvollziehen lässt, ob die Behandlung standardmäßig verlaufen ist. Damit erhält der zu pflegende Mensch eine Erleichterung bezüglich der Anforderungen an seine Beweise während des Prozesses. Praxisanleitende müssen also die Pflegedokumentation der Auszubildenden nicht nur auf Richtigkeit, sondern auch auf Vollständigkeit prüfen.

In der Pflege werden von allen am Pflegeprozess Beteiligten folgende Inhalte dokumentiert:

- Pflegediagnose
- Durchgeführte Therapie (pflegerische Maßnahmen)
- Durchgeführte Prophylaxen
- (Atypischer) Verlauf

Ärztliche Anordnungsverantwortung

Die Anordnungsverantwortung bezeichnet die Verantwortung für die richtige Anordnung, nicht aber für die Durchführung. Die Anordnung von diagnostischen und therapeutischen Maßnahmen obliegt dem ärztlichen Personal. Dies beinhaltet auch die Verantwortung für die Auswahl der richtigen Adressatin, die die Maßnahme durchführen soll. Somit muss das ärztliche Personal sich zunächst davon überzeugen, dass die Pflegefachperson die formelle und materielle Qualifikation erfüllt.

PRAXISTIPP

Es gehört auch zum Aufgabenbereich von Praxisanleitenden, Auszubildenden aufzuzeigen, dass sie keine Tätigkeiten ausführen dürfen, zu denen sie nicht befugt sind, und dass sie die Verantwortung für die Durchführung von Tätigkeiten tragen, die sie nicht hätten machen dürfen.

10.4.2 Risiko- und Fehlermanagement

DEFINITION

Risikomanagement: zuständig für den Umgang mit potenziellen Risiken der Verhütung und Vermeidung von Fehlern sowie unerwünschten Ereignissen. Ziel ist, eine Sicherheitskultur in der Gesundheitseinrichtung zu entwickeln.

Fehlermanagement: Der systematische Umgang mit Fehlern ist Teil des Risikomanagements. Unerwünschte Ereignisse und Fehler werden erkannt und adäquate Verbesserungsprozesse eingeleitet.

Das Risiko- und Fehlermanagement dient dazu, die Sicherheit in einer Gesundheitseinrichtung zu erhöhen und die Abläufe zu optimieren. Die Qualitätsbeauftragte der Einrichtung ist verantwortlich für die Bearbeitung und Verwaltung der Ereignisse.

Das Risiko- und Fehlermanagement bietet aber auch die Möglichkeit, vorhandene Potenziale bei den Mitarbeitenden zu erkennen und zu fördern. Dazu ist allerdings eine offene, aktive Fehlerkultur, die durch Angstfreiheit und Vertrauen geprägt ist, Voraussetzung. Wenn Mitarbeitende Fehler offen zugeben können, ohne Sanktionen befürchten zu müssen, und aus diesen Fehlern lernen können, ist eine Fehlerkultur gewinnbringend. Mitarbeitende wie auch Auszubildende erfahren so Wertschätzung und Interesse an ihrer Person und können somit ihr Potenzial weiter entfalten.

PRAXISBEISPIEL

Der Auszubildende Lukas hat bei der Medikamentenvergabe versehentlich die für Frau Möller bestimmten Medikamente Herrn Obermaier verabreicht. Sein Praxisanleiter Axel bemerkt den Fehler und bespricht den Vorgang mit Lukas. Gemeinsam füllen sie ein Formular zur Fehlermeldung aus. Dort wird Folgendes vermerkt:

- Meldungsart
- Situationsbeschreibung
- Ausstellende Person
- Ereignisdatum

Die Meldung wird an die Qualitätsmanagerin Ulrike der Pflegeeinrichtung weitergeleitet, die bald das Gespräch mit Lukas und dessen Praxisanleiter sucht, um noch einmal zu eruieren und genau zu analysieren, wie es zu dieser Verwechslung kommen konnte. Daraus wird Ulrike gegebenenfalls Maßnahmen ableiten, die verhindern sollen, dass sich dieser Fehler wiederholt.

Bei der **Meldungsart** wird aus verschiedenen Kategorien ausgewählt:
- Anfragen
- Beschädigungen
- Brandalarm
- Fehler/Problem
- Maßgebliches Ereignis
- Fast-Fehler
- Aggressionen
- Gewalt
- Lob
- Dank
- Vorschlag

Bei der **Situationsbeschreibung** muss detailliert beschrieben werden, was sich in der Situation ereignet hat.
- Was ist genau geschehen?
- Wer war beteiligt?
- Wer ist betroffen?
- Was wurde bereits unternommen?
- Was ist der Wunsch oder das Anliegen?

Die Fehlermeldungen sollen anonym, freiwillig und sanktionsfrei für die Mitarbeitenden möglich sein. In den meisten Gesundheitseinrichtungen gibt es vorgefertigte Formulare mit markierten Pflichtfeldern, die von der betroffenen Mitarbeiterin ausgefüllt werden müssen. Die Meldung geht an die Qualitätsbeauftragte des Betriebs. Deren Aufgabe ist es, die Meldung zu analysieren, gegebenenfalls Rückfragen zu stellen und auf dieser Basis Maßnahmen sowie Handlungsempfehlungen zur Prävention zu erarbeiten, um solchen Fehlern zukünftig vorzubeugen.

10.5 Regelmäßige Fortbildung der Praxisanleitenden

Nach § 4 PflAPrV Abs. 3 sind Praxisanleitende in Deutschland verpflichtet, jährlich **berufspädagogische Fortbildungen** in einem Umfang von **mindestens 24 Stunden** zu absolvieren und bei der zuständigen Behörde nachzuweisen. Dabei können sich Praxisanleitende selbst die Fortbildungen aussuchen, von denen sie denken, dass sie ihnen für die praktische Ausbildung nützlich sein könnten. Für die Praxisanleitung sinnvoll sind z. B. Fortbildungen zu folgenden Themen:
- Skillslab
- Aufbau einer Ausbildungsstation
- Anleitungsmethoden
- Methodenkisten
- Prüfungsgestaltung
- Bewerten und Beurteilen
- Kompetenzförderung in der Ausbildung
- Erstellung eines Ausbildungsplans
- Führung „schwieriger" Gespräche

In manchen Gesundheitseinrichtungen entwickelt die Pflegedienstleitung einen Katalog mit innerbetrieblichen Fortbildungen und/oder empfiehlt Fortbildungsreihen externer Anbieter. Die Fortbildungen müssen durch pädagogisch ausgebildetes Personal durchgeführt werden, also z. B. auch durch die Pflegepädagoginnen der Pflegeschulen.

10.6 Zertifizierung

Zertifizierungen haben den Nutzen, dass die Qualität von Einrichtungen bezüglich Leistung, System, Prozess und Organisation bewertet und für die Öffentlichkeit transparent gemacht wird. Sie sollen zudem dazu beitragen, Betriebe zu modernisieren und die Attraktivität für (potenzielle) Mitarbeitende und Klienten zu steigern. Zertifizierungen regen Betriebe an, neue Angebote zu entwickeln und die Qualität zu steigern. Ein ausgereiftes Qualitätsmanagement in Einrichtungen bringt wiederum höhere Auszeichnungen bei Zertifizierungen. Die Optimierung der Qualitätsmanagementsysteme kann eine umfangreiche Aufgabe sein, um die gewünschten Ergebnisse zu erzielen. Die Verbesserungsprozesse nach international anerkannten Standards und Anforderungen für Qualität im Gesundheitswesen und Ausbildung lassen Einrichtungen von höherer Leistung und Einsparungen sowie reduzierten Risiken profitieren.

Eine zertifizierte Einrichtung hat mehr Erfolg, da ihre Leistungen für die Anspruchsgruppen (Klienten sowie Mitarbeitende) nachgewiesen und leicht erkennbar sind. Weitere Vorteile sind:
- Die Einrichtung kann ihren Standort auf dem Weg zur Exzellenz bestimmen.

- Die Einrichtungen können eine Fachsprache entwickeln, die alle im Innen- und Außenkontakt beherrschen. Jeder weiß, wovon der andere spricht, was die Kommunikation erleichtert und verbessert.
- Die Bildungspolitik, die das Institut vertritt, kann klar positioniert und kommuniziert werden und steht auf soliden Füßen.
- Die Organisation kann eine Grundstruktur für das Qualitätsmanagement erstellen und diese über die Zeit weiterentwickeln.

Die Auditorinnen überreichen den Betrieben abschließend einen umfassenden Prüfungsbericht, mit dem die Einrichtungen an ihrem Qualitätsmanagement weiterarbeiten können. Dies unterliegt der Weisung der Pflegedienstleitungen. Somit sind sie mitverantwortlich, Anweisungen bezüglich der Optimierung von Ausbildungsarbeit zu geben.

10.7 Projektmanagement

Christian Braunschweiger

DEFINITION

Projekt: einmaliger Prozess, um ein spezielles Werk zu erstellen oder eine neue Tätigkeit, Handlungsablauf etc. einzuführen. Enddatum und Ziel werden bereits zu Beginn festgelegt.
Projektmanagement: zuständig für Planung, Überwachung, Steuerung, Koordination sowie den Abschluss eines Projekts. Der Fokus liegt auf den Gesamtzusammenhängen der entsprechenden Koordination der einzelnen Projektschritte.

Wie für alle Betriebe, bringt es auch für Gesundheitseinrichtungen Vorteile, mit Projekten zu arbeiten, z. B.:

- Arbeitsabläufe können in Zeiten der ständigen Änderungen und Weiterentwicklungen der Gesellschaft, Technik und Arbeitsaufgaben schneller angepasst werden.
- Die Zufriedenheit erhöht sich, wenn Mitarbeitende in Projekte eingebunden werden, was die Personalfluktuation verringert.

Für die Praxisanleitung liefert das Projektmanagement Hilfsmittel, um Lernprozesse zielgerichtet, strukturiert und effizient zu gestalten. Es hilft Praxisanleitenden, die Ausbildung aktiv zu steuern und dabei motivierend und dynamisch zu bleiben.

10.7.1 Akteurinnen im Projektmanagement

- Auftraggeberin
- Ggf. Lenkungsausschuss oder Steuerungsgruppe: kontrolliert den Prozess des Projektverlaufs und kann ggf. korrigierend eingreifen
- Projektleiterin
- Projektassistenz: ist am Projekt mitbeteiligt, hat im Prozessverlauf unterstützende Aufgaben
- Stakeholderinnen: sind willentlich oder unwillentlich vom Projekt und/oder dessen Ergebnis betroffen – positiv oder negativ

MERKE

Damit das Projektmanagement gelingen kann, sind im Vorhinein bei allen Akteurinnen folgende Aspekte festzulegen:
- Aufgaben
- Verantwortung
- Befugnisse und Rechte
- Qualifikationen
- Kompetenzen

10.7.2 Projektorganisation

Es gibt zwei Möglichkeiten, Projekte zu organisieren:

- **Autonome Projektorganisation:** Alle involvierten Mitarbeitenden werden von ihren gewohnten Arbeitsaufgaben entbunden und konzentrieren sich ausnahmslos auf das Projekt. Die Projektleitung ist den anderen Beteiligten gegenüber weisungsbefugt.
- **Linientätigkeit oder Linienorganisation:** Projektleitung und -mitarbeitende bleiben in ihren jeweiligen Kernbereichen und werden nur für bestimmte Zeiten für das Projekt freigestellt. Die Projektleitung hat ihnen gegenüber keine Weisungsbefugnis, da diese weiterhin bei den Leiterinnen der jeweiligen Funktionsbereiche bleibt. Ein Nachteil dieser Organisationsform ist, dass die Projektarbeit erst nach Erledigung der Kernarbeit möglich ist oder Mitarbeitende

die projektbezogenen Tätigkeiten „nebenbei" erledigen (müssen).

PRAXISTIPP

Viele Organisationen arbeiten mit einer Mischform. Die Projektleiterin wird von ihren Aufgaben freigestellt und übernimmt die Verantwortung für das Projekt. Die Mitarbeitenden/Stakeholderinnen bleiben in ihren Bereichen (Linientätigkeit/Linienorganisation) und arbeiten zusätzlich oder zu festgelegten Zeiten am Projekt.

Auftraggebende

Das Projekt kann entweder **extern oder intern** in Auftrag gegeben werden. In den meisten Fällen findet in den Gesundheitseinrichtungen eine interne Projektvergabe, häufig durch die Geschäftsleitung oder durch Strategiemanagementstellen, statt. Nur selten wünschen externe Auftraggebende die Umsetzung eines Projekts in einer Gesundheitseinrichtung. Diese treten eher in anderen Branchen auf, z. B. Medien, Werbung.

Meilensteine

Als Meilensteine werden die Zwischenziele eines Projekts bezeichnet. Sie werden zu Beginn des Projekts zusammen mit dem Zeitpunkt, an dem das Zwischenziel erreicht sein soll, festgelegt und grafisch meist als Buttons, Kästen oder Steine auf einem Zeitstrahl (z. B. Balkenplan) dargestellt.

Arbeitspakete

Unter einem Arbeitspaket ist/sind die Aufgaben zu verstehen, die eine Mitarbeiterin/Stakeholderin im Rahmen des Projekts Aufgaben zugeteilt bekommt und bis zu einem festgelegten Termin abzuarbeiten hat. Ist dies erfolgt, erhält sie bei der nächsten Sitzung, Meilensteinerreichung etc. das nächste Arbeitspaket.

Zentrale Steuerungsgrößen

Während des Projekts stehen die **Sach-, Termin-** sowie **Kostenziele** immer im Vordergrund. Sie sind als gleichwertig anzusehen. Jede einzelne Größe wird vorher festgelegt bzw. im Verlauf des Projekts von der Projektleitung transparent justiert und muss weitestgehend eingehalten werden, damit das Projekt erfolgreich beendet werden kann.

Formulierung eines Projektziels

Um ein effektives Projektziel zu formulieren, bietet sich die **SMART-Regel** (➤ 7.1.1) an:

- **S = spezifisch:** Das Ziel wird konkret und genau formuliert.
- **M = messbar:** Die Formulierung enthält ein messbares Kriterium, z. B. eine Zeit- oder Mengenangabe.
- **A = akzeptiert:** Jede der Akteurinnen möchte das Ziel erreichen.
- **R = realistisch:** Erreichbare Fern- und Nahziele werden gesetzt.
- **T = terminierbar:** Es wird ein Datum genannt, an dem das Ziel erreicht werden soll.

Projektphasen

Es gibt mittlerweile viele verschiedene Phasenmodelle für das Projektmanagement. Dabei ist es eine individuelle Entscheidung, ob ein kompaktes Modell mit vier Phasen oder lieber ein komplexeres und differenzierteres Modell mit bis zu sechs Phasen (➤ Tab. 10.3) genutzt wird. Es müssen sich jedoch alle an der Projektorganisation Beteiligten und die zuständigen Personen im Unternehmen auf ein Phasenmodell einigen.

DEFINITION

Änderungsmanagement: strukturierter Prozess, mit dem Änderungen an Zielen, Inhalten, dem Zeitplan, Ressourcen oder Vorgehensweisen eines Projekts geprüft, genehmigt und umgesetzt werden.

Projektplanung

Die Projektplanung ist Aufgabe der Projektleitung. Dazu gehören:

- **Projektstrukturplan:** legt fest, in welcher Reihenfolge die Aktivitäten durchgeführt werden, und definiert die Arbeitspakete

10

Tab. 10.3 Phasenmodelle für das Projektmanagement

Vier-Phasen-Modell	Fünf-Phasen-Modell	Sechs-Phasen-Modell
	Initialisierung Entscheidung für oder gegen ein Projekt, Zielformulierung	**Projektentstehung** Ausgehend von der Projektidee Zusammenstellung eines potenziellen Projektteams
Projektstart Zielformulierung, Führungsentscheidung, Klärung der Ausgangslage	**Definition** Projektauftrag mit Klärung der Rahmenbedingungen, Zusammenstellung des Projektteams	**Projektdefinition** Zielformulierung und Feststellung der Ausgangslage
		Projektstart (Kick-off) Projektstart mit allen Akteurinnen. Festlegung der Rollen der einzelnen Personen. Hoher Motivationsfaktor, denn alle Akteurinnen werden gemeinsam auf den Start vorbereitet
Projektplanung Zielplanung mithilfe von Projektablaufplanungen, Risikoanalyse, Projektinhalten	**Planung** Planung von Aufgaben, Terminen und Ergebnissen mithilfe von Meilensteinen	**Projektplanung** Absteckung der ersten groben Strukturen, dann Feinplanung
Projektdurchführung, -überwachung und -steuerung Erarbeitung der Projektergebnisse, ggf. Gegensteuerung im Änderungsmanagement	**Steuerung** Durchführung der Maßnahmen, kontinuierliche Abstimmung mit der Projektleitung und kontinuierliche Vergabe neuer Arbeitspakete an die Stakeholderinnen	**Projektdurchführung** Durchführung der Maßnahmen, Projektleitung übernimmt die Verantwortung
Projektabschluss Soll-Ist-Vergleich, Evaluation und Abschlussbericht	**Abschluss** Abnahme des Projekts durch die Auftraggeberin, Durchführung eines Abschlussmeetings und Erstellung eines Abschlussberichts	**Projektabschluss** Abnahme des Projekts durch die Auftraggeberin, Erstellung eines Abschlussberichts

- **Projektphasenplan:** teilt das Projekt in grobe Zeitabschnitte und setzt die Meilensteine (s. oben) fest
- **Projektablaufplan:** legt fest, wann was erledigt werden muss, und bringt die Aufgaben in eine sinnvolle Struktur

Neben **Zieldefinition** und **Zeitplan** müssen noch weitere Punkte beachtet werden:

- **Ressourcenplanung:** planen, welche Personen, Materialien und finanziellen Mittel benötigt werden
- **Risikoeinschätzung:** mögliche Probleme frühzeitig erkennen und Gegenmaßnahmen vorbereiten
- **Klare Aufgabenverteilung:** Zuständigkeiten festlegen, damit alle Beteiligten wissen, wofür sie verantwortlich sind
- **Kommunikationswege:** festlegen, wie und wann Informationen im Projektteam ausgetauscht werden
- **Meilensteine:** wichtige Zwischenziele bestimmen, um den Fortschritt messbar zu machen
- **Dokumentation:** Ergebnisse und Entscheidungen schriftlich festhalten, um später nachvollziehen zu können

Kommunikation

Da in einem Projekt die Akteurinnen in einem neu zusammengeführten Team zusammenarbeiten, kommt der Kommunikation eine besondere Bedeutung zu. Es muss sichergestellt sein, dass sich die Akteurinnen regelmäßig untereinander verständigen, um die vorgegebenen Meilensteine ziel- und fristgerecht erreichen zu können. Wenn der Austausch nicht funktioniert, kommt es zu Verzögerungen oder sogar zum Abbruch des Projekts. Aus diesem Grund werden die Kommunikationswege der einzelnen Stakeholderinnen vorher festgelegt: Welche Informationen werden von welchen Akteurinnen schriftlich ausgetauscht? Wo reicht eine mündliche Übergabe, wo ist zusätzlich eine schriftliche Übergabe notwendig?

Projektgruppensitzungen

Ein Kommunikationsmittel ist der Austausch in den regelmäßigen Projektgruppensitzungen, deren Häufigkeit abhängig von Größe und Dringlichkeit des Projekts ist. Diese werden moderiert, um zu verhindern, dass zu viele oder nicht relevante Informationen in die Sitzungen eingebracht werden. Dies ist in der Regel Aufgabe der Projektleiterin. Eine gut moderierte und strukturierte Sitzung kann die Ergebnissicherung im gesamten Projektmanagementprozess erleichtern. In Gesprächsprotokollen werden die Sitzungen zudem kurz und knapp dokumentiert.

Wichtig ist auch, darauf zu achten, dass die Besprechungsräume mit geeignetem Material ausgestattet sind, um z. B. die Ergebnisse der Akteurinnen oder weitere Aufgabenverteilungen kreativ visualisieren zu können.

Organisationsformen und Managementmethoden

Projekte können je nach Ziel und Rahmenbedingungen unterschiedlich organisiert werden, z. B. klassisch mit festen Phasen oder agil mit flexiblen Schritten. Die gewählte Organisationsform wird wird bis zum Projektende beibehalten.

- **Klassisches Projektmanagement:** Das Projekt wird wie geplant durchgeführt, dann wird das Gesamtergebnis getestet und ggf. korrigiert, bevor die Übergabe erfolgt.
- **Agiles Projektmanagement:** Das Projekt wird in Teilschritten vollzogen, die sofort nach Fertigstellung überprüft und ggf. verbessert werden, bevor der nächste Schritt angegangen wird.

Das agile Management von Projekten hat sich erst in den letzten Jahren etabliert. Es erlaubt, Anpassungsvorgänge dynamischer, flexibler und schneller durchzuführen als beim klassischen Management. Dies führt zu einer innovativeren Arbeitsform, da neue und unvorhergesehene Erkenntnisse schnell und kurzfristig in das Projektmanagement eingebaut werden. Voraussetzung ist, dass die Projektleitung bereits erfahren im Projektmanagement ist, um kurzfristig kompetent agieren zu können. Als Methoden eignen sich besonders Kanban, Daily Scrum und Design Thinking (s. unten). Ansonsten ist der klassische Ablauf in den oben genannten Prozessphasen in der Durchführung zunächst einfacher.

Je nach Organisationsform werden die passenden Managementmethoden gewählt:

- **Erstellen von Arbeitspaketen:** Die Erstellung von Arbeitspaketen wird aktiv gesteuert, eingeplant und koordiniert.
- **Daily Scrum** („tägliches Gedränge"): Täglich kommen für ca. 15 Minuten alle Stakeholderinnen zusammen, um sich gegenseitig über den aktuellen Stand zu informieren. Jede Akteurin weiß so, wo die Prioritäten liegen, und kann ihren Arbeitstag entsprechend gestalten.
- **Earned-Value-Analysis** (Analyse des Fertigstellungswerts): Controllingmethode, die den Fortschritt eines Projekts mittels aktueller Kennzahlen, Kosten und Termine aufzeigt.
- **Kanban Light:** Bei Kanban handelt es sich um ein visuelles System zur Organisation von Aufgaben, meist mittels eines Boards, das in Spalten wie „Zu erledigen", „In Arbeit" und „Erledigt" unterteilt ist. So sieht das Team jederzeit, wer woran arbeitet, wo Engpässe entstehen und welche Aufgaben als Nächstes anstehen. Regeltermine werden vereinbart, um den internen Austausch zu fördern und für eine hohe Transparenz im Projektteam zu sorgen. Im Gegensatz zum Daily Scrum müssen keine täglichen Treffen stattfinden. Beide Methoden können jedoch kombiniert werden.
- **Project Canvas:** Instrument zur Visualisierung eines Projekts. Alle Akteurinnen erhalten einen strukturierten Übersichtsplan über das Projekt mit allen wichtigen Rahmeninformationen.
- **Projektstrukturplanung:** Aufteilung des Projekts in Teilaufgaben und Arbeitspakete, um den gesamten Projektverlauf leichter überwachen zu können.

- **Umfeldanalyse:** Wechselwirkungen im Umfeld werden untersucht. Dazu gehören z. B. Stakeholderinnen, Kundinnen, Lieferantinnen, Behörden, Wettbewerb, Strategie, Prozesse, Kultur, Gesetze, Markt, Politik, Wirtschaft, Technologie, Trends
- **User-Storys erstellen:** Der Leistungsumfang des Projekts wird der Auftraggeberin verständlich präsentiert. Dazu zählen: Ziele, Qualität, Abgrenzung, Abnahme, Meilensteine, Ressourcen, Zeitplan, Rahmenbedingungen etc.
- **Wasserfallmethode:** klassische Phasenmethode, bei der Schritte definiert und abgearbeitet werden.
- **Desing Thinking:** Problem verstehen, Lösungsideen entwickeln, diese testen und gegebenenfalls verbessern.

PRAXISTIPP

Projektmanagement? Bloß nicht!?

Viele Mitarbeitende in Gesundheitseinrichtungen haben sich bereits in Projekten engagiert, meist in Form einer Linientätigkeit (s. oben) und häufig verbunden mit Überstunden oder gar in ihrer Freizeit. Und nicht selten mussten sie erleben, dass das Projekt nicht zu den gewünschten Ergebnissen führte oder gar abgebrochen wurde. Grund dafür sind meist Fehler in der Projektplanung und -durchführung. Zusätzlich führt ein ineffizienter Umgang mit den persönlichen Ressourcen der beteiligten Mitarbeitenden zur Frustration und Demotivation in Sachen Projektmanagement. Ein Grund mehr für Einrichtungen im Gesundheitswesen, mit einem professionellen und zielführenden Projektmanagement ihre Mitarbeitenden von den Vorteilen der Projektarbeit zu überzeugen und zur Teilnahme zu bewegen!

10.7.3 Etablierung des Projektmanagements in Gesundheits- und Weiterbildungseinrichtungen

Die Weiterbildung zur Praxisanleitenden bietet die Möglichkeit, in Ruhe und mit ausreichend Zeit ein Projekt zu planen und durchzuführen. Für den weiteren beruflichen Werdegang ist es sinnvoll, bereits einmal an einem Projektmanagementprozess vom Anfang bis zum Ende beteiligt gewesen zu sein, um die Erkenntnisse und Ergebnisse aus dem Projektverlauf in den Berufsalltag zu übertragen. Beispiele für Projekte, die im Rahmen der Weiterbildung umgesetzt werden können:

- Gestaltung eines Intensivtags mit Fachvorträgen
- Planung einer Examensfeier
- Umstrukturierung der Weiterbildungseinrichtung in eine „gesunde“ Weiterbildungseinrichtung

Beispiel für den Start eines Projekts in einer Ausbildungseinrichtung

In der Pflegeausbildung gilt es, innovativ zu sein, um den Auszubildenden nicht nur die erforderlichen Kompetenzen zu vermitteln, sondern auch ihre Motivation zu steigern. Ein Mittel dazu sind Bildungsprojekte, die dazu beitragen, die Pflegeausbildung weiterzuentwickeln und attraktiv zu halten.

PRAXISBEISPIEL

Die Langzeitpflegeeinrichtung „Haus am Park" beschließt, eine spezialisierte Abteilung für Menschen mit Demenz zu eröffnen. Dazu wird auch ein Curriculum für die Praxisanleitenden benötigt, in dem festgelegt wird, welche Lerninhalte den Auszubildenden während ihres Einsatzes in dieser Abteilung zu vermitteln sind. Dieses soll im Rahmen eines Projekts erstellt werden.
Mitglieder der dafür zusammengestellten Projektgruppe sind die Praxisanleitenden der Einrichtung und die Bereichsleitung der neu eröffneten Abteilung, die auch die Projektleitung übernimmt. Die Projektgruppe soll auf Wunsch des Auftraggebers Folgendes erarbeiten:

- Welche Kompetenzen werden wann angeleitet?
- Wer nimmt Prüfungen ab?
- Wer führt Zwischengespräche durch?
- Wer führt Qualifikationsgespräche durch?
- Welche Ausnahmen gibt es?
- Welche potenziellen Schwierigkeiten könnten auftreten, und wie ist auf sie zu reagieren?
- …

Für dieses Projekt plant die Projektleitung etwa ein Jahr ein. Dieser Zeitraum umfasst:

- Vorprojektphase
- Projektphase
- Evaluationsphase nach Beendigung des ersten Praxiseinsatzes eines Auszubildenden
- Abschlussphase

Zeitnah setzt die Projektleitung die erste Projektgruppensitzung an, die drei Stunden dauern wird und für die folgender Ablauf geplant ist (➤ Abb. 10.1):

1. Begrüßung, Kick-off, Bestimmen einer Protokollführerin

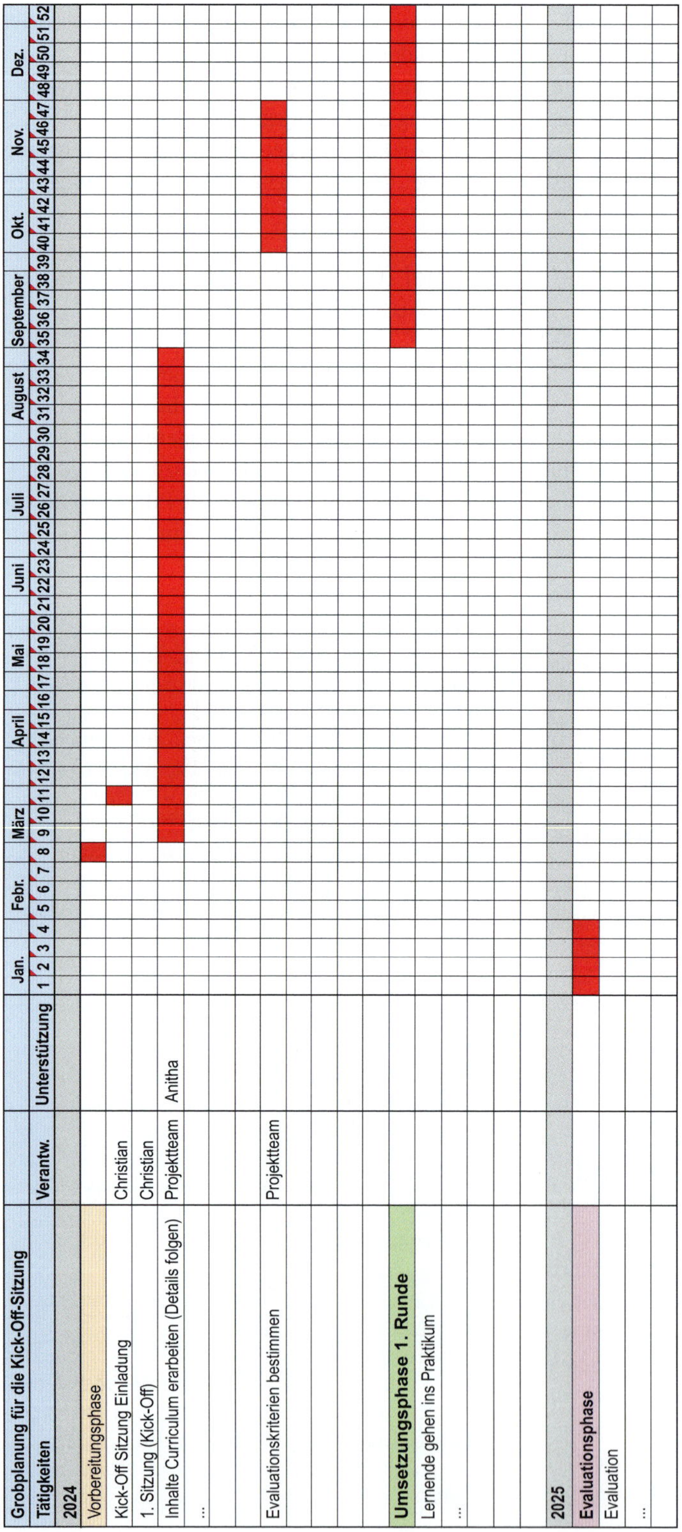

Abb. 10.1 Ablaufplanung einer ersten Projektgruppensitzung. [M1650, L143]

2. Projektziele und -umfang: Erörterung der übergeordneten Ziele des Projekts und Klärung des Umfangs. Was sind die Hauptziele des Curriculums? Welche Aspekte der spezialisierten Demenzabteilung sollen abgedeckt sein?
3. Rollen und Verantwortlichkeiten: Klärung der Rollen und Verantwortlichkeiten der Projektbeteiligten. Wer ist für welche Aufgaben und Entscheidungen zuständig? Wie gestaltet sich die Kommunikation innerhalb und außerhalb des Teams?
4. Zeitplan und Meilensteine: Vorstellung des vom Projektleiter erstellten Zeitplans und der von ihm festgelegten Meilensteine. Wann sind bestimmte Phasen des Projekts abgeschlossen? Wann findet deren Evaluierung statt?
5. Ressourcenbedarf: Diskussion über die benötigten Ressourcen für das Projekt, Zeit, Mitarbeitende und Materialien.
6. Risikomanagement: Identifizierung potenzieller Risiken und Herausforderungen für das Projekt und Diskussion über Strategien zur Risikominderung und -bewältigung (➤ Abb. 10.2)
7. Erwartungen an die Teilnehmenden: Klärung der Erwartungen hinsichtlich Engagement, Beitrag und Qualität der Arbeit
8. Feedback und Fragen: Aufforderung der Teilnehmenden, Fragen zu stellen, Bedenken zu äußern und Feedback zum Projekt zu geben
9. Datum der nächsten Sitzung

10.7.4 Lean Management

DEFINITION

Lean Management (engl. schlankes Management): Managementkonzept, das dabei helfen soll, Prozesse im Unternehmen effizienter zu gestalten und ein ganzheitliches Produktionssystem ohne Verschwendung und mit optimaler Ergebnisqualität zu schaffen.

Das Lean Management beruht auf dem japanischen Kaizen-Prinzip, das um stetige Verbesserung bemüht ist, und ist auch für die Pflegeausbildung von Bedeutung. Aufgrund der knapp bemessenen Zeitressourcen ist es wichtig, dass Praxisanleitende damit bewusst umgehen. Folgende Maßnahmen des Lean Managements können helfen, **Zeit zu sparen** und **Anleitungen effektiver zu gestalten:**

- Praxisanleitungen mit zwei Auszubildenden gleichzeitig durchführen. Dabei nimmt eine Auszubildende die Rolle der Beobachterin ein und gibt der Durchführenden Feedback, was zu einem Lerneffekt bei beiden führt.
- Begleitete Lerngruppen implementieren **(Facilitation),** um das gemeinsame Lernen und Arbeiten zu ermöglichen. Die begleitende Person *(Facilitator)* kann dabei eine Praxisanleiterin, eine Pflegefachperson oder eine Auszubildende aus einem höheren Ausbildungsdrittel sein. Sie hilft den Lernenden bei der Lösung ihrer individuellen Probleme, indem sie Prozesse und Methoden nutzt, die es den Auszubildenden ermöglicht, selbst passende Lösungen zu finden. Facilitatorinnen geben höchstens Input zur Lösungsfindung.
- Große Übersichtstafel mit den bereits erworbenen Kompetenzen und Lernzielen aller Auszubildenden gestalten. Diese muss jedoch stets aktuell gehalten werden, um mit einem Blick den aktuellen Lernstand einer Auszubildenden zu erfassen.

REFLEXION

1. Warum ist die Qualitätssicherung in Pflegeeinrichtungen wichtig, und was bedeutet der Begriff der Qualitätsdimensionen?
2. Welche Gesetze regeln die Qualitätssicherung in Pflegeeinrichtungen?
3. Welche Methoden und Instrumente des Qualitätsmanagements können in einer Gesundheitseinrichtung eingesetzt werden?
4. Wie wird die Entwicklung der Qualität in der Praxisanleitung gesichert, und welche Ziele verfolgen Praxisanleitende bezüglich der Qualität ihrer Arbeit?
5. Welche Voraussetzungen benötigen Praxisanleitende, um diese Ziele verfolgen zu können?
6. Für was sind Lernerfolgskontrollen gut, und wie können sie ausgeführt werden?
7. Welche Bedeutung hat das Haftungsrecht und die korrekte Dokumentation für Praxisanleitende und Auszubildende?
8. Was ist der Vorteil einer offenen, aktiven Fehlerkultur?
9. Welche Phasen werden beim Projektmanagement unterschieden?

Details über die Risiken (Stand 13.02.2026)
Curriculum Demenzstation

Optionales Dokument
Die Vorlage dient zur Führung des Risikomanagements

ID	Risiko	Beschreibung	Vorher EW in %	Vorher SA in %	ID	Maßnahme	Beschreibung	Nachher EW in %	Nachher SA in %	Verantwortung
R1	Ausfall BB	Ausfall/Kündigung des BB	20	80	M1 (EW)	Kapazitätsplanung	vorausschauende Planung	20	60	BV/BBV
					M1 (SA)	Übernahme von BBV oder HBB	BBV oder HBB springt ein, bis wieder ein BB zur Verfügung steht	20	60	BBV/HBB
R2	Unruhe im Team, durch unklare Aufgaben bei Abwesenheit von BB	Unruhe im Team durch die häufigen Wechsel der Auszubildenden und bei Abwesenheit von BB	20	60	M2	Begleitung durch BB und BBV	regelmäßiges Stattfinden von Gesprächen	20	40	BBV
					M2	regelmäßige Supervisionen, wenn nötig	Termine festlegen bei Anzeichen von Unruhe	20	40	BBV
R3	Unruhe bei den Bewohnerinnen	Durch den erhöhten Wechsel seitens der Auszubildenden	25	70	M3	Bewohnerinnen beobachten	für den Einsatz leicht ablenkbare Bewohnerinnen wählen	10	70	Abtl./BB
					M3	Schulung entsprechend anpassen	Validationsschulungen zu Beginn des Einsatzes	10	70	BBV
R4	Auszubildende sehen den Lerneffekt nicht	Auszubildende sitzen die Zeit auf der weglaufgeschützten Abteilung ab ohne Lerninteresse	40	80	M4	Auszubildende ins Projekt in geeigneter Form involvieren	Betroffene zu Beteiligten machen	20	60	BBV/HBB
					M4	Lernfragen generieren vor dem Einsatz	Mit den Auszubildenden Lernziele (Standort) besprechen und deren Wichtigkeit für die Ausbildung vorausschauende Planung	20	60	BBV

BB: Berufsbildner/-in EW: erwartet SA: Schadensausmaß Abtl.: Abteilung BV: Bildungsverantwortliche BBV: Berufsbildungsverantwortliche HBB: hauptberufliche Berufsbildende

Abb. 10.2 Risikomanagement: Aufführung potenzieller Risiken und entsprechender Maßnahmen [M1650, L143]

LITERATUR

1. Berufsgenossenschaft für Gesundheitsdienst und Wohlfahrtspflege. Projektmanagement – eine Einführung. 2011. Aus: https://epub.sub.uni-hamburg.de/epub/volltexte/2013/20362/pdf/RGM10_Ratgeber_ProjektmanagementpropertypdfDownload.pdf (letzter Zugriff: 2.8.2025).
2. Bundesministerium für Gesundheit. Qualitätssicherung im Krankenhausbereich. 2025. Aus: www.bundesgesundheitsministerium.de/qualitaet-krankenhausversorgung (letzter Zugriff: 2.8.2025).
3. Deutsche Gesellschaft für Qualität. Was ist Qualitätsmanagement? 2025. Aus: www.dgq.de/fachbeitraege/was-ist-qualitaetsmanagement (letzter Zugriff: 2.8.2025).
4. Everts K, Höpfner M. PFLEGEN. 1000 Fragen 1000 Antworten. Für Ausbildung und Prüfung. 2. A. München: Elsevier, 2023.
5. Freund J, Overlander G (Hrsg.). Pflegemanagement Heute. Für Führungspersonen im Pflege- und Gesundheitsmanagement. 4. A. München: Elsevier, 2024.
6. Gächter HP. Projektmanagement konkret. 4. A. Bern: hep, 2019.
7. Gemeinsamer Bundesausschuss (Hrsg.). Richtlinie des Gemeinsamen Bundesausschusses über grundsätzliche Anforderungen an ein einrichtungsinternes Qualitätsmanagement für Vertragsärztinnen und Vertragsärzte, Vertragspsychotherapeutinnen und Vertragspsychotherapeuten, medizinische Versorgungszentren, Vertragszahnärztinnen und Vertragszahnärzte sowie zugelassene Krankenhäuser (Qualitätsmanagement-Richtlinie/QM-RL) in der Fassung vom 17. Dezember 2015. Zuletzt geändert am 18. Januar 2024, in Kraft getreten am 20. April 2024. Aus: www.g-ba.de/downloads/62-492-3427/QM-RL_2024-01-18_iK-2024-04-20.pdf (letzter Zugriff: 2.8.2025).
8. Klein Z, et al. Empfehlungen für Praxisanleitende im Rahmen der Pflegeausbildung nach dem Pflegeberufegesetz (PflBG). Fachworkshop-Empfehlungen zur Umsetzung in der Praxis. Bonn: Bundesinstitut für Berufsbildung (BIBB), 2021. Aus: https://www.bibb.de/dienst/publikationen/download/17241 (letzter Zugriff: 2.8.2025).
9. Modig N, Ahlström P. Das ist Lean. Stockholm: Rheologica Publishing, 2015.
10. Munich Business School. Lean Management – BWL Lexikon. 2025. Aus: www.munich-business-school.de/l/bwl-lexikon/lean-management (letzter Zugriff: 2.8.2025).
11. Mürbe M, Stadler A. Berufs-, Gesetzes- und Staatsbürgerkunde. 13. A. München: Elsevier, 2019.
12. Projektmagazin. Was ist Projektmanagement? Definition, Themen und Aufgaben. 2019. Aus: www.projektmagazin.de/projektmanagement-kompakt (letzter Zugriff: 2.8.2025).
13. qmBase. Excellence als Ziel mit dem EFQM-Modell. 2025. Aus: www.qmbase.com/excellence-als-ziel-efqm (letzter Zugriff: 2.8.2025).
14. REFA. Lean Management. 2025. Aus: https://refa.de/service/refa-lexikon/lean-management (letzter Zugriff: 2.8.2025).
15. Stadt Zürich Pflegezentren. Prozess: 1.6.2 CL Anleitung IQSoft für Anwender Chancenmanagement. Zürich: 2020.
16. Windolph A. Projektmanagement-Phasen im Überblick. 4 Phasen für dein Projektmanagement. 2024. Aus: https://projekte-leicht-gemacht.de/blog/projektmanagement/projektmanagement-phasen/ (letzter Zugriff: 2.8.2025).

KAPITEL

11

Christian Braunschweiger

Mit Diversität und multikulturellen Einflüssen umgehen

DEFINITION

Kultur: die gesamten künstlerischen, geistigen und gestalterischen Leistungen einer gemeinschaftlichen Gruppe als Ausdruck einer höheren Entwicklung einer Gemeinschaft, der gleichzeitig als Orientierungsrahmen dient.
Diversität (lat. *diversitas* = Verschiedenheit, Unterschied): Vielfalt von Personen bezüglich Alter, ethnischer Herkunft und Nationalität, Geschlecht und geschlechtlicher Identität, körperlicher und geistiger Fähigkeiten, Religion und Weltanschauung, sexueller Orientierung und Identität sowie sozialer Herkunft.
Heterogenität: Verschiedenartigkeit.

Fällt der Begriff Diversität im Kontext der Pflege, rücken zunächst die Vielfalt der zu pflegenden Menschen und die damit verbundenen Herausforderungen in den Fokus. Doch Diversität betrifft die gesamte Gesellschaft und somit auch alle Akteure im Gesundheitswesen. Das bedeutet, dass Gesundheitseinrichtungen sich nicht nur auf die Heterogenität der zu pflegenden Menschen, sondern auch ihrer Mitarbeitenden einstellen und sicherstellen müssen, dass auch deren Bedürfnisse befriedigt werden und sie nicht der Gefahr der Diskriminierung ausgesetzt sind. Dies erfordert sowohl von der Leitungsebene als auch von allen Beteiligten Respekt, Aufgeschlossenheit, Interesse, Akzeptanz und Toleranz.

Praxisanleitende haben eine Vorbildfunktion, was den Umgang mit zu pflegenden Menschen als auch mit Kollegen aus anderen Kulturen oder mit anderen sich von der Mehrheit unterscheidenden Diversitätsmerkmalen betrifft. Und ihnen kommt die Aufgabe zu, Auszubildenden mit Migrationsgeschichte nicht nur den Einstieg in den Beruf, sondern auch das Agieren in einer ihnen bisher fremden oder nur unzureichend bekannten Kultur zu erleichtern.

Multikulturalität und Interkulturalität im Team

DEFINITION

Multikulturalität: friedliche Koexistenz verschiedener Kulturen in einer Gesellschaft.
Interkulturalität: interaktive Begegnung zwischen zwei oder mehr Kulturen.

Pflegeteams sind heute multikulturell aufgestellt, denn in Zeiten, in denen Pflegepersonal knapp ist, werden vermehrt Arbeitskräfte aus dem Ausland angeworben. Zudem haben viele Auszubildende eine **Migrationsgeschichte.** Während die einen bereits als Kinder von Migranten im Land geboren sind, sind andere selbst immigriert und besitzen gerade mal eine Aufenthaltsbewilligung oder sogar noch den Status eines Asylsuchenden. Folgende Berufs- und Anspruchsgruppen können u. a. multikulturell beeinflusst sein:

- Mitarbeitende des Pflegeteams inklusive Praxisanleitenden
- Lehrkräfte der Pflegeschule
- Ärztliches Personal
- Auszubildende
- Reinigungspersonal
- Verwaltungspersonal
- Bezugspersonen
- Zu pflegende Menschen

Von **multikulturellen Teams** spricht man, wenn ihnen Vertreter von drei oder mehr verschiedenen Nationalitäten angehören. Generell lässt sich sagen, dass es wohl keine Berufsgruppe gibt, die nicht von multikulturellen Einflüssen geprägt ist. Dieser Umstand der multikulturellen Gegebenheiten ist Risiko und Chance zugleich, wobei Letztere die Risiken überwiegt, wenn die Teammitglieder bereit sind, Interkulturalität entstehen zu lassen. Die Auseinandersetzung mit fremden Kulturen kann eine Herausforderung sein, da man gezwungen ist, sein Menschenbild und seine Wertvorstellungen (➤ 2.1.3) zu reflektieren und gegebenenfalls zu korrigieren, ist aber immer bereichernd.

Risiken

Mitglieder anderer Kulturen wurden anders sozialisiert, was bedeutet, dass ein für die eine Kultur „normales" Verhalten auf Vertreter einer anderen Kultur verstörend wirken kann. Natürlich passen sich Immigranten in unterschiedlichem Maße an, oft aber bleiben gewisse kulturelle Verhaltensweisen erhalten. Entscheidend ist dabei auch, wie lange Menschen mit Migrationserfahrung schon in ihrer Wahlheimat leben. Auch religiöse Vorschriften verursachen mitunter „befremdliche" Verhaltensweisen, z. B. wenn bestimmte Nahrungsvorschriften eingehalten werden müssen.

Chancen

Die Einflüsse verschiedener Kulturen erweitern den eigenen Horizont, wenn sich die Bezugspersonen der jeweiligen Kulturen über die Unterschiede austauschen. Diese Kommunikation ist vielseitig und reicht vom Kochrezept bis zum Pflegeverständnis. Ein großer Vorteil eines multikulturellen Pflegeteams ist, dass sich zu pflegende Menschen aus anderen Kulturen besser aufgehoben und unter Umständen auch besser versorgt fühlen, da in multikulturellen Teams die **Interkulturalität,** also die interaktive Begegnung zweier oder mehrerer Kulturen, nichts Außergewöhnliches ist und es im Team vielleicht sogar Pflegefachpersonen gibt, welche die gleiche Sprache sprechen und/oder kulturspezifische Besonderheiten und daraus resultierende Bedürfnisse kennen und verstehen. Auch Auszubildende mit Migrationsgeschichte profitieren von kultureller Vielfalt und der dadurch bedingten Interkulturalität. Wenn es gelingt, diese Unterschiede in einem gemeinsamen Miteinander zu verbinden, kommt das sowohl dem Team als auch allen Anspruchsgruppen zugute. Die gegenseitigen Vorteile wirken sich nicht nur auf die wirtschaftlichen, sozialen und politischen Belange der Gesundheitseinrichtung aus, sondern bedeuten auch Vielfalt in der Kommunikation, gegenseitiges Vertrauen und Missverständnisse, Fettnäpfchen, internationale Verständnisfrage, Humorvielfalt …

11.1 Zu pflegende Menschen mit Migrationsgeschichte

DEFINITION

Transkulturelle Pflege: kulturübergreifendes Pflegemodell, das den Menschen als durch seine Kultur und sein soziales Umfeld geprägtes Wesen versteht.

In erster Linie unterscheidet sich die Pflege von Menschen mit Migrationsgeschichte nicht von der Pflege von Menschen ohne eine solche: Die Pflege erfolgt ganzheitlich gemäß den individuellen Bedürfnissen. Da diese sich jedoch nicht nur auf die pflegerischen Belange beschränken, sondern auch von

- der religiösen Orientierung,
- dem Krankheits-/Gesundheitsverständnis,
- kultur-/glaubensspezifischen Gepflogenheiten/Ritualen in Bezug auf Ernährung, Hygiene, Kleidung, Schmerzverständnis etc.,
- dem Verständnis von pflegerischer oder auch gesundheitlicher Versorgung

beeinflusst sind, kann es vorkommen, dass Betroffene andere Erwartungen und Ansprüche an die pflegerische Versorgung haben. So kann es z. B. sein, dass in ihrer Kultur Frauen bestimmte pflegerische Maßnahmen nicht ausführen oder im Gegenteil die gesamte Pflege nur von Frauen übernommen werden darf, dass gewisse Nahrungsmittel verboten sind, zu gewissen Zeiten kein Strom genutzt werden darf oder bestimmte Rituale ausgeführt werden müssen. Auch die Verweigerung von Therapien oder pflegerischen Maßnahmen kann kulturbedingt sein. Darüber hinaus können sprachliche Probleme zu Missverständnissen führen, denen durch Hinzuziehen einer dolmetschenden Person vorgebeugt werden kann.

Damit Praxisanleitende Auszubildende auch gemäß den Erfordernissen der **transkulturellen Pflege** *(kultursensiblen Pflege)* anleiten können, müssen sie nicht nur über ein Grundwissen bezüglich der Besonderheiten bestimmter Kulturen verfügen, sondern sich immer wieder auch mit ihrer eigenen Kultur, ihrem Pflegeverständnis und ihrem Menschenbild (➤ 2.1.3) auseinandersetzen. Abgesehen davon ist ein Grundwissen über die Weltreligionen und deren Rituale, aus denen pflegerelevante Bedürfnisse resultieren, von Vorteil.

PRAXISBEISPIEL

Das **Pflegeverständnis** der Praxisanleitenden Ana Muster ist das einer dreidimensionalen Pflege mit Hand, Herz und Verstand. Diese Pflege ist

- ressourcenfördernd,
- individuell,
- auf alle Aktivitäten, soziale Beziehungen und existenzielle Erfahrungen des Lebens angepasst.

Für Ana steht die Würde des zu pflegenden Menschen an oberster Stelle. Die Pflegefachperson behandelt alle zu pflegenden Menschen ungeachtet ihrer Herkunft oder ihres sozialen Status gleich. Sie bemüht sich,

- Eigenheiten zu tolerieren und für sie „unnormales" Verhalten auszuhalten,
- da zu sein und nah zu sein,
- Empathie zu zeigen („Weinen mit dem Weinenden, lachen mit den Lachenden"),
- zu pflegende Menschen in ihrer aktuellen Krankheitsphase zu begleiten und zu bestärken,

- zuzuhören,
- nicht zu bewerten,
- Sicherheit und Hoffnung zu geben,
- zu pflegende Menschen in ihrem Ich-Sein zu bestätigen.

Anas **Menschenbild** ist geprägt von einem Grundvertrauen in alle Menschen. Sie sieht vor allem das Gute im Menschen. Bei Menschen aus anderen Kulturen fokussiert sie nicht die Unterschiede, sondern die Gemeinsamkeiten, die Vielfältigkeit, und welche Vorteile dies mit sich bringt. Die Praxisanleitende mag die Menschen und hat sich deshalb auch entschieden, ihnen zu helfen und keine Unterschiede zwischen Reich und Arm sowie verschiedenen Kulturen und Ethnien zu machen. Sie sieht die Menschen als neugierige und soziale Wesen an, die Interesse an ihren Mitmenschen zeigen, ebenso wie sie Interesse an den Menschen zeigt.

Ebenso wichtig ist, dass Praxisanleitende die Auszubildenden für die transkulturelle Pflege sensibilisieren, indem sie sie immer wieder ihr persönliches Pflegeverständnis und Menschenbild reflektieren lassen. Zudem greifen Anleitende unterstützend ein, wenn sie bemerken, dass Auszubildende Berührungsängste oder Unsicherheiten beim Umgang mit zu pflegenden Menschen mit Migrationsgeschichte haben. Im Zweifelsfall ist es hilfreich, die Betreffenden oder ihre Bezugspersonen zu fragen, was bei pflegerischen Maßnahmen, z. B. bei der Körperpflege, zu beachten ist. Das gilt insbesondere für das Erhebungsgespräch als Grundlage der Pflegeplanung.

MERKE

Förderung der kultursensiblen Pflege

Migranten der ersten Generation haben nun ein Alter erreicht, in dem sie vermehrt Pflege benötigen, was mit zusätzlichen und für manche Pflegefachpersonen auch mit neuen Herausforderungen verbunden ist. Zudem müssen Menschen mit Migrationsgeschichte stärker und besser in den Arbeitsbereich Pflege integriert werden. Dazu fördert die EU mit diversity@care ein Projekt, das von der Volkshilfe Österreich, der Caritas Wien, dem Wiener Roten Kreuz und dem Wiener Hilfswerk in der mobilen Pflege initiiert wurde und mit dem eine kultursensible Pflege angestrebt und gestärkt werden soll (www.new-views.eu/resources/hb-method--ermutigungen.pdf). Das Projekt zeigt Wege, wie dies gelingen kann, z. B. durch Weiterbildungen, entsprechende Fachliteratur und das Etablieren einer entsprechenden Teamkultur (➤ 8.3.1).

11.2 Auszubildende mit Migrationsgeschichte

Die Arbeit mit Auszubildenden mit Migrationsgeschichte ist interessant und bereichernd, mitunter aber auch mit Schwierigkeiten behaftet. Praxisanleitende bemühen sich, die Anleitung an die individuellen Bedürfnisse anzupassen, und achten auf folgende Faktoren, um eventuelle Probleme frühzeitig erkennen zu können:

- **Geschlecht:** Weibliche Auszubildende haben in bestimmten Kulturen hauswirtschaftliche Aufgaben oder müssen sich um die Betreuung jüngerer Geschwister kümmern. Dies kann viel Zeit in Anspruch nehmen und Grund dafür sein, dass die Leistungen an der Einsatzstelle und in der Pflegeschule darunter leiden. Das bedeutet, bereits beim Einstellungsgespräch darauf zu achten, welche und wie viele Aufgaben die Auszubildenden haben. Es ist auch in den Gesprächen mit den Eltern klarzustellen, dass die Auszubildenden genügend Zeit zur Verfügung haben müssen, um Lernaufgaben zu erledigen, für Prüfungen zu lernen und sich erholen zu können. Die Work-Life-Balance (➤ 14.1) ist auch in der Ausbildung wichtig.
  Bei männlichen Auszubildenden kann es Identifikationsprobleme geben, da Pflegetätigkeiten und somit auch die Ausübung eines Pflegeberufs in gewissen Kulturen eine nur Frauen vorbehaltene Aufgabe sind. Dadurch können im privaten Umfeld des Auszubildenden Konflikte entstehen. Um sich zu behaupten und seine berufliche Rolle erfolgreich auszufüllen, braucht ein Auszubildender unter Umständen viel Durchsetzungsvermögen und ein gutes Selbstbewusstsein.
- **Sprache:** Der Umgang mit eventuellen Sprachdefiziten wird in ➤ 5.4.1 thematisiert. Doch auch wenn die Sprachkenntnisse der Auszubildenden mehr als ausreichend sind, können Sprachbarrieren in ihrem unmittelbaren Umfeld eine Belastung darstellen, indem sie Angehörige z. B. bei Behördengängen begleiten und dolmetschen müssen.
- **Familiengröße:** Auszubildende, die mit zahlreichen Bezugspersonen in beengten Verhältnissen wohnen, sind häufiger krank, da sie mit mehreren

Personen im Haushalt leben und sich Infektionskrankheiten leichter übertragen können. Aufgrund des beschränkten Platzes ist es für diese Auszubildenden auch schwieriger, einen geeigneten Platz und ausreichend Ruhe zum Lernen zu finden. Individuelle Lernbedingungen lassen sich mit folgenden Maßnahmen verbessern:

- Nach der Unterrichts-/Arbeitszeit in der Pflegeschule/Gesundheitseinrichtung einen ruhigen Raum zur Verfügung stellen.
- Anbieten, den Raum auch an freien Tagen zu nutzen.
- In Randstunden oder Lernzeitfenstern heterogene Lerngruppen bilden lassen bzw. zusammenstellen. Dies fördert nicht nur die kollegiale Beratung (➤ 5.5.1), sondern auch die Beziehungen untereinander und somit die Integration.

- **Religion:** Die Religion kann eine Rolle spielen, was das Einhalten von Gebetszeiten oder Nahrungsvorschriften betrifft. Auszubildende, die z. B. im Ramadan fasten, sind in dieser Zeit eventuell weniger leistungsfähig, da sie den ganzen Tag über nichts essen und trinken dürfen. Mit einer guten Planung kann darauf Rücksicht genommen werden.
- **Herkunft:** Die Herkunft kann zuweilen Schwierigkeiten bereiten, wenn zu pflegende Menschen nicht akzeptieren, von Auszubildenden mit einem ihnen fremden kulturellen Hintergrund gepflegt zu werden. Wenn rassistische Äußerungen fallen, müssen sich Vorgesetzte für die betroffenen Auszubildenden einsetzen, gegebenenfalls muss sich auch die Leitung der Gesundheitseinrichtung einschalten.
- **Interkulturelle Konflikte:** Das Aufeinandertreffen von Auszubildenden zweier gegensätzlicher Kulturen oder aus Herkunftsländern, zwischen denen z. B. auf politischer Ebene Kontroversen bestehen, kann zu Konflikten führen. Diese Konflikte sind sensibel anzugehen und auf eine sachliche, professionelle Ebene zu heben. Praxisanleitende versuchen im Gespräch mit allen Beteiligten eine Lösung zu finden und werben für Respekt und Toleranz. Sind diese Bemühungen nicht zielführend, kann es helfen, die betroffenen Auszubildenden räumlich zu trennen und in verschiedenen Abteilungen arbeiten zu lassen.

Voraussetzung, um individuelle Bedürfnisse berücksichtigen und eventuell daraus resultierende Hindernisse beseitigen zu können, ist das Wissen darüber. Praxisanleitende versuchen daher durch eine sensible Kommunikation mit den jeweiligen Auszubildenden herauszufinden, was deren kulturspezifischen Bedürfnisse sind, und suchen gemeinsam mit ihnen Lösungen.

INVOL im Schweizer Bildungssystem

Das Schweizer Bildungssystem bietet seit 2018 anerkannten Flüchtlingen und vorläufig aufgenommenen Personen im arbeitsfähigen Alter die einjährige **Integrationsvorlehre (INVOL)** in diversen Berufen, darunter auch den Pflegeberufen, an. Während der INVOL, die die Grundlage für EBA- und EFZ-Lehrgänge (➤ 13.4.1) bildet, arbeiten die Teilnehmenden 3,5 Tage pro Woche im Vorlehrbetrieb und besuchen 1,5 Tage die Berufsschule. Im Unterricht liegt neben der Vermittlung berufsspezifischer Grundlagen der Schwerpunkt auf der Sprache, sodass die Teilnehmenden baldmöglichst befähigt werden, mit Mitarbeitenden und zu pflegenden Menschen adäquat zu kommunizieren, und die sprachlichen Voraussetzungen für eine anschließende Ausbildung erfüllen. Nach regelmäßigen Tests im Sprachunterricht und den berufsspezifischen Fächern schließt die INVOL mit einer schriftlichen Prüfung ab.

REFLEXION

1. Definieren Sie Kultur.
2. Was ist unter dem Begriff Diversität zu verstehen?
3. Welche Vorteile für die Pflege hat ein interkulturelles Team?
4. Wodurch zeichnet sich transkulturelle Pflege aus?
5. Wie können Auszubildende mit Migrationsgeschichte unterstützt werden?

12.1 Professionalisierung der Pflegeberufe in Deutschland

DEFINITION

Profession (lat. *professio* = öffentliche Äußerung, Erklärung): öffentliches Bekenntnis zum Berufsstand.
Professionalisierung: aktiver und fortlaufender Entwicklungsprozess eines Berufsstands hin zu einer Profession durch zunehmende Spezialisierung und Qualifizierung anhand von wissenschaftlicher Fundierung sowie einer Präzisierung, also klareren Definition, von bekannten Berufen.

Der Pflegesektor in Deutschland befindet sich bereits seit einigen Jahrzehnten langsam, aber kontinuierlich in einem Professionalisierungsprozess. Die aktuell bedeutsamsten Veränderungsschritte der Pflegeberufe bilden u. a. das Pflegeberufegesetz (PflBG) sowie die Umstrukturierung der klassischen Pflegeausbildungen ab. Da diese auch große Auswirkungen auf die Praxisanleitung haben, befasst sich dieses Kapitel mit der Entstehung und Weiterentwicklung dieser Bewegung sowie mit den Hintergründen und der Notwendigkeit der Professionalisierung von Pflegeberufen.

12.1.1 Ursprung und Entwicklung

Anfänge

Der Begriff Professionalisierung hielt in Deutschland zwischen den 1960er- und 1970er-Jahren Einzug. Den Ursprung findet diese Bezeichnung bereits in den 1930er-Jahren innerhalb der angloamerikanischen Sprachwissenschaften.

Um anstelle eines Berufs eine Profession in der zugrunde liegenden Bedeutung auszuüben, müssen grundsätzlich drei Charakteristika erfüllt sein:

1. So müssen durch die Tätigkeitsausübung zum einen **zentralwertbezogene Leistungen** erbracht werden, durch die z. B. das gesellschaftliche Leben aufrechterhalten wird,
2. zum anderen muss über **professionseigenes, spezialisiertes Wissen** auf wissenschaftlicher Basis verfügt werden
3. und zudem müssen **Kontrolle und Autonomie** bezüglich der eigenen Tätigkeiten/Tätigkeitsausübung und Arbeitsinhalte bestehen.

Als Mitglieder klassischer Professionen gelten Juristinnen, ärztliches Personal sowie Theologinnen.

Ab 1980 zeichnete sich in Deutschland der Beginn eines Professionalisierungsprozesses in Pflegeberufen ab, der bis heute anhält. Mitglieder der Pflegeberufe begannen, angeregt durch ähnliche Bewegungen im Pflegesektor im Ausland, von innen heraus ihr Fachwissen und ihre Eigeninitiative hervorzuheben. Diese Bestrebungen förderten einen wichtigen Schritt im Aufbruch der Pflege in Deutschland, sich von einem Beruf hin zu einer Profession weiterzuentwickeln.

Diese Prozesse führten u. a. zu einem Wandel des Fokus pflegerischer Tätigkeiten – beispielsweise weg von paternalistischen Strukturen hin zu einer verstärkten Entscheidungseinbindung von zu pflegenden Menschen, was Therapie- und Pflegeinterventionen betrifft. Paternalismus (lat. *pater* = Vater) bezieht sich im medizinischen Kontext ursprünglich auf ein vormundschaftlich ausgeprägtes Autoritätsgefälle innerhalb der Beziehung zwischen dem zu pflegenden Menschen und dem ärztlichen Personal – ein stark abfallendes Rollenverhältnis. Dieses Rollengefälle zeigte sich über lange Zeit dahingehend, dass Fachpersonen im Gesundheitswesen (früher insbesondere der ärztlichen Profession) die volle Kompetenz und somit die volle Autorität zugeschrieben wurde, darüber zu entscheiden, welche Behandlungsmaßnahmen für zu pflegende Menschen die „richtigen" sind. Die betroffenen Personen selbst wurden nur wenig in individuelle Entscheidungsprozesse miteinbezogen.

Zwischen den 1960er- und 1970er-Jahren konnte langsam eine Veränderung in dieser Ausrichtung beobachtet werden. Grund dafür war u. a., dass dem Recht auf Selbstbestimmung gesellschaftlich zunehmend mehr Bedeutung zugeschrieben wurde. Dadurch wurde die vorherrschende paternalistische Rollenverteilung langsam aufgebrochen und die Themen Informierung und Beratung betroffener Personen im Gesundheitswesen rückten immer mehr in den Fokus. Ziel dieser Entwicklung sollte sein, Personen zu befähigen, sich aktiv (und informiert) an der persönlichen Entscheidungsfindung zu beteiligen – also eine entsprechende Entscheidungskompetenz auszubilden (partizipative Entscheidungsfindung). Wichtige Anteile sind hierbei z. B. Informed Consent (IC; Einwilligung nach erfolgter Aufklärung), Compliance (Einhaltung der Therapie) und Adhärenz (Übereinstimmung mit der vorgeschlagenen Therapie) sowie das Konzept des Shared Decision Making (SDM; gemeinsame, gleichberechtigte Entscheidungsfindung von Ärztin und Patientin bezüglich der Therapie). Paternalistische Strukturen oder Tendenzen finden sich allerdings bis heute in der Praxis. Gleichzeitig erweiterten sich der Kompetenzbereich sowie die Kompetenzzuschreibung von Pflegefachpersonen kontinuierlich, woraufhin sich auch die **Ausbildungsziele** der Pflegeausbildung immer weiter veränderten.

Status quo

MERKE

Gemessen an den oben beschriebenen definierten Professionscharakteristika kann sich die Pflege mittlerweile als **Semiprofession** bezeichnen.

- Durch ihre essenziellen und unverzichtbaren Tätigkeiten erbringen Pflegefachpersonen maßgebliche, **zentralwertbezogene Leistungen,** die für die Aufrechterhaltung des gesellschaftlichen Gemeinwohls unabdingbar sind.
- Das Kriterium, **spezialisiertes, wissenschaftlich fundiertes Wissen** in der Pflegepraxis zu implementieren und (weiter) zu entwickeln, findet sich jedoch noch immer in zu geringem Maß wieder. Die Akademisierung von Pflegeberufen zielt u. a. darauf ab, insbesondere dieses Merkmal voranzutreiben.
- Dieses Kennzeichen verdeutlicht gut, welch wesentliche Rolle die Implementierung von Pflegewissenschaft und -forschung in der Pflegepraxis für das abschließende Erreichen einer Professionalisierung spielt, denn dieser Prozess ist ebenfalls eine Voraussetzung dafür, um das dritte Professionscharakteristikum zu erfüllen, das noch nicht erreicht ist: das Vorhandensein von **Kontrolle** und **Autonomie** über die Festlegung des eigenen Tätigkeitsprofils. Bis heute unterliegen pflegerische Arbeitsinhalte und -abläufe meist einer Fremdbestimmung von anderen Sektoren. So muss sich Pflege sehr oft wirtschaftlichen bzw. medizinischen Strukturen unterwerfen und ist in ihrer Selbstverwaltung stark eingeschränkt. Das Professionalisierungsbestreben der Pflegeberufe hat einen eminenten Einfluss auf alle Faktoren für eine Verbesserung und Steigerung der Versorgungs- und Arbeitsqualität in der pflegerischen Praxis und damit auf das Image der Pflegeberufe.

12.1.2 Hintergründe und Notwendigkeit

Die Komplexität pflegerischer Handlungs- und Versorgungsprozesse gestaltet sich immer herausfordernder. Pflegefachpersonen müssen in ihrer täglichen Arbeit einen immer höheren Professionalitätsgrad anhand ihrer fachlich fundierten Expertise erfüllen. Das sind Anforderungen, die mit einer traditionell abgeschlossenen Berufsausbildung allein nicht mehr adäquat zu erfüllen sind.

Das Tätigkeitsfeld professioneller Pflege bezieht sich auf ein vielschichtiges Versorgungsspektrum von Personen aller Altersstufen und dadurch auch auf alle dafür notwendigen pflegerischen Handlungsfelder: **pflegerische Prävention, Kuration, Rehabilitation, Palliation** sowie **sozialpflegerische Maßnahmen.** Die Erhöhung der Lebenserwartung, die demografische Entwicklung, die zunehmende Verschränkung der Bereiche Pflege, Therapie und Rehabilitation sowie die Digitalisierung fördern diese komplexen Entwicklungsprozesse im Gesundheitswesen zusätzlich.

Viele sehr unterschiedliche Pflege- und Versorgungsbedarfe müssen schnell und einzeln für die zu pflegenden Menschen eingeschätzt und anhand einer inter- bzw. intradisziplinären und somit sektorenübergreifenden Fallsteuerung koordiniert werden. Notwendige Pflegeinterventionen müssen auf fundierter pflegewissenschaftlicher Basis geplant, durchgeführt, begründet und evaluiert werden. Mit Zunahme der Fallkomplexität steigt auch die Vielschichtigkeit der notwendigen Pflege- und Therapieprozesse. All dies erfordert nicht nur eine entsprechende quantitative Bedarfsabdeckung, sondern auch eine **qualitative Stärkung** des Pflegeberufs in vielen Bereichen, insbesondere auch in der praktischen Pflegeausbildung.

Um eine adäquate Pflege und Versorgung von zu pflegenden Menschen und für die Auszubildenden eine qualitativ hochwertige praktische Ausbildung sicherzustellen, bedarf es der expliziten Nutzung und Entwicklung spezifischer Kompetenzprofile von Pflegepädagoginnen, Praxisanleitenden und nicht zuletzt auch Pflegefachpersonen mit entsprechenden Qualifizierungen in den jeweiligen Kompetenzbereichen

(➤ 1.2.2). Diese (Weiter-)Entwicklungsbedarfe und -potenziale wurden mit dem Pflegeberufegesetz (PflBG) aufgegriffen und die klassischen Pflegeberufsausbildungen reformiert (➤ 1.2), wobei nicht zuletzt mit Einführung von grundständigen Pflegestudiengängen Pflegewissenschaft und Pflegeforschung eine immer essenziellere Rolle spielen (➤ 12.2). Wesentliche Ziele hiervon sind u. a., Pflegeausbildungen qualitativ hochwertiger zu gestalten, eine Professionalisierung im Sinne der Weiterentwicklung einer evidenzbasierten Pflegepraxis zu ermöglichen und dadurch eine **Verzahnung der Expertise** von beruflich ausgebildeten und akademisierten Pflegefachpersonen zu fördern, um diese komplexen Anforderungen zu erfüllen sowie eine hochwertige Pflege zu gewährleisten.

Image der Pflege

Pflegeberufe haben in Deutschland sowohl gesamtgesellschaftlich als auch innerhalb der eigenen Berufsgruppe mit einem eher negativ belegten Image und niedriger Anerkennung zu kämpfen. Gründe hierfür sind u. a., dass die erforderlichen hohen Kompetenzanforderungen meist weniger bekannt oder verstanden sind. Pflege wird häufig als Helferberuf verstanden, welcher unter sehr hohen physischen und psychischen Arbeitsbelastungen mit gleichzeitig unzureichendem Personalschlüssel sowie mangelhaften Arbeitsbedingungen und ausbaufähiger Entlohnung ausgeübt werden muss. Dieses Verständnis löst bei Berufsfremden oft die Haltung aus, froh darüber zu sein, dass es Menschen gibt, die diesen Beruf ausüben, die Arbeit in einem pflegerischen Beruf für sich selbst jedoch kategorisch auszuschließen. Diese Problematik zeigt sich auch deutlich am Nachwuchsmangel, was aktuell durch das Ausscheiden der Babyboomer aus pflegerischen Berufen zu einem noch gravierenderen Personalmangel in den Folgejahren führen kann bzw. führt.

Damit sich das Image der Pflege ändert, das Ansehen der Berufsgruppe steigt und sich der Beruf attraktiver präsentieren kann, sind Veränderungen sowohl des Fremd- als auch des Selbstbilds im Sinne einer **professionellen Identität** der Pflege notwendiger denn je. Das Pflegeberufegesetz und die Generalistik pflegerischer Ausbildungsberufe reagieren abschließend auf diesen Notstand, indem sie in Deutschland einen einheitlichen Berufsabschluss unter Erfüllung der Anforderungen nach der EU-Richtlinie 2013/55EU ermöglichen. Dies bringt eine automatische Anerkennung des Berufsabschlusses auf europäischer Ebene mit sich.

12.1.3 Entwicklung einer professionellen Identität

Der Begriff *Pflege* bezeichnet in der Praxis wie auch gesellschaftlich bis heute nur wenige tatsächlich definierte Aufgabenbereiche. Der Fachbereich Pflege steht meist unspezifiziert für „macht alles“ (was anfällt), und so soll Pflege „alles“ können und auch tatsächlich machen. Eine solche Auffassung steht einem professionellen Rollenverständnis diametral entgegen und ist meist der Auslöser dafür, dass der Zuständigkeitsbereich von Pflegefachpersonen in der beruflichen Praxis von zu pflegenden Menschen, Bezugspersonen, anderen Schnittstellen, gesamtgesellschaftlich, aber auch aus der eigenen Disziplin heraus omnipotent (allmächtig, alles könnend) ausgedehnt wird.

Die Professionalisierung des Berufsbilds verfolgt dagegen das Ziel, ebendiese verhärteten, unklaren Rollenzuschreibungen zu durchbrechen und den Begriff *Pflege* allgemeingültig zu definieren. Pflege darf nicht weiter den von außen definierten, professionsfremden Rollenzuschreibungen zum Opfer fallen, sondern muss aus sich heraus Definition finden.

Die Basis hierfür stellt die **Theoriebildung** dar. Erst fundierte Theorien, mit deren Hilfe es gelingen kann, den Tätigkeitsbereich der beruflichen Pflege genau zu definieren, machen das komplexe und vielfältige pflegerische Leistungsspektrum transparent. Und nur durch die Transparenz von Pflegeaufgaben kann eine **Identifizierung** der Pflegefachpersonen mit ihrer Tätigkeit erfolgen. Zudem ist es wichtig, das **Pflegeverständnis** wissenschaftlich zu überarbeiten bzw. neu zu erarbeiten, was wiederum die Implementierung neuer, klientenorientierter Pflegemethoden ermöglicht.

In diesem Bezug müssen sich Praxisanleitende ihrer Vorbildfunktion, u. a. insbesondere ihres eigenen Berufsbilds, ihrer damit einhergehenden Rolle als Pflegefachperson und als Anleitende im Sinne einer Führungsperson bewusst sein. Sie haben die Aufgabe, eine professionelle Identität zu entwickeln und zu vermitteln und nicht in alten Rollenmustern zu verharren, sondern sich weiterzuentwickeln und ein professionelles Rollenbild weiterzugeben (➤ 2.2). Dies beinhaltet insbesondere:

- Verantwortung für das eigene Handeln und das Treffen von Entscheidungen zu übernehmen, auch im ethisch-rechtlichen Sinn
- Auszubildende auf ihrem Lernweg durch gezielte und theoriegeleitete Anleitungsprozesse in der Praxis zur Selbstständigkeit zu befähigen und bei der Entwicklung ihres Body of Knowledge (s. unten) zu fördern

Theoriebildung

Wissensbestände können nur anhand von Theoriebildung durch Pflegefachpersonen in der Pflegepraxis gesichert und weiterentwickelt werden. Dies erfordert ein kontinuierliches Wechselspiel zwischen Theorie und Empirie (➤ 12.2.2).

Theoriebildung kann auf zweierlei Ebenen erfolgen:

- **Spezifisch** durch konkrete pflegerische Handlung (z. B. Auswirkungen pflegerischer Interventionen auf den Gesundheitszustand von zu pflegenden Menschen)
- **Allgemein** auf der abstrakten Ebene (z. B. grundsätzliche Zusammenhänge zwischen den Merkmalen Gesundheit, Krankheit und Umweltbedingungen und deren Bedeutung bzw. Einfluss auf die Ausrichtung von Therapie- und Behandlungsprozessen)

Eine professionelle Identität bedarf eines entsprechenden **Wissenskörpers** *(Body of Knowledge)*, der anhand von Theoriebildung generiert.

Ausbildung eines Body of Knowledge

DEFINITION

Body of Knowledge (engl. Wissensbestand): bereits existierende, wissenschaftlich fundierte Wissensbestände aus der eigenen Fachdisziplin.

Professionalisierung in der Pflege umfasst das (Weiter-)Entwickeln und die Sicherung von Wissensbeständen durch Pflegeforschung und -wissenschaft und somit der Ausbildung eines entsprechenden Body of Knowledge. Dieser ist – wie in allen anderen Wissenschaftsbereichen – auch in der pflegerischen Profession Voraussetzung für eine Weiterentwicklung und damit auch für die Professionalisierung. Es gilt, Fachwissen aus der **eigenen Disziplin heraus** zusammenzutragen und – eventuell anhand von weiteren bezugswissenschaftlichen Erkenntnissen – (immer wieder) zu reflektieren. Durch diesen Prozess bildet sich ein definierter **Pflegekorpus** heraus und eine eigene wissenschaftliche Fachdisziplin kann sich (weiter-)entwickeln. Voraussetzung hierfür ist Theoriebildung.

Damit eine Professionalisierung der Pflege als eigene Wissenschaftsdisziplin erfolgen kann, muss die Theorieentwicklung und -anwendung ein integraler Bestandteil der Ausbildung sowie von Weiterbildungen sein. Für Praxisanleitende bedeutet dies u. a., Auszubildende unter der Maxime pflegewissenschaftlichen Denkens und Handelns (➤ 12.2.1) in der Praxis anzuleiten und zu schulen. Dies ist eine Grundvoraussetzung, um eine entsprechende **Argumentationsbasis** für das eigene Denken und Handeln in der Pflegepraxis von Beginn an auszubilden.

MERKE

- Erst durch eine Definition und transparente Darstellung der Aufgaben von Pflege ist es möglich, eine Identität der Pflegefachpersonen auszubilden.
- Erst **Theoriebildung** macht es möglich, Wissensbestände zu sichern und weiterzuentwickeln.
- Ein definierter **Pflegekorpus** muss herausgebildet werden.

PRAXISBEISPIEL

Jahrelang wurde die Pflegehandlung „Eisen und Föhnen" praktiziert, da davon ausgegangen wurde, diese würde sich positiv auf die Verhinderung eines Dekubitus auswirken. Erst durch spezifische wissenschaftliche Untersuchungen durch Pflegefachpersonen konnte letztendlich nachgewiesen werden, dass nicht das „Eisen und Föhnen" (das ganz im Gegenteil nicht nur eine Schädigung und Austrocknung der Haut, sondern auch eine massive Keimverschleppung bewirkt) einen positiven Effekt herbeiführt, sondern das regelmäßige Umpositionieren gefährdeter Personen und die damit einhergehende Druckentlastung.

Über Pflege und ihr theoretisches Gerüst zu reflektieren, bedeutet, anzuerkennen, dass Pflege mehr ist als das korrekte Ausführen von Einzeltätigkeiten, mehr ist als weisungsabhängiges und reaktives Handeln im Gefolge der Medizin, mehr ist als selbstloses und gehorsames

Dienen ohne eigene Identität und mehr ist als erwerbsberufliches Handeln.

Botschafter und Steppe 1994, zit. n. [10], S. 37 f.

12.1.4 Vom Beruf zur Profession

Für die Ausbildung eines entsprechenden Body of Knowledge und eine Weiterentwicklung der evidenzbasierten Pflegepraxis ist ein entsprechendes wissenschaftlich fundiertes Know-how der Pflegefachpersonen notwendig – dies soll die **Professionalisierung** der Pflege weiter vorantreiben.

Pflege muss sich der Gesellschaft gegenüber als eigenständige wissenschaftliche Disziplin positionieren. Durch einen solchen Prozess ist es möglich, dass sich auch die berufspolitische Stellung der Pflege sowie die generelle Anerkennung und Wertschätzung von Pflegeberufen erhöht. Dies wiederum ist Voraussetzung dafür, dass sich der Einfluss von Pflegefachpersonen zukünftig auch bei gesundheitspolitischen Auseinandersetzungen und Fragestellungen von der Basis aus vergrößert.

Oft steht mit dieser Entwicklung der Begriff des **Paradigmenwechsels** in Verbindung. Ein Paradigma beschreibt grundsätzlich eine generelle Denkweise durch Weltanschauung, Modelle, Muster etc. im wissenschaftlichen Sinn. Ein Paradigmenwechsel geschieht somit dann, wenn z. B. bestimmte Denkweisen oder – wie im Fall der Pflege – über einen Zeitraum bestimmte anerkannte, allgemein gültige wissenschaftliche Leistungen eines Sektors grundlegend durchbrochen oder verändert werden.

Beruf versus Profession

Kriterien, die eine Profession von einem Beruf unterscheiden:

- Ausbildung spezialisierter Fähigkeiten und Fertigkeiten aus der eigenen Fachdisziplin heraus auf Grundlage theoretischen Wissens
- Pflegewissenschaftliche Forschung (➤ 12.2) als berufsrelevante Forschung
- Ausbildungsnotwendigkeit mit Fort- bzw. Weiterbildungspflicht
- Ausgewiesener Berufskodex, z. B. ICN-Ethikkodex für Pflegepersonen
- Ausrichtung auf gesellschaftliche Zentralwerte, z. B. Gesundheit
- Gesellschaftliche Anerkennung als Profession (➤ 12.1.3)
- Berücksichtigung berufsrechtlicher sowie berufsethischer Vorschriften (z. B. Schweigepflicht)
- Berufsverbände, z. B. Deutscher Berufsverband für Pflegeberufe (DBfK) etc.

Das Pflegeberufegesetz sowie die Akademisierung der Pflege unterstützen in diesem aktuell vorangetriebenen Professionalisierungsprozess der Pflegeberufe insbesondere den wesentlichen Aspekt, pflegerisches Wissen aus der eigenen Fachdisziplin heraus hervorzubringen und diese Erkenntnisse (weiter) zu entwickeln. So ist die Festlegung von den Pflegefachpersonen vorbehaltenen Tätigkeiten (➤ 12.3.2) ein weiterer großer Schritt innerhalb des Professionalisierungsprozesses.

12.2 Die Pflegewissenschaft als eigene Handlungswissenschaft

DEFINITION

Pflegewissenschaft: setzt sich spezifisch mit der Pflegepraxis auseinander und vereint Pflegeforschung und Pflegewissen. **Pflegewissen** setzt sich hierbei insbesondere aus wissenschaftlichen Theorien, praktischem Erfahrungswissen sowie ethischen Überlegungen zusammen. Ziel ist es, pflegerelevantes Wissen wissenschaftlich fundiert zu generieren und kontinuierlich zu erweitern, um Fragestellungen aus der pflegerischen Praxis zu beantworten. Durch **Pflegeforschung** wird bestehendes Wissen überprüft.

Professionalisierung bedeutet Entwicklung, und Entwicklung setzt Forschung auf wissenschaftlicher Basis voraus, sie benötigt also die Pflegewissenschaft. Diese ermöglicht Qualität, Evidenz und Weiterentwicklung der Pflege.

Gegenstandsbereiche der Pflegewissenschaft

Die Pflegewissenschaft beschäftigt sich z. B. mit

- der konkreten Wahrnehmung und Beobachtung von (Pflege-)Problemen,

- der kritischen Betrachtung von z. B. pflegerischen Handlungen oder Prozessen, indem sie scheinbar Selbstverständliches hinterfragt,
- dem Hinterfragen festgefahrener Arbeitsprozesse und -abläufe,
- dem Durchbrechen „alter" und „falscher" Rollenzuschreibungen im Kontext der Pflegeberufe,
- der Selbstdarstellung sowie der Identifikation mit der eigenen Profession,
- dem Identifizieren, Formulieren und Beantworten von (Forschungs-)Fragestellungen direkt aus der Praxis heraus (➤ 12.2.2),
- dem wissenschaftlichen Recherchieren, Analysieren und Interpretieren von Fragestellungen (Basis wissenschaftlichen Arbeitens),
- dem Erarbeiten, Ordnen, Reflektieren, Begründen und Weitergeben von Forschungs- und wissenschaftlich fundiertem Wissen durch die Anwendung wissenschaftlicher Methoden,
- dem Generieren neuer Erkenntnisse,
- der Überprüfung und Weiterentwicklung pflegerischer Theorien, Modelle und Konzepte durch Einbeziehen empirischer Befunde,
- den (Aus-)Wirkungen und Folgen von Behinderungen, Erkrankungen sowie Gebrechen auf die selbstständige Alltagsgestaltung und die individuelle Lebensführung,
- den tatsächlichen Effekten pflegerischer Interventionen, gemessen an Einflussfaktoren qualitativ hochwertiger und wirkungsvoller Pflege,
- der Überprüfung und Weiterentwicklung klinisch angemessener, kosteneffizienter Handlungen, die zu positiven Ergebnissen führen,

um somit zur Verbesserung der spezifischen Versorgung von zu pflegenden Menschen beizutragen.

12.2.1 Professionalisierung durch Anwendung von Pflegewissenschaft und -forschung in der Praxis

Die **Pflegewissenschaft** als eigene Wissenschaftsdisziplin bedient sich des Instruments der **Pflegeforschung**. Ziel der Pflegeforschung ist es, Wissen (weiter) zu entwickeln und beispielsweise Pflegebedürfnisse zu identifizieren, Tatsachen (anstelle von Überzeugungen) für Handlungsentscheidungen zur Verfügung zu stellen und pflegerische Interventionen bezüglich ihrer Effektivität zu bewerten. Die Pflegeforschung dient z. B. dazu,

- Pflegephänomene zu erforschen,
- die Wirksamkeit von Pflegeinterventionen zu überprüfen und
- bestehendes pflegerisches Wissen wissenschaftlich zu betrachten, zu analysieren, zu evaluieren und zu begründen.

In der (deutschen) Pflegepraxis wurde ein solch wissenschaftliches Vorgehen bis in die jüngste Vergangenheit eher marginal eingesetzt bzw. genutzt, und es besteht immer noch ein großer Mangel u. a. bezüglich der Orientierung an direkten klinischen Bedarfen. Dafür findet sich ein hohes Kontingent an **nicht empirisch** gesicherten Befunden wieder, z. B. das inzwischen als unwirksam belegte „Eisen und Föhnen" zur Dekubitusprophylaxe (➤ 12.1.3). Evidence-based Nursing (EBN) (➤ 6.1) unterstützt das Voranschreiten in der wissensbasierten Pflegepraxis. Diese Entwicklung ist Ausgangspunkt dafür, dass Pflegewissenschaft und -forschung in der dreijährigen Pflegeausbildung sowie in Pflegestudiengängen einen immer höheren Stellenwert einnehmen. Damit theoretisch vermitteltes evidenzbasiertes Wissen in die Pflegepraxis übertragen und dort angewendet wird, also der Theorie-Praxis-Transfer (➤ 4.5) adäquat stattfindet, sind auch Praxisanleitende zunehmend gefordert, sich mit Pflegewissenschaft und -forschung auseinanderzusetzen und deren Erkenntnisse in die Pflegepraxis sowie in Anleitungssituationen mit einzubeziehen.

12.2.2 Die Pflegewissenschaft in der Praxisanleitung

Pflegewissenschaftliches Denken und Handeln in der pflegerischen Praxis bedeutet,

- Probleme und Fragestellungen aus dem direkten Pflegealltag zu erkennen und zu entwickeln,
- anhand von wissenschaftlichen Methoden zu untersuchen,
- Wissensbestände zu überprüfen oder
- neues Wissen zu generieren.

Dies umfasst kurz skizziert:

- Eine gezielte Informationssuche
- Eine entsprechende Informationsverarbeitung und -analyse

- Das abschließende Zusammentragen, Auswerten und verschriftlichen identifizierter Ergebnisse (➤ 6.1)

Anhand dieses Vorgehens können bestimmte wissenschaftliche Forschungserkenntnisse und -befunde in Bezug zu ähnlichen Situationen gesetzt und gegebenenfalls Übertragung finden, ohne dass eine Verallgemeinerung durch subjektiv eingeschätzte „Wahrheiten" stattfindet. Dabei sind die Kriterien wissenschaftlichen Arbeitens zu befolgen:

- Fachlichkeit
- Nachvollziehbarkeit
- Prägnanz
- Objektivität
- Logik
- Einhaltung formaler Regeln
- Verständlichkeit
- Klarheit
- Redlichkeit
- Überprüfbarkeit
- Korrektheit der Ergebnisse
- Eigenständigkeit

PRAXISBEISPIEL

Im Rahmen der Praxisanleitung sind u. a. Expertenstandards ein wichtiges Instrument, um auf die aktuellsten wissenschaftlichen Erkenntnisse zurückzugreifen und den Auszubildenden den aktuellen Stand der Forschung aufzuzeigen. So sollte eine Anleitungssituation zur Pflege von Menschen mit Demenz beispielsweise auf dem Expertenstandard „Beziehungsgestaltung in der Pflege von Menschen mit Demenz" basieren. Auf diese Weise lernen Auszubildende, dass es wissenschaftlich fundierte Ansätze gibt, um z. B. herausfordernden Verhaltensweisen von demenziell erkrankten Menschen so zu begegnen, dass sich deren Beziehungs- und Lebensqualität verbessert, ohne als Primärintervention auf das Verabreichen von Bedarfsmedikation zurückzugreifen.

Ethische Aspekte

Praxisanleitung auf einer pflege- und bezugswissenschaftlichen Basis setzt nicht nur fundierte Kenntnisse über wissenschaftliches Arbeiten, sondern auch eine ethisch reflektierte Orientierung der Anleitenden voraus. Entscheidungen und Interventionen müssen nicht „nur" anhand neuster evidenzbasierter Erkenntnisse getroffen werden, sondern stets anhand ethischer Leitlinien und Prinzipien reflektiert und abgewägt werden. Dies bedeutet, Auszubildende dahingehend zu schulen und zu befähigen, Verantwortung für ihr **ethisch-moralisches Handeln** zu übernehmen. Praxisanleitende müssen deshalb ihre Pflege- und Anleitungsprozesse anhand ethisch-moralischer Prinzipien stützen und ausrichten.

Diese Aspekte sind immer Teil der Theorieentwicklung (s. unten) und müssen in spezifischen evidenzbasierten Pflegehandlungen kritisch konstruktiv mitbetrachtet werden. Hilfreich hierbei sind u. a. **ethische Entscheidungsfindungsmodelle** in komplexen Pflegesituationen mit beispielsweise vielen verschiedenen beteiligten Perspektiven.

PRAXISBEISPIEL

Im Pflegealltag müssen bei parallel auftretenden Gegebenheiten ständig Priorisierungsentscheidungen getroffen werden. So kann es z. B. vorkommen, dass zeitgleich mehrere Personen die Rufanlage betätigen und Pflegefachpersonen schnell entscheiden müssen, in welcher Reihenfolge sie die zu pflegenden Menschen aufsuchen, meist ohne konkret zu wissen, warum die Einzelnen Hilfe benötigen. Dies löst sehr schnell innere Konflikte und Stresssituationen aus. Praxisanleitende müssen Auszubildende befähigen, für solche Situationen eine fundierte ethische Handlungskompetenz anhand von wissenschaftlichen Theorien, Modellen oder Richtlinien auszubilden und im pflegerischen Alltag anzuwenden. So können sie z. B. die bestehende Situation anhand der Wissenschaftstheorie der normativen Ethik oder der vier medizinethischen Prinzipien (Prinzipienethik) nach Beauchamp und Childress (Respekt vor der Autonomie der zu pflegenden Menschen, Schadensvermeidung, Fürsorge und Gerechtigkeit) erklären und bearbeiten.

Theorieentwicklung der Pflege als eigene Wissenschaftsdisziplin

Pflegetheorien wie Bedürfnistheorien (z. B. Juchli, Krohwinkel, Orem), Interaktionstheorien (z. B. Peplau, King, Orlando), Ergebnistheorien (z. B. Rogers, Neumann, Levine) oder humanistische Theorien (z. B. Watson, Leininger) sind notwendig, um Erklärungen für allgemeine pflegerische Begebenheiten sowie **Pflegephänomene** zu generieren und dadurch ein spezifisches Pflegeverständnis in der Pflegepraxis zu vermitteln. Somit bilden Pflegetheorien die Basis zum einen für das eigene professionelle Berufsverständnis und zum anderen für begründete sowie fundierte pflegerische Interventionen und Handlungen und deren kontinuierliche Reflexion und Evaluation. Sie dienen der Analyse und dem fachlichen Betrachten von Pflegesituationen. Für die Praxisanleitung bieten Pflegetheorien einen wichtigen Bezugsrahmen, um Pflegeprozesse für die Auszubildenden konstruktiv und nachvollziehbar zu gestalten.

Kritik an bestehenden Pflegetheorien

Die heute in Deutschland etablierten Pflegetheorien stehen nicht ohne Kritik da. Dies hat unterschiedliche Gründe. Teilweise wurden Pflegetheorien, nach denen die pflegerische Tätigkeit in heutigen Pflege- und Gesundheitseinrichtungen ausgerichtet ist, unreflektiert aus anderen Ländern übernommen und übertragen. Dies birgt viele Schwierigkeiten, die seitdem im Pflegealltag spürbar sind, da die Einbettung mancher Theorie in die bestehenden Pflegestrukturen bzw. das herrschende Gesundheitssystem nur schwer möglich ist. Diese Problematik besteht bereits seit vielen Jahren, und eine adäquate Beforschung durch die nationale Pflegewissenschaft mit allen Strukturen und speziellen Erfordernissen wurde – wenn überhaupt – nur marginal durchgeführt. Für diese Notwendigkeit müssen Praxisanleitende ihre Auszubildenden sensibilisieren und befähigen, spezifische Kritikfelder von Pflegetheorien, -modellen und -konzepten **aus der eigenen Wissenschaftsdisziplin** im deutschen Setting heraus anzugehen, indem sie vorhandene Wissensbestände in der Pflegepraxis eruieren, neues Wissen generieren und dadurch die Pflege in Deutschland auf ihrem Weg zur Profession voranbringen.

Einige Kritikpunkte an Pflegetheorien, -modellen und -konzepten:

- Uneinheitliche Nutzung von Begrifflichkeiten
- Erkenntnistheoretische Unverträglichkeiten
- Fehlende Rahmenbedingungen für die Umsetzung in der Pflegepraxis und der Pflegeausbildung (häufiger Vorwurf der mangelnden Praxistauglichkeit durch z. B. als unrealistisch eingeschätzte Zielsetzungen)
- Mangelhafte multi- bzw. interdisziplinäre Ausrichtung (gerade in Pflegetheorien sind Schnittstellen zu anderen am Pflege- und Versorgungsprozess beteiligten Berufsgruppen meist vernachlässigt)
- Mangelhafte wissenschaftlich-empirische Fundierung
- Unklarer Nutzen für die Pflegepraxis (Theorien sind oft zu abstrakt oder unklar formuliert, und auch hier ist die Fragestellung, wie sich Pflegewissenschaft und -praxis gegenseitig beeinflussen, weitestgehend nicht beantwortet bzw. beforscht)

Theorieentwicklung im Pflegealltag

Wie Theorieentwicklung bzw. Pflegewissenschaft und -forschung im Praxisalltag bei der Identifikation und Erforschung von z. B. Pflegephänomenen oder der Effektivität von Pflegeinterventionen funktioniert, lässt sich in Anleitungsprozessen sehr gut anhand der beiden Forschungsansätze (➤ 6.1) Induktion und Deduktion darstellen, die auf unterschiedliche Weise Wissen generieren.

Induktion und Deduktion

Ein **induktiver Ansatz** verfolgt das Ziel, durch eine Forschung Ergebnisse zu erlangen und daraus abschließend eine Theorie abzuleiten (➤ Abb. 12.1). Ein induktiver Schluss schließt also vom Einzelfall auf das Allgemeine *(Verallgemeinerung)*. Basis des Induktionsschlusses ist eine **Hypothese,** die auf einzelnen Beobachtungen basiert: Es war in mehreren Einzelfällen so, also ist davon auszugehen, dass es immer so ist.

Dabei sind drei generelle Formen zu unterscheiden:

- **Zeitliche Induktion** („Es war schon immer so"): *XY wurde schon immer so gemacht, also wird es immer so sein (z. B. das über Jahrzehnte praktizierte Eisen und Föhnen als Maßnahme der Dekubitusprophylaxe).*

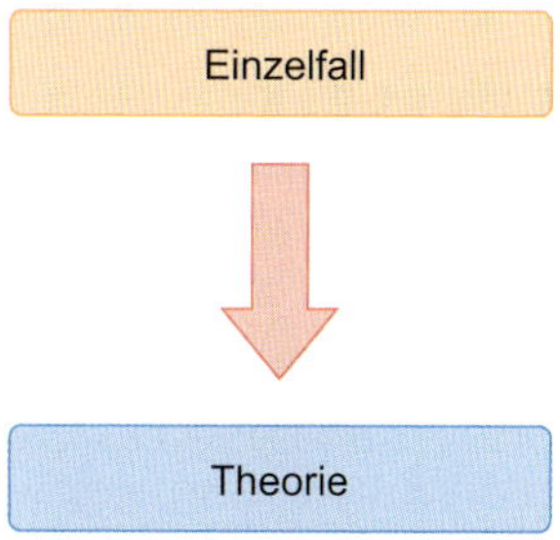

Abb. 12.1 Prinzip der Induktion. [L143]

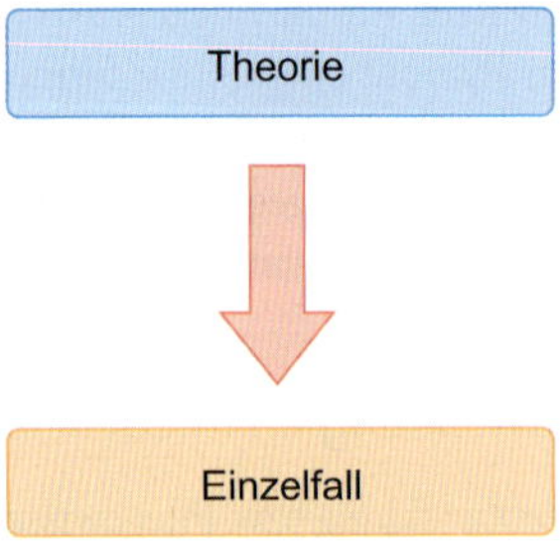

Abb. 12.2 Prinzip der Deduktion. [L143]

- **Räumliche Induktion** („Es ist überall so"):
  XY wird in/bei A, B, und C so gemacht, also wird es überall so gemacht.
- **Mengenmäßige Induktion:**
  XY hat bei Person A und B funktioniert, also funktioniert es bei allen Personen.

MERKE

Induktion ergibt wahrscheinliche, aber keine wahren Aussagen. Zudem ist nicht jeder Einzelfall überprüfbar.

PRAXISBEISPIEL

Nicole, Auszubildende zur Pflegefachfrau, beobachtet, dass Herr Aigner, Frau Schuster, Frau Cohn und Herr Petri aufgrund ihrer Dekubitalulzerationen Schmerzen haben. Ihre Praxisanleiterin fragt Nicole, was sie daraus ableiten würde. Nicole nimmt aufgrund ihrer Beobachtungen an, dass alle Personen mit einem Dekubitus Schmerzen haben. Mit dieser Denkweise geht sie **induktiv** davon aus, dass eine Dekubitalulzeration im Allgemeinen Schmerzen verursacht.

Der Begriff **Deduktion** steht für das genaue Gegenteil. Ein deduktiver Schluss schließt vom Allgemeinen, z. B. von gültigen Lehrsätzen oder Theorien, auf Einzelfälle (➤ Abb. 12.2). Lehrsätze oder Theorien haben dabei so lange Gültigkeit, bis sie fundiert widerlegbar sind bzw. am Prinzip der Falsifikation scheitern.

PRAXISBEISPIEL

Pflegestudent Tino hat gelernt, dass immobile zu pflegende Menschen ein erhöhtes Risiko für die Entstehung eines Dekubitus aufweisen. Bei der grundpflegerischen Versorgung fragt ihn seine Praxisanleiterin, ob er bei Herrn Wagner, der bettlägerig ist, ein vorhandenes Dekubitusrisiko einschätzen würde. Tino weiß anhand des deduktiven Ansatzes (deduktiven Schlusses), dass er davon ausgehen kann, dass auch bei Herrn Wagner eine Dekubitusgefährdung besteht und deshalb eine Dekubitusprophylaxe einzuleiten ist.

MERKE

Um das Prinzip der Deduktion in der Praxis anwenden zu können, sind gültige, bestätigte (verifizierte) Leitlinien erforderlich, z. B. Expertenstandards.

Induktion und Deduktion sind auch **kombinierbar.** Dies findet sich sehr oft in wissenschaftlichen Arbeiten wieder und umschließt grundsätzlich die Verknüpfung von quantitativer Forschung (meist in Verbindung mit Deduktion) und qualitativer Forschung (meist in Verbindung mit Induktion, ➤ 6.1.1).

Das **Kreislaufmodell der Theorieentwicklung** zeigt den Prozess wissenschaftlichen Erkenntnisgewinns exemplarisch (➤ Abb. 12.3): von der Empirie zur Theorie und umgekehrt anhand von Induktion und Deduktion. Durch die beiden wissenschaftlichen Pfeiler der Theorie und Empirie ist es grundsätzlich erst möglich, neues Wissen zu generieren, zu überprüfen oder weiterzuentwickeln. Dies funktioniert generell in beide Richtungen.

Bildet eine **Theorie** (eine theoretische Annahme), welche aufgestellt wurde, die Basis, so ist anhand des *deduktiven Vorgehens* durch **Empirie** (Versuchsdurchführungen in der Praxis) überprüfbar, ob diese Theorie Bestand hat. Stellt sich anhand der empirischen Ergebnisse in diesem Schritt heraus, dass die Theorie nicht zutrifft, oder bilden **empirische Forschungsergebnisse** die Ausgangsbasis, können diese wiederum genutzt werden, um anhand des *induktiven Vorgehens* eine **neue oder weitere Theorie** daraus abzuleiten.

MERKE

Erst Theoriebildung ermöglicht es, bestimmte Wissensbestände einer Wissenschaftsdisziplin zu sichern, um einen Body of Knowledge auszubilden.

12.3 Entwicklung der Pflegeausbildungen

12.3.1 Etablierung und Weiterentwicklung der Pflegeausbildung

Pflege als Ausbildungsberuf in Deutschland

Grundsätzliche Problemfaktoren, die ab Mitte des 20. Jh.s zunehmend eine Weiterentwicklung der

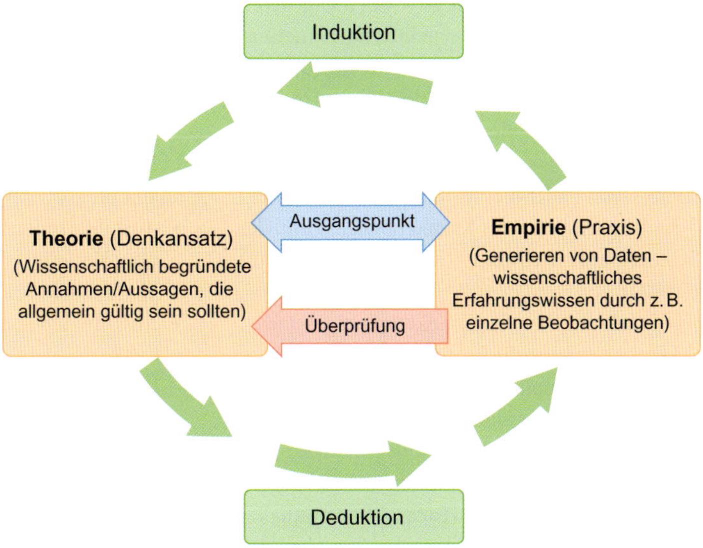

Abb. 12.3 Kreislaufmodell der Theorieentwicklung. [L143]

Pflegeberufe in Deutschland notwendig machten, waren:

- Nachwuchsprobleme
- Personalreduzierung bei gleichzeitig steigendem Bedarf an professionellen Pflegefachpersonen
- Fortschritte in der Medizin und die dadurch zunehmende Abwendung der Krankenpflege von der Altenpflege hin zur Medizin
- Bestreben, das Interesse am Berufsbild der Altenpflege zu steigern

Historische Entwicklung der Pflegeausbildungen

Bis aus pflegerischen Berufen in Deutschland tatsächliche Ausbildungsberufe geschaffen wurden, dauerte es bis Mitte der 1940er-Jahre. Dies betraf vorrangig den Bereich der Krankenpflege. Die Pflege alter und pflegebedürftiger Menschen fand noch bis in die 1950er-Jahre in der Regel durch Familienmitglieder, klassischerweise im selben Haushalt, statt. Bestand diese Möglichkeit der familiären Versorgung nicht, wurden Betroffene in einem Alten- bzw. Siechenheim (unter kirchlicher Führung) untergebracht. Die Zustände in solchen Einrichtungen waren meist katastrophal, und die Bewohnerinnen (damals als Insassinnen bezeichnet) konnten sich nicht auf eine professionelle Pflege und Versorgung durch qualifiziertes Personal verlassen, sondern waren häufig auf sich allein gestellt. Die Forderungen, diese Einrichtungen an die Lebenssituation und die Bedarfe alter und pflegebedürftiger Menschen anzupassen, wurden immer lauter, und die bis dato herrschenden Zustände veränderten sich langsam, bis sich erste Formen der heute bekannten Pflegesettings entwickelten.

Die Entwicklung der **Altenpflege** als eigener und separater Beruf unabhängig von der Krankenpflege begann jedoch erst in den 1960er-Jahren, als die ersten Ausbildungsstätten hierfür entstanden. 1965 folgte die erste Ausbildungs- und Prüfungsverordnung für die Altenpflege, welche 1969 in Kraft trat. 1987–1988 wurde das Stundenkontingent der Altenpflegeausbildung an das der Krankenpflegeausbildung angeglichen.

Überblick zum Gesetz über die Berufe in der Altenpflege (Altenpflegegesetz, AltPflG):

- 2000: ursprüngliche Fassung „Gesetz über die Berufe in der Altenpflege“
- 2003: Inkrafttreten und Bekanntmachung der Neufassung des Altenpflegegesetzes
- 2019: letzte Änderungen (Fachkräfteeinwanderungsgesetz)
- 2020: Außerkrafttreten des Altenpflegegesetz → Gesetz zur Reform der Pflegeberufe (Pflegeberufereformgesetz, PflBRefG)

Im Bereich der **Krankenpflege** wurden dagegen bereits 1945 erste differenzierte, jedoch noch uneinheitliche Regelungen getroffen. Bis zur Festlegung einer spezifischen Ausbildungs- und Prüfungsverordnung 1985 in der Krankenpflege dauerte es noch 40 Jahre.

Die Entwicklungsschritte im Überblick:

- 1957: Gesetz über die Ausübung des Berufs der Krankenschwester, des Krankenpflegers und der Kinderkrankenschwester (Krankenpflegegesetz, KrPflG)
- 1965: Inkrafttreten des Krankenpflegegesetzes
- 1985: Gesetz über die Berufe in der Krankenpflege (Krankenpflegegesetz, KrPflG)
- 2003: letzte Neufassung des Gesetzes über die Berufe in der Kinderkrankenpflege und zur Änderung anderer Gesetze (Inkrafttreten 2004)
- 2019: letzte Änderungen (Fachkräfteeinwanderungsgesetz)
- 2020: Außerkrafttreten des Krankenpflegegesetzes → Gesetz zur Reform der Pflegeberufe (Pflegeberufereformgesetz, PflBRefG)

Pflegerische Studiengänge etablierten sich parallel dazu bereits ab Beginn der 1980er-Jahre sowohl an Universitäten als auch an Fachhochschulen.

Praxisanleitung als gesetzlich vorgeschriebener Bestandteil der Pflegeausbildung

Eine konkrete Ausbildungsbegleitung in der pflegerischen Praxis entwickelte sich nur langsam. Bis in die 1990er-Jahre hinein ist die praktische Ausbildung in Pflegeberufen grundsätzlich als ungeplant und unstrukturiert, ohne jegliches didaktische Fundament beschrieben, ausgebildet wurde quasi nebenbei im jeweiligen praktischen Einsatzbereich. Ebenso unspezifisch erfolgte die Verwendung bzw. Gestaltung von spezifischen Qualifikationstermini für diese Position. Generell ging der Berufsbezeichnung des *Praxisanleiters* bzw. der *Praxisanleiterin* die Bezeichnung *Ausbilder/in* voraus. Der Erwerb dieser Qualifikation war über die Ausbildereignungsverordnung von 1998 möglich. Diese Bezeichnung hatte sich bundesweit durch das Berufsbildungsgesetz (BBiG) durchgesetzt, obwohl dies für Pflegeberufe keine Anwendung fand. Unter anderem ist dies eine Ursache dafür, dass die Bezeichnung *Anleiter/in* in pflegerischen Berufen sehr lange nur wenig konzeptionell gestützt war. Ein weiterer Faktor hierfür war, dass für die Bezeichnung „Ausbilder/in in der Praxis“ weitere, unklar voneinander differenzierte Begrifflichkeiten verwendet wurden: *Praxisanleiter/in, Mentor/in, Tutor/in.*

Daraus ergaben sich folgende Hauptkritikpunkte an der praktischen Ausbildung in den Pflegeberufen:

- Ausbilderinnen in der Pflegepraxis verfügten über keinerlei oder nur rudimentäre pädagogisch-didaktische Qualifikationen.
- Auszubildende mussten überwiegend Hilfstätigkeiten ausüben, um die Routine im Arbeitsbereich aufrechtzuerhalten, statt eine gezielte Anleitung zu erfahren.
- Die Kooperation zwischen den praktischen Einsatzbereichen und den Pflegeschulen war mangelhaft.
- Durch Diskrepanzen innerhalb der Ausbildungsinhalte kam es zu einem Theorie-Praxis-Konflikt (➤ 8.7).

Ausbilderinnen hatten bei der Gestaltung, dem Umfang und der Durchführung der Praxisanleitung nahezu völlig freie Hand, verbindliche Regelungen sowie eine Beschreibung ihrer Funktion gab es – abgesehen von eventuellen einrichtungsspezifischen Vorgaben – nicht. Die geschützte und klar definierte Berufsbezeichnung **Praxisanleiter/in** für Pflegeberufe wurde erst 1996 im Bundesland Hessen eingeführt. Auf dieser Grundlage wurde die Weiterbildung zur Praxisanleitung (➤ 13.1) etabliert und dafür ein Kontingent von 460 Stunden angesetzt. Damit war gleichzeitig die formale Gleichstellung der Praxisanleitungsweiterbildung mit der Weiterbildung zur Stations- und Wohnbereichsleitung gesichert.

2004 wurde mit der dritten Reform des Krankenpflegegesetzes (KrPflG) die Praxisanleitung in pflegerischen Ausbildungen erstmalig gesetzlich gefordert sowie die einheitliche Bezeichnung Praxisanleiter/in eingeführt und Einrichtungen fortan gesetzlich verpflichtet, eine entsprechende praktische Ausbildung sicherzustellen (AltPflG, KrPflG). Im 2020 in Kraft getretenen Pflegeberufegesetz wurden die bisherigen Anforderungen an Praxisanleitungen erweitert und zudem um ein Vielfaches differenzierter definiert (§§ 6, 7, 8).

12.3.2 Weitere Maßnahmen zur Aufwertung und Weiterentwicklung von Pflegeberufen

Vorbehaltstätigkeiten für Pflegefachpersonen

Im Professionalisierungsprozess von Pflegeberufen unterstützt das neue Pflegeberufegesetz diese Weiterentwicklung u. a. dadurch, dass bestimmte Tätigkeiten in **§ 4 Vorbehaltene Tätigkeiten** für Pflegefachpersonen erstmals in definierter Form festgeschrieben wurden.

§ 4 Vorbehaltene Tätigkeiten

„(1) Pflegerische Aufgaben nach Absatz 2 dürfen beruflich nur von Personen mit einer Erlaubnis nach § 1 durchgeführt werden. Ruht die Erlaubnis nach § 3 Absatz 3 Satz 1, dürfen pflegerische Aufgaben nach Absatz 2 nicht durchgeführt werden.

(2) Die pflegerischen Aufgaben im Sinne des Absatzes 1 umfassen

1. die Erhebung und Feststellung des individuellen Pflegebedarfs nach § 5 Absatz 3 Nummer 1 Buchstabe a,
2. die Organisation, Gestaltung und Steuerung des Pflegeprozesses nach § 5 Absatz 3 Nummer 1 Buchstabe b sowie
3. die Analyse, Evaluation, Sicherung und Entwicklung der Qualität der Pflege nach § 5 Absatz 3 Nummer 1 Buchstabe d.

(3) Wer als Arbeitgeber Personen ohne eine Erlaubnis nach § 1 oder Personen, deren Erlaubnis nach § 3 Absatz 3 Satz 1 ruht, in der Pflege beschäftigt, darf diesen Personen Aufgaben nach Absatz 2 weder übertragen noch die Durchführung von Aufgaben nach Absatz 2 durch diese Personen dulden." (§ 4 PflBG).

Diese vorbehaltenen Tätigkeiten gelten sowohl für Pflegefachpersonen, die ihren Berufsabschluss über die neue Pflegeausbildung erlangen, als auch für alle Pflegefachpersonen, welche ihre Ausbildung nach dem Alten- oder Krankenpflegegesetz absolviert haben. Anderen Personen ist es nicht erlaubt, diese definierten vorbehaltenen Tätigkeiten durchzuführen; dies gilt auch für alle anderen am Versorgungsprozess beteiligten Disziplinen.

Übertragung von heilkundlichen Tätigkeiten auf Pflegefachpersonen

MERKE

Delegation: Die Pflegefachperson bekommt vom ärztlichen Personal die Ausführung einer heilkundlichen Tätigkeit übertragen. Damit übernimmt sie die *fachliche* sowie *wirtschaftliche Verantwortung*, die ärztliche bzw. *juristische Verantwortung* bleibt jedoch beim ärztlichen Personal.

Substitution: Die Pflegefachperson übernimmt bei der Ausführung heilkundlicher Tätigkeiten definierte ärztliche Verantwortungsbereiche *inkusive der juristischen Verantwortung.*

Seit 2012 besteht in Deutschland anhand des **Modellvorhabens nach § 63 Abs. 3c SGB V** die Möglichkeit, die „selbstständige Ausübung von Heilkunde durch Berufsangehörige der Kranken- und Altenpflege zu erproben" (normiert vom Gesetzgeber in § 64 d SGB V mit dem Ziel der modellhaften Erprobung, vgl. Rahmenvertrag zur verpflichtenden Durchführung von Modellvorhaben zur Übertragung ärztlicher Tätigkeiten nach § 64 d SGB V). Hintergrund ist, Pflegefachpersonen auf zukünftige Herausforderungen im Gesundheitswesen vorzubereiten und dafür zu qualifizieren (§ 14 PflBG).

Seit 2023 soll das „Gesetz zur Stärkung der hochschulischen Pflegeausbildung, zu Erleichterungen bei der Anerkennung ausländischer Abschlüsse in der Pflege und zur Änderung weiterer Vorschriften (Pflegestudiumstärkungsgesetz – PflStudStG)" unterstützend dafür sorgen, dass Pflegefachpersonen bzw. Pflegende mit Universitätsabschluss entsprechende Qualifikationen erlangen, um betreffende heilkundliche Tätigkeiten selbstständig ohne ärztliche Anweisungen durchführen zu dürfen. Ziel dieser gesetzlichen Grundlage ist es, u. a. die hochschulische Pflegeausbildung weiter zu reformieren.

Heilkundeübertragung bedeutet somit, dass entsprechend qualifizierte Pflegefachpersonen (s. unten) nach einer ärztlichen Diagnose- und Indikationsstellung die Aufgabendurchführung schriftlich übertragen bekommen und anschließend die Tätigkeiten selbstständig und eigenverantwortlich ausführen sowie darüber entscheiden, in welchem Umfang die übertragenen Aufgabenerfüllungen medizinisch notwendig sind (G-BA Richtlinie nach § 63 Abs. 3c SGB V).

Aufbau und Inhalte der standardisierten Weiterbildungsmodule

Die standardisierten Module bestehen aus einem verpflichtenden **Grundlagenmodul** sowie verschiedenen **Wahlmodulen.** Entwickelt wurden diese durch die zuständige Fachkommission nach § 53 PflBG in enger Absprache mit den für die Genehmigung zuständigen Bundesministerien – des Bundesministeriums für Gesundheit (BMG) und des Bundesministeriums für Familie, Senioren, Frauen und Jugend (BMFSFJ).

Die nach den Rahmenplänen der Fachkommission nach § 53 PflBG bisher festgelegte, standardisierte Modulstruktur beinhaltet:

- Verpflichtendes **Grundlagenmodul (G):** „Ein professionelles Berufs- und Rollenverständnis mit erweiterter heilkundlicher Verantwortung entwickeln"
- **Wahlmodule (W)** für die erweiterte heilkundliche Verantwortung im Bereich von
  - (W 1) Diabetes mellitus
  - (W 2) chronischen Wunden
  - (W 3) Demenz
  - (W 4) Hypertonie
  - (W 5) Schmerzen
  - (W 6) Ernährungs- und Ausscheidungsproblememen
  - (W 7) Tracheostoma
  - (W 8) chronischer oder akuter Beeinträchtigung der Atmung

PRAXISTIPP

Weitere Infos zu den Weiterbildungsmodulen

Informationen zu den Weiterbildungsmodulen, die zum Ausführen heilkundlicher Tätigkeiten qualifizieren, finden sich auf www.bibb.de/de/139520.php.

Dieses erweiterte Kompetenz- und Verantwortungsprofil von Pflegefachpersonen hat u. a. zum Ziel, das bisher eher medizinisch dominierte Wissen und diesbezügliche Interventionen von pflegerischer Seite stärker zu hinterfragen und weiterzuentwickeln sowie ein **erweitertes Berufs- und Rollenverständnis** der Profession Pflege durch **Professionsidentität** und **Handlungsautonomie** zu steigern. Eine besondere Bedeutung kann dieser Regelung auch in Pflegesettings zukommen, in denen nicht ständig ärztliches Personal zur Verfügung steht, z. B. in stationären Langzeitpflegeeinrichtungen oder in der ambulanten Langzeitpflege.

Tatsächlich aber wurde in den letzten Jahren im Pflegealltag von dieser Möglichkeit kaum Gebrauch gemacht. Um dies zu ändern, wurde 2021 vom Bundesrat das Gesetz zur Weiterentwicklung der Gesundheitsversorgung (GVWG) angenommen. Damit soll die entsprechende Heilkundeübertragung auf Pflegefachpersonen zügiger erprobt sein. Zudem wurde das Pflegestudiumstärkungsgesetz (PflStudSTG) im Januar 2025 zu wesentlichen Teilen in Kraft gesetzt. Dieses soll ebenfalls dabei beitragen, dass universitär ausgebildete Pflegefachpersonen künftig mehr heilkundliche Kompetenzen, insbesondere im Bereich diabetischer Stoffwechsellage, Demenz und chronischer Wunden, erhalten (Art. 2a PflStudStG).

Erforderliche Qualifizierung

Für Pflege- und Hochschulen besteht nun die Möglichkeit, notwendige standardisierte Module, die Pflegefachpersonen mit oder ohne Universitätsabschluss zur Übernahme von heilkundlichen Tätigkeiten befähigen, bereits in die Pflegeausbildung oder in Pflegestudiengänge zu integrieren. Ebenso ist es aber auch möglich, die „erweiterten Kompetenzen für heilkundliche Aufgaben" erst später im Rahmen von (Weiter-) Bildungsangeboten zu erlangen. Dies gilt selbstverständlich auch für alle Pflegefachpersonen nach § 1 Abs. 1 PflBG (§ 14 Abs. 7 PflBG).

12.4 Zukunftsausblick

Der Professionalisierungsprozess der Pflegeberufe sowie die Aufwertung der Praxisanleitungsqualifikation durch das Pflegeberufegesetz bringen viele positive Veränderungen, aber auch Problemstellungen mit sich, die kontinuierlich und aktiv in den verschiedenen Pflegesektoren zu beachten und weiterzubearbeiten sind. Für das weitere Gelingen der Professionalisierung von Pflegeberufen kommt der Pflegeausbildung und somit der Praxisanleitung eine wesentliche Rolle zu. Damit dies gelingt, müssen Auszubildende sowie Studierende in der Pflege bereits von Beginn an ein professionelles Rollenverständnis erlernen und eine qualitativ hochwertige Praxisanleitung erfahren.

12.4.1 Praxisanleitung als Chance für die Professionalisierung der Pflege

Eine qualitativ hochwertige Praxisanleitung beinhaltet immer auch Motivation – die Motivation, anzuleiten sowie die Anzuleitenden zu motivieren (➤ 4.1.2). Um Auszubildende und Studierende zu motivieren, den Professionalisierungsprozess der Pflege voranzutreiben und aktiv in die Pflegepraxis zu integrieren, ist die Vermittlung einer qualifizierten Bildung sowohl in der Theorie als auch in der Praxistätigkeit von immenser Bedeutung. Dieser Faktor zeigt den eindrücklichen Stellenwert der Praxisanleitungen auf, da diese maßgeblich für die Entwicklung notwendiger beruflicher Kompetenzen der Auszubildenden und Studierenden verantwortlich sind. Unzureichende Rahmenbedingungen oder organisationale Faktoren etc. haben somit nicht nur unmittelbaren Einfluss auf die Anleitungssituationen und -zeiten, sondern dementsprechend gleichermaßen auf die **Motivation** und das **Berufsinteresse** von Auszubildenden und Pflegestudierenden. Wichtig ist, hohe Abbruchquoten in der Pflegeausbildung zu vermeiden.

Eine professionelle pflegerische Ausbildung als Voraussetzung für die Professionalisierung der Pflegeberufe ist somit nicht ohne Praxisanleitende möglich. Wichtige Eckpunkte für die Qualität der Anleitung und eine damit einhergehende Qualitätssteigerung in der Versorgung zu pflegender Menschen im Sinne der Professionalisierung sind:

- Die Möglichkeiten zur Umsetzung von Praxisanleitung
- Eine adäquate berufspädagogische Kompetenz als Voraussetzung von Handlungssicherheit
- Ein entsprechendes Arbeitsumfeld für professionelle Pflege
- Die eigene Rollenwahrnehmung der Praxisanleitenden
- Die Konzepte der intrinsischen und extrinsischen Belohnung
- Erwartungen und Erwartungsspektren
- Der Motivationsverlauf

Besonders förderlich wirkt sich das konkrete **Rollenbewusstsein** der Praxisanleitenden (➤ 2.2.3) auf die Leistungserbringung aus. Trotzdem sind ein entsprechendes Arbeitsumfeld sowie eine hohe berufspädagogische Kompetenz ebenfalls von großer Bedeutung, da sich diese Faktoren unmittelbar auf mögliche Anleitungsmethoden und -möglichkeiten (z. B. Zeitmangel, Gegenschichten, mangelndes Wissen über spezifische Lehrmethoden) auswirken.

Zur Unterstützung in der Aufwertung und der Professionalisierung von Pflegeberufen hat die Bundesregierung mit der Kampagne „Konzertierte Aktion Pflege“ (KAP) Arbeitsgruppen zur Analyse und Bearbeitung wesentlicher Sektoren aufgestellt, die für eine erfolgreiche Weiterentwicklung von Pflegeberufen und somit für die weitere Professionalisierung maßgeblich sind:

- **Qualifizierung und Ausbildung**
- Arbeitsschutz, Gesundheitsförderung und Personalmanagement
- Innovative Versorgungsansätze
- Pflegefachpersonen aus dem Ausland
- Entlohnungsbedingungen im Pflegesektor

Die „Ausbildungsoffensive Pflege (2019–2023)“ dagegen stand unter der Leitung des BMFSFJ. Auf dieser Basis publizierte das Bundesinstitut für Berufsbildung (BIBB) 2021 in „Empfehlungen für Praxisanleitende im Rahmen der Pflegeausbildung nach dem Pflegeberufegesetz (PflBG)“ [6] eine Reihe von Informationen darüber, wie die „neue“ Pflegeausbildung von Praxisanleitenden positiv gestaltet werden kann, diese sind z. B.:

- Die Bestimmung von Praxiskoordinatorinnen (Organisation und Kommunikation zwischen Pflegeschulen und den jeweiligen praktischen Einsatzorten)
- Das Absolvieren (vorgeschriebener) berufspädagogischer Fortbildungsangebote für Praxisanleitende
- Das Entwickeln spezifischer Praxis- und Ausbildungskonzepte durch Praxisanleitende mit entsprechenden Arbeitsmaterialien, auf die sie zurückgreifen können, um einen entsprechenden Theorie-Praxis-Transfer (➤ 4.5) sicherzustellen
- Das Ermöglichen einer individuellen Begleitung und Förderung der Weiterentwicklung von Auszubildenden und Studierenden

PRAXISTIPP

Weiterführende Literatur

Der Abschlussbericht der Ausbildungsoffensive Pflege (2019–2023) wurde vom Bundesministerium für Familie, Senioren, Frauen und Jugend im Juli 2024 veröffentlicht und ist online verfügbar: www.bmfsfj.de/resource/blob/246064/f0b267c1e82c553f73c21fe7993be593/ausbildungsoffensive-pflege-2019-2023-abschlussbericht-data.pdf

12.4.2 Herausforderungen, die die Akademisierung der Pflegeberufe an die Praxisanleitung stellt

Mit Inkrafttreten des Pflegeberufegesetzes 2020 müssen Praxisanleitende nicht nur Auszubildende, sondern auch Studierende praktisch ausbilden und dazu qualifizieren, komplexe Versorgungssituationen anhand fachlich begründeter, klientenorientierter und evidenzbasierter Pflegeprozesse zu bewältigen. Dafür bedarf es zusätzlich ethischer, reflektierter und pflegewissenschaftlich gestützter Entscheidungen über pflegerisches Handeln. Den Auszubildenden und Studierenden diesen Prozess neben der theoretischen Vermittlung im Praxisalltag zu lehren ist von wesentlicher Bedeutung.

Die genauen Problemfelder, die sich durch die Veränderungen im Zuge der Akademisierung entwickeln, kristallisieren sich erst im Lauf der Zeit heraus. Folgende Herausforderungen sind u. a. bereits beschrieben:

- Verfügbare Anzahl von (qualifizierten) Praxisanleitenden: Hierfür empfahl der Deutsche Bildungsrat für Pflegeberufe (DBR) bereits 2017 u. a. eine Weiterqualifizierung von Praxisanleitenden in Pflegeberufen durch einen auf Berufspädagogik ausgerichteten Bachelorstudiengang.
- Praxisanleitende müssen gleichzeitig Pflegeauszubildende sowie Pflegestudierende in der Praxis anleiten und beide adäquat integrieren.
- Die Praxisanleitung muss dem jeweiligen Bildungs- und Lernniveau angepasst sein, es darf jedoch keine generelle Abstufung von Auszubildenden gegenüber Studierenden stattfinden.

Der Pflegenotstand und der damit einhergehende Pflege- und Fachkräftemangel zeichnet sich entsprechend auch in einem Mangel an qualifizierten Praxisanleitenden ab.

REFLEXION

1. Weshalb ist es dringend notwendig, die pflegerische Praxis auf Basis von Pflegewissenschaft und -forschung auszurichten?
2. Welche Errungenschaften hat die Pflege in ihrem Professionalisierungsprozess bereits erzielt, und welche Aspekte sind noch zu erlangen?
3. Was ist Pflegeforschung, und welche Bedeutung hat diese im pflegerischen Berufsalltag?
4. Was sind Ziele der Pflegeforschung?
5. Was ist Ihre persönliche Erwartung an eine Pflegewissenschaft?
6. Nennen Sie vier Kritikpunkte an Pflegetheorien.

LITERATUR

1. Bartholomeyczik S. Professionalisierung der Pflege – zwischen Abhängigkeit und Omnipotenz. Verhaltenstherapie und psychosoziale Praxis. 1997; 29(1): 5–13.
2. Bartholomeyczik S. Pflegeforschung: Entwicklung, Themenstellung und Perspektiven. In: Schaeffer D, Wingenfeld K (Hrsg.). Handbuch Pflegewissenschaft. Studienausgabe. Weinheim: Juventa, 2014. S. 67–95.
3. Becker U. Professionalisierung der Altenpflege. Berufsbild und Arbeitsfelder. In: Altenpflege heute. Lehrbuch für die Altenpflegeausbildung. 4. A. München: Elsevier, 2021. S. 1259–1261.
4. Bundesinstitut für Berufsbildung (2024): Praxisanleitung – ein wichtiger Baustein in der praktischen Pflegeausbildung. Online verfügbar unter: www.bibb.de/de/139048.php (letzter Zugriff: 19.10.2025).
5. Cantinani C. (2019): Motivation von Praxisanleitenden. PPH. 2019; 25(6): 281–286. Aus: https://doi.org/10.1055/a-1003-5105 (letzter Zugriff: 19.10.2025).
6. Dauer B, et al. Empfehlungen für Praxisanleitende im Rahmen der Pflegeausbildung nach dem Pflegeberufegesetz (PflBG). Fachworkshop-Empfehlungen zur Umsetzung in der Praxis. Bonn: Bundesinstitut für Berufsbildung, 2021.
7. Deutsches Ärzteblatt. Kataloge geplant. Pflege soll mehr heilkundliche Leistungen übernehmen. 2024. Aus: www.aerzteblatt.de/news/kataloge-geplant-pflege-soll-mehr-heilkundliche-leistungen-uebernehmen-ba7677ee-f283-42ac-bec2-1651c3d36671 (letzter Zugriff: 19.10.2025).
8. Mamerow R. Praxisanleitung in der Pflege. Berlin: Springer, 2021.
9. Maier CB, et al. Das „Image" der Pflege: das Ansehen des Pflegeberufs in der Öffentlichkeit und bei Pflegefachpersonen. In: Klauber J, et al. (Hrsg.). Krankenhaus-Report 2023. Berlin, Heidelberg, 2023. S. 49–57. Aus: https://link.springer.com/content/pdf/10.1007/978-3-662-66881-8.pdf (letzter Zugriff: 19.10.2025).
10. Neumann-Ponesch S. Modelle und Theorien in der Pflege. 5. A. Wien: Facultas, 2021.
11. Panfil E-M. Wissenschaftliches Arbeiten in der Pflege. 4. A. Bern: Hans Huber, 2022.
12. Redaktion Rechtsdepesche (2025): Diese rechtlichen Neuerungen gibt es 2025 in Pflege und Gesundheit. Geht's nun bergauf? Aus: www.rechtsdepesche.de/rechtlichen-neuerungen-2025-pflege/#:~:text=Pflege-Studis sollen künftig 20mehr,von erweiterten heilkundlichen Tätigkeiten erlernen (letzter Zugriff: 28.02.2025).
13. Schmal, J. Aufbauwissen Pflege. Berufliches Selbstverständnis. München: Elsevier, 2022.
14. Schraut V, Trögner J (Hrsg.). Pflege heute. Geriatrische Pflege. München: Elsevier, 2020.

KAPITEL

13 Qualifizierung zum/zur Praxisanleitenden

Maren Höpfner (13.1–13.3), Christian Braunschweiger (13.4)

Seit Inkrafttreten des Pflegeberufegesetzes 2020 müssen zehn Prozent der praktischen Ausbildung, also mind. 250 Stunden in drei Jahren, als Praxisanleitung stattfinden. Damit haben Praxisanleitende einen entscheidenden Anteil an der praktischen Ausbildung und sind wichtige Mitarbeitende in der Gesundheitseinrichtung. Ohne eine Pflegefachperson mit der Weiterbildung zum/zur Praxisanleiter/in ist es also einer Einrichtung nicht möglich, eine Ausbildung zum/zur Pflegefachmann/-frau anzubieten. Die Weiterbildungseinrichtungen sind seitdem gefordert, ausreichende Qualifizierungsangebote zu schaffen, damit der Bedarf an Praxisanleitenden in den Ausbildungsbetrieben gedeckt werden kann.

13.1 Weiterbildung

In Deutschland sind die Anforderungen an Praxisanleitende in § 4 PflAPrV geregelt. In § 4 Abs. 3 wird „eine berufspädagogische Zusatzqualifikation im Umfang von mindestens 300 Stunden" gefordert.

Die deutsche Krankenhausgesellschaft (DKG), die sich als Dachverband der Krankenhausträger für die Interessen und Belange von Krankenhäusern einsetzt und diese bei der Erfüllung ihrer gesetzlich aufgetragenen Aufgaben unterstützt, gibt unter Berücksichtigung der gesetzlichen Vorgaben Empfehlungen für Aus- und Weiterbildungen in Pflegeberufen, u. a. auch für die Praxisanleitung. Die „DKG-Empfehlung für die Weiterbildung zur Praxisanleitung" [3] regelt u. a. die Weiterbildung zum/zur Praxisanleiter/in in den Pflegeberufen, sofern in einem Bundesland keine anderen landesrechtlichen Regelungen bestehen. Ziel der Weiterbildung ist die Befähigung, „Anleitungen entsprechend dem allgemein anerkannten Stand berufspädagogischer und weiterer bezugswissenschaftlicher Erkenntnisse zu planen, durchzuführen und zu evaluieren" [3, S. 4].

In § 1 ihrer Empfehlung regelt die DKG den Geltungsbereich für folgende Berufsgruppen in Krankenhäusern und weiteren Gesundheitseinrichtungen:

- Pflegefachfrau/-mann
- Krankenschwester/-pfleger
- Gesundheits- und Krankenpfleger/in
- Kinderkrankenschwester und -pfleger/in
- Gesundheits- und Kinderkrankenpfleger/in
- Altenpfleger/in
- Operationstechnische/r Assistent/in
- Anästhesietechnische/r Assistent/in
- Notfallsanitäter/in
- Hebamme/Entbindungspfleger

Die vom Gesetz geforderte 300-stündige berufspädagogische Weiterbildung gliedert sich bei der DKG in drei Module (s. unten), die wiederum in Einheiten unterteilt sind. Der praktische Anteil der Weiterbildung findet mit mindestens 24 Stunden in Form von Praxisanleitungen, die im Rahmen von Hospitationen erbracht werden sollen, statt. Jedes theoretische Modul wird mit einer Prüfung abgeschlossen, die aus einer schriftlichen Klausur, einer schriftlichen Haus- oder Projektarbeit oder einer mündlichen Prüfung bestehen kann. Der erfolgreiche Abschluss der Module und der Nachweis der 24 Hospitationsstunden sind Voraussetzung für die Zulassung zur Abschlussprüfung, die aus „der Darstellung und Evaluation einer selbstständig konzipierten und durchgeführten Anleitung" [3, S. 13] besteht, wobei der Schwerpunkt auf der Evaluation liegt.

PRAXISTIPP

Verkürzung der Weiterbildung

Die Weiterbildung kann um **56 Stunden** (aus dem Basismodul) verkürzt werden, wenn bereits ein Abschluss der Basismodule aus Weiterbildungen in der Pflege in der Endoskopie, Intensiv- und Anästhesiepflege, Nephrologie, Onkologie, im Operationsdienst, in der pädiatrischen Intensiv- und Anästhesiepflege, in der Psychiatrie, Psychosomatik und Psychotherapie oder in der Notfallpflege vorgewiesen werden kann. Die Anrechnung des Basismodul ist nur vor dem Weiterbildungsbeginn möglich [3].

Anbieter, Dauer und Kosten

Bundesweit bieten zahlreiche staatlich anerkannte Bildungseinrichtungen die Weiterbildung berufsbegleitend an, meist in Form von Präsenzveranstaltungen. Es besteht aber auch die Möglichkeit, die Weiterbildung in Vollzeit zu absolvieren, oder als Fernlehrgang mit wenigen Präsenztagen (z. B. FORTBILDUNG24, www.fortbildung24.com/kurs-praxisanleiterin-gem-4-pflaprv-300-ue.html). Mittlerweile bieten die Bildungseinrichtungen auch Hybridveranstaltungen an, die teils in Präsenz, teils online durchgeführt werden.

Je nach Art der Weiterbildung beträgt deren Dauer zwischen drei und zwölf Monaten.

Auch die Kosten variieren von Anbieter zu Anbieter und liegen durchschnittlich bei ca. 1.900 Euro. Da die Weiterbildung in der Regel berufsbegleitend stattfindet, übernimmt der Arbeitgeber häufig die Kosten oder bezuschusst die Weiterbildung zumindest.

PRAXISTIPP

Suche des passenden Anbieters

Sofern es im jeweiligen Bundesland keine besondere landesrechtliche Regelung bezüglich der Weiterbildung gibt, ist darauf zu achten, dass der Anbieter diese gemäß den DKG-Empfehlungen durchführt.
Einen Überblick über die Anbieter in einer Region verschafft die Suche auf „mein NOW" (https://mein-now.de/), dem Portal für berufliche Weiterbildung der Bundesanstalt für Arbeit. Die Datenbank erlaubt auch die Filterung der Suche nach bestimmten Veranstaltungsformen (z. B. Präsenz, Fernlehrgang etc.).

Inhalte

Die Weiterbildung vermittelt pädagogische, methodische und didaktische Kenntnisse, mit denen Auszubildende in Pflegeberufen angeleitet und im Rahmen der praktischen Ausbildung begleitet werden. Thematische Schwerpunkte der Weiterbildung sind z. B.:

- Wissenschaftliches und systematisches Arbeiten
- Ein Rollenverständnis entwickeln
- Lernprozesse in der praktischen Ausbildung gestalten
- Beurteilen und bewerten
- Selbstfürsorge
- Kommunikation
- …

Module

- **Modul I:** Grundlagen der Praxisanleitung anwenden (100 Stunden)
  - Reflektiert lernen und lehren in der Pflegepraxis
  - Wissenschaftlich begründet pflegen
  - Voraussetzungen zur Anleitung reflektieren und analysieren
  - Qualitätsmanagement prozesshaft gestalten
- **Modul II:** im Tätigkeitsbereich der Praxisanleitung professionell handeln (100 Stunden)
  - Die Rolle als Praxisanleitende/r bewusst wahrnehmen
  - Anleiten
  - Beurteilen und bewerten
- **Modul III:** persönliche Weiterentwicklung fördern (100 Stunden)
  - In der Rolle als Praxisanleitende/r Beziehungen gestalten
  - Handlungskompetenz in der Praxis fördern
  - Mit kultureller Vielfalt professionell umgehen

13.2 Studium

Praxisanleitende mit Hochschulabschluss sind aktuell sehr gefragt, da Teilnehmende an der hochschulischen Pflegeausbildung, also Studierende, „durch geeignetes, in der Regel hochschulisch qualifiziertes Pflegepersonal" (§ 31 PflAPrV) mit mindestens zehn Prozent des Praxiseinsatzes angeleitet werden müssen. Zwar können die Bundesländer bis Ende 2029 abweichende Regelungen treffen, um dem tatsächlichen Qualifikationsstand der aktuell zur Verfügung stehenden Praxisanleitenden zu entsprechen, doch der Bedarf an akademisch ausgebildeten Praxisanleitenden ist noch längst nicht gedeckt und wird zunehmend steigen.

Aus diesem Grund bieten immer mehr Hochschulen eine akademische Qualifikation im Bereich Praxisanleitung an, meist als sechs- oder siebensemestriges Erststudium in Voll- oder Teilzeit (berufsbegleitend), das mit dem Bachelor of Arts (B. A.) oder Bachelor of Science (B. Sc.) abgeschlossen wird und beim Nachweis von in einer Ausbildung erworbenen fachberuflichen Kompetenzen um ein Semester verkürzt werden kann. In der Regel ist die **Praxisanleitung nur ein Schwerpunkt dieser Studiengänge** im Bereich Gesundheits- und Pflegewissenschaften. Genauso enthalten die Aufbaustudiengänge, die in der Regel zum Abschluss Master of Arts (M. A.) oder Master of Science (M. Sc.) führen, eine entsprechende Fachqualifikation für den Schwerpunkt der Praxisanleitung.

In ➤ Tab. 13.1 sind beispielhaft mögliche Studiengänge in Deutschland mit dem Schwerpunkt Praxisanleitung aufgeführt.

Tab. 13.1 Mögliche Studiengänge mit dem Schwerpunkt Praxisanleitung an deutschen Hochschulen

Hochschule	Studiengang
Hochschule für Technik und Wirtschaft des Saarlandes	Bachelorstudiengang Pflegeexpertise und Praxisanleitung
Evangelische Hochschule Dresden	Bachelorstudiengang Pflege – Schwerpunkt Praxisentwicklung
Katholische Hochschule Nordrhein-Westfalen	Bachelorstudiengang Pflegepädagogik
Evangelische Hochschule Nürnberg	Bachelorstudiengang Gesundheits- und Pflegepädagogik
Hochschule für Gesundheit in Bochum	Master-Studiengang Bildung im Gesundheitswesen – Fachrichtung Pflege

Für welchen Studiengang bzw. Schwerpunkt sich Pflegefachpersonen entscheiden, richtet sich nach den individuellen Interessen. Ebenso individuell ist die Wahl des Anbieters: Sowohl staatliche Hochschulen wie Universitäten und Fachhochschulen als auch private Bildungsinstitute und Akademien bieten entsprechende Studiengänge an. Während für das Studium an staatlichen Einrichtungen nur die Verwaltungskosten (ca. 70–300 Euro pro Semester) fällig werden, liegen die Studiengebühren an privaten Hochschulen zwischen 500 und 700 Euro monatlich. Dafür sind die Lernbedingungen an Letzteren deutlich komfortabler, was z. B. Studierendenzahl, Ausstattung, vorgegebene Strukturen und Betreuung durch die Lehrenden betrifft.

Wie bei allen anderen Studiengängen tragen die Studierenden auch hier selbst die Kosten für das Studium und ihren Lebensunterhalt. Je nach persönlicher Situation können sie unter Umständen auf Finanzierungsmöglichkeiten wie BAföG, Stipendien oder Studienkredite/-darlehen zurückgreifen. Ein berufsbegleitendes Studium wird möglicherweise vom Arbeitgeber bezuschusst.

PRAXISTIPP

Weitere Infos zum Studium

Mehr Infos zu Studiengängen, -anbietern, -finanzierung etc. finden sich auf: www.pflegestudium.de und www.studieren-berufsbegleitend.de

13.3 Österreich: Pflegeausbildung und die Qualifizierung zum/zur Praxisanleitenden

13.3.1 Ausbildung in den Pflegeberufen

Seit der Gesetzesnovelle aus dem Jahr 2016 gliedert sich die Pflegeausbildung in Österreich in drei Stufen der Berufsausbildung (➤ Abb. 13.1). Seit 2024 machen die Pflegefachpersonen einen akademischen Abschluss (Bachelor), welcher das Ziel hat, die Akademisierung der Pflegeberufe in Österreich auf 50 % zu steigern.

Pflegeassistenz

Die Ausbildung zum/zur Pflegeassistent/in ist eine schulische Ausbildung an einer Schule für Gesundheits- und Krankenpflege und dauert in Vollzeit ein Jahr. Die Ausbildung umfasst 1.600 Stunden (Theorie und Praxis). Zugangsvoraussetzung ist ein erfolgreicher Abschluss der 9. Schulstufe oder eine Pflichtschulabschlussprüfung.

Pflegeassistentinnen und -assistenten wirken an der Pflege von Menschen aller Altersgruppen mit, indem sie die ihnen vom ärztlichen Personal oder von Pflegefachpersonen des gehobenen Dienstes übertragenen Maßnahmen durchführen. Weitere Aufgaben sind Handeln in Notfällen, Mitwirken beim Pflegeassessment sowie Beobachtung des Gesundheitszustands. Nach erfolgreichem Abschluss der Ausbildung haben sie eine Fortbildungspflicht von 40 Stunden in fünf Jahren.

Pflegefachassistenz

Die Ausbildung in der Pflegefachassistenz wird ebenfalls an einer Schule für Gesundheits- und Krankenpflege durchgeführt, dauert zwei Jahre in Vollzeit und umfasst 3.200 Stunden (Theorie und Praxis). Zugangsvoraussetzung ist ein erfolgreicher Abschluss der 10. Schulstufe oder eine Tätigkeitsberechtigung als Pflegeassistenz (s. oben).

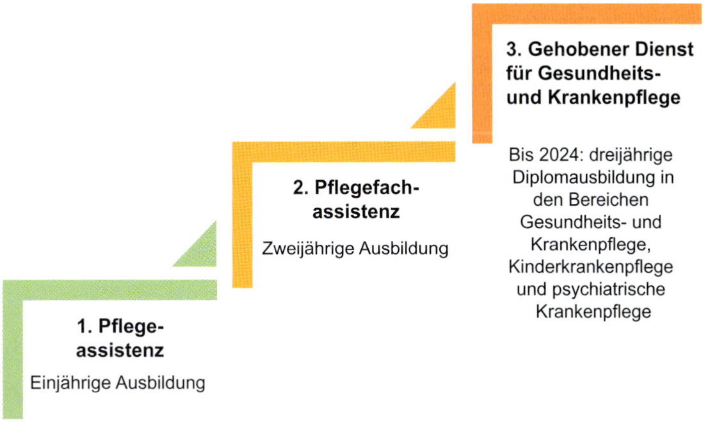

Abb. 13.1 Die dreistufige Krankenpflegeausbildung in Österreich. [M1093, L143]

Auch Pflegefachassistentinnen und -assistenten unterstützen Pflegefachpersonen des gehobenen Dienstes sowie das ärztliche Personal, verfügen jedoch über mehr Kompetenzen und Aufgaben als Pflegeassistentinnen/-assistenten und führen die entsprechenden Pflegemaßnahmen nach Anweisung eigenverantwortlich durch. Für sie besteht ebenfalls eine Fortbildungspflicht von 40 Stunden in fünf Jahren.

Gehobener Dienst für Gesundheits- und Krankenpflege

Die Ausbildung zum gehobenen Dienst für Gesundheits- und Krankenpflege findet an Fachhochschulen bzw. an Schulen für allgemeine Gesundheits- und Krankenpflege statt, welche mit einer Fachhochschule oder einer Universität kooperieren. Das Studium dauert drei Jahre (sechs Semester).

Zugangsvoraussetzung für den Fachhochschulstudiengang ist die allgemeine Hochschulreife, eine Berufsreife oder eine Studienberechtigungsprüfung.

Pflegefachpersonen haben vielfältige Aufgaben:

- Pflegerische Kerntätigkeiten durchführen
- In Notfallsituationen geschickt handeln
- Unterstützung und Begleitung bei medizinischer Diagnostik und Therapie
- Weiterverordnung von Medizinprodukten
- Professionellen Umgang in multiprofessionellen Versorgungsteams

Für sie besteht nach erfolgreichem Abschluss des Studiums eine Fortbildungspflicht von 60 Stunden in fünf Jahren.

13.3.2 Qualifizierung zum/zur Praxisanleitenden

Die Ausbildung zum/zur Praxisanleiter/in (Ausbilder/in) in Österreich fällt unter den gesetzlichen Begriff der Weiterbildung und ist gemäß § 64 GuKG einheitlich standardisiert. Sie umfasst mindestens 220 Stunden und wird berufsbegleitend in Modulen von unterschiedlicher Länge angeboten. Voraussetzung sind der erfolgreiche Abschluss als Pflegefachperson im gehobenen Dienst für die Gesundheits- und Krankenpflege und mindestens zwei Jahre Berufserfahrung in einem Gesundheitsberuf.

Anbieter, Dauer und Kosten

Angeboten wird die Weiterbildung in Gesundheits- und Krankenpflegeschulen als Präsenz- oder Fernlehrgang. Sie kann sowohl in Vollzeit als auch berufsbegleitend absolviert werden. Die Kosten liegen je nach Dauer – zwischen vier Wochen in Vollzeit und zehn bis 14 Wochen berufsbegleitend – zwischen 1.225 und 2.300 Euro und werden bei Entsendung durch den Dienstgeber übernommen, sofern die Kostenübernahme vorab beantragt wurde.

PRAXISTIPP

Suche des passenden Angebots

Aktuell angebotene Lehrgänge sind in den Weiterbildungsdatenbanken des Arbeitsmarktservice Österreich (www.weiterbildungsdatenbank.at) und des Österreichischen Gesundheits- und Krankenpflegeverbands (https://oegkv.at/pflegeberuf/oegkv-fortbildungen/) gelistet.

Inhalte

Gesetzlich sind weder Themen noch Sachgebiete der Weiterbildung genauer spezifiziert, sodass die Anbieter die Inhalte der Weiterbildung selbst gestalten können. Da das Kompetenzmodell in der Basisausbildung und in der gesetzlichen Grundlage verankert ist, ist die kompetenzorientierte Ausbildung ein wesentlicher Aspekt, der bei allen Ausbildungsinhalten berücksichtigt wird. Dazu gehören:

- Gestaltung, Organisation, Sicherstellung und Evaluation der praktischen und theoretischen Ausbildung von Auszubildenden und neuen Mitarbeitenden
- Förderung der Theorie-Praxis-Vernetzung
- Erhebung der Lernvoraussetzungen, Festlegung der Ausbildungsziele, Durchführung von Standortbestimmungen und Beurteilung der Leistungen der Auszubildenden
- Förderung und Beaufsichtigung von Anzuleitenden unter Anwendung neuer Erkenntnisse der Kommunikation, pädagogische Psychologie und Pädagogik
- Kommunikative Kompetenzen und Gesprächstechniken
- Präsentation von fachspezifischen und pflegerelevanten Themen, Moderation von Teambesprechungen und Praxisanleitersitzungen
- Kenntnisse der einschlägigen Rechtsvorschriften und der neuen Entwicklung in Pflege und Medizin
- Erweiterung der eigenen fachlichen, methodischen und persönlichen Kompetenzen

Ziele

Praxisanleitende bzw. Ausbilder und Ausbilderinnen sollen befähigt werden, ihr Handeln in den verschiedenen Pflegesituationen für die Auszubildenden nachvollziehbar zu machen. Letztere müssen zum einen verstehen können, warum der Handelnde die Handlung ausführte *(First Person Knowlege)*, zum anderen müssen sie die Handlung selbst erklären können. Nicht zuletzt fungieren ausgebildete Praxisanleitende auch als Multiplikatoren und gestalten die didaktische pädagogische Grundlage für die Ausbildung in den Betrieben mit.

13.4 Schweiz: Pflegeausbildung und die Qualifizierung zum/zur Ausbild(n)er/in

Laut Sterel, Pfiffner, Caduff ist das Schweizer Bildungssystem ein Exportschlager, weltweit gibt es 18 schweizerische Schulen (Stand 2024) [7]. Dort werden schon lange nicht mehr nur Kinder von Auslandsschweizern unterrichtet, sondern auch einheimische. Eine der Stärken der Schweizer Berufsbildung ist das **duale Bildungssystem,** also das Lernen an zwei Orten: im Betrieb und in der Berufsschule. Daneben gibt es in den meisten Berufen, zu denen auch die Pflegeberufe gehören, noch den dritten Lernort, den überbetrieblichen Kurs (ÜK), wo die Auszubildenden die Theorie der Pflegehandlungen in der Praxis unter geschützten Schulbedingungen üben können.

13.4.1 Bildungssystem und Pflegeausbildung

Das schweizerische Bildungssystem umfasst drei Stufen:

- Sekundarstufe 1
- Sekundarstufe 2
- Tertiärstufe

➤ Abb. 13.2 erläutert am Beispiel der Pflegeberufe das komplexe Bildungssystem der Schweiz.

Nach dem sechs Jahre dauernden Grundschulbesuch **(Primarschule)** treten die Schüler in die Oberstufenschule ein, die auch als **Sekundarstufe 1** bezeichnet wird und drei Jahre dauert (im Kanton Tessin vier Jahre *[Scuola medi]*). Danach folgt die **Sekundarstufe 2.** Dort können folgende Abschlüsse erreicht werden:

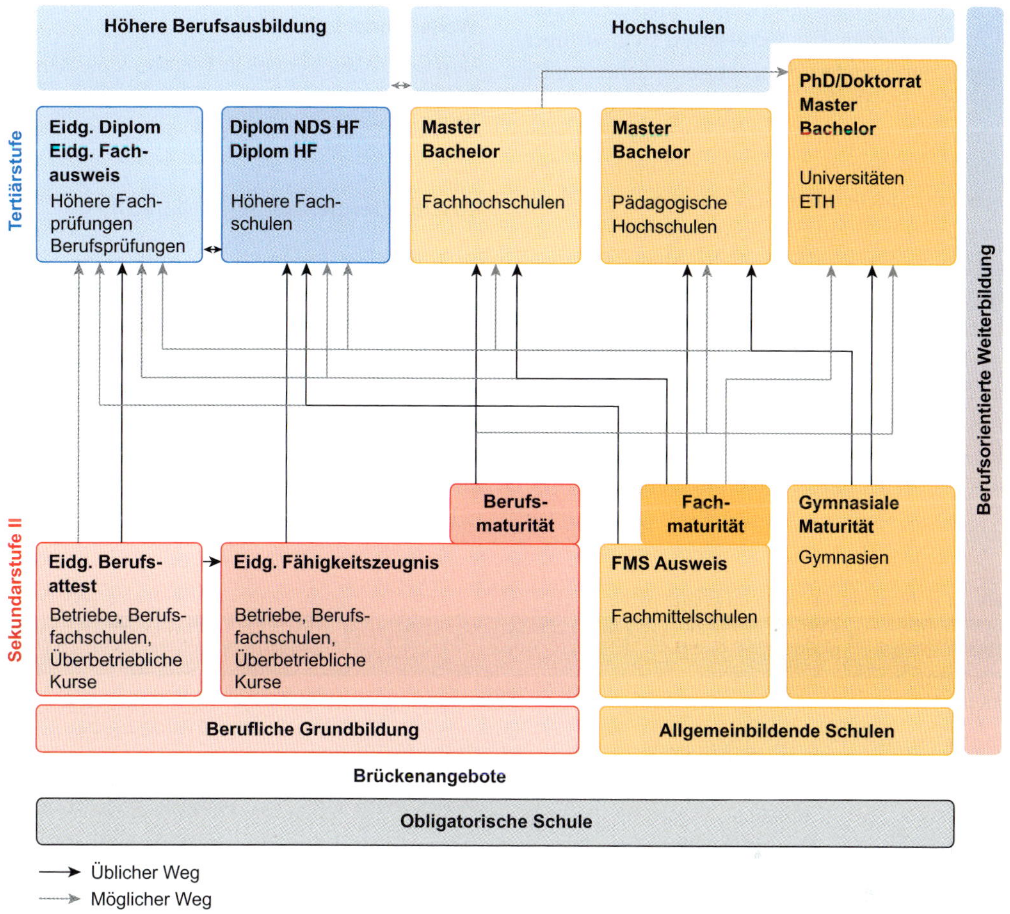

Abb. 13.2 Das schweizerische Bildungssystem, erklärt am Beispiel der Pflegeberufe. [L143]

- Eidgenössisches Berufsattest (EBA)
- Eidgenössisches Fähigkeitszeugnis (EFZ)
- Fachmittelschulausweis
- Gymnasiale Maturität
- Fachmaturität
- Berufsmaturitätsschule (BMS)

In der nächsten Stufe, der **Tertiärstufe,** sind folgende Abschlüsse möglich:

- Eidgenössische Berufsprüfung (BP) → Voraussetzung für die Eidgenössische Höhere Fachprüfung (HFP)
- Höhere Fachschule (HF)
- Fachhochschule
- Universität

Mit erfolgreichem Abschluss der Tertiärstufe stehen folgende Weiterbildungen/Nachdiplomstudiengänge zur Wahl:

- Certificate of Advanced Studies (CAS, Zertifikationsstudiengang)
- Diploma of Advanced Studies (DAS, Diplomstudiengang)
- Master of Advanced Studies (MAS, Masterstudiengang)

Ausbildungsangebot in der Pflege

In der Schweiz gibt es diverse Ausbildungsmöglichkeiten in der Pflege. Wer eine Ausbildung in der Pflege anstrebt, muss sich zwischen Eidgenössischem Berufsattest (EBA) und Eidgenössischem Fähigkeitszeugnis (EFZ) entscheiden. Das Berufsattest stellt weniger Anforderungen und wird Leistungsschwächeren oder Lernenden, für die die sprachlichen Barrieren (noch) zu hoch sind, empfohlen. Das EBA wird nach zwei Ausbildungsjahren erworben, das EFZ nach drei Jahren; Inhaber des Berufsattests können die Ausbildung aber auch verkürzt in zwei Jahren absolvieren. Auszubildende, die das Eidgenössische Fähigkeitszeugnis anstreben, können parallel dazu die Berufsmaturitätsschule (BMS) besuchen. Das Eidgenössische Fähigkeitszeugnis mit oder ohne BMS berechtigt zum Besuch der Höheren Fachschule (HF) Pflege.

➤ Tab. 13.2 gibt einen Überblick über Ausbildungsgänge und die damit anzustrebenden Berufsabschlüsse in der Pflege.

PRAXISTIPP

Weiterführende Infos

Über weitere Möglichkeiten für Pflegeberufsabschlüsse in der Schweiz informiert: www.puls-berufe.ch/Gesundheitsberufe/Berufliche-Grundbildung

Auszubildende der Sekundarstufe

Die Auszubildenden der Sekundarstufe kommen meist direkt von der Schule und steigen mitunter schon im Alter von 15 Jahren in den Beruf ein. Dies kann durch die entwicklungsbedingten Prozesse zuweilen mit spezifischen Schwierigkeiten verbunden sein (➤ 3.1.1). Sie lernen durch Theorie-Praxis-Transfer (➤ 4.5) ohne wesentliche Einbeziehung von Pflegemodellen, wie es bei der Tertiärstufe der Fall ist, und wechseln zwischen Schule und Betrieb. Während der ersten

Tab. 13.2 Ausbildungsgänge für Pflegeberufe

Zu erreichender Abschluss	Ausbildungsgang	Berufsabschluss/Akademischer Grad
Sekundarstufe 2	Assistent/in Gesundheit und Soziales EBA/AGS	Eidgenössisches Berufsattest (EBA)/Assistent/in Gesundheit und Soziales (AGS)
	Fachfrau/-mann Gesundheit EFZ (FaGe) mit oder ohne BMS • 3-jährig • Verkürzt (2-jährig) • Im modularen Verfahren	Eidgenössisches Fähigkeitszeugnis (EFZ) und Fachfrau/Fachmann Gesundheit (FaGe)
Tertiärstufe	Höhere Fachschule Pflege • Reguläres Studium • Verkürztes Studium • Studium für Quereinsteiger • 60-Prozent-Studium	Diplomierte/r Pflegefachfrau/-mann HF
	Fachhochschule Pflege	Diplomierte/r Pflegefachfrau/-mann FH
	Nachdiplomstudium (NDS) • Anästhesiepflege • Notfallpflege • Intensivpflege	Diplomierte/r Expert/in Anästhesiepflege NDS Diplomierte/r Expert/in Notfallpflege NDS Diplomierte/r Expert/in Intensivpflege NDS
	Bachelorstudiengang (Bsc)	Bachelor of Science (B. Sc.)
Weiterqualifizierender Hochschulabschluss	Certificate of Advanced Studies (CAS, Zertifikationsstudiengang)	Z. B. Certificate of Advanced Studies FHNW in Betrieblichem Gesundheitsmanagement
	Diploma of Advanced Studies (DAS, Diplomstudiengang)	Z. B. Diploma of Advanced Studies BFH in Teamführung in Projekten
	Master of Advanced Studies (MAS, Masterstudiengang nach Bachelor und mehrjähriger Berufserfahrung)	Z. B. Master of Advanced Studies OST in Palliative Care
	PHD Doktorat in Pflege	Doktor (Dr. rer. cur.)

beiden Ausbildungsjahre werden sie zwei Tage pro Woche in der Schule und drei Tage im Betrieb ausgebildet, im letzten Ausbildungsjahr reduziert sich der wöchentliche Schulbesuch um einen Tag.

Auszubildende der Tertiärstufe

Bei den Auszubildenden der Tertiärstufe handelt es sich um **Studierende.** Sie lernen das Verknüpfen von evidenzbasierten Modellen, Theorien und Konzepten. Voraussetzung für den Einstieg in die Tertiärstufe ist die Matur (entspricht dem deutschen Abitur) oder eine abgeschlossene Lehre auf dem Niveau der Sekundarstufe. Aufgrund der vorhergehenden Ausbildung sind die Auszubildenden älter und deutlich reifer. Sie werden meist in einem Fachschul-/Hochschul-Praxis-Modell ausgebildet, bei dem sich jeweils ein halbes Jahr Fach- oder Hochschule mit einem halbjährigen Praxiseinsatz abwechselt. Die Ausbildung erstreckt sich über zwei oder drei Jahre, abhängig davon, wie gut die erste Ausbildung in der Sekundarstufe absolviert wurde: In der Ausbildungsstätte erfolgt eine Eignungsabklärung, bei der anhand der vorliegenden Beurteilungen entschieden wird, ob eine Aufnahme im entsprechenden Studiengang regulär oder verkürzt stattfinden kann.

Ausbildungsformen/-dauer

Folgende Ausbildungsformen sind in der **Sekundarstufe** möglich:

- **Reguläre Ausbildung:** Sie dauert zwei oder drei Jahre in Vollzeit. Die Auszubildenden haben einen Ausbildungsvertrag und erhalten eine Ausbildungsvergütung. Neben dem Einsatz im Betrieb besuchen sie an ein bis zwei Tagen pro Woche die Schule und daneben überbetriebliche Kurse, wo sie im Schulsetting Praktisches üben können.
- **Verkürzte Ausbildung:** Auszubildende, die bereits ein Berufsattest besitzen und entsprechend gute Leistungen zeigen, können das Eidgenössische Fähigkeitszeugnis auch in zwei Jahren erreichen. Sie steigen direkt im zweiten Ausbildungsjahr ein.
- **Modulare Ausbildung:** Die Auszubildenden müssen ihre erreichten Kompetenzen in sogenannten *Lupen* unter Beweis stellen, eventuelle Lücken werden mittels spezifischer Ausbildungsmodule, die in den Berufsalltag integriert werden, geschlossen. Die Vorbildungen der Auszubildenden, die angestellt sind und das volle Gehalt gemäß der jeweiligen Tarifstufe beziehen, werden entsprechend anerkannt.
- **Ausbildung nach § 32:** Sonderregelung für Personen, die mindestens fünf Jahre Berufserfahrung – davon mindestens drei Jahre in der Pflege – besitzen, zur Teilnahme am Qualifikationsverfahren, mit dem Ziel, die Abschlussprüfung für das Erreichen des Eidgenössischen Fähigkeitszeugnisses zu absolvieren. Die Anforderungen sind von Kanton zu Kanton minimal verschieden. Auch hier müssen die Auszubildenden meist noch verschiedene Ausbildungsmodule absolvieren.

Auf der **Tertiärstufe** gibt es folgende Ausbildungsformen:

- **Reguläres Studium:** Sechssemestriges Studium an der Höheren Fachschule (HF). Voraussetzung ist eine pflegerische Ausbildung (mindestens FaGe) oder eine Matur. Drei Semester sind für das Studium an der HF vorgesehen, drei für den Einsatz im Betrieb, wobei sich Schulbesuchs- und Praxissemester abwechseln. Die Studierenden beziehen eine Vergütung, die sehr unterschiedlich bemessen ist: Sie reicht von einer Ausbildungsvergütung bis hin zu 80 % des letzten FaGe-Gehalts mit entsprechender Verpflichtung, mindestens zwei Jahre nach Abschluss im Betrieb zu bleiben.
- **Studium für Quereinsteiger:** Möglichkeit eines pflegewissenschaftlichen Studiums für Studienanwärter mit einer nicht pflegerischen Ausbildung, z. B. Bankangestellte, Gärtner, Köche im Alter zwischen 22 und 55 Jahren.
- **60-Prozent-Studium:** Die Studierenden absolvieren ein modulares Studium mit kontinuierlichem Praxiseinsatz und festen Studientagen an der HF. Dabei beträgt der Anteil der LTT-Tage (Lernbereich Training und Transfer) 60 %.
- **Verkürztes Studium:** Studierende mit einer entsprechend guten Vorbildung der Sekundarstufe 2 (mindestens FaGe) können direkt ins zweite Studienjahr einsteigen. Das Studium verkürzt sich so um zwei Semester.

13

Gesetzliche Grundlage

Das Gesundheitsberufegesetz (GesBG) und das ausführende Recht traten 2020 in Kraft. Damit gelten für folgende Berufe einheitliche Anforderungen an die Ausbildung und die eigenverantwortliche, fachliche Ausübung des Berufs:

- Pflege
- Physiotherapie
- Ergotherapie
- Hebamme
- Ernährungsberatung und Diätetik
- Optometrie
- Osteopathie

Ziel des Gesundheitsberufegesetzes ist die einheitliche Anforderung an diese Berufe, um die Qualität der geleisteten Dienste gewährleisten zu können. Auch die Kompetenzen, welche in den Studiengängen vermittelt werden müssen, werden vom GesBG festgelegt. Zudem gibt es eine obligatorische Akkreditierung, um die Qualität sichern zu können. Das GesBG regelt auch die Voraussetzungen und Anerkennung ausländischer Diplome und sieht die Einrichtung eines Gesundheitsberuferegisters (GesReg) vor. Das Gesetz regelt außerdem die Voraussetzungen für die Bewilligung der eigenverantwortlichen Fachverantwortung, die notwendig für eine freiberufliche Berufsausübung ist. Die einzelnen Kantone in der Schweiz sind für diese Berufsausübungsbewilligungen und die Aufsicht zuständig.

PRAXISTIPP

Gesundheitsberufe in der Schweiz

Nähere Informationen zu den Gesundheitsberufen in der Schweiz gibt die Website des Bundesamts für Gesundheit (BAG): www.bag.admin.ch/de/berufe-im-gesundheitswesen

13.4.2 Von der Fachperson Gesundheit EFZ (Sekundarstufe)/Pflegefachperson HF (Tertiärstufe) zum/zur Ausbild(n)er/in

In der Schweiz werden Praxisanleitende je nach Qualifikation als **Ausbild(n)er/in** oder **Berufsbildner/in** bezeichnet. Ihre Aufgaben entsprechen im Wesentlichen denen ihrer deutschen und österreichischen Kollegen. Unterstützt werden sie von *Berufsbildungsverantwortlichen,* die ebenfalls punktuell Praxisanleitungen durchführen, jedoch mehr administrative Aufgaben haben, sozusagen den Ausbildungsverlauf organisieren und Verantwortung für die Berufsbildner und die Auszubildenden im übergeordneten Rahmen tragen, z. B. für die ihnen zugeteilten Berufsgruppen Fachfrau/-mann Gesundheit (FaGe), Assistent/in Gesundheit und Soziales (AGS) oder HF Pflege. *Bildungsverantwortliche* wiederum sind die Vorgesetzten der Berufsbildungsverantwortlichen. Sie sind u. a. für alle Pflegeausbildungsgänge verantwortlich sowie das Bindeglied zwischen dem Mittelschul- und Berufsbildungsamt (MBA) und dem Betrieb.

Sowohl mit einem Abschluss der Sekundarstufe als auch der Tertiärstufe (➤ Tab. 13.2) kann man sich zum/zur Ausbildner/in qualifizieren. Mit einem Abschluss der Sekundarstufe dürfen Ausbildner jedoch nur Lernende der Sekundarstufe, also AGS und FaGe, ausbilden. Ausbildner/innen mit Tertiärstufenabschluss, die auch **Berufsbildner/innen** genannt werden, dürfen dagegen alle Stufen ausbilden.

Ausgelernte Fachpersonen können den Lehrgang SVEB 1 (ein Modul; SVEB steht für den Schweizerischen Verband für Weiterbildung, den Dachverband für Weiterbildung in der Schweiz) absolvieren, um danach als Ausbildner und in einigen Schulen auch als Instruktoren oder Dozenten zu arbeiten. Mit Abschluss des SVEB 2, der vier Module umfasst, erwerben sie den eidgenössischen Fachausweis Ausbilder. Es gibt dann noch weitere Möglichkeiten, sich weiterzubilden, je nachdem welche berufliche Richtung man einschlagen will.

Anbieter, Dauer und Kosten

Anbieter der Weiterbildungsmodule, die berufsbegleitend als Präsenz- oder Onlineveranstaltungen stattfinden, sind private und staatliche Anbieter oder auch Verbände. Hier beträgt die Dauer je nach Modul zwischen fünf und 35 Tagen, die Kosten variieren je nach Modul und liegen insgesamt bei mehreren tausend Franken. Da die Weiterbildung zum Erwerb des eidgenössischen Fachausweises führt, wird sie zu 50 % vom Bund subventioniert.

PRAXISTIPP

Suche des passenden Angebots

In der Datenbank des SVEB (www.weiterbildung.swiss) kann (über-)regional nach aktuellen Weiterbildungsangeboten zum Ausbild(n)er/Berufsbildner gesucht werden. Auch auf der Website der Eidgenössischen Hochschule für Berufsbildung (EHB) lassen sich entsprechende Weiterbildungsangebote finden: www.ehb.swiss

Inhalte

Die Inhalte der Weiterbildung werden von den Kantonen bestimmt. Vermittelt werden u. a.:

- Umgang mit Lernenden
- Planung und Umsetzung der betrieblichen Bildung
- Berücksichtigen der individuellen Fähigkeiten
- Rahmenbedingungen
- Grundlagen der Lernpsychologie
- Gruppendynamik
- Konfliktmanagement
- Gespräche führen in der Rolle als Praxisausbildner/in: Transaktionsanalyse als Kommunikationselement, förderorientiert bewerten
- Methodik
- Lernverhalten wahrnehmen, Probleme erkennen und bei der Lösung unterstützen
- Diversity-Management

Ziele

Nach erfolgreichem Abschluss der Weiterbildungen sind die Teilnehmenden in der Lage,

- den Umgang mit Lernenden oder Studierenden als Interaktionsprozess zu gestalten,
- die Ausbildungseinheiten situationsgerecht und mit Bezug auf die Berufspraxis der Lernenden zu planen, durchzuführen und zu überprüfen,
- Lernende auszuwählen, zu beurteilen und zu fördern,
- das rechtliche, beraterische und schulische Umfeld zu erfassen und mit den gesetzlichen Vertretungen umzugehen.

LITERATUR

1. Bundesamt für Gesundheit BAG. Gesetzgebung Gesundheitsberufe. 2025. Aus: www.bag.admin.ch/de/gesetzgebung-gesundheitsberufe (letzter Zugriff: 2.8.2025).
2. Bundesministerium für Soziales, Gesundheit, Pflege und Konsumentenschutz (BMSGPK). Gesundheitsberufe in Österreich. 2023. Aus: https://broschuerenservice.sozialministerium.at/Home/Download?publicationId=489 (letzter Zugriff: 2.8.2025).
3. Deutsche Krankenhausgesellschaft (DKG). Gegenüberstellung – DKG-Empfehlung für die Weiterbildung „Praxisanleitung" vom 14.03./15.03.2022, zuletzt geändert am 03.07./04.07.2023, zur Landesverordnung oder anderen Qualifikationen.
4. Österreichischer Gesundheits- und Krankenpflegeverband (ÖGKV). Praxisanleitung. 2025. Aus: https://oegkv.at/berufsverband/bundesexpertengruppen/praxisanleitung/ (letzter Zugriff: 2.8.2025).
5. Österreichischer Gesundheits- und Krankenpflegeverband (ÖGKV). Die Pflegeausbildung. Ausbildungswege in Österreich. 2025. Aus: https://oegkv.at/pflegeberuf/ausbildung/ (letzter Zugriff: 9.10.2025).
6. Pflegestudium.de. Das Pflegestudium: Privat oder staatlich studieren? 2025. Aus: www.pflegestudium.de/infos/privat-oder-staatlich-studieren/#privat-studieren (letzter Zugriff: 2.8.2025).
7. Sterel S, Pfiffner M, Caduff C. Ausbilden nach 4 K. Ein Bildungsschritt in die Zukunft. Bern: hep, 2018.
8. Widmer W, Siegenthaler R. Durchblick im Gesundheitswesen. Zürich: Careum, 2019.
9. Zentrum für berufliche Weiterbildung (zbw). Ausbilder/in mit eidg. Fachausweis – Modul 1 bis 5 (SVEB). 2025. Aus: www.zbw.ch/hoehere-berufsbildung/SVEB-Coaching-Personal/Erwachsenenbildungen/Ausbilder-in-mit-eidg. -Fachausweis (letzter Zugriff: 2.8.2025).

13

KAPITEL

14 Selbstfürsorge und Gesunderhaltung

Christian Braunschweiger

Jeder Tag, an dem Praxisanleitende im Einsatz sind, kann Herausforderungen mit sich bringen. Die Tätigkeit in der Pflegeausbildung ist geprägt von Wandel, neuen Bildungsverordnungen und der Notwendigkeit, sich immer wieder neu auf die Auszubildenden einzulassen. Die Tatsache, dass die nachrückenden Generationen Z und α sich durch andere Werte und eine forderndere Anspruchshaltung (➤ 8.4) als die Generationen vor ihnen auszeichnen, macht den Umgang mit diesen Auszubildenden nicht leichter. Die technologischen Entwicklungen wie KI und Digitalisierung (➤ 6.6) können den Alltag erleichtern, aber auch neue Herausforderungen darstellen. Insgesamt nehmen die Anforderungen im Pflegeberuf und an die Praxisanleitenden zu, das Tempo ist bisweilen hoch und die Aufgabendichte steigt zunehmend. Um diesen Umständen gewachsen sein, müssen Praxisanleitende neben Resilienz (➤ 2.1.5) über Selbstfürsorgekompetenzen *(Selfcaring)* verfügen.

14.1 Selbstfürsorge

DEFINITION

Selbstfürsorge (engl. *selfcare*): sich aktiv um die eigenen physischen, mentalen und emotionalen Bedürfnisse kümmern.

Selbstfürsorge bedeutet, ein **Bewusstsein** für die eigene Gesundheit und das, was einem guttut, zu entwickeln. Dies hat viel mit Achtsamkeit zu tun. Warnsignale des Körpers müssen bewusst wahrgenommen und Maßnahmen zur Reduktion von Stress und zur Stärkung der persönlichen Ressourcen getroffen werden. Wichtig ist zu verstehen, dass man nicht nur für andere da sein kann, sondern sich auch um sich selbst kümmern muss.

Selbstfürsorge so wie auch die Gesunderhaltung sind daher wichtige Bereiche im Berufsleben von Praxisanleitenden. Sie sind verstärkt psychischen Anforderungen ausgesetzt, da sie in den meisten Fällen eine doppelte Verantwortung tragen, nämlich Verantwortung für die korrekte Betreuung der zu pflegenden Menschen sowie für die Auszubildenden. Dies bedarf Copingstrategien, um gesund zu bleiben. Nur Praxisanleitende, welche gesund, resilient und wirksam sind, können auch ihre Aufgabe im vollen Umfang erfüllen und ihre **Vorbildfunktion** gegenüber den Auszubildenden wahrnehmen. Diese müssen erleben und nachahmen können, was es bedeutet, für sich selbst zu sorgen. Nur dann können sie auch kompetent für ihre zu Pflegenden sorgen. Zudem erleichtert Selbstfürsorge den konstruktiven, wertschätzenden und empathischen Umgang mit anderen, da die Person im Reinen mit sich selbst ist und Strategien entwickelt hat, um mit Stress umzugehen und emotionale Schwierigkeiten zu bewältigen.

Die meisten Menschen sind anderen gegenüber viel nachsichtiger als gegenüber der eigenen Person. Diese permanente Strenge sich selbst gegenüber kann sich auf Dauer negativ auf die physische und psychische Gesundheit auswirken. Selbstfürsorge beinhaltet auch die Selbstliebe, was bedeutet, dass die Praxisanleitenden auch zu sich selbst fürsorglich sind.

PRAXISBEISPIEL

Praxisanleiter Markus hat einen Fehler gemacht und etwas falsch ausgedruckt. Er ärgert sich und sagt zu sich selbst, dass er „blöd ist". Doch plötzlich hält er inne und überlegt, was er zu einer Kollegin sagen würde, der dasselbe passiert ist. Er würde zu ihr sagen, dass so ein kleiner Fehler passieren kann und dies nicht so schlimm sei. Er überlegt, wieso er dies nicht auch zu sich selbst sagt und sich stattdessen als blöd tituliert. Er nimmt sich vor, in Zukunft genauso empathisch zu sich selbst zu sein, wie er es zu anderen wäre.

14.1.1 Selbstfürsorge im Arbeitsalltag

Selbstfürsorge bedeutet, bewusst Maßnahmen zu planen und auszuführen, die das eigene **körperliche, psychische** und **emotionale Wohlbefinden** fördern. Dazu gehören regelmäßige Pausen, gesunde Ernährung, ausreichend Schlaf, Bewegung, Achtsamkeits- oder Entspannungsübungen sowie das Setzen klarer persönlicher Grenzen. Ziel ist es, die eigene Resilienz zu stärken, Stress abzubauen und langfristig die Lebensqualität zu erhöhen. Kurzfristige Auswirkungen sind:

- Klarere Fokussierung durch Selbstreflexion (➤ 2.3.2). Durch Konzentration auf das Wesentliche sinkt die Gefahr der Überforderung, und indem die eigenen Bedürfnisse besser erkannt werden, können individuelle gesundheitsförderliche Prioritäten gesetzt werden.

- Entwicklung von Strategien zur Stressbewältigung durch gezieltes Coaching.
- Vorbildfunktion für das Pflegeteam.
- Bessere Entscheidungsfähigkeit. Forschungen zeigen, dass unter Stress getroffene Entscheidungen nachteiliger sein können [2].
- Work-Life Balance. Sie hilft, in der Freizeit Energiereserven aufzubauen, mit denen die Herausforderungen am Arbeitsplatz besser bewältigt werden können.
- Erfolgreicheres Erreichen langfristiger Ziele, denn Motivation, Energie und Leistung sind konstanter.

Selbstfürsorgemaßnahmen

Eine gelungene Selbstfürsorge berücksichtigt gleichermaßen die **körperlichen, emotionalen** und **mentalen Bedürfnisse.** Es ist also darauf zu achten, dass die persönlich ausgeführten Selbstfürsorgemaßnahmen alle drei Bereiche abdecken. Im Folgenden sind einige Beispiele aufgeführt, individuell können aber natürlich eigene Strategien entwickelt werden. Jeder Mensch muss selbst herausfinden, was ihm guttut.

- **Körperliche Selbstfürsorge:**
  - Ausgewogene Ernährung mit regelmäßigen Mahlzeiten und gesunden Zwischenmahlzeiten
  - Bewegung durch Spaziergänge, Sport, Yoga
  - Ausreichend Schlaf nach einer eingeübten Schlafroutine
- **Emotionale Selbstfürsorge:**
  - Work-Life-Balance: sich Zeit nehmen für Hobbys und Freizeitgestaltung, dies stabilisiert und fördert das emotionale Wohlbefinden.
  - Soziale Unterstützung durch Kollegen, Freunde und Familie durch Austausch und Gespräche holen.
  - Professionelle Unterstützung: Bei Bedarf empfiehlt es sich, psychologische Hilfe in Anspruch zu nehmen, um die Belastungen bewältigen zu können.
- **Mentale Selbstfürsorge:**
  - Ausreichend Schlaf
  - Gesunde Ernährung, hier spielen vor allem B-Vitamine eine wichtige Rolle
  - Ausgleich durch Hobbys
  - Einfach mal nichts tun – ohne schlechtes Gewissen

Achtsamkeit

Achtsamkeit ist ein wichtiger Aspekt der Selbstfürsorge. Dabei geht es nicht nur darum, sich selbst gegenüber achtsam zu sein, sondern seine Aufmerksamkeit auf den Moment zu richten, statt sich Gedanken über Vergangenes oder Zukünftiges zu machen. Dies geht nicht ohne Disziplin und Übung. Praxisanleitende können in speziellen Achtsamkeitstrainings Folgendes lernen:

- Sich auf das Hier und Jetzt zu fokussieren
- Eigene Stressoren wahrzunehmen und auf diese angemessen zu reagieren
- Belastungsgrenzen zu erkennen
- Geeignete Maßnahmen zur Reduktion der Stressoren umzusetzen

PRAXISBEISPIEL

Marianne ist eine erfahrene Praxisanleiterin in einer mittelgroßen stationären Akutpflegeeinrichtung. In letzter Zeit fühlt sie sich wegen ihrer hohen Arbeitsbelastung gestresst und überfordert. Sie schläft schlecht und ihre Hobbys, denen sie früher immer gern nachgegangen ist, übt sie kaum noch aus, weil es ihr an Energie und Lust mangelt. Ihre Work-Life-Balance ist dadurch aus dem Gleichgewicht geraten und auch ihre Motivation bei der Arbeit leidet.
Marianne entscheidet sich, bewusst Achtsamkeitsübungen in ihren Alltag einzubauen. Sie nimmt sich kleine Pausen, beobachtet ihre Atmung und versucht, ihre Gedanken einfach kommen und gehen zu lassen, ohne sie zu bewerten. Sie übt, Tätigkeiten bewusst zu machen, statt sie nur nebenbei zu erledigen. Dabei gesteht sie sich auch zu, dass sie nicht immer alles perfekt machen muss und dass es okay ist, ein bisschen loszulassen.
Nach einiger Zeit merkt Marianne, dass sie gelassener und konzentrierter wird. Stresssituationen kann sie früher wahrnehmen und besser damit umgehen. Sie fühlt sich zufriedener, ausgeglichener und motivierter, und auch ihre Freizeit kann sie jetzt achtsamer gestalten, was ihr neue Energie für die Arbeit gibt.

14.1.2 Gesundheitserhaltende Maßnahmen

Zusätzlich achten Praxisanleitende und Pflegefachpersonen im Arbeitsalltag auf den Erhalt ihrer Gesundheit in Pflegesituationen, mittels

- einer ergonomischen Arbeitsweise,
- Zeitmanagement,
- präventiver Gesundheitsmaßnahmen wie Rückengymnastik oder Schutzimpfungen.

Bei der **ergonomischen Arbeitsweise** geht es vor allem um das Umsetzen des richtigen Hebens und Tragen, also die Beachtung der Kinästhetik. Die Anwendung dieses Konzepts ist auch den Auszubildenden bereits während des ersten Ausbildungsdrittels beizubringen. Zusätzlich werden ergonomische Hilfsmittel passend zur Pflegesituation eingesetzt, z. B.:

- Rutschbretter
- Aufrichter/Lifter
- Gleithilfen

Durch die Umsetzung dieser Maßnahmen beugen Pflegende Rückenschmerzen und Verletzungen vor.

Des Weiteren ist das Einhalten von **Hygienerichtlinien** sowie das Tragen von geeigneter Schutzkleidung für die Verhinderung von Verletzungen und Infektionen bedeutsam. Ein weiterer wichtiger Punkt stellt das Zeitmanagement dar. Dies kann die Effizienz erhöhen und Stress reduzieren. Auch Pausen sind essenziell zur Erholung und für den Erhalt der Konzentration.

Stressmanagement

Stress in Pflegesituationen und in der Betreuung von Auszubildenden stellt ein häufiges Phänomen dar. Effektives Stressmanagement ist daher wichtig, um nicht nur die anfallende Arbeit zu erledigen, sondern auch die Gesundheit zu erhalten. Dies beinhaltet für Praxisanleitende sowie alle anderen Pflegefachpersonen:

- Stressoren zu identifizieren, um diese ausschalten oder zumindest reduzieren zu können.
- Strategien zu entwickeln wie das regelmäßige Praktizieren von Entspannungstechniken, z. B.:
  - Atemübungen
  - Progressive Muskelentspannung
  - Gedankenreisen

Auch Kommunikation (➤ Kap. 5) ist ein wichtiges Instrument zur Stressbewältigung. Ziel ist es, Unterstützung zu bekommen, um Lösungen zu finden, z. B. mittels lösungsorientierter Beratung (➤ 8.3.1).

MERKE

Selbstfürsorge, Stressmanagement und präventive Maßnahmen zur Gesundheitsvorsorge sind für Praxisanleitende essenziell. Nur so können sie ihre Gesundheit erhalten und Vorbild sein für die Auszubildenden, die ebenfalls lernen müssen, mit den Herausforderungen im Pflegeberuf umzugehen.

14.2 Burnout

DEFINITION

Burnout (engl. ausbrennen): Zustand totaler Erschöpfung.

Die Burnout-Rate bei Pflegefachpersonen ist im Vergleich zu anderen Berufsgruppen fast doppelt so hoch. Eine wirksame Prävention ergibt Sinn, da dieses Phänomen schwerwiegende Auswirkungen auf die Gesundheit haben kann. Präventive Maßnahmen sind daher sehr wichtig.

Wichtig ist es, auf die Frühsymptome eines Burnouts zu achten. Dies sind z. B.:

- Emotionale Erschöpfung
- Schlechter Schlaf
- Gedankenkreisen
- Chronische Müdigkeit
- Zynismus

Wenn die oben genannten Anzeichen erkannt werden, ist es wichtig, sofort gegenzusteuern und zu versuchen, die ursächlichen Faktoren zu erkennen und anzugehen, am besten unter Hinzuziehung professioneller Hilfe.

PRAXISTIPP

Weiterführende Literatur

Hochstrasser B. Burnout und Erschöpfungsdepression. Konzepte, Verursachungsmodelle, Therapieansätze. Bern: Hogrefe, 2023.
Hillert A, Koch S, Lehr D. Burnout und chronischer beruflicher Stress. Ein Ratgeber für Betroffene und Angehörige. Bern: Hogrefe, 2018.

LITERATUR

1. Dehner Academy. Selfcare: Die Bedeutung von Selbstfürsorge für Führungskräfte. 2025. Aus: www.dehner.academy/organisationale-resilienz/personalentwicklung/stressmanagement-1 (letzter Zugriff: 2.8.2025).
2. Maier SU, Makwana AB, Hare TA. Acute Stress Impairs Self-Control in Goal-Directed Choice by Altering Multiple Functional Connections within the Brain's Decision Circuits. Neuron. 2017; 87(3): 26–631.
3. Moser TA. Zu sich schauen: Selbstfürsorge im Kontext der Berufs-, Studien- und Laufbahnberatung. Masterarbeit im Rahmen des Masters of Advanced Studies ZHAW in Berufs-, Studien- und Laufbahnberatung. Zürich: 2025. Aus: https://digitalcollection.zhaw.ch/server/api/core/bitstreams/f8fb3d02-5a0e-4868-8844-5f04f0b3e264/content (letzter Zugriff: 22.9.2025).

Register